国家卫生健康委员会住院医师规范化培训规划教材

内科学
血液内科分册
Hematology

第 2 版

主　编　黄晓军　吴德沛
副主编　邵宗鸿　侯　明　胡　豫　李　娟

人民卫生出版社
·北京·

图书在版编目（CIP）数据

内科学 . 血液内科分册 / 黄晓军，吴德沛主编 . —
2 版 . —北京：人民卫生出版社，2022.3（2023.7 重印）
国家卫生健康委员会住院医师规范化培训规划教材
ISBN 978-7-117-31113-7

Ⅰ.①内… Ⅱ.①黄…②吴… Ⅲ.①内科学 —职业
培训 —教材②血液病 —职业培训 —教材 Ⅳ.①R5

中国版本图书馆 CIP 数据核字（2021）第 006692 号

人卫智网	**www.ipmph.com**	医学教育、学术、考试、健康，购书智慧智能综合服务平台
人卫官网	**www.pmph.com**	人卫官方资讯发布平台

内科学　血液内科分册

Neikexue　Xueye Neike Fence

第 2 版

主　　编：黄晓军　吴德沛
出版发行：人民卫生出版社（中继线 010-59780011）
地　　址：北京市朝阳区潘家园南里 19 号
邮　　编：100021
E - mail：pmph @ pmph.com
购书热线：010-59787592　010-59787584　010-65264830
印　　刷：人卫印务（北京）有限公司
经　　销：新华书店
开　　本：850×1168　1/16　印张：19
字　　数：643 千字
版　　次：2015 年 12 月第 1 版　2022 年 3 月第 2 版
印　　次：2023 年 7 月第 2 次印刷
标准书号：ISBN 978-7-117-31113-7
定　　价：69.00 元

打击盗版举报电话：010-59787491　E-mail：WQ @ pmph.com
质量问题联系电话：010-59787234　E-mail：zhiliang @ pmph.com

编 者 名 单

编　委（按姓氏笔画排序）

王书杰　北京协和医院

王景文　首都医科大学附属北京同仁医院

牛　挺　四川大学华西医院

任汉云　北京大学第一医院

刘华胜　西安交通大学第一附属医院

闫金松　大连医科大学附属第二医院

江　倩　北京大学人民医院

李　娟　中山大学附属第一医院

李建勇　南京医科大学第一附属医院

杨建民　海军军医大学第一附属医院

吴德沛　苏州大学附属第一医院

佟红艳　浙江大学医学院附属第一医院

张　曦　陆军军医大学新桥医院

张晓辉　北京大学人民医院

陈　彤　复旦大学附属华山医院

邵宗鸿　天津医科大学总医院

周　晋　哈尔滨医科大学附属第一医院

胡　豫　华中科技大学同济医学院附属协和医院

胡建达　福建医科大学附属协和医院

侯　明　山东大学齐鲁医院

高素君　吉林大学第一医院

黄晓军　北京大学人民医院

翟志敏　安徽医科大学第二附属医院

薛胜利　苏州大学附属第一医院

数字编委（按姓氏笔画排序）

王一浩　天津医科大学总医院

吕　萌　北京大学人民医院

刘新光　山东大学齐鲁医院

陆　铉　华中科技大学同济医学院附属协和医院

黄蓓晖　中山大学附属第一医院

戴海萍　苏州大学附属第一医院

出 版 说 明

为配合 2013 年 12 月 31 日国家卫生计生委等 7 部门颁布的《关于建立住院医师规范化培训制度的指导意见》，人民卫生出版社推出了住院医师规范化培训规划教材第 1 版，在建立院校教育、毕业后教育、继续教育三阶段有机衔接的具有中国特色的标准化、规范化临床医学人才培养体系中起到了重要作用。在全国各住院医师规范化培训基地四年多的使用期间，人民卫生出版社对教材使用情况开展了深入调研，全面征求基地带教老师和学员的意见与建议，有针对性地进行了研究与论证，并在此基础上全面启动第二轮修订。

第二轮教材依然秉承以下编写原则。①坚持"三个对接"：与 5 年制的院校教育对接，与执业医师考试和住培考核对接，与专科医师培养与准入对接；②强调"三个转化"：在院校教育强调"三基"的基础上，本阶段强调把基本理论转化为临床实践、基本知识转化为临床思维、基本技能转化为临床能力；③培养"三种素质"：职业素质、人文素质、综合素质；④实现"三医目标"：即医病、医身、医心；不仅要诊治单个疾病，而且要关注患者整体，更要关爱患者心理。最终全面提升我国住院医师"六大核心能力"，即职业素养、知识技能、患者照护、沟通合作、教学科研和终身学习的能力。

本轮教材的修订和编写特点如下：

1. 本轮教材共 46 种，包含临床学科的 26 个专业，并且经评审委员会审核，新增公共课程、交叉学科以及紧缺专业教材 6 种：模拟医学、老年医学、临床思维、睡眠医学、叙事医学及智能医学。各专业教材围绕国家卫生健康委员会颁布的《住院医师规范化培训内容与标准(试行)》及住院医师规范化培训结业考核大纲，充分考虑各学科内亚专科的培训特点，能够符合不同地区、不同层次的培训需求。

2. 强调"规范化"和"普适性"，实现培训过程与内容的统一标准和规范化。其中临床流程、思维与诊治均按照各学科临床诊疗指南、临床路径、专家共识及编写专家组一致认可的诊疗规范进行编写。在编写过程中反复征集带教老师和学员意见并不断完善，实现"从临床中来，到临床中去"。

3. 本轮教材不同于本科院校教材的传统模式，注重体现基于问题的学习(PBL)和基于案例的学习(CBL)的教学方法，符合毕业后教育特点，并为下一阶段专科医师培养打下坚实的基础。

4. 充分发挥富媒体的优势，配以数字内容，包括手术操作视频、住培实践考核模拟、病例拓展、习题等。通过随文或章节二维码形式与纸质内容紧密结合，打造优质适用的融合教材。

本轮教材是在全面实施以"5+3"为主体的临床医学人才培养体系，深化医学教育改革，培养和建设一支适应人民群众健康保障需要的临床医师队伍的背景下组织编写的，希望全国各住院医师规范化培训基地和广大师生在使用过程中提供宝贵意见。

融合教材使用说明

本套教材以融合教材形式出版，即融合纸书内容与数字服务的教材，读者阅读纸书的同时可以通过扫描书中二维码阅读线上数字内容。

如何获取本书配套数字服务？

第一步：安装 APP 并登录　　第二步：扫描封底二维码　　第三步：输入激活码，获取服务

扫描下方二维码，下载安装"人卫图书增值"APP，注册或使用已有人卫账号登录

使用 APP 中"扫码"功能，扫描教材封底圆标二维码

刮开书后圆标二维码下方灰色涂层，获得激活码，输入即可获取服务

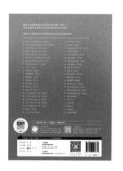

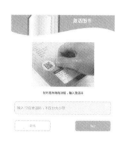

配套资源

➤ **配套精选习题集**:《内科分册》　主编:杨金奎
➤ **电子书**:《内科学 血液内科分册》(第 2 版)　下载"人卫"APP,搜索本书,购买后即可在 APP 中畅享阅读。
➤ **住院医师规范化培训题库**　中国医学教育题库——住院医师规范化培训题库以本套教材为蓝本,以住院医师规范化培训结业理论考核大纲为依据,知识点覆盖全面、试题优质。平台功能强大、使用便捷,服务于住培教学及测评,可有效提高基地考核管理效率。题库网址:tk.ipmph.com。

主 编 简 介

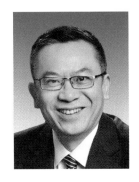

黄晓军

现任北京大学血液病研究所所长、北京大学人民医院血液科主任、国家血液系统疾病临床医学研究中心主任。国家自然科学基金创新研究群体项目和科技部、教育部创新团队带头人，国家重点学科、国家临床重点专科负责人。现任亚太血液联盟常委会主任、国际白血病比较研究组织（IACRLR）全球委员会委员、第四届中国医师协会血液科医师分会会长、美国血液学会国际常委会委员（2015—2018）、第九届中华医学会血液学分会主任委员。现任 *British J Haematol*、*J Hematol Oncol*、*Chin Med J*（*Engl*）副主编，*Ann Hematol* 高级编委；*Blood* 等杂志编委。

从事教学工作 20 余年。获"万人计划"领军人才、教育部"长江学者"特聘教授；主持国家重点研发计划、"863"项目、国家自然科学基金杰出青年基金和重点项目等重要课题；在 *New Engl J Med*、*Lancet Oncol*、*J Clin Oncol*、*Blood* 等以通讯、第一作者发表 SCI 论文 360 余篇，入选 2014—2018 年中国高被引学者榜单（医学）；血液病、造血干细胞移植领域的相关成果被美国、欧洲骨髓移植协会、美国国家癌症研究所等共 28 项国际指南或共识引用；以第一完成人身份获国家科技进步奖二等奖 2 项、省部级一等奖 4 项，获何梁何利科技进步奖，吴阶平医药创新奖。

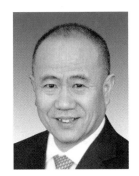

吴德沛

主任医师、教授、博士生导师。现任苏州大学附属第一医院血液科主任、国家血液系统疾病临床医学研究中心常务副主任、江苏省血液研究所副所长、苏州大学造血干细胞移植研究所所长、第十三届全国政协委员、中华医学会血液学分会主任委员兼全国实验诊断学组组长、欧洲血液和骨髓移植学会（EBMT）全球委员会委员、中国医师协会血液科医师分会副会长、中国造血干细胞捐献者资料库专家委员会副主任委员、中华医学会内科学分会常务委员《中华血液学杂志》总编辑和 *J Hematol Oncol* 副主编。长期从事血液系统疾病临床工作，致力于恶性血液肿瘤精准诊疗，诊治疑难危重血液病能力突出，获选中央保健会诊专家，获国务院政府特殊津贴。

从事教学工作至今 40 年。以通讯作者身份发表 SCI 论文 185 篇，主编住院医师规范化培训教材《内科学 血液内科分册》第 1、2 版，主编专著 16 部，参编《内科学》等统编教材 6 部，主持编写中国诊疗指南和共识 11 部。培养博士研究生 47 名，硕士研究生 65 名。以第一完成人身份获国家科技进步奖二等奖 2 项，以第四完成人身份获国家科技进步奖二等奖 1 项，获第十八届吴杨奖、2020 年何梁何利科技进步奖及圣安东尼 -EBMT 成就奖。荣获全国先进工作者、全国优秀科技工作者、中国好医生等称号。

副主编简介

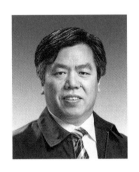

邵宗鸿

教授、主任医师、博士生导师。原天津医科大学第二医院院长、天津医科大学总医院血液科主任和内科教研室主任。曾任中华医学会血液学分会副主任委员，中国医师协会血液科医师分会副会长，中国免疫学会血液免疫学分会主任委员，天津医学会血液学分会主任委员，天津医师协会血液科医师分会会长等。担任《中华血液学杂志》等 10 余种杂志副主编、编委。

从事一线教学工作 37 年。获天津市"九五"和"十五"立功奖章、天津市十大优秀青年科技工作者、天津市劳动模范、天津市首届卫生行业人民满意好医生、天津市教学名师、天津市优秀教师等称号。主持国家、省部级多项课题，获科研奖励近 20 项，发表学术论文 300 余篇，主编 / 参编血液学著作及教材 30 余部。

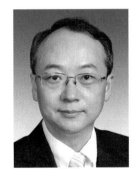

侯　明

教授、主任医师、博士生导师。山东大学齐鲁医院血液科主任。兼任 ITP 国际工作组指南制定专家组成员、亚太血栓与止血学会执委、美国血液学会资深会员、中华医学会血液学分会常委、中国医师学会血液科医师分会副会长等。

在 ITP 发病机制、特异诊断及治疗方面取得一系列创新性成果，先后带头主持起草 4 版 ITP 诊治中国专家共识或指南。享受国务院政府特殊津贴。国家卫生健康委有突出贡献中青年专家、泰山学者特聘专家、山东省医学领军人才。主持承担了国家重点基础研究"973"项目、国家自然科学基金、山东省医学领军人才培养工程等多项国家、省部级课题。

副主编简介

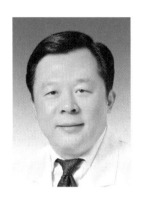

胡 豫

医学博士、二级教授、主任医师、博士生导师。现任华中科技大学同济医学院附属协和医院院长、血液病学研究所所长。教育部"长江学者"特聘教授，国家杰出青年科学基金获得者；中华医学会血液学分会候任主任委员、血栓与止血学组组长，中国医师协会血液科医师分会副会长；*Thromb Haemost*、*Thromb Res*等国际杂志副主编。

先后主持科技部新药创制平台、教育部创新团队、科技部"973"子课题、卫生部临床重点项目等重大科研项目28项。以第一、通讯作者身份发表论文300余篇，其中在*Cell*等杂志发表SCI论文160余篇。作为项目负责人获得国家科技进步奖二等奖1项、何梁何利科技进步奖、全国创新争先奖章、全国教书育人楷模及省部级奖项一等奖5项。

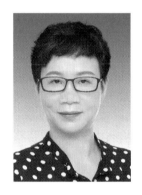

李 娟

现任中山大学附属第一医院内科及血液科主任、博士生导师。任广东省医师协会血液科医师分会主任委员，广东省医学会血液病学分会前任主任委员，中华医学会血液学分会常委、浆细胞疾病学组组长，中国医师协会血液科医师分会副会长、多发性骨髓瘤专业委员会副主任委员。

从事临床、教学、科研工作30多年，积累了丰富和独特的临床经验，尤其在骨髓瘤领域取得重大成就。作为主要执笔人之一撰写多部中国骨髓瘤诊治指南。以第一/通讯作者发表论文200余篇，主持基金20多项，主编专著7部，骨髓瘤相关成果获省科技进步奖一等奖和三等奖。

前　言

　　住院医师规范化培训是医学生毕业后教育的重要组成部分,对培训临床高层次医师,提高医疗质量极为重要。国家卫生健康委员会住院医师规范化培训规划教材《内科学　血液内科分册》(第2版)的编写原则与思路,源自国家卫生健康委员会组织国内专家制定的《住院医师规范化培训内容与标准(试行)》及住院医师规范化培训结业考核大纲。

　　本书作为教材,力争反映当今国内外先进学术思想和学术水平,体现"全面性""实践性""规范性""科学性""先进性""启发性"的特点。本书紧扣"住院医师规范化培训"的要求,以病案为"引子",引导正确的临床思维,着重分析血液科常见病的诊断、鉴别诊断和治疗,坚持"基本"和"规范",强调临床实用性和可读性,希望能让住院医师在面对患者时,知道该干什么、怎么干及如何提高综合诊治能力,掌握血液科专业理论和临床技能,具备独立诊治血液科常见病的能力,为未来血液科专科医师的培训奠定良好的基础。

　　本次再版,坚持了第1版"以临床为导向、强调临床思维、注重实战性"的特点,在内容上增加了总论、脾功能亢进等章节,实现了住培大纲的全覆盖;在形式上也进行了改进,如增加了问答题和配套的习题,以期加强对知识点的理解和应用;所有的改进都是希望再版的教材能更加符合住院医师培训的需要。

　　由于认识的局限性和编者的水平、编写时限等因素,疏漏和不妥之处在所难免,敬请界内同道不吝赐教,以便修订时完善和修正。

黄晓军　吴德沛

2021年11月

目　录

第一章 总 论

知识要点

1. 血液系统构成。
2. 血细胞发育特点。
3. 血液系统功能。

第一节 血液系统结构及功能

血液系统由血液及造血系统组成,包括外周血血细胞、血浆(含凝血相关因子等)和造血器官(骨髓、胸腺、肝、脾、淋巴结及淋巴组织)。血液系统属于结缔组织的一种,起源于中胚层。其主要功能包含血细胞的生成和调节,营养物、氧和代谢物的输送,凝血及纤维蛋白溶解(简称"纤溶")等。

一、血液

又称之为外周血,包括血细胞及血浆。血细胞包括红细胞、白细胞及血小板。血浆由水、各种蛋白质和多肽、电解质及营养物质等多种成分构成。

1. **血细胞** 源自骨髓造血干祖细胞分化发育,存在于外周循环池和贮存池中,通过骨髓血液屏障与骨髓中的各阶段幼稚造血细胞相隔离。生理情况下,血细胞生成和破坏或消耗处于动态平衡状态,维持血细胞计数稳定。

(1)红细胞:是血液中数量最多的血细胞。形态学上,成熟红细胞形态呈中央薄、周围厚的双凹圆盘形,既扩大胞内外气体交换面积,又具有较强的柔韧性,便于通过微小毛细血管。一旦红细胞形状出现异常,红细胞变形能力减弱,就易发生机械性溶血。血红蛋白是红细胞的主要胞质器,结合与输送氧和二氧化碳,贫血患者因血红蛋白减少,导致全身组织器官缺氧进而产生贫血相关症状。红细胞寿命一般为120d,红细胞寿命缩短,红细胞过早过多破坏的现象均称之为溶血,当溶血超过骨髓造血代偿能力时,即可导致贫血。

(2)白细胞:外周血白细胞包括中性粒细胞、淋巴细胞、单核细胞、嗜酸性粒细胞和嗜碱性粒细胞,不同种类的白细胞形态与功能各异,主要功能是参与人体对入侵异物的"防御",介导天然免疫和特异性免疫反应。

1)粒细胞:中性粒细胞又称中性多形核粒细胞,富含能杀灭微生物的蛋白颗粒和酶,是机体抵抗病原微生物的第一道防线,其主要功能是杀菌或抑菌。从原粒细胞发展到成熟粒细胞需 8~14d,随后在外周血中循环 6~8h 后进入组织,不再返回血液。嗜酸性粒细胞主要功能是参与过敏反应、抗寄生虫等。嗜碱性粒细胞释放组胺等介导过敏反应。

2)单核细胞:其主要功能是通过吞噬、分泌或释放多种生物活性物质,介导各种病原微生物、衰老组织的识别和清除、杀伤肿瘤细胞,是机体抵御入侵细菌的第二道防线。从原始单核细胞发育为成熟的单核细胞大约需 5d,后者在外周血液循环中的半衰期为 17.5h,进入血管外组织后分化为各器官特异性巨噬细胞,如肝脏的库普弗细胞、骨骼的破骨细胞等。

3)淋巴细胞:是一类异质性细胞群,根据其胞膜标记分为多种淋巴细胞亚群,介导免疫应答,其主要包括 T(淋巴)细胞和 B(淋巴)细胞。不同淋巴细胞寿命相差很大,几个小时至几年不等。

(3)血小板:其主要功能参与生理性止血和血液凝固,维持血管内皮的完整性。是早期止血的关键因素。

血小板寿命为 9~12d。

2. 凝血相关因子及纤溶系统　　凝血相关因子包括促凝因子(又称凝血因子)及抗凝物质。血浆中至少含有 16 种凝血因子,大多数是在肝脏合成的糖蛋白,只有少数是来自单核细胞、内皮细胞和巨噬细胞。生理情况下,凝血因子以无活性的酶原蛋白形式存在,凝血启动后转化为凝血活性因子,产生局限性血栓。凝血过程由内源或外源凝血系统启动。凝血过程是凝血因子按一定顺序"瀑布式"激活,通过阶梯反应的基本效应由血管损伤启动的微小活化信号迅速放大,最终形成牢固的止血血栓。抗凝物质主要包括抗凝血酶 - Ⅲ(AT-Ⅲ)、α_2-巨球蛋白、肝素辅因子、组织因子途径抑制物(TFPI)等,通过抑制促凝酶限制凝血酶生成,使凝血过程局限在局部。

纤溶系统主要包括纤溶酶原和纤溶酶、纤溶酶原活化物及纤溶系统抑制物,其功能是清除血凝块和维持血管畅通。

二、造血器官(骨髓、胸腺、肝、脾、淋巴结及淋巴组织)

外周血中寿命有限的血细胞永不枯竭的根本原因是造血器官中的造血干细胞(hematopoietic stem cell, HSC)源源不断地产生新的血细胞。血细胞的发育是连续过程,根据发育过程中细胞的功能和形态特征,人为划分为 3 个阶段:多能干细胞池、定向干细胞池、形态学可辨认细胞池。多能干细胞在增殖的同时,具有"自我更新"特性,保持其多向分化能力和永不枯竭;定向干细胞阶段不再具有自我更新能力,只具备增殖、分化与成熟能力。外周血含少量造血干细胞(图 1-1-1)。

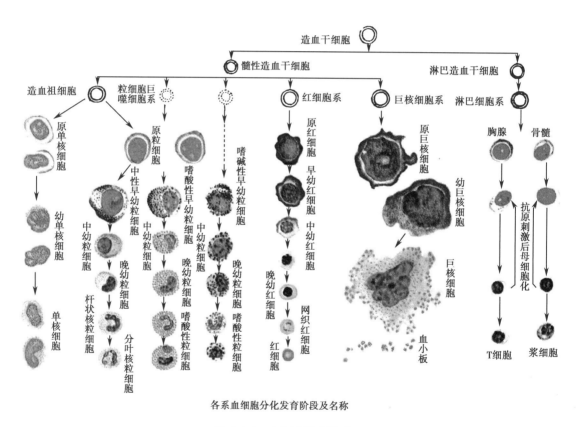

各系血细胞分化发育阶段及名称

图 1-1-1　血细胞发育模式图

人类造血中心从胚胎期到出生后在不同组织和器官转移,人胚第 6 周起至 3~6 个月的胚胎,肝脏是造血主要场所,产生红细胞为主;此阶段脾、肾、胸腺和淋巴结等亦逐渐开始具有造血能力,产生淋巴细胞、粒细胞为主,此阶段称为肝造血期。胚胎第 5 个月后,骨髓造血增加,肝脾等组织造血逐渐减少,骨髓成为造血中心,产生红细胞、粒细胞和巨核细胞等,骨髓是人类终身造血场所,此阶段称为骨髓造血期。婴幼儿期,骨髓腔充满红骨髓,5 岁后,长骨骨干骨髓腔中富含脂肪组织的黄骨髓逐渐呈向心性由远端开始替代红骨髓,至成年人,仅不规则骨(胸骨、肋骨、肩胛骨、脊柱、髂骨等)的骨髓腔内仍为红骨髓。

骨髓包括造血细胞及造血微环境(由神经、血管、基质细胞、细胞外基质等组成)。定向造血干细胞逐步分化为红细胞系统、粒细胞系统、巨核细胞系统及淋巴细胞系统的各阶段造血细胞。造血微环境参与造血干细胞的维持、自我更新和定向分化、归巢。造血细胞在骨髓中经过一系列增殖、分化和成熟,发育成具有特定生理功能的终末细胞,穿越骨髓的髓血屏障(marrow-blood barrier,MBB)释放到外周血中。

出生2个月后,肝、脾、淋巴结等不再具有造血功能。但在某些病理情况下,如骨髓纤维化,这些组织又可重新恢复造血功能,称为髓外造血。

骨髓和胸腺又是机体中枢免疫器官,免疫细胞均起源于骨髓的多能干细胞,B细胞在骨髓中发育成熟,参与特异性体液免疫应答,T细胞在胸腺中成熟,参与特异性细胞免疫应答。T细胞、B细胞发育过程均需经过克隆选择,清除自身反应性克隆,产生自身耐受。周围免疫器官包括淋巴结、脾和扁桃体等,是免疫应答的主要场所。

脾脏是主要的淋巴器官,但位于血液循环的通路上,其主要功能是免疫应答、血液滤过及储存。

(邵宗鸿)

推荐阅读文献

[1] YIN A H, MIRAGLIA S, ZANJANI E D, et al. AC133, a novel marker for human hematopoietic stem and progenitor cells. Blood, 1997, 90 (12): 5002-5012.

[2] ZANDSTRA P W, LAUFFENBURGER D A, EAVES C. A ligand-receptor signaling threshold model of stem cell differentiation control: a biologically conserved mechanism applicable to hematopoiesis. Blood, 2000, 96 (4): 1215-1222.

[3] TAICHMAN R S. Blood and bone: two tissues whose fates are intertwined to create the hematopoietic stem-cell niche. Blood, 2005, 105 (7): 2631-2639.

[4] ZHANG J, NIU C, YE L, et al. Identification of the haematopoietic stem cell niche and control of the niche size. Nature, 2003, 425 (6960): 836-841.

[5] GARCÍA-GARCÍA A, DE CASTILLEJO C L, MÉNDEZ-FERRER S. BMSCs and hematopoiesis. Immunol Lett, 2015, 168 (2): 129-135.

[6] CHENG H, SUN G, CHENG T. Hematopoiesis and microenvironment in hematological malignancies. Cell Regen (Lond), 2018, 7 (1): 22-26.

[7] SUN J, RAMOS A, CHAPMAN B, et al. Clonal dynamics of native haematopoiesis. Nature, 2014, 514 (7522): 322-327.

第二节　血液病的临床表现和相关检查

血液系统疾病(简称"血液病")指造血系统的疾病,可以是原发于造血细胞的疾病如再生障碍性贫血(aplastic anemia,AA)、白血病等,也可以是其他系统疾病继发血液系统异常。通常可依照累及的细胞不同分为三类:①白细胞(包括淋巴细胞)受累疾病,包括白血病、淋巴瘤、骨髓瘤及免疫缺陷疾病等;②红细胞受累疾病,包括各种类型贫血;③出凝血疾病,包括血小板减少、血友病等。

一、血液病的临床表现

因为血液系统的特殊性,血液病也呈现与其他内科疾病不一样的特点。血液作为流动的结缔组织,以液体形式在体内不断循环并灌注每一个器官。因此,血液系统与机体的相互作用和影响非常之密切,一旦发生病理变化,可能会在多种器官表现症状体征,而各个器官的疾病也容易对血液和造血系统产生影响。根据受累系统的不同,血液病可呈现一到多种临床表现。

1. 贫血　红细胞减少、血红蛋白降低导致血液携氧能力下降,导致各系统发生缺氧改变。如皮肤、指甲、口唇苍白,精力下降乃至喘憋。贫血的严重程度和发展的速度,决定其临床严重性。

2. 出血　血液病的出血特点多为全身性,出血程度与引起出血的创伤不成比例甚至自发出血。皮肤、黏膜出血与血小板、血管密切相关,组织出血或创伤后持续渗血高度提示凝血系统异常。

3. 淋巴结肿大　造血系统恶性疾病如淋巴瘤、白血病所致淋巴结肿大,早期累及单个淋巴结区域,随着

3

疾病进展可扩散至其他区域和脏器。

4. 脾大 血液病的脾大常见于异常细胞浸润和恶性增生、骨髓纤维化、脾功能亢进等。

5. 骨痛 特别是胸骨、脊柱、盆骨、四肢骨骼疼痛。如白血病患者骨髓腔内充满恶性细胞所致压力增高出现胸骨压痛;多发性骨髓瘤患者由于异常浆细胞浸润骨骼,导致弥漫性骨质疏松和骨质破坏,呈现全身骨痛症状。

6. 黄疸 血液病出现溶血性,尤其是血管外溶血疾病时,常有间接胆红素升高为主造成的皮肤、巩膜黄染;血管内溶血常有酱油色血红蛋白尿。

二、血液病的相关检查

血液病受累靶器官复杂,因此实验室化验和辅助检查非常重要,尤其是细胞和分子实验室检查技术和发病机制研究的进展极大地提高了对血液病的认知水平,使得精确诊断成为可能。在详细询问病史和体格检查后,一名好的血液科临床医师应选择最恰当的实验室检查,并紧密结合临床以明确诊断。血液病初步实验室检查以细胞形态学、生化指标等为主,分子诊断技术的发展则使血液病诊断逐步发展到精确诊断,除在血红蛋白病、血友病等单基因血液病中建立诊断体系外,更重要的是对于恶性血液病等多基因复杂疾病的诊断提供了帮助。根据化验性质可分为:

1. 常规化验 如血常规可以反映贫血、白细胞增高、血小板减少等核心信息,并提供红细胞大小、粒细胞比例等专科信息供进一步检查参考;因此,应重视每一位患者血常规、凝血分析、肝肾功能、感染指标等化验中提示的血液病信息。

2. 细胞形态学(morphology,M) 外周血和骨髓形态学,受累器官病理是实验血液诊断的基础信息。最初认识血液病并进行分类的基础就是细胞形态学,如 20 世纪 70 至 80 年代以血细胞形态学为基础的急性白血病 FAB(French-American-British)分型,可通过细胞及组织化学染色获得最便捷的诊断信息。

3. 细胞免疫学(immunology,I) 不同发育阶段的血细胞表面和胞质胞核可出现不同的抗原,该过程受到严密的基因调控,存在明显的规律性。白血病等血液病细胞经常出现异常的抗原表达模式,利用单克隆抗体识别这些标记物,通过流式细胞术(flow cytometry,FCM)等方法可以进行定性或定量,从而识别异常的血细胞、微环境细胞,为精确诊断提供有效信息。细胞免疫学检测经历了从相对定量到绝对定量,从单色到多色荧光检测(目前常用 8~10 色以上),从细胞膜成分到细胞内成分等技术的进步,成为血液病诊断不可或缺的手段。

4. 细胞遗传学(cytogenetic,C) 细胞遗传学通过监测细胞染色体变化来预测其生物学效应:①数量异常,如整倍体异常和非整倍体异常;②结构异常,如断裂、缺失、重复、异位和倒位等。重现性的细胞遗传学异常及对应的基因融合,例如 t(9;22)及其对应的 *BCR-ABL* 融合基因,是诊断慢性髓细胞性白血病(chronic myelogenous leukemia,CML)的主要依据;同时这些特定的染色体核型也是对血液恶性疾病进行危险分层和估计预后的重要依据。

5. 分子遗传学(molecular,M) 分子生物学诊断,俗称"基因诊断",是将特定基因变化与临床进程和预后紧密联系的精确诊断方法。细胞遗传学诊断与分子生物学诊断关系紧密,前者侧重染色体等遗传物质本身改变,后者侧重这些遗传物质转录及转录后的功能变化,二者有交叉和很强的互补性。分子生物学诊断主要包括特异性基因、非特异性基因、非编码基因、表观遗传学修饰、单核苷酸多态性等。

综上,血液病临床表现多样,实验室检查专业性强,因此形成合理的诊断思维,综合信息的能力尤为重要。

(黄晓军)

第三节 血液病的诊断思维

如前所述,实验室检查在血液病诊断中虽然扮演了极为突出的角色,但血液病的诊断绝不是"脱离临床、唯实验室分析"的机械过程,亟须贯彻"临床—实验室—综合分析"的诊断思维。血液病的诊断建立在病史、体格检查、化验、检查资料基础上,获取真实、系统、完整的临床资料是形成临床思维的必要前提。除典型的症状、发病经过外,还要重视起病的缓急、家族史、慢性病及环境、生活史,以获得尽可能多的有关患者疾病发生发展及一般健康状况的相关信息。询问病史后,医生应该根据病史线索,通过床边观察细致搜索疾病关键的阳性、阴性体征,获取组织、器官异常的证据。如果体格检查中发现可疑点,应该进一步追问病史。病史和体格检查应该被看作临床操作中的一个整体。

一个好的临床医生,不应该受到单一检查的支配,解读化验和辅助检查结果应以临床为中心,科学地综合各方面信息。如随着二代测序的广泛开展,*ASXL1* 等基因成为对急性髓细胞性白血病(acute myelogenous leukemia,AML)进行危险分层的重要指标,但仅有轻度血象异常的患者因为携带 *DTA* 等年龄相关突变(*DNMT3A*、*TET2* 和 *ASXL1*)即被怀疑血液恶性病,就可能因为对化验"过度解读"导致患者"被疾病"。又如正电子发射计算机断层显像(PET/CT)对淋巴瘤的诊断和分期有重要价值,但对淋巴瘤诊断并不具备特异性,如忽略淋巴结糖代谢结果可能会受到炎症等多方面的影响而片面相信检查结果,就非常容易导致错误的结论。

与此对应,要注意血液病诊断的规范性;血液病的规范化诊断建立在对治疗有指导意义的精确诊断和危险分层基础上,而非仅仅停留在经验层面。例如前述急性白血病是一类异质性较强的恶性血液肿瘤,20 世纪 70 至 80 年代以血细胞形态学为基础的 FAB 分型,单纯依靠细胞形态学(morphology,M)分类不能揭示恶性血液病的发病机制,也不能提供治疗方案的优化选择和预后信息参考;而分子诊断技术在血液病应用中的不断进步则很好地解决了这些问题。20 世纪 90 年代逐渐加入细胞免疫学(immunology,I)和细胞遗传学(cytogenetic,C)的细胞学诊断;以及 2001 年融入分子生物学(molecular biology,M)后,形成以世界卫生组织(WHO)诊断标准为代表的 MICM 规范诊断体系。精确诊断也是危险分层的重要基础,美国国立综合癌症网络(National Comprehensive Cancer Network,NCCN)及欧洲白血病网(European Leukemia Net,ELN)指南根据疾病预后危险度将 AML 分为"低危、中危、高危"三个亚群,三个亚群的 10 年总体生存率分别为 69%、37%、11%,化疗后复发率估计为 33%、50%、78%。通过分子遗传学分析可以对以上亚群的患者进行分层治疗,可让低危患者选择风险低而不降低效果的治疗方式。

对于复杂疾病,详尽的病史调查、完整的体格检查信息、规范的化验检查仍可能不足以阐明疾病真相,此时应注意"经验治疗是诊断、鉴别诊断的一部分"。以造血干细胞移植(HSCT)后腹泻为例,肠道感染(细菌、病毒)、移植物抗宿主病(graft versus host disease,GVHD)、血栓性微血管病(thrombotic microangiopathy,TMA)、菌群失调等均可导致腹泻,虽然结合病史(饮食清洁、类型)、体格检查(腹痛部位、性质)、化验(细菌培养、菌群测定、病毒核酸检测、TMA 相关筛查、GVHD 生物标记)、检查(腹部增强 CT、彩超、肠镜)、病理(肠镜活检标本)等均可形成、支持一到多种诊断思路,但上述信息往往错综复杂乃至相互矛盾。此时,严密观察患者病情变化,从简单易行的肠道消毒开始,到常见合并症 GVHD 的一线规范治疗及疗效评估,再到 GVHD 二线治疗及 TMA 鉴别诊断,在治疗的过程中不断根据疗效评估和病情、化验变化调整诊断方向,是对血液病诊断能力的进阶要求。

(黄晓军)

第四节 血液病的诊疗进展与展望

近年来,血液病在发病机制、分子标记、靶向药物等方向均取得了长足的进步乃至重大突破,这些进步或突破使恶性血液病逐渐由"不可治愈"变为"可治愈"疾病。规范化诊疗是迅速提高恶性血液病的治疗水平、改善患者预后的关键。精确诊断与动态监测及多元化、个性化治疗手段是构建规范化诊疗体系的核心内容,也是医师规范化培训的核心要义。

精确诊断的核心是对疾病本质的深入认识,包括疾病危险程度和潜在治疗靶点,而非简单地对疾病归类。分层治疗,即根据精确诊断分层和预后风险将患者分为不同亚群,根据亚群特点,结合循证医学证据和临床试验进展选择最优的治疗策略。例如在急性白血病中,根据 MICM 精确诊断体系可以进行分层治疗,但 MICM 分型的指导意义并非一成不变,如 NCCN 指南的细胞遗传学危险分层中 AML-t(8 ;21)属于预后良好类型,首选大剂量化疗而非异基因造血干细胞移植(allogeneic hematopoietic stem cell transplantation,allo-HSCT)。但国内有研究显示,如果仅依赖大剂量化疗其复发率达 45%~50%,因此需要早期识别高危复发患者并采取更为有效的治疗。目前研究认为 *AML-ETO* 融合基因的表达水平和 *c-kit* 基因突变对这类患者的预后具有重要影响,利用实时定量聚合酶链反应(PCR)动态监测 *AML-ETO* 水平建立危险分层体系,对于低危患者选择大剂量化疗,而对于高危患者选择 allo-HSCT。通过上述策略,AML-t(8 ;21)患者的复发率下降到 15%,而 5 年生存率由 50%~65% 提高到 82.7%,从整体上改善了患者预后。如果进一步分层,患者的 *AML-ETO* 水平与 *c-kit* 基因突变哪个更能预测复发风险?是否能够将两者联合从而形成更优的分层体系?这就是进一步临床研究的关键科学问题。通过这样不断地分层,有望实现根据患者个体情况选择个性化治疗方案。而对于无特异性致病基因或者重现性细胞遗传学异常的恶性血液病患者,非特异性基因指导下的分层干预同样具有重要意义。2012 年国内研究显示,WT1 和流式细胞术(flow cytometry,FCM)联合进行微小残留病变(minimal residual disease,MRD)监测,通过对 MRD(+)患者进行改良供者淋巴细胞输注(mDLI)等干预,可降低其复发率、提高无病生存率,整体预后与 MRD(-)患者类似。通过特异基因和非特异性 MRD 标记的组合,使得几乎 100% 的恶性血液病患者可依据 MRD 动态变化进行分层治疗。

个性化治疗,是分层治疗的进一步拓展,即在分层基础上根据每个患者病情的动态变化和自身特点选择最优治疗策略。与传统依赖医生个人经验的治疗方法不同,分层治疗及个性化治疗均是依据精确的诊断信息进行规范化治疗,是血液病诊疗的必然趋势。而血液病治疗手段的多样化和个性化为分层、个性化治疗奠定基础。血液病目前常用的治疗手段有:

造血干细胞移植(hematopoietic stem cell transplantation,HSCT):是在大剂量放化疗后,利用造血干细胞重建免疫造血系统来治疗血液病的技术。从广义上讲,HSCT 是一种特殊的细胞生物治疗。20 世纪 90 年代以来,HSCT 技术飞速发展,引领干细胞治疗的潮流,目前已成为治愈白血病等血液恶性病、再生障碍性贫血等非恶性病、血液遗传病,甚至实体瘤、自身免疫性疾病的有效乃至唯一的方法。近年来,由于单倍型 HSCT 的日益完善,我国已经进入"人人都有供者"的新时代,使 HSCT 在临床中应用更广泛。同时复发防治体系、GVHD "预警 - 预测 - 干预"体系的逐渐完善使得 HSCT 患者预后进一步改善,减低剂量预处理方案(RIC)和支持治疗技术的发展也使得移植受益人群范围进一步扩大。

分子靶向药物:如慢性髓细胞性白血病(CML)是第一个被证实存在遗传学异常的肿瘤,其致病机制为 *BCR-ABL* 融合基因所致持续性酪氨酸激酶激活。应用分子靶向药物酪氨酸激酶抑制剂(tyrosine kinase inhibitor,TKI)如伊马替尼(imatinib)等可抑制酪氨酸激酶活性,明显改善患者预后,彻底改变了包括 CML、Ph 染色体阳性急性淋巴细胞白血病等相关疾病的治疗体系。对于 CML 慢性期患者的研究显示,伊马替尼组患者无疾病进展生存期总体生存期均优于 allo-HSCT 组患者。与此对应,从 2007 年到 2012 年,我国 HSCT 患者中 CML 患者的比例由 26% 降至 7%。此外,针对 FLT3、BCL-2、IDH-1/2、血小板生成素(thrombopoietin,TPO)受体等位点的分子靶向药物在相应的血液病的治疗地位均得到大幅度提升。

诱导分化治疗:在单纯化疗时代,由于容易并发弥散性血管内凝血(disseminated inravascular coagulation,DIC)或其他出凝血功能异常,急性早幼粒细胞白血病(acute promyelocytic leukemia,APL)是最为凶险的一种白血病,早期死亡率高达 30%,初次治疗完全缓解(CR)率不足 70%。随着全反式维 A 酸和砷剂等诱导分化药物的应用,APL 完全缓解率可达 90%~100%,早期死亡率降低至不足 5%。结合实时定量 PCR 监测疗效和规范的巩固治疗,APL 患者 5 年无病生存率由原来的 35%~45% 上升至 80%~90%,成为第一个通过非移植手段而治愈的急性白血病。

嵌合抗原受体 T 细胞(chimeric antigen receptor T-cell,CAR-T)疗法是利用基因嵌合技术使 T 细胞表达识别肿瘤抗原的受体,从而实现"靶向治疗"的一种新型免疫治疗方法,如针对 CD19 抗原表位的 CAR-T 在难治、复发 B 细胞急性淋巴细胞白血病患者中可取得 80%~90% 的缓解率。大量针对多发性骨髓瘤 BCMA、针对髓系白血病 CD123 等表位的 CAR-T 疗法正在进行临床试验,嵌合抗原受体自然杀伤细胞(CAR-NK)等新型细胞治疗手段也不断涌现。

综上,在精确诊断指导下,综合运用靶向治疗等多元化的治疗方式,通过分层治疗、个性化治疗等规范化的治疗体系,可以降低血液病患者的复发率和治疗风险,提高无病生存率,从而明显改善患者整体预后。随着疾病机制研究的逐渐深入、诊断监测方法的持续改进、靶向药物等新治疗方式的不断涌现、CAR-T 等细胞免疫治疗的不断前行及规范化治疗体系的普及应用,血液病的诊疗必将迎来一个更为精彩的新时代。

(黄晓军)

问 答 题

1. 血液系统构成有哪些?
2. 血细胞发育过程有哪些规律?
3. 血液系统有哪些生理功能?

第二章 贫 血

第一节 概 述

贫血是指人体外周血红细胞容量减少,低于正常范围下限,不能运输足够的氧至组织而产生的临床症候群。由于红细胞容量测定较复杂,临床上常以血红蛋白浓度来代替。我国学者认为在我国海平面地区,成年男性血红蛋白<120g/L,成年女性(非妊娠)血红蛋白<110g/L,孕妇血红蛋白<100g/L 即为贫血。国外一般采用 1972 年 WHO 制订的诊断标准,在海平面地区,血红蛋白低于下述水平诊断为贫血:6 个月 ~<6 岁儿童 110g/L,6~14 岁儿童 120g/L,成年男性 130g/L,成年女性 120g/L,孕妇 110g/L。

基于不同的临床特点,贫血有不同的分类。如:按贫血进展速度分为急、慢性贫血;按红细胞形态分为大细胞性贫血、正常细胞性贫血和小细胞低色素性贫血(表 2-1-1);按血红蛋白浓度分为轻度、中度、重度和极重度贫血(表 2-1-2);按骨髓红系增生情况分为增生不良性贫血(如再生障碍性贫血)和增生性贫血等;按发病机制和 / 或病因分为红细胞生成减少、红细胞破坏过多和失血性贫血。各种分类虽对辅助诊断和指导治疗有一定意义,但依据发病机制和 / 或病因的分类更能反映贫血的病理本质。

表 2-1-1 贫血的细胞学分类

类型	MCV/fl	MCHC/%	常见疾病
大细胞性贫血	>100	32~35	巨幼细胞贫血、伴网织红细胞大量增生的溶血性贫血、骨髓增生异常综合征、肝疾病
正常细胞性贫血	80~100	32~35	再生障碍性贫血、纯红细胞再生障碍性贫血、溶血性贫血、骨髓病性贫血、急性失血性贫血
小细胞低色素性贫血	<80	<32	缺铁性贫血、铁粒幼细胞贫血、地中海贫血

注:MCV,平均红细胞体积;MCHC,平均血红蛋白浓度。

表 2-1-2 贫血的严重度划分标准

贫血严重程度	血红蛋白浓度 /(g·L⁻¹)
极重度	<30
重度	30~59
中度	60~90
轻度	>90

贫血所致的病理生理学改变是血液携氧能力下降,导致各器官和组织低氧或缺氧状态。贫血临床表现如下:

皮肤黏膜苍白。

神经系统:乏力、头痛、眩晕、萎靡、晕厥、失眠、多梦、耳鸣、眼花、记忆力减退、注意力不集中等。

呼吸循环系统:呼吸、心率加快,活动后心悸、气短;重度贫血时,即使平静状态也可能有气短甚至端坐呼吸;长期贫血,心脏超负荷工作且供血不足,会导致贫血性心脏病。

消化系统:消化不良、腹部胀满、食欲减低、大便规律和性状的改变等。

泌尿生殖系统:少尿、多尿、低比重尿,性功能减退,育龄期女性可出现月经周期紊乱。

内分泌免疫系统:长期贫血会影响甲状腺、性腺、肾上腺、胰腺的功能,会改变促红细胞生成素(erythropoietin,EPO)和胃肠激素的分泌。机体免疫功能低下,易患各类病原微生物感染。

首次门诊记录

患者,女性,56 岁,因"面色苍白、乏力 3 年,伴反酸、嗳气、食欲缺乏加重半年"就诊。3 年前出现面色苍白、全身乏力、易困倦,伴反酸、嗳气、食欲缺乏,稍进食即腹胀不适。曾多次服用中药治疗,无效。半年来上述症状明显加重,伴腹痛、头晕、耳鸣,稍活动即心悸、气促,无血便和柏油样大便、无尿色异常。在当地医院查血常规示贫血(具体不详),予硫酸亚铁治疗 3 周,未见明显疗效。发病来体重减轻 5kg。

【问题 1】据上述病史,该患者疑诊何病?

思路 1 患者,中老年,女性,病史 3 年,以"面色苍白、乏力"为主要症状就诊,临床表现提示有贫血,既往实验室检查亦证实贫血。贫血是患者到医院就诊最为常见的原因之一,亦是许多疾病的共同表现。该患者同时伴随反酸、嗳气、食欲缺乏等消化系统症状,患者同时出现两系统症状,应注意鉴别是同一疾病引起,还是同时患有两种疾病。该患者贫血症状为主,首先重点考虑贫血,贫血是一种临床最常见的症候群,而不是一种独立的疾病。因此需进一步追踪引发贫血的疾病,查明贫血原因。

思路 2 该患者可疑血液系统和消化系统疾病,应首先检查血常规、网织红细胞及大便常规(包括大便隐血)。

注意事项:对贫血患者,一定要检查网织红细胞。网织红细胞(reticulocyte,Ret)是骨髓幼稚红细胞到成熟红细胞的过渡阶段,间接反映骨髓红系增生(或对贫血代偿)情况,因而对贫血的诊断有重要意义。

初步门诊实验室检查结果

血常规:白细胞计数 $4.82 \times 10^9/L$,红细胞计数 $2.9 \times 11^{12}/L$,血红蛋白浓度 52g/L,血小板计数 $336 \times 10^9/L$,血细胞比容 26%,中性粒细胞百分比 69%,淋巴细胞百分比 24%,单核细胞百分比 6%,嗜酸性粒细胞百分比 1%,平均红细胞体积(MCV)60fl,平均血红蛋白含量(MCH)254pg,平均血红蛋白浓度(MCHC)264g/L,网织红细胞百分率 1.2%。

大便常规:黄褐色、软便,隐血(++)。

【问题 2】初步的检查结果有何临床意义?

思路 1

1. 血常规及网织红细胞

(1)该患者白细胞、血红蛋白及血细胞比容均低于正常值范围下限,故确认为贫血。对于一个贫血患者,首先对贫血进行简单分类,评价贫血程度。该患者 MCV、MCH 及 MCHC 均显著低于正常值范围下限,血红蛋白和红细胞系数(62:3.2<30:1)比减低,均提示为小细胞低色素性贫血。患者血红蛋白浓度 52g/L,为重度贫血,体征和贫血症状与贫血程度相吻合,提示贫血发生时间长、进展较慢。网织红细胞百分率大致正常,可初步排除网织红细胞减少的骨髓红系衰竭性疾病,如纯红细胞再生障碍性贫血(PRCA)、急性再生障碍性贫血等;引发网织红细胞升高的骨髓红系代偿增生性贫血,如自身免疫性溶血性贫血、急性失血等。

(2)小细胞低色素性贫血合并血小板升高,首先考虑慢性失血所致的贫血,血小板可能为代偿性升高。

(3)依据发病机制和 / 或病因的贫血分类,更能反映贫血的病理本质,以利于查明贫血的性质和原因,是原发血液病,还是继发于其他系统疾病?需进一步查骨髓等。

2. 大便常规 患者无便秘,无黑便及柏油样便,大便正常,黄褐色,表面无鲜血;隐血试验(++)提示为隐性失血。

贫血诊断标准的注意事项

婴儿、儿童及妊娠妇女的血红蛋白浓度较成人低,久居高原地区居民的血红蛋白正常值较海平面居民高。同时在妊娠、低蛋白血症、充血性心力衰竭、脾大及巨球蛋白血症时,血浆容量增加,此时即使红细胞容量是正常的,但因血液被稀释,血红蛋白浓度降低,容易被误诊为贫血(常见于妊娠期后 3 个月、少尿性肾衰竭及充血性心力衰竭所致的体内水分过多和部分低蛋白血症、充血性脾大等);在脱水或失血等循环血容量下降时,由于血液浓缩,血红蛋白浓度增高,即使红细胞容量下降,有贫血也不容易表现出来,容易漏诊。因此,在判定有无贫血时,应考虑上述影响因素。

贫血临床表现和贫血的严重程度不一定完全吻合

贫血的临床表现与 5 个因素有关:贫血的病因(包括引起贫血的相关疾病),贫血导致血液携氧能力下降的程度,贫血时血容量下降的程度,发生贫血的速度和血液、循环、呼吸等系统对贫血的代偿及耐受能力。贫血如发生缓慢,机体能逐渐适应,则症状较贫血程度轻,患者自觉症状不十分典型;反之,若贫血进展急剧,虽然贫血程度不甚重,但患者症状可以很重,甚至发生循环衰竭。

思路 2　该患者为重度小细胞低色素性贫血伴血小板升高,合并消化道隐性失血。

小细胞低色素性贫血临床常见于:缺铁性贫血、慢性病贫血、铁粒幼细胞贫血、珠蛋白生成障碍性贫血(地中海贫血)、铅中毒等。

结合上述病史,首先考虑缺铁性贫血,病因为消化道慢性失血,需进一步查铁代谢相关指标证实。但该患者曾补铁治疗疗效不佳,其他小细胞低色素性贫血亦不除外,需详细询问病史、家族史,进行体格检查及 EPO 水平、肝肾功能、骨髓穿刺等检查(图 2-1-1)。

该患者中老年,有消化道失血,伴消瘦,体重下降,考虑消化道溃疡、消化道肿瘤等疾病。请消化科会诊,进行鉴别诊断。

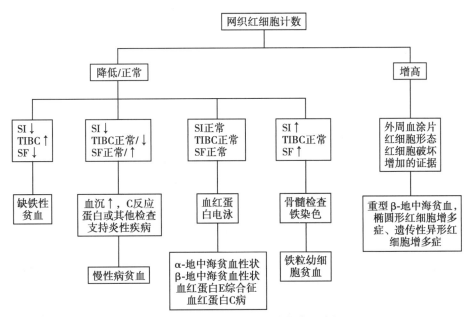

图 2-1-1　小细胞低色素性贫血病因诊断

SI. 血清铁;TIBC. 总铁结合力;SF. 铁蛋白。↓. 减少;↑. 增加。

知识点

依据贫血发病机制和／或病因的分类

（一）红细胞生成减少性贫血

红细胞生成主要取决于三大因素：造血细胞、造血调节、造血原料。

造血细胞包括多能造血干细胞、髓系干祖细胞及各期红系细胞。

造血调节包括细胞调节如骨髓基质细胞、淋巴细胞的影响和造血细胞本身的凋亡（程序化死亡）；因子调节如干细胞因子（stem cell factor，SCF）、白介素（interleukin，IL）、粒细胞-巨噬细胞集落刺激因子（granulocyte-macrophage colony stimulating factor，GM-CSF）、粒细胞集落刺激因子（granulocyte colony stimulating factor，G-CSF）、促红细胞生成素（EPO）、血小板生成素（TPO）、血小板生长因子（TGF）、肿瘤坏死因子（TNF）和干扰素（IFN）等正、负调控因子。

造血原料是指造血细胞增殖、分化、代谢及细胞构建必需的物质，如蛋白质、脂类、维生素（叶酸、维生素 B_{12} 等）、微量元素（铁、铜、锌等）等。这些因素中的任一种发生异常都可能导致红细胞生成减少，进而发生贫血。

1. 造血干祖细胞异常所致贫血

（1）再生障碍性贫血（AA）：是一种由多种因素和机制所致的造血功能衰竭性疾病（详见本章第五节）。

（2）纯红细胞再生障碍性贫血（pure red cell anemia，PRCA）：是指骨髓红系造血干祖细胞受到不同的病理因子影响发生改变，进而引起的单纯红细胞减少性贫血。依据病因，该病可分为先天性和后天性两类。先天性 PRCA 即 Diamond-Blackfan 综合征，系遗传所致；后天性 PRCA 包括原发、继发两亚类。20 世纪 70 年代以来，有学者发现部分原发性 PRCA 患者血清中有自身 EPO 或幼红细胞抗体。继发性 PRCA 主要有药物相关型、感染相关型（细菌和病毒，如微小病毒 B19、肝炎病毒等）、自身免疫病相关型、淋巴细胞增殖性疾病相关型（如胸腺瘤、淋巴瘤等）、部分髓系恶性克隆性疾病相关型（如白血病前期）及急性再生障碍危象等。根据疾病进程和患者年龄，可将 PRCA 分为急性型、慢性幼儿型（先天性）和慢性成人型。

（3）先天性红细胞生成异常性贫血（congenital dyserythropoietic anemia，CDA）：是一类遗传性红系干祖细胞良性克隆异常所致的、以红系无效造血和形态异常为特征的难治性贫血。根据遗传方式，该病可分为常染色体隐性遗传型和显性遗传型。

（4）造血系统恶性克隆性疾病：包括骨髓增生异常综合征（myelodysplastic syndrome，MDS）及各类造血系统肿瘤性疾病。这些疾病是因为多能造血干细胞或髓系干祖细胞发生了质的异常，高增生、低分化，甚至造血调节也受到影响，从而使正常成熟红细胞生成减少而发生贫血。

2. 造血调节异常所致贫血

（1）骨髓基质细胞受损所致贫血：骨髓坏死、骨髓纤维化、骨髓硬化症、大理石病、各种髓外肿瘤性疾病的骨髓转移及各种感染或非感染性骨髓炎，均可因损伤骨髓基质细胞及造血微环境（也可损伤造血细胞）而影响血细胞生成，导致贫血。

（2）淋巴细胞功能亢进所致贫血：T 细胞功能亢进可通过细胞毒性 T 细胞直接杀伤（穿孔素），和／或 T 细胞因子介导造血细胞凋亡而使造血功能衰竭（AA）。B 细胞功能亢进可产生抗骨髓细胞自身抗体，进而破坏或抑制造血细胞导致造血功能衰竭（免疫相关性全血细胞减少症）。

（3）造血调节因子水平异常所致贫血：肾功能不全、垂体或甲状腺功能减退和肝病等均可因 EPO 产生不足导致贫血。肿瘤性疾病或某些病毒感染会诱导机体产生较多的 TNF、IFN、炎症因子等造血负调控因子，故也会抑制造血，导致贫血。近年发现 hepcidin 是调节饮食中铁吸收和巨噬细胞中铁释放的主要激素，贫血和低氧时其分泌减少，促进红细胞对铁的利用，然而，感染和炎症因子诱导 hepcidin 分泌，使血浆中游离铁浓度减低，导致铁利用障碍。慢性病贫血（anemia of chronic disease，ACD）即属此类。

（4）造血细胞凋亡亢进所致贫血：有学者提出阵发性睡眠性血红蛋白尿（paroxysmal nocturnal hemoglobinuria，PNH）有"双重发病机制"，一为 PNH 异常造血克隆扩增，二为 T 细胞介导的正常造血细胞凋亡。AA 患者造血功能衰竭主要是造血细胞凋亡所致。

3. 造血原料不足或利用障碍所致贫血

(1)叶酸或维生素 B_{12} 缺乏或利用障碍所致贫血:由于各种生理或病理因素导致机体叶酸或维生素 B_{12} 绝对或相对缺乏或利用障碍所引起的巨幼细胞贫血,是临床上常见的贫血之一(详见本章第三节)。

(2)缺铁和铁利用障碍性贫血:这是临床上最常见的贫血。缺铁和铁利用障碍影响血红素合成,故有学者称该类贫血为血红素合成异常性贫血。该类贫血的红细胞体积变小,中央淡染区扩大,属于小细胞低色素性贫血(详见本章第二节)。

(二)红细胞破坏过多性贫血

即溶血性贫血(hemolytic anemia,HA)(详见本章第四节)。

(三)失血性贫血

失血性贫血根据失血速度分急性和慢性,根据失血量分轻、中、重度,根据失血的病因分出凝血性疾病(如血友病等)和非出凝血性疾病(如外伤、消化性溃疡等)。慢性失血性贫血往往合并缺铁性贫血。

【问题3】为明确诊断,该患者还需进行哪些检查?

(1)应详细问现病史和既往史、家族史、营养史、月经生育史及危险因素暴露史等。

(2)全面体格检查。

(3)血涂片。

(4)凝血功能。

(5)骨髓涂片 + 铁染色。

(6)EPO 水平。

(7)叶酸、维生素 B_{12} 代谢试验 + 铁代谢试验。

(8)肝肾功能。

(9)尿常规。

(10)消化科会诊,胃镜检查 + 活检 + 肿瘤标志物检查。

入院后进一步检查

1. 病史　无呕血、血便及柏油样便,无痔疮史,无咯血,无血尿及酱油样尿。既往体健,无高血压、糖尿病、类风湿关节炎等慢性病史;无毒物、放射线接触史;无月经量增多史,已停经 7 年;祖籍天津,生长于原籍,家族中无类似本病病史及遗传病史。

2. 体格检查　营养略差,形体偏瘦,毛发干枯,反甲,无光泽,皮肤干燥、苍白,浅表淋巴结无肿大,无巩膜黄染,舌苔薄、淡白,胸骨无压痛,心率 92 次 /min,律齐,腹软无压痛,无包块,肝脾肋缘下未触及,四肢关节无畸形,无活动障碍,双下肢无水肿。

3. 实验室检查

(1)血涂片:成熟红细胞大小不一,以小细胞为主,染色浅淡,中心淡染区扩大(图 2-1-2)。

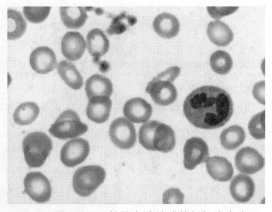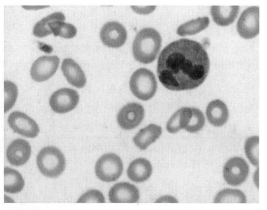

图 2-1-2　外周血涂片成熟红细胞大小不一,以小细胞为主,染色浅淡,中心淡染区扩大

(2)尿常规:无异常,尿隐血(-)。

(3)凝血功能:纤维蛋白原 4.6mg/L,D-二聚体 580ng/L,余(-)。

(4)肝肾功能:均正常。

(5)叶酸 12.75μg/L(5.31~24μg/L),维生素 B_{12} 427.00ng/L(211~911ng/L)。铁代谢试验:铁蛋白(SF)2.60μg/L(10~291μg/L);血清铁(SI)2.1μmol/L(5.4~28.6μmol/L),总铁结合力(TIBC)102.9μmol/L(40.8~76.6μmol/L),不饱和铁结合力 100.8μmol/L(19.7~66.2μmol/L)。

(6)EPO 255.00IU/L(3.4~31IU/L)。

(7)骨髓及骨髓铁染色:增生明显活跃,红系比例 27.5%,以中晚幼红细胞为主,细胞体积减小,核染色质致密,胞质少,边缘不整齐,核质发育不平衡,呈"核老质幼"。成熟红大小不一,以小细胞为主(图 2-1-3)。铁染色:细胞外铁(-),铁幼粒细胞 10%,未见环状铁粒幼细胞。

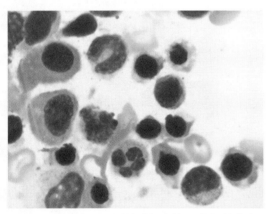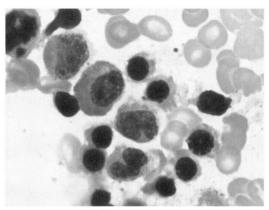

图 2-1-3 骨髓涂片细胞体积减小,核染色质致密,胞质少,边缘不整齐,核质发育不平衡,呈核老质幼。成熟红大小不一,以小细胞为主

(8)消化科会诊后行专科检查。胃镜提示:黏膜粗糙不平,红白相间,胃窦部可见 0.6cm×0.6cm 溃疡,幽门螺杆菌(HP)(+)。组织病理活检:中到重度萎缩性胃炎,中度肠化生,轻度不典型增生。肿瘤标志物:甲胎蛋白 3.25μg/L(0~20μg/L),癌胚抗原 0.94μg/L(0~5μg/L),糖类抗原 19-9 10.33IU/ml(0~37IU/ml),糖类抗原 242 7.1IU/ml(0~20IU/ml),糖类抗原 153 13.10IU/ml(0~30IU/ml),人附睾上皮分泌蛋白 4(HE4)54.47PM(<150PM)。消化科诊断:消化道出血,胃溃疡,慢性萎缩性胃炎。

知识点

贫血的实验室检查

1. 血常规检查 血常规检查可以确定有无贫血,贫血是否伴其他血细胞异常。红细胞参数(MCV、MCH 及 MCHC)反映红细胞大小和血红蛋白改变,为贫血的病理机制诊断提供相关线索。血红蛋白测定为贫血严重程度的判定提供依据(表 2-1-2)。网织红细胞计数间接反映骨髓红系增生(或对贫血的代偿)情况。外周血涂片可观察红细胞、白细胞、血小板数量或形态改变,是否有异常细胞、寄生虫等。

2. 骨髓检查 包括骨髓细胞涂片和骨髓活检。涂片分类反映骨髓细胞的增生程度、细胞成分、比例和形态变化。活检反映骨髓造血组织的结构、增生程度、有无肿瘤细胞浸润等。凭骨髓检查评价患者造血功能时,必须注意骨髓取样的局限性,一个部位骨髓增生减低或血常规结果矛盾时,应做多部位骨髓检查。

3. 贫血的发病机制检查 包括缺铁性贫血的铁代谢及引起缺铁的原发病检查;巨幼细胞贫血的血清叶酸和维生素 B_{12} 水平测定及导致此类造血原料缺乏的原发病检查;失血性贫血的原发病检查;溶血性贫血的红细胞膜、酶、珠蛋白、血红素、自身抗体、同种抗体或 PNH 克隆等检查;骨髓造血衰竭性贫血的造血细胞质的异常(如膜抗原表达、染色体及基因等)、T 细胞调控(T 细胞亚群及其分泌的因子)、B 细胞调控(骨髓细胞自身抗体)检查,以及造血系统肿瘤性疾病和其他系统继发性贫血的原发病检查。

【问题 4】该患者的诊断是什么？

思路 根据临床表现、外周血和骨髓细胞形态学检查、铁代谢指标异常，该患者诊断为缺铁性贫血，同时依据家族史及血红蛋白电泳排除珠蛋白生成障碍性贫血(地中海贫血)，依据毒物接触史及体格检查排除铅中毒，依据铁代谢、骨髓象及铁染色结果排除慢性病贫血、铁粒幼细胞贫血，依据肝肾功能、EPO 水平及尿常规等排除肾性贫血。

根据上述诊断标准，该患者综合诊断为：缺铁性贫血，消化道出血，胃溃疡，慢性萎缩性胃炎。

【问题 5】该患者如何治疗？

思路 1 对因治疗。

1. 补铁治疗

(1)药物补铁治疗：该患者胃部疾病严重，口服铁剂效果不理想，予以静脉补铁治疗(详见本章第二节)。

(2)食物补铁：食用含铁丰富食物，如血豆腐、动物肝脏等。服用铁剂时忌食茶叶、柿子等富含鞣酸的食品，影响铁剂吸收。

2. 去因治疗 消化道出血，胃溃疡，慢性萎缩性胃炎，消化科会诊后予以"胃三联"等专科对症治疗。

思路 2 对症治疗

(1)绝对卧床休息，避免活动，坐立或起床时，动作缓慢，避免晕厥。

(2)重度贫血，且贫血症状明显，予红细胞输注改善贫血相关症状。

知识点

贫血患者输血原则

1. 贫血患者应输注红细胞，而不是全血。

2. 红细胞输注目标是改善贫血症状，而不是为了纠正血红蛋白和红细胞数，使其达到正常值。

3. 红细胞输注紧急情况下的对症处理，不是"治本"治疗。

4. 红细胞输注需综合考虑血红蛋白、红细胞数水平、下降速率和生理代偿功能，不能依赖血红蛋白水平或红细胞计数单指标。

知识点

贫血的治疗

贫血性疾病的治疗分"对症"和"对因"两类。

（一）对症治疗

目的是减轻重度血细胞减少对患者的致命影响，为对因治疗发挥作用赢得时间。具体内容：重度贫血患者、老年人或合并心肺功能不全的贫血患者应输红细胞，纠正贫血，改善体内缺氧状态；急性大量失血患者应及时输血或红细胞及血浆，迅速恢复血容量并纠正贫血；对贫血合并出血者，应根据出血机制的不同采取不同的止血治疗(如重度血小板减少应输血小板)；对贫血合并感染者，应酌情予抗感染治疗；对贫血合并其他脏器功能不全者，应根据脏器的不同及功能不全的程度而施予不同的支持治疗；先天性溶血性贫血多次输血并发血色病者应予去铁治疗。

（二）对因治疗

实乃针对贫血发病机制的治疗，如缺铁性贫血补铁及治疗导致缺铁的原发病，巨幼细胞贫血补充叶酸或维生素 B_{12}，自身免疫性溶血性贫血采用糖皮质激素，遗传性球形红细胞增多症采取脾切除，造血干细胞质异常性贫血采用干细胞移植，再生障碍性贫血采用抗淋巴(胸腺)细胞球蛋白、环孢素 A 及造血正调控因子(如雄激素、各类造血生长因子等)，肾性贫血采用 EPO，肿瘤性贫血采用化疗或放疗，免疫相关性贫血采用免疫抑制剂，各类继发性贫血治疗原发病等。

知识点

贫血的疗效标准

抗贫血治疗有效标准:一般认为至少血红蛋白上升 15g/L 才能有效,上升 20g/L 以上比较可靠。贫血纠正标准:血红蛋白恢复正常,停用抗贫血治疗后能保持血红蛋白正常水平至少要在 3 个月。痊愈标准视不同类型贫血而异。

(邵宗鸿)

问 答 题

1. 贫血的分类有哪些?
2. 贫血的发生机制是什么?
3. 贫血的临床表现与哪些因素有关?
4. 贫血患者需做哪些实验室检查?
5. 贫血的治疗原则是什么?

推荐阅读文献

[1] 沈悌,赵永强.血液病诊断及疗效标准.4 版.北京:科学出版社,2018:3-5.

[2] BROADWAY-DUREN J B, KLAASSEN H. Anemias. Crit Care Nurs Clin North Am, 2013, 25 (4): 411-426.

[3] GÓMEZ RAMÍREZ S, REMACHA SEVILLA Á F, MUÑOZ GÓMEZ M. Anaemia in the elderly. Med Clin (Barc), 2017, 149 (11): 496-503.

[4] 陈灏珠,林果为,王吉耀.实用内科学.14 版,北京:人民卫生出版社,2016:2308-2314.

[5] GOLDMAN L, SCHAFER A I. Goldman's Cecil medicine. 25th ed. Philadelphia: Elsevier Saunders, 2016: 1059-1068.

第二节 缺铁性贫血

知识要点

1. 正常人体铁代谢。
2. 缺铁性贫血红细胞的形态特征。
3. 缺铁性贫血的病因。
4. 补铁治疗的途径和疗程。

缺铁性贫血(iron deficient anemia,IDA)是由于铁缺乏(iron deficiency)而使红系祖细胞寿命缩短、增殖降低,进而导致血红蛋白合成减少、成熟红细胞体积变小的一种小细胞(microcytic)低色素性(hypochromia)贫血。

铁是人体生理活动必需的一种元素,人体内铁主要存在于血红蛋白、肌红蛋白等含血红素载氧蛋白中,少部分存在于含血红素或硫铁基团的活性酶分子中,仅极少部分铁(0.1%)在血浆中与转铁蛋白结合实施转运铁的功能,而非血红素铁主要以铁蛋白和含铁血黄素的形式储存在巨噬细胞中。

健康人体内的铁基本保持在一个稳定的状态,每日丢失的铁主要因肠上皮细胞、皮肤表皮细胞脱落而致,经汗液、尿液失铁量极少,育龄期女性经期还会丢失部分铁[0.006~0.025mg/(kg·d)],而孕妇整个妊娠周期需铁量增加 1 130mg(670~1 650mg)。正常人每日丢失的铁为 1~2mg,这部分铁主要由饮食中的铁经肠道吸收后补充。十二指肠是铁吸收的主要部位,吸收的主要形式是血红素铁和二价亚铁。血红素铁存在于肉类食物中,不受饮食成分影响。食物中的非血红素铁主要以三氧化二铁(三价铁)形式存在,饮食中的不同成分可影响其吸收率,低 pH 的胃酸、维生素 C、氨基酸等有助于其吸收,而磷酸盐、钙等则抑制其吸收。

铁吸收减少或丢失过多均可导致缺铁性贫血。长期素食、浓茶等饮食习惯可影响食物中铁的吸收。十二指肠切除术的患者丧失铁吸收的部位,慢性腹泻患者铁吸收降低、丢失过多,也会发生缺铁。育龄期女性月经量过多,使铁丢失过多。消化道失血、长期血尿等也是导致缺铁性贫血的常见病因。此外,孕妇、乳母、幼儿和青春期少年对铁需求量增加,此时若摄入不足,也会导致缺铁。

首次门诊记录

患者,女性,42 岁。自青春期即有轻度贫血,生育一子,孕期及哺乳期体检亦有轻度贫血,但无明显乏力、胸闷等症状,一直未明确贫血原因。近来感头晕、胸闷、心悸,平地行走及上楼均感气急,当地医院查血常规:红细胞计数 3.28×10^{12}/L,血红蛋白浓度 62g/L,MCV 73fl,白细胞计数 5.89×10^9/L,血小板计数 412×10^9/L。近 2~3 年来月经量明显增多。无毒物、放射线接触史,无家族性疾病史,有慢性胃炎史,无烟酒嗜好,不挑食。

【问题 1】上述病史,该患者怀疑的诊断有哪些?

思路 1 小细胞性贫血的可能病因有哪些?

成熟红细胞体积变小并伴有贫血,称为小细胞性贫血,但还需根据红细胞内血红蛋白含量区分是正常血红蛋白含量(正色素性)还是低血红蛋白含量(低色素性)。小细胞低色素性贫血可见于缺铁性贫血、铁利用障碍所致的慢性病贫血、地中海贫血,小细胞正色素性贫血可见于遗传性球形红细胞增多症。

思路 2 关于小细胞性贫血的问诊要点有哪些?

需询问患者的籍贯(外籍人士应询问其国籍与人种)、家族史及初次发现贫血时的年龄。既往是否有关节痛、脱发、慢性炎症性疾病、自身免疫性疾病或肿瘤病史,是否有长期素食史及胃肠道疾病史,应仔细询问大便性状和颜色,注意有无黑便史,有无血尿或酱油色尿。女性患者应询问行经史、经量和婚育史。

【问题 2】为明确诊断需实施的检查有哪些?

思路 1 体格检查。中度贫血貌,全身皮肤黏膜无瘀点瘀斑,浅表淋巴结未扪及肿大。巩膜无黄染,胸骨无压痛。心率 100 次/min,心脏各瓣膜听诊区无杂音。腹软,全腹无压痛,肝脾肋下未及。

思路 2 辅助检查。

1. **血常规检查和网织红细胞** 红细胞计数 3.23×10^{12}/L,血红蛋白浓度 68g/L,MCV 73fl(80~100fl),MCH 26pg(27~34pg),MCHC 307g/L(316~354g/L),白细胞计数 5.58×10^9/L,血小板计数 428×10^9/L。网织红细胞百分率 0.83%(0.5%~1.5%)。

2. **外周血涂片分析** 成熟红细胞体积大小不一,大部分呈小细胞变,中央淡染区扩大。

3. **尿常规检查** 正常。白细胞 0 个/HP,隐血(阴性)。

4. **大便常规及大便隐血检查** 颜色黄色;黏液阴性;隐血阴性;白细胞 0 个/HP;白细胞 0 个/HP。

5. **常规血生化检查** 肝功能、肾功能、电解质均正常。

6. **糖类抗原检查** 甲胎蛋白 2.13μg/L(0~10μg/L),糖类抗原 125 256.9IU/ml(0~35IU/ml),糖类抗原 19-9 32.17IU/ml(0~17.93IU/ml),糖类抗原 72-4 1.94IU/ml(0~1.94IU/ml),鳞癌相关抗原 <1.0μg/L(0~2.70μg/L)。

7. **铁代谢检查** 血清铁 6.8μmol/L(7.8~32.2μmol/L),血清总铁结合力 78.8μmol/L(40.8~76.6μmol/L),转铁蛋白饱和度 18%(20%~50%),铁蛋白 <18μg/L(18~150μg/L)。

思路 3 结果分析。

该患者为中年女性,以头晕、胸闷、心悸起病,症状易与心源性因素混淆。患者外院血常规提示有重度贫血,且呈小细胞性,故其临床症状可能是贫血所致。追问患者既往史,其青春期即有轻度贫血,本次血常规和外周血涂片均证实患者是小细胞低色素性贫血,伴有血清铁和铁蛋白降低、总铁结合力升高,确诊为缺铁性贫血。患者近年来月经量增多,既往有慢性胃炎史,大便隐血阴性。本次缺铁性贫血原因主要为月经量增多,需要妇科检查明确月经量增多的原因。需除外是否合并有消化道病变,应反复多次行大便隐血检查,怀疑消化道失血时需进一步行内镜检查。明确的缺铁性贫血不一定需要行骨髓穿刺检查,若铁缺乏不典型,需与其他小细胞低色素性贫血病因鉴别时需行骨髓穿刺及铁染色检查。

小细胞低色素性贫血还可见于慢性病贫血(ACD)、铁粒幼细胞贫血(sideroblastic anemia,SA)、地中海贫血（thalassemia）等疾病,相关病史、临床表现、铁代谢检查等有助于鉴别(表 2-2-1)。

表 2-2-1 小细胞低色素性贫血的鉴别诊断要点

疾病	血清铁	血清总铁结合力	转铁蛋白饱和度 /%	铁蛋白 /（μg·L⁻¹）	转铁蛋白受体	骨髓	
						外铁	内铁
缺铁性贫血	↓	↑	0~15	↓（<30）	↑	↓	↓
慢性病贫血	↓	N／↓	5~15	N／↑	N	↑	↓
铁粒幼细胞贫血	↑	N／↑	60~90	↑	N／↑	↑	铁粒幼细胞
地中海贫血	N／↑	N	N	N	N	N／↑	N

注：↑,增加；↓,减少；N,正常。

知识点

小细胞低色素性贫血的鉴别诊断

1. 缺铁性贫血（IDA） 因铁缺乏而使血红蛋白合成减少、成熟红细胞体积变小,红细胞中央淡染区扩大,呈小细胞低色素性贫血。铁代谢指标显示血清铁降低、总铁结合力增高、转铁蛋白饱和度降低,铁蛋白在鉴别小细胞低色素性贫血中尤为重要。铁蛋白低于正常,说明机体储存铁减少,是确诊缺铁性贫血的重要诊断依据。促红细胞生成素（EPO）治疗的患者可能由于功能性铁缺乏而疗效不佳。

2. 慢性病贫血（ACD） 又称慢性炎症性贫血,见于慢性感染、慢性炎症性病变、自身免疫性疾病、肿瘤等基础疾病患者,IL-6 等细胞因子可刺激铁调节蛋白过度分泌,导致红细胞对铁的利用率下降、铁螯合和低铁蛋白血症,类似于缺铁性贫血的临床表现。检测反映机体储存铁的铁蛋白水平有助于鉴别其与缺铁性贫血,但需警惕一些复杂病例中有二者合并的可能。

3. 地中海贫血 又称珠蛋白生成障碍性贫血,是一种或多种珠蛋白基因异常、珠蛋白肽链合成障碍及正常珠蛋白合成减少而导致的小细胞低色素性遗传性贫血,根据基因缺失／突变的位点可以分为 α- 地中海贫血和 β- 地中海贫血,临床表现呈高度异质性,红细胞易被破坏而引起溶血。患者家族史、临床表现、血红蛋白电泳及基因学检查有助于诊断。

4. 铁粒幼细胞贫血（SA） 铁粒幼细胞贫血是幼红细胞铁利用障碍导致血红蛋白生成不良及无效造血的一组疾病,临床表现类似缺铁性贫血,骨髓幼红细胞增生,出现环状铁粒幼红细胞,可有遗传性和后天获得性。铁代谢检查无缺铁依据。

第二次门诊记录

重复大便隐血检查两次,均为阴性。

骨髓穿刺检查(图 2-2-1)：骨髓有核细胞增生明显活跃,粒红比值降低。粒系增生,各期细胞比例和形态大致尚可。红系明显增生,可见有丝分裂型,以中晚幼红细胞为主,呈形小、质少、色蓝、边缘残缺不全表现,边缘不规则呈毛刺状,部分晚幼红细胞呈嗜多色性。巨核细胞正常。成熟红细胞呈小细胞低色素性,中央淡染区明显扩大(图 2-2-2)。铁染色：细胞外铁（−）(图 2-2-3),细胞内铁（−）(图 2-2-4)。

子宫及双侧附件超声检查：(经阴道)子宫后位,子宫体大小 61mm×64mm×68mm,形态增大,内膜受压变形,所见内膜厚 8mm,肌层回声不均匀。宫颈长 33mm。宫腔内无积液。盆腔内未见明显积液。子宫宫底近前壁肌层内见低回声区,大小约 40mm×46mm×46mm,子宫左侧壁见低回声区,大小约 10mm×13mm×12mm。双侧卵巢大小正常,形态规则,边界清。

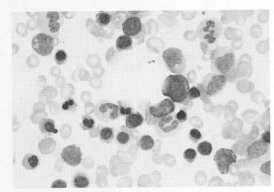

图 2-2-1 骨髓形态学(瑞氏染色, × 1 000)

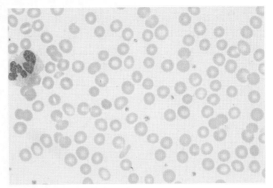

图 2-2-2 外周血成熟红细胞形态(瑞氏染色, × 1 000)

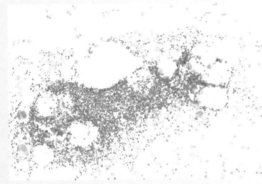

图 2-2-3 骨髓细胞外铁染色
(普鲁士蓝染色, × 400)

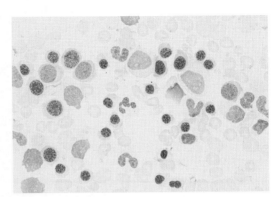

图 2-2-4 骨髓细胞内铁染色
(普鲁士蓝染色, × 1 000)

【问题 3】该患者的诊断是什么?

思路 1 患者血常规显示小细胞低色素性贫血,铁代谢检查示血清铁、血清铁蛋白、转铁蛋白饱和度都降低,总铁结合力增高,该患者的贫血属于缺铁性贫血。

思路 2 患者是中年女性,青春期、孕期及哺乳期贫血可能与铁需求量增加有关。门诊多次大便隐血检查都为阴性,基本可排除消化道失血。近 2~3 年来月经量明显过多,故本次就诊缺铁性贫血考虑是月经量增多导致的长期慢性失血所致。进一步妇科检查发现子宫平滑肌瘤,除常规补铁治疗外应建议妇科诊治,必要时行子宫肌瘤剥除术。常见缺铁性贫血的原因见表 2-2-2。

表 2-2-2 缺铁性贫血的常见病因

分类	病因
摄入减少	食物中含铁不充足
	吸收受影响
	胃酸缺乏
	胃大部切除
	腹部手术
	幽门螺杆菌感染
	十二指肠切除或旁路手术
	增加胃 pH 的药物
丢失增加	献血
	医源性:放血治疗
	胃肠道失血
	肠道寄生虫

分类	病因
丢失增加	痔疮出血、肠炎、肠道憩室、食管 - 胃底静脉曲张出血、裂孔疝、梅克尔(Meckel)憩室、动静脉畸形、胃溃疡、胃肠肿瘤
	炎性肠病
	婴儿肠病
	非甾体抗炎药
	月经量过多
	妇科肿瘤
	膀胱肿瘤
	鼻出血
	血尿
	肺出血
	结核
	遗传性出血性毛细血管扩张症
	抗凝药、抗血小板聚集药物
	血液透析患者
需求增加	婴儿
	妊娠妇女
	哺乳期

知识点

缺铁性贫血的病程

人体内的铁主要包括储存铁、血红素铁、转运铁和生物活性酶中所含的铁,在铁缺乏的不同时期,丢失铁的分布亦有所不同。早期缺铁阶段,储存铁显著减少,血清铁略低于正常,但血红蛋白含量和成熟红细胞形态基本正常。随着铁缺乏的程度加重,幼红细胞内铁减少,血红蛋白生成不良而出现贫血的表现,此时血清铁和血清铁蛋白均明显低于正常。随着疾病的进一步加重成熟红细胞出现形态改变,细胞体积变小,中央淡染区扩大,呈现典型的小细胞低色素性贫血。

【问题 4】缺铁性贫血如何治疗?

思路 1 补铁的途径。

有口服补铁和静脉补铁两种方式,口服补铁较为安全且费用低廉。大部分患者口服补铁后即可获得良好的反应。如果患者缺失铁吸收的部位、不能耐受口服补铁治疗或肾衰竭予 EPO 治疗者,可考虑静脉补铁。

思路 2 口服补铁的剂量和持续时间。

口服补铁的制剂有硫酸亚铁、葡萄糖酸亚铁、富马酸亚铁、琥珀酸亚铁等,不同个体对口服补铁制剂的吸收率差异较大,一般口服剂量是 0.1g/ 次,每日 3 次;同时口服维生素 C 可以增加口服铁的吸收,加速血红蛋白的恢复。铁剂对胃肠道有一定的刺激,空腹服用后可能有烧灼感、恶心、中上腹不适、腹泻等症状,建议饭后服用或与食物一同服用,若患者仍不能耐受,可以适当减量或减少每日服用次数。果汁、维生素 C、肉类、鱼类等可以促进口服铁剂的吸收,茶、谷物、牛奶等食物抑制其吸收,应避免同时服用。若病因去除,自血红蛋白恢复正常后还应持续口服补铁 3~6 个月以补充机体储存铁。

思路 3 静脉补铁的选择。

大部分缺铁性贫血患者经口服补铁治疗后血红蛋白即能恢复正常,仅少部分患者需静脉补铁,如胃 / 十二指肠切除术后的患者、口服补铁不能吸收或无法耐受者、肾衰长期血液透析患者等,可考虑静脉补铁。静脉补铁联合 EPO 治疗,可以有效改善某些慢性疾病伴发贫血,但可能会增加氧化应激和炎症反应。静脉补铁的总剂量(mg)= [150– 患者血红蛋白(g/L)]× 患者体重(kg)×0.24+ 储存铁量(体重 >35kg 者,储存铁量 500mg；体重 ≤ 35kg 者，储存铁量为 15mg/kg）。

静脉补铁制剂有葡萄糖醛酸铁、蔗糖铁、右旋糖酐铁等制剂。静脉补铁速度过快可能会产生注射部位疼痛、红肿及口腔金属味，减慢滴速可缓解，其他不良反应包括过敏、荨麻疹、高血压、头痛、淋巴结肿大、发热等，不同剂型副反应发生的概率不同，尤以右旋糖酐铁多见。

【问题 5】补铁治疗是否是缺铁性贫血治疗的终点？

思路 缺铁性贫血针对原发病的治疗。

补铁治疗只是对缺铁性贫血临床诊治的步骤之一，大部分患者都有可明确的病因，如消化道肿瘤、月经量过多等，需建议至相关专科进一步诊治。缺铁性贫血的病因一旦确诊，即应开始针对原发病的治疗。

（陈 彤）

问 答 题

1. 小细胞低色素性贫血主要与哪些疾病鉴别？鉴别诊断要点有哪些？
2. 缺铁性贫血的病因诊断应考虑哪些因素？
3. 口服补铁制剂疗程和合并用药应如何选择？
4. 慢性消化道出血所致的缺铁性贫血应如何诊治？

推荐阅读文献

［1］王小钦.缺铁性贫血和其他低色素性贫血 // 林果为，王吉耀，葛均波.实用内科学.15 版.北京：人民卫生出版社，2017: 1689-1696.

［2］GANZ T. Chapter 43: iron deficiency and overload//KAUSHANSKY K, LICHTMAN M, PRCHAL J, et al. Williams hematology. 9th ed. New York: McGraw Hill, 2016: 627-650.

［3］GOODNOUGH L T, NEMETH E. Chapter 25: iron deficiency and related disorders//GREER J P, ARBER D A, APPELBAUM F R, et al. Wintrobe's clinical hematology. 14th ed. Philadelphia: Lippincott Williams & Wilkins, 2019: 615-643.

第三节 巨幼细胞贫血

知识要点

1. 正常人体叶酸和维生素 B_{12} 的代谢。
2. 巨幼细胞贫血的病因。
3. 发生巨幼细胞贫血时成熟红细胞的形态特征。
4. 叶酸和维生素 B_{12} 补充的选择依据与疗程。

巨幼细胞贫血（megaloblastic anemia，MA）多为叶酸和 / 或维生素 B_{12} 缺乏、造血细胞脱氧核糖核酸（DNA）合成障碍而导致的骨髓和外周血细胞"巨幼样变"的一种大细胞性贫血。

叶酸和维生素 B_{12} 均为 DNA 合成过程中的重要辅酶，缺乏时 DNA 合成障碍，而核糖核酸（RNA）与蛋白质合成影响较小，最终导致细胞核发育滞后于细胞质，呈现为细胞生长与分裂失衡，细胞体积增大。造血系统红、粒、巨三系均可受累，骨髓形态学特征为三系各阶段细胞出现"巨幼变"。同时，未发育成熟的红细胞在骨髓内破坏，形成原位溶血。叶酸和维生素 B_{12} 缺乏还可影响胃肠道等更新较快的细胞，影响神经传导，表现出消化系统和神经系统症状。

首次门诊记录

患者,男性,73 岁,体检发现轻度贫血史 2~3 年,但未明确病因。近半年来出现明显食欲减退,味觉异常,伴头晕、心慌、手足麻木、手套袜子样感觉异常。外院血常规示:红细胞计数 $2.54×10^{12}$/L,血红蛋白浓度 85g/L,MCV 121fl,白细胞计数 $3.89×10^9$/L,血小板计数 $87×10^9$/L。既往体健,无毒物、放射线接触史,无烟酒嗜好,无家族性疾病史,无肿瘤病史。

【问题 1】上述病史,该患者怀疑的诊断有哪些?

思路 1　全血细胞减少是非特异性实验室指标。

患者外院血常规检查提示有红细胞、白细胞和血小板减少,属于全血细胞减少。严格来说,全血细胞减少属于一种实验室检查结果,可见于多种血液病和其他系统性疾病,如急性白血病、巨幼细胞贫血、骨髓纤维化晚期、恶性肿瘤骨髓侵犯、结缔组织病、慢性肝肾疾病等都可以有此表现。因此,血常规发现有全血细胞减少的患者应仔细询问病史,考虑可能的相关疾病。

思路 2　关于全血细胞减少的问诊要点有哪些?

应询问患者相关症状出现的时间和发展速度,是慢性隐匿还是急骤发生;是否有慢性胃肠道疾患和肝、脾、胰腺病史;是否有化学物质、放射线暴露及药物应用史;是否有挑食、偏食等饮食习惯;病程中是否伴有发热、皮肤黏膜出血或茶色、酱油色尿;有无脱发、关节酸痛、皮疹等病史。

【问题 2】为明确诊断需实施的检查有哪些?

思路 1　体格检查。中度贫血貌,全身皮肤未见瘀点瘀斑,浅表淋巴结未扪及肿大。巩膜轻度黄染,舌乳头萎缩、苔少、舌面光滑,呈"镜面舌"。胸骨无压痛,心率 96 次/min。腹平软,肝脾肋下未触及。双下肢深部感觉及振动感消失,双下肢肌力减退,双下肢 Babinski 征阳性。

思路 2　辅助检查。

1. **血常规**　红细胞计数 $2.68×10^{12}$/L,血红蛋白浓度 83g/L,MCV 122fl(80~100fl),MCH 36pg(27~34pg),MCHC 380g/L(320~360g/L),白细胞计数 $3.89×10^9$/L,血小板计数 $87×10^9$/L。网织红细胞百分率 1.5%(0.5%~1.5%)。

2. **外周血涂片**　成熟红细胞体积偏大,易见大的椭圆形红细胞及嗜多色性红细胞。

3. **生化检查**　丙氨酸转氨酶、天冬氨酸转氨酶正常,直接胆红素 4.5μmol/L(0~5μmol/L),间接胆红素 32μmol/L(0~19μmol/L),乳酸脱氢酶(LDH)250IU/L(125~225IU/L)。肾功能正常,血电解质正常。

4. **尿常规**　正常。

5. **大便常规**　正常,隐血(–)。

6. **血清叶酸及维生素 B₁₂**　叶酸 3.0μg/L(3.1~17.5μg/L),维生素 B_{12} 108ng/L(211.0~946.0ng/L)。

7. **内因子抗体**　阴性。

8. **骨髓穿刺涂片检查**(图 2-3-1)　骨髓有核细胞增生明显活跃,粒红比值降低。粒系增生活跃,可见巨大中性晚幼粒细胞、杆状核粒细胞及分叶过多粒细胞。红系增生活跃,以中幼和早幼红细胞为主,并出现较多的巨幼样变细胞,胞体较大,核染色质疏松,可见红系有丝分裂。全片找到巨核细胞 500 只,以产板型为主,可见分叶过多巨核细胞。成熟红细胞体积大小不一,易见大的椭圆形红细胞及嗜多色性红细胞(图 2-3-2)。

9. **胃镜检查**　食管形态及黏膜正常,胃底黏膜光整,胃体大弯侧黏膜皱襞,排列整齐,胃角黏膜光滑,胃

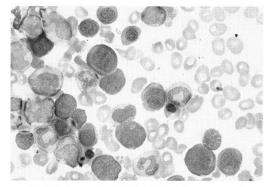

图 2-3-1　骨髓形态学(瑞氏染色,×1 000)

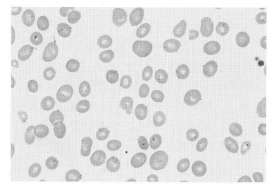

图 2-3-2　外周血成熟红细胞形态(瑞氏染色,×1 000)

窦黏膜粗糙,色泽偏淡,部分区域见网状血管,见5~6个隆起糜烂灶。病理活检报告:(胃窦)慢性萎缩性胃炎,轻度肠化生。

思路3　结果分析。

该患者为老年男性,缓慢起病,病程有2~3年,近半年有加重。以乏力、头晕为主要表现,且出现味觉异常、手足麻木、手套袜子样感觉异常。体格检查发现典型的"镜面舌",双下肢深部感觉及振动感消失、Babinski征阳性。血常规示全血细胞减少,MCV明显增大,MCH、MCHC均增高,呈大细胞、高色素性改变;外周血涂片亦提示红细胞体积增大,中性粒细胞呈分叶过多表现;骨髓各系细胞出现巨幼样变。诊断首先考虑巨幼细胞贫血,需检测血清叶酸、维生素B_{12}水平,进一步明确是否属于营养性缺乏导致。但还需与其他大细胞性贫血的疾病相鉴别。

知识点

大细胞性贫血的鉴别诊断

1. 营养性巨幼细胞贫血　多为叶酸和/或维生素B_{12}缺乏所致DNA合成障碍而引起的血细胞核质发育不平衡、细胞分裂受限,进而使骨髓和外周的血细胞体积变大的一种大细胞性贫血。可伴有胃纳减退、手足麻木等叶酸和/或维生素B_{12}缺乏所致的消化系统和神经系统表现,需进一步明确叶酸或维生素B_{12}缺乏的病因。

2. 骨髓增生异常综合征(MDS)　是一组起源于造血干祖细胞的高度异质性的髓系克隆性疾病,多数患者有骨髓衰竭征的表现,为一系或多系血细胞的病态造血或无效造血,以难治性贫血或全血细胞减少为临床表现,部分患者骨髓和/或外周血可有原始细胞增多、重现性细胞遗传学异常及向白血病转化风险。血清叶酸和维生素B_{12}水平正常。

3. 药物因素所致大细胞性贫血　某些影响DNA合成的化学药物亦会导致细胞出现巨幼样变,如甲氨蝶呤(MTX)、硫唑嘌呤、羟基脲、阿糖胞苷(Ara-C)等,但血清叶酸和维生素B_{12}水平正常,患者既往用药史有助于鉴别。

4. 溶血性贫血　贫血、黄疸、红系代偿性增生是溶血性贫血的特征,外周血中网织红细胞增多可使MCV变大或大小不均一,长期的红系增生会导致叶酸或维生素B_{12}相对不足。巨幼细胞贫血患者亦会发生原位溶血,故需鉴别二者。溶血性贫血患者红系增生明显活跃,进一步追查可发现溶血的病因,如家族史、脾大、红细胞渗透脆性试验、Coombs试验、CD55、CD59等有助于鉴别。

【问题3】该患者的诊断是什么?

思路1　患者的主诉多为非特异性的贫血相关症状,但伴有胃纳减退和手足麻木;体格检查发现"镜面舌"、双下肢深部感觉及振动感消失;实验室检查为全血细胞减少、呈红细胞大细胞高色素性贫血;血LDH升高、维生素B_{12}水平下降;骨髓提示三系均有巨幼样变,可明确诊断为维生素B_{12}缺乏所致的巨幼细胞贫血。

诊断巨幼细胞贫血后需进一步查血清叶酸和维生素B_{12}水平以确立选择补充何种维生素,但结果可能有波动,甲基丙二酸(MMA)、同型半胱氨酸的测定更有助于明确是叶酸还是维生素B_{12}缺乏。体内存在内因子抗体,叶酸、维生素B_{12}的摄入、吸收、代谢等任一环节的变化都可导致巨幼细胞贫血(表2-3-1)。

表2-3-1　叶酸和维生素B_{12}缺乏的病因

	叶酸缺乏	维生素B_{12}缺乏
摄入不足	不食蔬菜或过度烹煮	素食 维生素B_{12}缺乏的母乳喂养
吸收减少	空肠手术 热带口炎性腹泻 短肠综合征 小肠疾病 酗酒	恶性贫血(萎缩性胃炎、伴内因子缺乏) 慢性胰腺疾病 回肠疾病(炎症、手术切除、淀粉样变性) 小肠细菌过度生长、小肠寄生虫病

	叶酸缺乏	维生素 B_{12} 缺乏
需求量增加	婴幼儿 妇女妊娠、哺乳期 造血恢复过程中 慢性溶血性疾病 长期血液透析患者	婴幼儿 妇女妊娠、哺乳期 造血恢复过程中
药物性因素	抗癫痫药 磺胺药 质子泵抑制剂 嘌呤类似物、嘧啶类似物等	H_2 受体拮抗剂 二甲双胍
先天性因素	遗传性叶酸代谢酶缺陷 叶酸转运蛋白缺陷	遗传性内因子缺乏症 遗传性运钴蛋白 I 缺乏 Imerslund-Grösbeck 综合征

思路 2　该患者维生素 B_{12} 缺乏的原因。

结合患者胃镜检查结果提示萎缩性胃炎,内因子抗体阴性,其维生素 B_{12} 缺乏考虑是萎缩性胃炎导致的维生素 B_{12} 吸收障碍所致。

知识点

叶酸和维生素 B_{12} 的代谢

叶酸(folate)是由喋啶环、对氨基苯甲酸和谷氨酸残基组成的一种 B 族维生素,亦称为蝶酰谷氨酸,主要来源于绿色蔬菜、肝脏、酵母和水果等食物,主要在空肠近端吸收,四氢叶酸是其活性形式,可与多种一碳单位(包括 CH3、CH2、CHO 等)结合成四氢叶酸类辅酶,通过传递一碳单位,参与体内很多重要反应和核酸、氨基酸的合成。正常成人每日食物中吸收叶酸 400μg,孕妇和乳母每日需要 500~600μg。此外,人体每日经肾小球滤过的叶酸约有 1mg,大部分由近端肾小管重吸收,约有 100μg 叶酸进入肠肝循环,粪便丢失的叶酸约 200μg。人体叶酸总储存量为 5~20mg,可供人体 2~4 个月所需。

维生素 B_{12} 属含钴维生素,由动物体内的细菌合成,再经动物性食物被人体吸收,因此在反刍类动物、牡蛎等摄细菌动物中维生素 B_{12} 的含量较高。食物中的维生素 B_{12} 在酸性胃液中经胃蛋白酶作用后与运钴蛋白 I(TC I)结合,而分泌至十二指肠的胰液不仅可以中和胃液,还通过胰蛋白酶水解运钴蛋白 I,被释放的维生素 B_{12} 与内因子(IF)结合、维生素 B_{12}-IF 结合物后在回肠吸收入血。人体每日由胆道排泄的维生素 B_{12} 约为 1.4μg,其中 2/3 与内因子结合后再吸收,每日丢失的维生素 B_{12} 仅 1μg 左右,而人体储存的维生素 B_{12} 大约 2.5mg,因此,即使正常的维生素 B_{12} 吸收过程停止,相关的症状体征也要在多年后才出现。

四氢叶酸在体内转变为 N5- 甲基四氢叶酸后吸收入血,与白蛋白疏松结合后在体内转运,再与细胞表面叶酸受体结合后进入组织细胞。细胞内 N5- 甲基四氢叶酸作为底物,在维生素 B_{12} 依赖的蛋氨酸合成酶作用下,为同型半胱氨酸向蛋氨酸的转化提供甲基,同时其自身再次转变为四氢叶酸。因此,叶酸和维生素 B_{12} 缺乏可以影响嘌呤合成、脱氧尿嘧啶核苷酸(dUMP)向脱氧胸腺嘧啶核苷酸(dTMP)的转化及同型半胱氨酸向蛋氨酸的转变,影响 DNA 的合成,最终导致核分裂延迟,胞核发育滞后于胞质,细胞呈巨幼样变。此外,维生素 B_{12} 缺乏还影响甲基丙二酸向丁二酸的转化,使甲基丙二酸蓄积,并合成异常脂肪酸,掺入到神经鞘脂酶,导致神经传导异常。

【问题 4】巨幼细胞贫血如何治疗?

巨幼细胞贫血属于良性血液病,补充叶酸和 / 或维生素 B_{12} 是基本治疗原则,对摄入不足者应调整饮食结构,在外源性补充叶酸和 / 或维生素 B_{12} 的同时应积极治疗相应的基础疾病。

思路 1 应如何选择叶酸和 / 或维生素 B$_{12}$ 的补充。

正常饮食患者发生维生素 B$_{12}$ 缺乏,说明患者经消化道吸收维生素 B$_{12}$ 障碍,应选择肌内注射或皮下注射补充外源性维生素 B$_{12}$,每日 100μg,每日注射 1 次,两周后改为每周 1 次,至血红蛋白恢复至正常水平。伴有严重神经系统受累者可予 500~1 000μg/d。非吸收障碍者后期可予等剂量维生素 B$_{12}$ 口服,全胃切除或恶性贫血患者需终生维持治疗,每月肌内注射维生素 B$_{12}$ 100μg。叶酸缺乏患者可选用口服制剂,5~10mg,每日 3 次。胃肠道吸收障碍者可肌内注射四氢叶酸钙,直至血红蛋白恢复至正常水平。维生素 B$_{12}$ 缺乏患者在补充维生素 B$_{12}$ 的后期可以适当补充叶酸制剂,以满足造血恢复时所需。

临床不能确定巨幼细胞贫血为叶酸缺乏还是维生素 B$_{12}$ 缺乏时,如单补充叶酸可能加重维生素 B$_{12}$ 缺乏患者的神经系统症状,此时应同时补充。

思路 2 治疗方案和疗效判定。

营养性巨幼细胞贫血在补充叶酸和维生素 B$_{12}$ 后可以很快纠正,一般在补充后第 2~3 日即可出现网织红细胞增多、一周左右达高峰后逐渐下降,骨髓无效造血消失,LDH 和胆红素下降,红细胞体积降至正常水平。治疗期间血叶酸和维生素 B$_{12}$ 水平对疗效判定的价值比较低,一般可以检测同型半胱氨酸和甲基丙二酸作为检测指标。治疗无效患者除需进一步判断诊断是否正确以外,需除外是否合并有缺铁。恶性贫血患者需终生补充维生素 B$_{12}$。

【问题 5】巨幼细胞贫血患者的原发病治疗。

思路 营养性巨幼细胞贫血经补充叶酸和 / 或维生素 B$_{12}$ 后贫血即可纠正,部分患者属于内因子缺乏所致的恶性贫血,另一常见病因与胃切除术后或者长期细菌感染等有关,此外,饮食不合理、酒精、小肠疾病及药物因素也是巨幼细胞贫血的常见病因。因此,积极治疗原发病及适当的患者宣教都是临床干预巨幼细胞贫血的重要措施。

(陈 彤)

问 答 题

1. 巨幼细胞贫血主要与哪些疾病鉴别?
2. 巨幼细胞贫血的病因诊断应考虑哪些因素?
3. 叶酸或维生素 B$_{12}$ 缺乏所致的巨幼细胞贫血的治疗策略是否一致?

推荐阅读文献

[1] 王小钦. 巨幼细胞贫血 // 林果为, 王吉耀, 葛均波. 实用内科学. 15 版. 北京:人民卫生出版社, 2017: 1696-1701.

[2] CARMEL R. Chapter 37: megaloblastic anemias: disorders of impaired DNA synthesis//GREER J P, ARBER D A, APPELBAUM F R, et al. Wintrobe's clinical hematology. 14th ed. Philadelphia: Lippincott Williams & Wilkins, 2019: 927-958.

[3] GREEN R. Chapter 41: folate, cobalamin, and megaloblastic anemias//KAUSHANSKY K, LICHTMAN M, PRCHAL J, et al. Williams hematology. 9th ed. New York: McGraw Hill, 2016: 583-616.

第四节 溶血性贫血

知识要点

1. 溶血性贫血的定义及分类。
2. 溶血性贫血的发病机制及其相关实验室检查。
3. 溶血性贫血的诊断流程。
4. 溶血性贫血的治疗。

红细胞破坏多于生成导致的贫血称为溶血性贫血。成人骨髓代偿能力可达正常造血的 5~8 倍,仅有红细胞破坏无贫血称为溶血性疾病。溶血性贫血有多种分类诊断:基于病情,分为轻、中、重型乃至溶血危象;基于病程,分为急、慢性溶血;基于红细胞形态,分为球形、非球形红细胞溶血;基于溶血部位,分为血管内、血管外溶血;基于病因,分为先天(遗传)性、后天(获得)性溶血;基于病理机制,分为红细胞自身(膜、酶、球蛋白等)异常、红细胞外在(抗体、生物毒素、药物、化学中毒、渗透压改变、机械性损伤等)异常性溶血。不同分类诊断强调了溶血性贫血的不同特点,且彼此有一定的相关性,对临床治"本"治疗起决定作用的还是病因和病理机制诊断。

病 历 摘 要

患者,女性,32 岁,因"面色苍白、乏力、活动后心慌气短 3 个月,加重 2 周"就诊。3 个月前出现面色苍白,全身乏力,活动后心慌、气短,伴食欲减退。无发热,无柏油样便及尿色改变。在社区医院查血常规:白细胞计数 6.48×10⁹/L,红细胞计数 2.6×10¹²/L,血红蛋白浓度 86g/L,血小板计数 196×10⁹/L,MCV 84fl,MCHC 346g/L。予以口服右旋糖酐铁、叶酸及维生素 B₁₂ 治疗 2 个月余,效果不佳。2 周前上述症状进行性加重,晕厥 1 次,伴耳鸣、注意力不集中。门诊查血常规:白细胞计数 10.38×10⁹/L,红细胞计数 1.6×10¹²/L,血红蛋白浓度 49g/L,血小板计数 168×10⁹/L,中性粒细胞百分比 69%,淋巴细胞百分比 24%,单核细胞百分比 6%,嗜酸性粒细胞百分比 1%,MCV 94fl,MCHC 332g/L,网织红细胞百分率 26.4%。发病来,常失眠、食欲减退,小便深黄,大便正常,体重无减轻。无痔疮,无月经量增多。体格检查:重度贫血貌,浅表淋巴结无肿大,巩膜轻度黄染,舌苔厚腻,胸骨无压痛,心率 98 次/min,心律齐,肝脾肋缘下未触及,双下肢无水肿。

【问题 1】该患者可疑的诊断是什么?

思路 1 患者症状、体征首先提示有贫血,多次血常规结果亦证实贫血。贫血程度及分类:重度正细胞正色素性贫血。

思路 2 是否合并其他细胞异常。白细胞计数略高,但分类正常;血小板计数正常。

思路 3 贫血原因。患者年轻,女性,病史 3 个月,无消瘦等其他不适症状。根据病史,无显著失血史(血尿、柏油样大便、无痔疮、无月经量增多),无营养不良病史(无偏食及节食史,补充造血原料治疗无效)。贫血伴网织红细胞百分率显著升高,且伴尿色深黄,巩膜轻度黄染,提示溶血性贫血可能性较大。

【问题 2】为明确诊断,需进行哪些检查?

思路 1 有无隐性失血。大便隐血(OB 试验):阴性。尿常规 + 镜检:红细胞 0 个/HP。尿胆原(++),尿胆红素(+)。

思路 2 外周血涂片确认有无其他血细胞及红细胞形态异常。粒细胞计数、比例、形态大致正常;外周血成熟红细胞大小均一,形态正常,未见有核红细胞。

思路 3 确定是否为增生性贫血。外周血网织红细胞百分率显著升高。髂骨骨髓象:粒、红、巨三系增生,红系比例显著升高,占 48%,以中幼红细胞为主,形态未见异常。

思路 4 确定是否为溶血性贫血。

1. CO 呼气试验法 测定红细胞寿命为 15d。

2. 红细胞破坏产物

(1)血管外溶血

肝功能:丙氨酸转氨酶(ALT)28IU/L,天冬氨酸转氨酶(AST)34IU/L,总胆红素 36.8μmol/L,直接胆红素 8.2μmol/L。

尿常规:胆红素(+),隐血(++),尿胆原(++)。

大便常规:粪胆原(++)。

(2)血管内溶血:血涂片无红细胞碎片;血浆游离血红蛋白 38mg/L,结合珠蛋白 0.6g/L,血钾 5.0μmol/L,LDH 1 020IU/L(LDH₃ 540IU/L,LDH₄ 366IU/L),尿 Rous 试验(-)。

3. 腹部超声 轻度肝大,胆囊多发结晶。

4. 血四项检测 叶酸 20μg/L,维生素 B₁₂ 668ng/L,铁蛋白 288μg/L,血清铁 26μmol/L。

思路 5 综合上述症状、体征及相关实验室检查结果,血管外溶血性贫血诊断确立。

思路 6 确定是遗传还是获得性溶血性贫血。

患者为中年,发育正常,轻度肝大,无输血史,祖籍北方,无家族遗传史,红细胞形态正常,无明确药物或食物诱发贫血或加重,遗传性溶血性贫血可能性不大。

思路 7 确定溶血机制。

1. 红细胞膜异常检测 红细胞渗透脆性实验:正常开始溶血 0.44,完全溶血 0.32;患者开始溶血 0.48,完全溶血 0.36;酸化甘油试验:光密度减至 50% 的时间(AGLT50)140.00s。

2. 珠蛋白检测 血红蛋白电泳,未见异常区带;血红蛋白醋酸纤维膜电泳,未见 H 带;抗碱血红蛋白测定,HbF 2.1%,HbA2 测定 2.5%。

3. 外周血(粒细胞、红细胞)$CD55^-$、$CD59^-$ 细胞均 <2%,Flare 试验示红细胞Ⅲ型 0.20%、Ⅱ型 0.49%、Ⅰ型 99.34%,粒细胞 - 红细胞 PNH 克隆 4.29%;酸溶血试验(Ham 试验)阴性,蛇毒溶血试验(CoF 试验)阴性,红细胞补体敏感试验阴性,未检测到 *PIG-A* 基因。

4. 外周血 Coombs 试验 直接 Coombs 试验阳性,抗 IgG(+++)。

5. 间接 Coombs 试验阴性 冷凝集素试验及冷热溶血试验均阴性。

6. 流式细胞术检测骨髓单个核细胞($CD34^+$、$CD15^+$、$GlycoA^+$)膜自身抗体 IgG、IgM 均为(-)。

知识点

自身免疫性溶血性贫血(autoimmune hematolytic anemia,AIHA)是一类由自身抗体破坏成熟红细胞导致的贫血性疾病。依据自身红细胞抗体的特性分为温抗体型、冷抗体型和温冷双抗体型。绝大多数 AIHA 患者(约 80%)为 IgG 温抗体型。根据病因分为原发性和继发性,半数以上 AIHA 患者为继发性,即使首次诊断为原发性 AIHA 也应该密切随访,部分淋巴细胞增殖性疾病和风湿病可以"原发性"AIHA 首发。

思路 8 结合病史、症状、体征及实验室结果,该患者确诊为 AIHA(IgG 型)。

知识点

自身免疫性溶血性贫血诊断标准

1. 临床表现 原发性 AIHA 患者多为女性,年龄不限,临床表现除溶血和贫血外无特殊症状,半数有脾大,1/3 有黄疸和肝大;继发性 AIHA 常伴有原发疾病的临床表现。

2. 实验室检查

(1)贫血程度不一,有时很严重,可暴发急性溶血危象。外周血涂片可见多数球形红细胞及数量不等的幼红细胞,偶见吞噬红细胞现象,网织红细胞百分率升高。

(2)骨髓象提示红系显著增生,偶见红系轻度巨幼样变。

(3)再生障碍危象是网织红细胞极度减少,骨髓呈再生障碍性贫血样骨髓象,血象呈全血细胞减少。

(4)抗球蛋白试验直接试验阳性,主要为抗 IgG 和抗补体 C3 型,偶有抗 IgA 型;间接试验可阳性或阴性。

3. 诊断依据

(1)近 4 个月内无输血或特殊药物服用史,如直接抗球蛋白试验阳性,结合临床表现和实验室检查可确立诊断。

(2)如抗球蛋白试验阴性,但临床表现较符合,肾上腺皮质激素或切脾术有效,除外其他溶血性贫血特别是遗传性球形红细胞增多症,可诊断为抗球蛋白试验阴性的 AIHA。

知识点

溶血性贫血的诊断思路

溶血性贫血的诊断过程即析因过程,包括了解患者病史、临床表现及实验室特征,进而归纳、分析,得出溶血"成因"(即诊断),必要时还可通过试验性治疗证实。在此过程中,"分析"应有"序",即"思路",这对保证诊断的正确性至关重要。

一、确定是否贫血

绝大多数就诊的溶血患者患贫血呈重型,轻、中型贫血也会出现"贫血症候群";凭问病史、体格检查多可判定患者是否患贫血;可靠的血常规检查不仅有助于精确判定贫血,且有助于了解红细胞的形态及其他血细胞有无异常。

二、确定贫血是否合并其他细胞异常及红细胞形态异常

溶血性贫血多表现为单纯贫血,但在溶血发作期,可有白细胞计数增多,外周血出现幼稚粒细胞及有核红细胞。阵发性睡眠性血红蛋白尿(PNH)、Evans 综合征、免疫相关性全血细胞减少症(immune related pancytopenia,IRP)、血栓性血小板减少性紫癜(TTP)及严重感染继发的溶血可有两系或三系血细胞减少,PNH 可因血红蛋白尿失铁而表现为"小细胞低色素"性贫血,某些巨幼细胞贫血患者可合并轻度溶血表现,但其红细胞体积增大,中性粒细胞呈多分叶现象。先天性红细胞膜异常可表现为球形、椭圆形、棘形红细胞增多,珠蛋白异常可表现为镰状、口形红细胞增多,也可呈小细胞性贫血。原、继发温抗体型 AIHA 可出现"假性"球形红细胞。

三、确定是否为增生性贫血

无论血象呈单纯贫血抑或两系、三系血细胞异常甚或无贫血,溶血患者的红细胞系统多呈反应性(代偿性)增生,表现为:网织红细胞百分率增高(绝对值受红细胞总数的影响,不一定增高);外周血可出现数量不等的有核红细胞;骨髓红系明显增生(以中幼红细胞为主),极个别患者甚至会因骨髓过度代偿、红髓扩张出现骨痛。但需注意的是,溶血危象患者出现再生障碍性贫血样骨髓象,部分不发作 PNH 及 IRP 患者的髂骨骨髓可低增生,对这类增生"反常"的溶血性疾病患者应坚持"多部位骨穿",有时胸骨与髂骨骨髓会"截然不同";即使在增生减低部位的骨髓,红系比例往往不低,甚或增高。

四、确定是否为溶血性贫血

增生性贫血确定后,应进一步检查有否溶血,并尽可能排除非溶血性增生性贫血,主要包括造血原料缺乏(叶酸/维生素 B_{12} 缺乏、缺铁等)及失血引起的贫血。常见的溶血表现:①红细胞寿命缩短(同位素法或 CO 呼气法测定);②红细胞破坏产物(红细胞碎片、血钾、血浆游离血红蛋白、间接胆红素、尿胆红素、尿胆原或尿含铁血黄素等)增多及其引起的异常表现(黄疸、深色尿、高血钾等);③消化红细胞破坏产物的单核/巨噬细胞系统代偿增生(脾大、肝大)。即使是无贫血的溶血患者也会有这三方面的溶血表现。找到正面支持溶血的证据后,还应通过问病史、体格检查,甚至必要的化验(红细胞体积、营养素测定),并排除其他增生性贫血(特别是巨幼细胞贫血),做到确诊溶血。

五、确定遗传或获得性溶血性贫血

确定溶血后,即可行对症治疗,如清除体内过多的红细胞破坏产物(碱化利尿/利胆、血浆置换)改善内环境、纠正贫血(输红细胞)、促造血(补充造血原料)等。与此同时,应速追查溶血原因:是先天遗传所致? 还是后天获得?

遗传性溶血一般有如下特点:中/重型多见于婴/幼儿,轻型可见于成人;多有体格发育异常、肝脾大,多次输血者可见血色病体征;我国患者多见于华南/西南地区,多有家族遗传史,可有红细胞形态异常,有特异实验室发现,即某些氧化性药物或食品可诱发溶血发作或加重,无特殊有效治疗方法,部分患者切脾后能缓解病情。

无上述特点者应考虑后天溶血之可能。当然,获得性溶血性贫血也有某些可佐证诊断的特点,如继发性溶血往往有可查及的病因(与父母血型相关的新生儿溶血、输血相关性溶血、行军性血红蛋白尿、瓣膜术后溶血、烧伤或错输液引起血浆渗透压改变继发的溶血、生物或化学中毒引起的溶血、严重感染继发的溶血、肿瘤性疾病继发的溶血、TTP 继发溶血等)。获得性溶血相对多见于成人,无地区聚集性

及遗传史,体格发育正常,多有相应实验室发现,用肾上腺皮质激素治疗反应较好。

六、确定溶血机制

分出先天遗传或后天获得性溶血性贫血后,应进一步通过实验室检查确定溶血机制,这也是溶血性贫血诊断的最重要步骤。先天性溶血性贫血的特异实验室检查包括:

①红细胞膜异常检测:红细胞形态及渗透脆性(盐水法、酸化甘油法、蔗糖高渗冷溶法)、红细胞膜蛋白(电泳)、膜蛋白编码或调控基因(PCR/ 测序 / 基因芯片);②红细胞酶异常检测:酶活性(底物法)、酶蛋白(免疫法)、酶编码或调控基因(PCR/ 测序 / 基因芯片);③珠蛋白检测:异常珠蛋白功能(红细胞形态)、性质(珠蛋白小体、乙丙醇试验)、含量(HbA2 和 HbF 定量、血红蛋白电泳)及编码或调控基因(PCR/ 测序 / 基因芯片)。

根据这些检查结果,给先天性溶血以不同的诊断命名:先天性球形 / 椭圆形 / 棘型红细胞增多症(膜异常),先天性葡萄糖 -6- 磷酸脱氢酶、丙酮酸激酶、嘧啶 5′- 核苷酸酶等缺乏症(酶异常),α 或 β - 地中海贫血(球蛋白 α、β 肽链量的异常:比例失衡)和各种异常血红蛋白病(珠蛋白肽链质的异常:氨基酸缺失、错位、置换或肽链三 / 四维构型异常)。

后天性溶血性贫血的实验室检查主要分两大类:其一是针对继发性溶血的诱因和原发病而进行的检查,从某种意义上讲,这类检查因"因""病"不同而异,不属于溶血的特殊检查。其二是针对后天原发性溶血的机制进行的检查,这类检查又可分为确定溶血部位的检查、血细胞自身抗体检查和血细胞是否对补体"超敏"的检查。如果溶血性贫血患者血浆间接胆红素及尿胆红素、尿胆原明显增高,游离血红蛋白不增高,结合珠蛋白不降低,则提示为血管外溶血。

反之,若游离血红蛋白增高,结合珠蛋白降低,尿隐血和 / 或含铁血黄素试验(Rous 试验)阳性,则提示为血管内溶血。后天原发性血管外溶血,应进一步检查血细胞温型自身抗体(传统 Coombs 试验、单克隆抗体 Coombs 分型试验、骨髓单个核细胞 Coombs 试验、自身血小板抗体),以确定 IgG/IgM/IgA/混合温抗体型 AIHA,温抗体型 IRP 抑或温抗体型 Evans 综合征。后天原发性血管内溶血,应进一步检查是 PNH[酸溶血试验(Ham 试验)、蛇毒溶血试验(CoF 试验)、红细胞补体敏感试验、血细胞 CD59/CD55 及 *PIG-A* 基因检测]抑或冷抗体型 AIHA(冷凝集素试验、D-L 抗体检测)。

七、治疗性诊断及动态随访

某些后天原发性 AIHA 单凭现有检测手段不足以测及自身抗体,在充分排除其他溶血性贫血的可能性后可试用肾上腺皮质激素治疗,若明显见效,可诊断 Coombs 试验阴性的 AIHA。对各种后天"原发性"溶血,应动态随访,有时会发现这些溶血的真正病因。若竭尽所有,仍不能对某种溶血性贫血确诊,切勿勉强定诊。溶血性贫血的新类型就孕育自这些"不能定诊"。

【问题 3】查找病因。

思路 既往有无结缔组织病(系统性红斑狼疮、类风湿关节炎等),免疫缺陷病疾病(如溃疡性结肠炎、重症肌无力、自身免疫性甲状腺炎、自身免疫性肝病等),感染性疾病(各类病毒感染,如传染性单核细胞增多症、病毒性疱疹等),造血系统肿瘤(如淋巴系统增殖性疾病、巨球蛋白血症和组织细胞增生症等)。

【问题 4】如何治疗?

思路 1 初次接诊患者,未明确诊断时,以对症支持治疗为主。

1. 改善贫血症状 输注血型完全相合的悬浮红细胞。但此患者为考虑溶血患者,注意严格交叉配血,输注配血完全相合的悬浮红细胞,输血前给予足量抗过敏处理,输血时一定要缓慢,注意有无溶血反应。

2. 应用肾上腺皮质激素控制溶血 按泼尼松计算,0.5~1mg/(kg·d)。

3. 碱化 碳酸氢钠(口服或静脉输注)。

思路 2 明确诊断后的治疗。

1. 急性溶血处理

(1)首选肾上腺皮质激素:按泼尼松计算,1~1.5mg/(kg·d)。

(2)肾上腺皮质激素无效或有禁忌证时,可选择以下治疗方案:大剂量静脉注射免疫球蛋白冲击,0.4g/(kg·d)×5d;抗人 CD20 单克隆抗体,375mg/(m²·周),连续 4 周。治疗过程注意过敏反应,并加强预防感染处理;环磷酰胺(CTX),1 000mg/10d,连续 3 次。其他,如 CD52 单克隆抗体等。

(3)PNH 患者可选择依库珠单抗(eculizumab)。

2. 维持治疗

(1)肾上腺皮质激素:控制急性溶血,待红细胞 / 血红蛋白计数正常后,逐渐减量,一般在 4~6 周内减至初始剂量的一半,以后逐渐减至最适维持剂量治疗 3~6 月。仅 15% 左右患者可脱离肾上腺皮质激素治疗获得持久缓解;40%~50% 患者依赖于小剂量泼尼松(5~20mg/d)维持疗效;15%~20% 患者依赖于大剂量肾上腺皮质激素;15%~20% 患者肾上腺皮质激素治疗根本无效。肾上腺皮质激素治疗期间,注意其副作用防治,如改善骨代谢(补钙等),抑酸护胃,预防水、电解质紊乱,检测血糖变化及预防各类感染等。

(2)其他免疫抑制剂

1)非细胞毒免疫抑制剂:环孢素 A(CsA)3~5mg/(kg·d),定期检测 CsA 浓度;霉酚酸酯(MMF,骁悉),起始 500mg/d,之后 1 000mg/d;注意肝肾功能损害;西罗莫司,起始剂量由 1mg/d,若无明显副作用可逐渐增加剂量,至 3mg/d。

2)细胞毒免疫抑制剂:硫唑嘌呤,2~2.5mg/(kg·d),CTX 1.5~2mg/(kg·d),注意骨髓抑制毒性。

(3)脾切除:内科治疗无效,有应用肾上腺皮质激素禁忌证且脾脏溶血指数(放射性核素标记自体红细胞体内破坏部位检查)较高者,应考虑脾切除治疗。但综合考虑患者最终获益和风险比较,且随着其他新型免疫抑制剂及治疗方案应用,脾切除适应证越来越严格。

3. 对症支持治疗

(1)改善贫血症状:原则上尽可能避免输血;当出现溶血危象、暴发型 AIHA 或危及生命的极重度贫血时,可考虑输注红细胞,根据自身红细胞抗体血型抗原特异性鉴定结果严格交叉配血,注意事项同上。

(2)碱化利尿处理:保持尿 pH 在 6.5 以上。

(3)利胆退黄。

4. 病因治疗 控制原发病是彻底治愈 AIHA 的关键。如淋巴系统增殖性疾病化疗,结缔组织病免疫抑制治疗,肿瘤性疾病的放化疗,各种感染灶的清除等。

知识点

自身免疫性溶血性贫血输血原则:配型"严格化",输血"成分化"

温抗体型 AIHA 患者自身抗体效价较高时,抗体覆盖红细胞,增加血型鉴别的难度,此时特别强调 ABO 血型的反向定型:即用患者的血清与已知血型的标准红细胞做凝集试验,进而判别患者血清中含有抗 A 抑或抗 B,并据之"反向"判定患者的 ABO 血型;待免疫抑制治疗奏效(自身抗体效价降低)后,再做 ABO 血型的正向定型。有时冷抗体型 AIHA 患者的血浆中含大量游离血红蛋白,可能影响正、反向血型鉴定,故需用等渗液充分洗涤待测红细胞做血型正定试验,待溶血控制后血清中的游离血红蛋白明显降低时做血型反定试验。严格的血细胞配型是 AIHA 安全输血的必要前提。

知识点:

自身免疫性溶血性贫血疗效标准

1. 完全缓解 临床症状消失,红细胞数、血红蛋白量及网织红细胞百分率均在正常范围,血清胆红素测定在正常范围,直接和间接抗球蛋白试验转为阴性。

2. 部分缓解 临床症状基本消失,血红蛋白 >80g/L,网织红细胞 <5%,血清胆红素测定 ≤ 34 μmol/L(2mg/dl),抗球蛋白试验阴性,或仍为阳性,但效价较治疗前明显降低。

3. 无效 治疗后仍有不同程度贫血或溶血症状,实验室检查结果未能达到部分缓解标准。

(邵宗鸿)

问 答 题

1. 溶血性贫血的分类有哪些?
2. 溶血性贫血有几种发病机制?
3. 溶血性贫血相关的实验室检查有哪些?
4. 溶血性贫血的诊断流程是什么?
5. 溶血性贫血的治疗原则是什么?

推荐阅读文献

［1］上海市医学会输血专科分会,上海市临床输血质量控制中心.自身免疫性溶血性贫血患者输血前试验及临床输血专家共识.中国输血杂志,2017, 30 (7): 663-665.

［2］沈悌,赵永强.血液病诊断及疗效标准.4版.北京:科学出版社,2018: 59-69.

［3］中华医学会血液学分会红细胞疾病(贫血)学组.自身免疫性溶血性贫血诊断与治疗中国专家共识(2017年版).中华血液学杂志,2017, 38 (4): 265-267.

［4］BARCELLIM W. Immune hemolysis, diagnosis and treatment recommendations. Sem Hematol, 2015, 52 (4): 304-312.

［5］BARCELLINI W, FATTIZZO B, ZANINONI A. Current and emerging treatment options for autoimmune hemolytic anemia. Expert Rev Clin Immunol, 2018, 14 (10): 857-872.

［6］HILL Q A. Autoimmune hemolytic anemia. Hematology, 2015, 20 (9): 553-554.

［7］LIEBMAN H A, WEITZ I C. Autoimmune hemolytic anemia. Med Clin North Am, 2017, 101 (2): 351-359.

［8］NAIK R. Warm autoimmune hemolysis anemia. Hematol Oncol Clin N Am, 2015, 29 (3): 445-453.

［9］SIDDON A J, TORMEY C A. The chemical and laboratory investigation of hemolysis. Adv Clin Chem. 2019, 89: 215-258.

第五节 再生障碍性贫血

知识要点

1. AA 的发病机制。
2. AA 的诊断及鉴别诊断。
3. AA 的治疗原则。
4. AA 疗效判定。

再生障碍性贫血(aplastic anemia, AA)简称再障,是一种可能由不同病因引起的骨髓造血功能衰竭症。主要表现为骨髓造血功能低下、全血细胞减少和贫血、出血、感染症候群,免疫抑制治疗有效。根据患者的病情、血象、骨髓象及预后,通常将该病分为重型(SAA)和非重型(NSAA),也有学者进一步将非重型分为中间型和轻型,还有学者从重型中分出极重型(VSAA)。从病因上 AA 可分为先天性(遗传性)和后天性(获得性)。获得性 AA 根据是否有明确诱因分为继发性和原发性。

AA 发病原因不明确,可能与病毒感染、接触化学因素及长期接触 X 射线、镭及放射性核素等有关。目前认为 T 细胞异常活化、功能亢进造成骨髓损伤在原发性获得性 AA 发病机制中占主要地位,新近研究显示遗传背景在 AA 发病及进展中也可能发挥一定作用,如端粒酶基因突变,也有部分病例发现体细胞突变。AA 已由过去以临床和形态学特征为主要诊断依据的"综合征"纯化到现在以细胞、免疫、遗传、分子特征为依据的病理机制明晰的独立疾病体系。诊断 AA 既要有形态学上的骨髓衰竭证据,又要有 T 细胞免疫功能亢进的证据。

病 历 摘 要

患者,男性,22岁,学生,因"发热4d,面色苍白、皮肤出血点2d"就诊。患者4d前出现发热,体温39.2℃,伴咽痛、轻度咳嗽,全身乏力,畏寒,无咯痰,无头痛、恶心、呕吐。2d前出现面色苍白,伴头晕乏力,有皮肤出血点,以双下肢为重。在当地医院查血常规:白细胞计数0.89×10⁹/L,红细胞计数1.9×10¹²/L,血红蛋白浓度74g/L,血小板计数11×10⁹/L,中性粒细胞百分比14%,淋巴细胞百分比82%,单核细胞百分比4%。予血小板输注及抗感染治疗。门诊查血常规:白细胞计数0.75×10⁹/L,红细胞计数1.7×10¹²/L,血红蛋白浓度64g/L,血小板计数5×10⁹/L,中性粒细胞百分比13%,淋巴细胞百分比84%,单核细胞百分比3%,网织红细胞百分率0.08%,MCV 92fl,MCHC 346g/L。既往体健,无毒物、放射线接触史,家族史无特殊。体格检查:体温38.3℃,脉搏89次/min,呼吸21次/min,血压120/70mmHg,重度贫血貌,全身皮肤散在出血点及瘀斑,浅表淋巴结无肿大,巩膜无黄染,颊黏膜有出血点,咽腔充血,胸骨无压痛,双肺呼吸音粗糙,心率89次/min,心律齐,肝脾肋缘下未触及,双下肢无水肿。

【问题1】患者可疑的诊断是什么?

思路1

1. 病史特点 患者年轻男性、起病急,进展快、病情重。

2. 症状和体征 以感染及出血为首发症状,快速出现贫血。体征:重度贫血貌,全身皮肤黏膜出血点及瘀斑,咽腔充血,双肺呼吸音粗糙。无浅表淋巴结肿大,无肝脾大,胸骨无压痛。

3. 实验室检查 重度全血细胞减少,网织红细胞百分率明显降低,淋巴细胞百分比显著升高,未见幼稚细胞。

思路2 结合病史、症状和体征及实验室结果,初步诊断重度全血细胞减少待查,首先考虑重型AA,但不完全排除其他全血细胞减少性疾病。

知识点

全血细胞减少鉴别诊断

克隆性疾病[如低增生的骨髓增生异常综合征(MDS)/白血病、PNH、大颗粒淋巴细胞白血病、骨髓纤维化、毛细胞白血病、恶性组织细胞病、非造血系统肿瘤浸润等]、先天性骨髓造血功能低下(如范科尼贫血、先天性纯红细胞再生障碍性贫血、舒曼综合征等)、自身抗体介导的免疫相关性血细胞减少症、急性造血功能停滞、营养缺乏(巨幼细胞贫血)、脾功能亢进等。

1. PNH 典型PNH患者有血红蛋白尿发作,酸溶血试验(Ham试验)、尿含铁血黄素试验(Rous试验)、蛇毒溶血试验(CoF试验)和红细胞补体敏感试验(RBC-mCLST试验)等阳性,易鉴别。不典型者无血红蛋白尿发作,全血细胞减少,骨髓可增生减低,易误诊为AA,PNH患者骨髓或外周血可发现CD55⁻、CD59⁻细胞(PNH克隆)。流式细胞术(FCM)仅能测及骨髓10%以上的PNH克隆,FCM检测气单胞菌溶素前体变异体(Flaer)对发现微小PNH克隆更敏感、特异,且不受输血和溶血的影响。

2. 低增生性MDS/急性髓细胞性白血病 低增生性MDS可表现为全血细胞减少,网织红细胞有时不高甚至降低,骨髓也可低增生,这些易与AA混淆。但MDS有病态造血现象,早期髓系细胞相关抗原(CD34)表达增多,可有染色体核型异常、重现性体细胞突变等。

3. 自身抗体介导的血细胞减少 包括Evans综合征和免疫相关性全血细胞减少症。这两类患者可有全血细胞减少,但外周血网织红细胞或中性粒细胞比例往往不低甚或偏高,骨髓红系细胞比例不低且易见"红系造血岛";可测及外周成熟血细胞或骨髓未成熟血细胞的自身抗体,Th1/Th2降低(Th2细胞比例增高)、CD5⁺B细胞比例增高,血清IL-4和IL-10水平增高,对糖皮质激素、大剂量静脉注射免疫球蛋白、CD20单克隆抗体或环磷酰胺的治疗反应较好。

4. T细胞大颗粒淋巴细胞白血病(T-cell large granular lymphocytic leukemia,T-LGLL) 是T细胞

毒淋巴细胞克隆性增殖性疾病,可表现为全血细胞减少及外周血淋巴细胞比例增多,但外周多以富含嗜苯胺蓝颗粒的淋巴细胞为主,多伴有脾大、类风湿关节炎及发热、盗汗、体重下降,免疫表型为 CD3(+)CD8(+)CD57(+)CD56(−)CD28(−)TCR α β(+),T 细胞受体(TCR)基因重排、DNA 印迹/TCR γ β 或染色体核型分析可证实大颗粒淋巴细胞克隆性增殖,病理学提示 CD8[+]、TIA-1[+] 和颗粒酶 B[+] 淋巴细胞线性排列、间质浸润等特点。

5. **恶性组织细胞病** 常有非感染性高热,进行性衰竭,肝、脾、淋巴结肿大,黄疸,出血较重,全血细胞减少等。多部位骨髓检查可找到异常组织细胞。

6. **急性造血功能停滞**(acute arrest of hemopoiesis, AAH) 是一种良性、获得性、自限性造血功能衰竭症。多数患者有一定诱因(感染、药物、化学中毒、接触射线、疫苗接种等),发病时表现为急剧、重度全血细胞减少伴骨髓衰竭(骨髓片尾可见大红细胞或大粒细胞),去除诱因并予充足支持治疗后,血象和骨髓多在 6 周内完全恢复正常且不复发。

7. **范科尼贫血** 是一种先天性干祖细胞质异常性疾病,该病多见于儿童,有阳性家族史,常有器官和组织的发育异常,如骨骼畸形、脏器发育不全或缺失、色素沉着等。双花扁豆凝集素(DBA)或丝裂霉素试验阳性,可检出范科尼基因。

【问题 2】为明确诊断,需进行哪些检查?

思路 1

1. **动态监测血常规及网织红细胞** 白细胞计数 0.37×10^9/L,红细胞计数 1.57×10^{12}/L,血红蛋白浓度 50g/L,血小板计数 1×10^9/L,中性粒细胞百分比 10%,淋巴细胞百分比 89%,单核细胞百分比 1%,网织红细胞百分率 0.02%,网织红细胞绝对值 3.14×10^8/L,MCV 90fl,MCHC 338g/L。

2. **凝血功能** 无异常。

3. **多部位骨髓穿刺及骨髓活检**

髂骨(图 2-5-1):增生重度减低,未见骨髓小粒,淋巴细胞比例 79%,形态未见异常,未见巨核细胞。

胸骨(图 2-5-1):增生重度减低,淋巴细胞比例 88%,形态未见异常,未见巨核细胞,骨髓小粒空虚,以非造血细胞(淋巴细胞、网状细胞等)为主,小粒造血面积 <20%。

骨髓活检:增生重度减低,造血细胞极少,脂肪组织和非造血细胞增多,网硬蛋白不增加,未见异常细胞。

组织化学染色:骨髓中性粒细胞碱性磷酸酶阳性率 98%,阳性指数 168。有核红糖原:未见有核红细胞。细胞外铁(+++)。

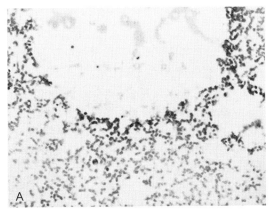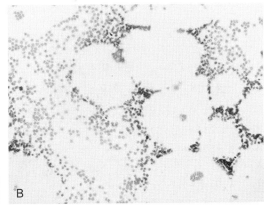

图 2-5-1 髂骨(A)和胸骨(B)骨髓象

增生重度减低,淋巴细胞为主,形态未见异常,未见巨核细胞,骨髓小粒空虚,以非造血细胞(淋巴细胞、网状细胞、肥大细胞等)为主,小粒造血面积 <20%。

小巨核酶标:未见巨核细胞。

染色体脆性检测:正常。

细胞遗传学(G 显带法):46,XY。

4. 骨髓细胞培养 CFU-E 18,BFU-E 2,CFU-GM 0,CFU-MIX 0。

5. FCM 检测 骨髓单个核细胞(CD34$^+$、CD15$^+$ 及 GlycoA$^+$ 细胞)膜自身抗体、抗人 IgG/IgM 均为阴性。

6. CD55、CD59、Flare 测定 外周血(粒细胞、红细胞)CD55$^-$、CD59$^-$ 细胞均 <1%(FCM)。Flare 试验:红细胞Ⅲ型 0.30%,Ⅱ型 0.51%,Ⅰ型 99.22%,粒细胞 - 红细胞 PNH 克隆 3.10%。

7. 叶酸、维生素 B$_{12}$ 及铁代谢试验 叶酸 20μg/L,维生素 B$_{12}$ 668ng/L,铁蛋白 288μg/L,血清铁 26μmol/L。

8. 甲状腺功能 3,5,3′- 三碘甲腺原氨酸(T$_3$)、甲状腺素(T$_4$)正常,游离 T$_3$ 2.82mIU/L,游离 T$_4$ 14.97mIU/L,促甲状腺激素 0.24mIU/L。

9. 肝肾功能 LDH 256IU/L,余均正常。

10. 病毒检测 HIV 抗体阴性;HBsAb(+),HBeAg(-),抗 -HBc IgG/IgM(-),抗 HAV(-),抗 HEV IgM/IgG(-);EB 病毒(EBV)IgM/IgG(-),巨细胞病毒(CMV)IgM/IgG(-),细小病毒 B19 IgM/IgG(-)。

11. 免疫及风湿抗体 免疫球蛋白定量:IgG、IgA、IgM、IgE 正常,C4 及 C3 均正常,C 反应蛋白 5.22mg/L,循环免疫复合物正常,抗核抗体(-),抗双链 DNA(-),抗 Sm 抗体(-),抗 SSA 抗体(-),抗 SSB 抗体(-),抗细胞核 RNP 抗体(-),可提取性核抗原抗 Scl-70 抗体(-),ENA 抗 Jo-1(-),组蛋白抗体(-),类风湿因子 <20,抗链球菌溶血素 O 25IU/ml,κ 轻链 21.3g/L,λ 轻链 12g/L。

12. 腹部超声 肝胆胰脾肾无明显异常。

13. 胸部 CT 双肺纹理增多。

14. 细胞免疫功能 外周血 T 细胞亚群:CD3$^+$ 82.6%,CD3$^+$CD4$^+$ 37.6%,CD3$^+$CD8$^+$ 63.1%,CD3$^+$CD4$^+$/CD3$^+$CD8$^+$=0.596。外周血 DC 亚群:CD11c$^+$ 0.09%,CD123$^+$ 0.07%,CD11c$^+$/CD123$^+$=1.286

思路 2 临床思维。

年轻男性,突发重度全血细胞减少,并进行性加重,既往体健,无异常家族史,无毒物、放射线接触史,发育正常。外周血网织红细胞百分率降低,绝对值显著减少,白细胞分类淋巴细胞比例显著升高,未见幼稚细胞。多部位骨髓均示增生重度减低,形态未见明显异常,未见巨核细胞,小粒空虚,以非造血细胞为主。造血面积显著减少。干祖细胞培养正常。无 PNH 克隆,无明显病态造血及染色体异常,未见小巨核,组织化学染色正常。骨髓活检无骨髓纤维化,无淋巴结及肝脾大,无造血原料缺乏,无甲状腺功能异常,免疫及风湿相关抗体及补体无异常。该患者外周血提示 T 亚群细胞比例严重倒置,CD3$^+$CD8$^+$ 细胞增多。DC 亚群以 DC11c$^+$ 亚群为主,提示细胞毒 T 细胞功能亢进。

思路 3 患者诊断考虑为极重型 AA。

知识点

1. AA 诊断标准

(1)血常规检查:全血细胞减少,网织红细胞比例 <1%,淋巴细胞比例增高。至少符合以下三项中两项:血红蛋白浓度 <100g/L;血小板计数 <50×10^9/L;中性粒细胞绝对值 <1.5×10^9/L。

(2)骨髓穿刺:多部位(不同平面)骨髓增生减低或重度减低;小粒空虚,非造血细胞(淋巴细胞、网状细胞、浆细胞、肥大细胞等)比例增高;巨核细胞明显减少或缺如;红系、粒系细胞均明显减少。

(3)骨髓活检(髂骨):全切片增生减低,造血组织减少,脂肪组织和 / 或非造血细胞增多,网硬蛋白不增加,无异常细胞。

(4)除外检查:必须除外先天性和其他获得性、继发性骨髓衰竭性疾病。

2. AA 程度确定(分型)

(1)SAA 诊断标准(Camitta 标准)

①骨髓细胞增生程度 < 正常的 25%;如 ≥ 正常的 25% 但 <50%,则残存的造血细胞应 <30%。②血常规需具备下列三项中的两项:中性粒细胞绝对值 <0.5×10^9/L;校正的网织红细胞 <1% 或绝对值 <20×10^9/L;血小板计数 <20×10^9/L。③若中性粒细胞绝对值 <0.2×10^9/L 为 VSAA。

(2)NSAA 诊断标准:未达到重型标准的 AA。

【问题3】该患者如何治疗?

思路1 确诊之前的治疗。

1. 收住无菌层流病房,实施保护性隔离及高压灭菌软食,绝对卧床休息,杜绝接触危险因素,包括对骨髓有损伤作用和抑制血小板功能的药物。

2. 对症支持治疗

(1)成分血输注:输注悬浮红细胞、血小板,严重感染危及生命者在联合抗生素与粒细胞集落刺激因子(G-CSF)疗效欠佳时可以考虑输注粒细胞。

(2)控制感染:感染性发热,应取可疑感染部位的分泌物或尿、大便、血液等做细菌培养和药敏试验,并用广谱抗生素治疗;应按"中性粒细胞减少伴发热"的治疗原则来处理,初始抗生素的使用应遵循"重锤出击""降阶梯"原则;酌情预防性给予抗真菌、抗病毒及复方磺胺甲噁唑治疗,待细菌培养和药敏试验有结果后应换用敏感窄谱的抗生素。长期广谱抗生素治疗可诱发真菌感染和肠道菌群失调,真菌感染可用三唑类、棘白菌素类等抗真菌药物。

(3)控制出血:用促凝血药(止血药),如酚磺乙胺等。合并血浆纤溶酶活性增高者可用抗纤溶药,如氨基己酸(泌尿生殖系统出血患者禁用)。女性子宫出血可肌内注射丙酸睾酮。输浓缩血小板对血小板减少引起的严重出血有效。

(4)骨髓象提示无明显幼稚细胞和/或异常形态造血,立即予促造血因子应用(G-CSF、促红细胞生成素、血小板生成素等)。

> 知识点
>
> 诊断 AA 时,骨髓活检很重要,但并非"金标准",活检部位的局限性和同一部位先取骨髓涂片后取活检标本的"惯性"往往影响活检组织对全身骨髓造血状态的代表性。目前认为,判断全身造血功能降低或衰竭与否,一要多部位(尤其含胸骨)骨髓穿刺以保证骨髓抽样的代表性,二要骨髓涂片(主要反映骨髓成分)与活检(主要反映骨髓结构及特殊成分如纤维、"石骨"等)相结合,以见到者为主:涂片见到造血细胞而活检不见,分析造血功能盛衰以涂片为主,反之亦然;判断是否有骨髓纤维化以骨髓活检为主。

思路2 确诊后的治疗。

1. 该患者"治本"治疗方案选择 患者年龄 <35 岁,但无同胞兄妹,合并肺感染和出血,首先选用抗淋巴/胸腺细胞球蛋白(ALG/ATG)和环孢素 A(CsA)强化联合免疫抑制治疗(immune suppression therapy,IST)。

> 知识点
>
> SAA 一旦确诊,应明确疾病严重程度,尽早治疗。SAA 一线治疗方法包括 HLA 相合同胞供者异基因 HSCT(allo-HSCT)和 IST。年龄 <35 岁、有 HLA 相合同胞供者的 SAA 患者可选择 allo-HSCT 作为一线治疗。年龄 >50 岁或不适合 allo-HSCT 的年轻 SAA 患者首选 IST。年龄介于 35~50 岁的 SAA 患者可以根据个人意愿、治疗中心的技术水平选择 HLA 相合同胞供者 allo-HSCT 或者 IST。IST 失败后,有经验移植中心也可尝试进行替代供者移植。
>
> 有学者使用 CD3 单克隆抗体、CD52 单克隆抗体、西罗莫司、霉酚酸酯和 FK506 等治疗 SAA。

ATG/ALG 和 CsA 强化联合 IST:

(1)ALG/ATG:用于 SAA。马 ALG 10~15mg/(kg·d)连用 5d 或兔 ATG 3~5mg/(kg·d)连用 5d;用药前需做过敏试验;用药过程中用肾上腺皮质激素防治过敏反应;静脉滴注 ATG 不宜过快,每日剂量应维持滴注 12~16h。

(2)CsA:每日口服 3~5mg/kg,可以与 ATG/ALG 同时应用,或在停用肾上腺皮质激素后,即 ALG/ATG 开始后 4 周始用。疗效达平台期后持续服药至少 12 个月。使用时应个体化,应参照患者造血功能和 T 细胞免疫恢复情况、药物不良反应(如肝、肾功能损害,牙龈增生及消化道反应等)、血药浓度等调整用药剂量和疗程。CsA 治疗 AA 的确切有效血药浓度并不明确,有效血药浓度窗较大,一般目标血药浓度(谷浓度)为成人 150~250μg/L,儿童 100~150μg/L。

2. 促造血治疗

(1)雄激素:十一酸睾酮 40~80mg,每日 3 次;或司坦唑醇 2mg,每日 3 次。疗程及剂量应视药物的作用效果和不良反应(如男性化、肝功能损害等)调整。

(2)造血生长因子:粒细胞 - 巨噬细胞集落刺激因子(GM-CSF)或 G-CSF,剂量为 5μg/(kg·d);EPO,常用 50~100IU/(kg·d)。一般在免疫抑制治疗 SAA 后使用,剂量可酌减,维持 3 个月以上为宜。

(3)血小板生成素(TPO)和 TPO 受体激动剂:艾曲波帕(eltrombopag),在 ATG 治疗第 15 日开始应用,起始剂量 50mg/d,如果血小板较治疗前未能增加 20×10^9/L,则每 2 周增加剂量 25mg,最大剂量为 150mg/d。TPO 及 IL-11 也可与 IST 联合有效治疗 AA。

3. 对症支持治疗(保护措施、抗感染处理同前)

(1)成分血输注:拟行 allo-HSCT 者应输注辐照或过滤后的红细胞和血小板悬液。

输血指征一般为血红蛋白浓度 <60g/L。老年(≥ 60 岁)、代偿反应能力低(如伴有心、肺疾患)、需氧量增加(如感染、发热、疼痛等)、氧气供应缺乏加重(如失血、肺炎等)时可放宽输血阈值(血红蛋白浓度 ≤ 80g/L),尽量输注红细胞悬液。存在血小板消耗危险因素者(感染、出血、使用抗生素或 ALG/ATG 等)或 SAA 预防性血小板输注需 $<20 \times 10^9$/L,而病情稳定者为 $<10 \times 10^9$/L。发生严重出血者则不受上述标准限制,应积极输注单采浓缩血小板悬液,使血小板计数达到相对较高水平。因产生抗血小板抗体而导致无效输注者应输注 HLA 配型相合的血小板。

(2)免疫支持治疗:是指在"治本治疗"未奏效前为控制"粒细胞缺乏"相关性感染、输血相关性肝炎所采取的增强体液免疫、调整细胞免疫、提高非特异性免疫功能的措施。其包括小剂量静脉注射免疫球蛋白(IVIg)、"粒细胞"输注等。小剂量静脉注射免疫球蛋白是控制 AA 合并感染最常用的免疫支持治疗,其机制是利用正常人血免疫球蛋白中的抗细菌、真菌和病毒成分帮助 AA 患者通过抗原抗体反应、激活补体反应、调理素反应等消灭或抑制病原微生物、控制感染。常用剂量为 5~10g/d,可有热原反应。

4. 心理护理

【问题 4】IST 治疗中的疗效评估与监测。

思路 1

1. 单药 ALG/ATG 治疗 AA 的有效率约为 45%,血象改善多在用药后 1~2 个月内出现。CsA 引起的血液学改善多发生于用药后的 6~9 个月,部分患者疗效维持依赖于 CsA 持续应用。研究均表明联合应用 ALG/ATG 和 CsA 对 SAA 有良好的疗效,有效率达 70%~80%。

2. IST 应与雄激素、造血刺激因子合用(IST+HGF 联合方案)。起效时间一般在用药后 6~9 个月。起效规律一般是"脱血、长髓、长血"。

3. 对 ALG/ATG 初治无效或复发者的补救措施包括:①再次使用 ALG/ATG(更换药物动物来源);②改用或加用其他免疫抑制剂如 CD3 单克隆抗体、CD52 单克隆抗体、给予大剂量静脉注射免疫球蛋白等;③allo-HSCT。

4. 评价上述免疫抑制剂对 AA 的疗效,一要看患者的免疫抑制情况(T 细胞亚群数量、比例及其分泌的造血负调控因子水平是否恢复正常),二要看造血功能恢复程度(输成分血频度、出血和感染频度、血象、骨髓涂片及活检、造血干祖细胞集落培养),三要看药物的毒副反应(肝、肾功能等)。

思路 2 接受 ALG/ATG 和 CsA 治疗的患者应密切随访,定期检查以便及时评价疗效和不良反应(包括演变为克隆性疾病,如 PNH、MDS 和 AML 等)。建议随访观察点为 ALG/ATG 用药后 3 个月、6 个月、9 个月、1 年、1.5 年、2 年、2.5 年、3 年、3.5 年、4 年、5 年、10 年。

思路 3 疗效判定。

知识点

再生障碍性贫血的疗效标准

1. 基本治愈 贫血和出血症状消失,血红蛋白浓度男性达 120g/L、女性达 110g/L,中性粒细胞绝对值 $>1.5 \times 10^9$/L,血小板计数达 100×10^9/L,随访 1 年以上未复发。

2. 缓解 贫血和出血症状消失,血红蛋白浓度男性达 120g/L、女性达 100g/L,白细胞计数达 $3.5×10^9$/L 左右,血小板计数也有一定程度增加,随访 3 个月病情稳定或继续进步。

3. 明显进步 贫血和出血症状明显好转,不输血,血红蛋白浓度较治疗前 1 个月内常见值增长 30g/L 以上,并能维持 3 个月。

判定以上三项疗效标准者,均应 3 个月内不输血。

4. 无效 经充分治疗后,症状、血常规未达明显进步。

【问题 5】预后。

思路 SAA 发病急、病情重、以往病死率极高(>90%);近 10 年来,随着治疗方法的改进,SAA 的预后明显改善,但仍约 1/3 的患者死于感染和出血。

(邵宗鸿)

问 答 题

1. AA 的发病机制是什么?
2. AA 诊断标准是什么?
3. 全血细胞减少常见于哪些疾病?
4. AA 实验室检查有哪些特征?
5. 急性 AA 的治疗原则是什么?

推荐阅读文献

[1] 付蓉. 再生障碍性贫血的诊断和治疗中国专家共识 (2017). 中华血液学杂志, 2017, 38 (1): 1-5.
[2] 沈悌, 赵永强. 血液病诊断及疗效标准. 4 版. 北京: 科学出版社, 2018: 18-21.
[3] 邵宗鸿. 我如何规范诊治重型再生障碍性贫血. 中华血液学杂志, 2017, 38 (2): 89-91.
[4] 中华医学会血液学分会红细胞疾病(贫血)学组. 生障碍性贫血诊断治疗专家共识. 中华血液学杂志, 2010, 31 (11): 790-792.
[5] BACIGALUPO A. How I treat acquired aplastic anemia. Blood. 2017, 129 (11): 1428-1436.
[6] LIU C, SHAO Z. Aplastic anemia in China. J Transl Int Med, 2018, 6 (3): 134-137.
[7] MARSH J C, BALL S E, CAVENAGH J, et al. Guidelines for the diagnosis and management of aplastic anaemia. Br J Haematol, 2009, 147 (1): 43-70.
[8] SCHEINBERG P, YOUNG N S. How I treat acquired aplastic anemia. Blood, 2012, 120 (6): 1185-1196.
[9] YOUNG N S, BACIGALUPO A, MARSH J C. Aplastic anemia: pathysiology and treatment. Biol Blood Marrow Transplant, 2010, 16 (l): 119-125.

第六节 慢性病贫血

知识要点

1. 慢性病贫血的诊断及鉴别诊断。
2. 慢性病贫血的治疗时机及选择。

慢性病贫血(ACD),也被称为炎性贫血(anemia of inflammation, AI),在住院患者中多见,临床发病率已居贫血发病原因的第二位,一般起病缓慢,常为轻至中度贫血,多是正细胞正色素性贫血,也有小细胞低色素性贫血,常伴有慢性感染(如结核)、炎症(类风湿关节炎/红斑狼疮)或肿瘤的相关症状。慢性病贫血的核心发病机制是铁利用障碍,其特点是血清铁浓度降低,总铁结合力及转铁蛋白水平正常或降低,铁蛋白常升高或正常。应积极治疗原发病及对症治疗,促红细胞生成素(EPO)可部分纠正慢性病贫血。

临 床 病 例

患者,女性,69 岁,主因"间断头晕、乏力 1 年,加重 3 个月"入院。入院前 1 年,无明显诱因出现头晕、乏力,无头痛、心悸、胸闷,伴咳嗽,无咳痰,无发热,无腹痛腹泻,无鼻出血、牙龈出血,无血尿、黑便等伴随症状,未就诊。入院前 3 个月,上述症状无明显诱因加重,饮食睡眠较前无明显改变,体重下降 3kg。门诊查血常规:血红蛋白浓度 89g/L,红细胞计数 3.87×10^{12}/L,白细胞计数 6.8×10^9/L,血小板计数 255×10^9/L,MCV 82fl,MCH 30pg,MCHC 295g/L,网织红细胞未查。既往:类风湿关节炎病史 12 年,未规律用药。个人史:无疫区疫水接触史,无偏食,不嗜烟酒,不饮浓茶、咖啡。无药物食物过敏史。月经史:3~5d/30d,54 岁绝经。婚育史:适龄婚育,育一女,体健。家族史:无特殊。

【问题 1】根据上述病史,该患者可能的诊断有哪些?

思路 1　患者目前的可能诊断是什么?

患者老年女性,慢性病程,头晕乏力为主要表现,体格检查有轻度贫血貌,血常规提示血红蛋白浓度 89g/L,为正细胞正色素性贫血。临床可诊断中度贫血,但贫血只是症状的诊断,需要进一步分析贫血原因。

思路 2　根据可能的病因,重点询问哪些病史?不能忽视哪些重要体征和常规检查?患者贫血的原因需要考虑哪些?

对于存在贫血的患者,问诊时除了常规病史内容外,还应包括发病形式、发病时间及病程、饮食习惯、既往用药、职业、毒物或化学物质暴露史、有无出血倾向或出血史、慢性系统性疾病史、月经生育史、黑便史及大便习惯改变、体重变化、尿色变化、家族遗传病史及发热病史等。

该患者有较长时间的类风湿关节炎病史,治疗不规律,近 3 个月出现头晕乏力的表现,化验提示贫血,白细胞、血小板正常,需考虑鉴别有无免疫病相关的溶血性贫血、缺铁性贫血、慢性病贫血、巨幼细胞贫血、骨髓增生异常综合征及再生障碍性贫血等。

【问题 2】为明确诊断,需进行哪些检查?

思路 1　体格检查。

体温 36.8℃,脉搏 90 次/min,呼吸 18 次/min,血压 120/80mmHg,神清,精神可,轻度贫血貌,皮肤巩膜无黄染,无出血点,浅表淋巴结未触及肿大,心肺体格检查无异常,腹软,肝脾肋下未及,脊柱四肢无畸形,双手腕关节及掌指关节活动受限,双下肢不肿。

思路 2　化验检查。

1. **血常规**　血红蛋白浓度 87g/L,红细胞计数 3.55×10^{12}/L,白细胞计数 7.6×10^9/L,血小板计数 241×10^9/L,MCV 82fl,MCH 30pg,MCHC 305g/L,网织红细胞百分率 1.8%,网织红细胞计数 0.018×10^{12}/L。

2. **贫血相关检测**　红细胞沉降率(简称"血沉")200mm/h,C 反应蛋白 8.25mg/L,肝肾功能正常,总胆红素、直接胆红素均正常。血清铁蛋白 900μg/L,不饱和铁结合力 29μmol/L,血清铁 8.4μmol/L,叶酸、维生素 B_{12} 均正常,尿、大便常规均正常。血免疫固定电泳未见 M 蛋白,肿瘤标志物大致正常,类风湿因子(+),甲状腺功能正常。

3. **骨髓检查**　增生活跃,粒系、红系及巨核细胞系呈增生性改变,未见明显病态造血。骨髓铁染色:细胞内铁(−),巨噬细胞内铁增加,铁粒幼细胞减少。

4. **胸部 X 线检查及腹部超声**　未见明显异常。

思路 3　临床思辨。

患者老年女性,类风湿关节炎 12 年,临床表现符合贫血表现,血常规提示正细胞正色素贫血,网织红细胞正常,总胆红素及间接胆红素均正常,血清铁降低,血清铁蛋白增高,叶酸、维生素 B_{12} 正常,肝肾功能及甲状腺功能正常,骨髓铁染色细胞内铁下降,巨噬细胞内铁增加,符合慢性病贫血诊断。基本可排除缺铁性贫血、巨幼细胞贫血、骨髓增生异常综合征、溶血性贫血及再生障碍性贫血。

知识点

慢性病贫血的诊断依据

1. 临床表现　①轻至中度贫血;②常伴随慢性感染、炎症或肿瘤。

2. 实验室检查　①多为正细胞正色素贫血,30%~50% 可为小细胞低色素贫血,但 MCV 很少 $<72fl$;②网织红细胞正常;③骨髓铁染色提示铁粒幼细胞减少,巨噬细胞内铁增多;④红细胞游离原卟啉增多;⑤血清铁及总铁结合力均降低,转铁蛋白饱和度正常或稍低,通常在 16%~30%;⑥血清铁蛋白升高。

知识点

慢性病贫血的可能发病机制

1. EPO 分泌相对不足及作用钝化。

2. 红细胞破坏 / 寿命缩短。

3. 铁代谢异常及铁限制性红细胞生成:①铁调素的作用;②IL-6、铁调素及低铁血症;③巨噬细胞及肝细胞铁释放减少;④肠道铁吸收减少。

4. 红系前体细胞增殖受损。

知识点

慢性病贫血常见的基础疾病

1. 慢性感染　肺脓肿、结核、肺炎、亚急性细菌性心内膜炎、盆腔感染、骨髓炎、慢性泌尿系感染、慢性真菌感染、脑膜炎、获得性免疫缺陷综合征等。

2. 慢性炎症性疾病　类风湿关节炎、风湿热、系统性红斑狼疮、严重创伤、烧伤、血管炎、无菌性脓肿等。

3. 肿瘤　各种癌症、霍奇金淋巴瘤(HL)、非霍奇金淋巴瘤(NHL)、白血病、多发性骨髓瘤等。

4. 其他　酒精性肝病、充血性心力衰竭、栓塞性静脉炎、缺血性心肌病。

【问题3】该患者诊断慢性病贫血需要与哪些疾病鉴别?

思路1　本例患者老年女性,需要警惕肿瘤合并的慢性失血,导致缺铁性贫血。虽然两者都是血清铁下降,但慢性病贫血的总铁结合力常低于正常,血清铁蛋白常高于正常,骨髓铁染色可见巨噬细胞内铁增加。而缺铁性贫血血清铁蛋白下降,总铁结合力升高,骨髓细胞内外铁均明显下降(表 2-6-1)。临床上有时可见到两者同时合并存在,需要及时判断,给予恰当治疗。本例患者铁代谢检查及骨髓铁染色均支持为慢性病贫血。

表 2-6-1　慢性病贫血、缺铁性贫血及二者同时存在时的实验室指标

实验室指标	慢性病贫血	缺铁性贫血	二者合并
血清铁	↓ ($>50\,\mu g/dl$)	↓ ($<50\,\mu g/dl$)	↓
转铁蛋白浓度	↓或正常	↑	↓
转铁蛋白饱和度	↓ ($>16\%$)	↓ ($<15\%$)	↓
总铁结合力	↓	↑	正常或↓
铁蛋白	正常或↑	↓	正常或↓

续表

实验室指标	慢性病贫血	缺铁性贫血	二者合并
可溶性转铁蛋白受体	正常	↑	正常或↑
可溶性转铁蛋白受体/铁蛋白	低,<1	高,>2	高,>2
骨髓铁染色	巨噬细胞内铁↑	↓	正常或↓
细胞因子水平	↑	正常	↑

注:↓,下降;↑,上升。

思路2 本例患者有多年类风湿关节炎病史,治疗不规律,血沉升高明显,类风湿因子(+),需要与自身免疫病相关性或其他溶血性贫血鉴别。患者网织红细胞正常,胆红素正常。骨髓检查亦不提示红细胞破坏。可行 Coombs 试验、LDH 检测、尿 Rous 试验、酸溶血试验(Ham 试验)及 CD55、CD59 检测进行鉴别。

思路3 患者老年女性,还需要与恶性肿瘤侵犯骨髓导致贫血相鉴别。骨髓受累时血涂片通常发现异常红细胞、泪滴状红细胞、幼红细胞及不成熟髓系细胞,骨髓穿刺及活检有助于鉴别。

知识点

慢性病贫血的鉴别诊断

1. 慢性失血导致铁储备丢失,血清铁降低,铁蛋白降低,转铁蛋白升高。尽管慢性病贫血铁蛋白多升高,但合并慢性失血时铁蛋白可降低,需要积极寻找出血部位。

2. 在感染、炎症及肿瘤患者中,药物可导致骨髓抑制或诱发溶血性贫血。骨髓受抑制或产生非特异性毒性反应时,血清铁升高,网织红细胞计数降低。发生溶血性贫血时网织红细胞、结合珠蛋白、胆红素及 LDH 升高。

3. 骨髓肿瘤细胞浸润也可导致贫血。贫血可在恶性肿瘤进展期出现,并可有血清铁正常或升高,骨髓涂片可确定诊断,骨髓受累时常常伴有慢性病贫血。

4. 地中海贫血一般有较强的地域分布,突出表现为小红细胞增多,终身持续存在,贫血程度多较严重。血红蛋白电泳及外周血涂片红细胞形态有助鉴别。

5. 肾功能不全可导致 EPO 缺乏,从而导致肾性贫血。肾性贫血患者血清铁升高或正常,同时伴有血肌酐的升高,有助于鉴别。肾功能不全时常合并炎症状态,因而常常合并慢性病贫血。

【问题4】该患者的贫血是否需要治疗?

思路 慢性病贫血需要治疗的条件。

第一,贫血对机体造成伤害,需要心脏代偿性提高心排血量以维持组织氧供;第二,贫血是一些疾病的不良预后指标。慢性病贫血中,中度贫血是需要治疗的,尤其是65岁以上,合并单个或多个危险因素,例如冠心病、肺病、慢性肾病等的患者。在肿瘤、慢性肾病及充血性心力衰竭的患者中,贫血是预后不佳的因素之一,研究推荐将血红蛋白水平控制在110~120g/L。

此患者年龄在65岁以上,已经达到了中度贫血的标准,出现了头晕乏力的症状,脉搏增快到90次/min。贫血已经影响了其生活质量,因此需要开始治疗。

【问题5】该患者的治疗方案为何?

思路 慢性病贫血的治疗选择(图 2-6-1)。

1. 首先要治疗基础疾病 例如类风湿关节炎患者可给予来氟米特、甲氨蝶呤及美洛昔康治疗;慢性感染可寻找并去除感染灶,可给予抗感染治疗。

2. 输血 输血可以快速有效地改善贫血,对于严重贫血或危及生命的贫血,尤其是伴有出血的患者帮助较大。对于肿瘤或拟行异基因造血干细胞移植的患者并不推荐长期输血,主要是为避免铁过载或 HLA 抗体的产生对移植供者细胞植入的影响。

3. EPO EPO 可下调铁调素水平,促进造血,有效改善慢性病贫血。同时 EPO 的其他生物学效应,如抗感染、增加 T 细胞免疫反应,对某些基础疾病有好处,联合 EPO 和铁剂治疗不仅可以纠正贫血,还可使疾病活动程度减轻。但是在一些实体瘤细胞中发现有 EPO 受体,提示对于肿瘤患者,应用 EPO 可能导致肿瘤复发率升高,同时肿瘤患者应用 EPO 后血栓发生风险增加。

4. 补铁治疗 慢性病贫血患者是否适宜补铁治疗尚存在争议,铁蛋白超过 100 μg/L 的患者不推荐补铁治疗。在接受化疗的肿瘤患者或透析患者中已经证实胃肠外补铁有增加 EPO 疗效的作用。

5. 新的治疗策略 随着对慢性病贫血机制的研究越来越清晰,一些新的治疗策略将可能用于慢性病贫血的治疗,如铁螯合剂治疗可增加内源性 EPO 水平,铁调素的拮抗剂可阻断网状内皮系统的铁潴留,能够在炎症状态下有效刺激造血。

因此该患者的治疗策略为:

(1)原发病的治疗,积极控制类风湿关节炎。

(2)EPO,150IU/kg,每周 3 次。

(3)对症支持治疗。

知识点

促红细胞生成素治疗适应证及剂量

1. EPO 治疗适应证 ①血红蛋白 <100g/L,使用目的是减少输血次数,100~120g/L 的患者应酌情考虑;②实体瘤 / 非髓系血液肿瘤需联合使用化疗,治疗目标是血红蛋白纠正至 120g/L。

2. EPO 治疗剂量 ①150IU/kg,每周 3 次或 40 000IU,每周 1 次。②EPO 至少使用 4 周,4~8 周如血红蛋白升高不足 10g/L,可酌情将 EPO 加量至 300IU/kg,同时评估是否需要联合补铁治疗。治疗 8 周血红蛋白升高不足 10g/L,认为治疗无效,判定为治疗无效的患者应停药。如血红蛋白升高至 120g/L 以上需要减量 25%~40%,维持 EPO 以保持血红蛋白浓度 100~120g/L。

【慢性病贫血诊治流程】(图 2-6-1)

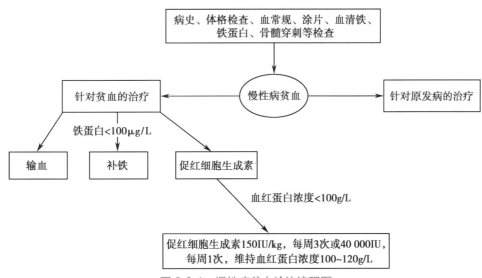

图 2-6-1 慢性病贫血诊治流程图

(张晓辉)

问 答 题

1. 慢性病贫血需要与哪些疾病鉴别?

2. 慢性病贫血与缺铁性贫血的鉴别要点有哪些?

3. 简述 EPO 治疗的适应证、剂量及疗程。

推荐阅读文献

［1］陈波斌, 林果为, 倪赞明, 等. 血清转铁蛋白受体和血清铁蛋白在鉴别慢性病贫血和缺铁性贫血价值的评价. 中华血液学杂志, 2000, 21 (1): 44-45.

［2］GANGAT N, WOLANSKYJ A P. Anemia of chronic disease. Semin Hematol, 2013, 50 (3): 232-238.

［3］SKIKNE B S, PUNNONEN K, CALDRON P H, et al. Improved differential diagnosis of anemia of chronic disease and iron deficiency anemia: a prospective multicenter evaluation of soluble transferrin receptor and the sTfR/log ferritin index. Am J Hematol, 2011, 86 (11): 923-927.

［4］SUN C C, VAJA V, BABITT J L, et al. Targeting the hepcidin-ferroportin axis to develop new treatment strategies for anemia of chronic disease and anemia of inflammation. Am J Hematol, 2012, 87 (4): 392-400.

第三章 白细胞减少

知识要点

1. 白细胞减少、中性粒细胞减少、粒细胞缺乏的定义。
2. 中性粒细胞减少的病因及发病机制。
3. 中性粒细胞减少的诊断及鉴别诊断。
4. 中性粒细胞减少的临床表现及处理原则。

白细胞减少（leukopenia）是指外周血白细胞总数低于 $4.0 \times 10^9/L$。通常指的是粒细胞减少（granulocytopenia），包括中性粒细胞、嗜酸性粒细胞及嗜碱性粒细胞的减少，其中最主要的是中性粒细胞减少。中性粒细胞数量受种族、年龄、运动、遗传与环境因素的影响。中性粒细胞减少（neutropenia）是指成人外周血中性粒细胞绝对值低于 $1.5 \times 10^9/L$（WHO 标准低于 $1.8 \times 10^9/L$），儿童低于 $1.5 \times 10^9/L$，婴幼儿低于 $1.0 \times 10^9/L$；根据中性粒细胞减少的程度分为轻度（$1.0 \times 10^9/L \sim 1.5 \times 10^9/L$）、中度（$0.5 \times 10^9/L \sim <1.0 \times 10^9/L$）和重度（$<0.5 \times 10^9/L$）。当中性粒细胞绝对值低于 $0.5 \times 10^9/L$ 时称为粒细胞缺乏（agranulocytosis）。中性粒细胞减少可分为急性和慢性，其中慢性中性粒细胞减少是指持续超过 3 个月，且为 3 个不同时间点的检测结果。

中性粒细胞的发育及分布示意图（单图）

依据细胞动力学，中性粒细胞减少的病因和发病机制分为三大类：①生成缺陷；②破坏或消耗过多；③分布异常。成人中性粒细胞减少的主要原因为生成减少和自身免疫性破坏，而分布异常很少见。

中性粒细胞发育及分布介绍（知识拓展）

中性粒细胞是天然免疫反应的重要组成部分，主要通过吞噬作用参与宿主的抗感染功能。中性粒细胞减少最突出的表现是容易发生感染，最常见的感染部位是皮肤、口腔黏膜和肺部。其感染的危险程度与中性粒细胞减少的严重程度呈正相关，感染发生的频率和严重程度差异非常大，取决于中性粒细胞减少的原因和持续时间。此外皮肤黏膜的完整性、组织血供及患者的营养状态等，也决定了感染发生的危险度。

白细胞减少可能是影响血细胞相关疾病临床表现的一部分，如骨髓浸润性疾病，而在本章中主要关注中性粒细胞是唯一或主要受累细胞的疾病。

首次门诊记录

患者，女性，32 岁，因发现白细胞减少 4 个月就诊。该患者 4 个月前体检时发现白细胞减少，当时白细胞计数 $3.0 \times 10^9/L$，中性粒细胞百分比 42%，淋巴细胞百分比 48%，中性粒细胞计数 $1.26 \times 10^9/L$，血红蛋白浓度及血小板计数均正常，此后连续 4 周，每周 2 次复查血常规均为白细胞减少，因无任何不适未系统诊治。1 个月前复查血常规：白细胞计数 $2.6 \times 10^9/L$，中性粒细胞百分比 45%，淋巴细胞百分比 43%，中性粒细胞计数 $1.17 \times 10^9/L$，血红蛋白浓度及血小板计数均正常。现为明确诊断就诊，病程中无发热，无关节症状，无皮疹，无特殊药物接触史。否认肝病史。

根据上述病史，患者存在白细胞减少，主要是中性粒细胞减少，对该患者临床处理过程中需考虑以下几个问题。

【问题 1】患者中性粒细胞减少的病因是什么？

思路 1　中性粒细胞减少是常见的血液学异常。因中性粒细胞生理变动较大，在白细胞或者中性粒细胞减少不甚显著时，应定期反复检查血常规及外周血细胞形态学，才能确定白细胞减少或者中性粒细胞减少。

中性粒细胞减少分为先天性和获得性两大类,前者相对少见,发病率为 6.2/100 万,成人更为罕见(表 3-0-1、表 3-0-2)。周期性中性粒细胞减少是一种常染色体显性遗传性疾病或散发性疾病,多在儿童期亦可在成年发病,其特征是定期反复发作严重的中性粒细胞减少,通常发作时间为 21d/ 次,持续 3~5d;每周 2~3 次且持续 6 个月以上连续性白细胞计数差异,即可诊断,基因测序有助于确诊。获得性者常见,按其原因进一步分为血液病和非血液病所致,血液病中单纯中性粒细胞减少主要见于骨髓增生异常综合征伴单系发育异常(myelodysplastic syndromes with single lineage dysplasia, MDS-SLD)、大颗粒淋巴细胞白血病(large granular lymphocyte leukemia, LGLL);非血液病如感染、药物、免疫性因素、代谢性疾病、血液接触异物表面(血液透析、心肺旁路、血浆置换)、脾功能亢进等。

中性粒细胞减少相关的单基因异常(单图)

知识点

表 3-0-1 儿童中性粒细胞减少的常见原因及其机制

原因	发病机制
新生儿	
异种免疫性新生儿中性粒细胞减少	免疫破坏
感染	生成减少和消耗增多
母亲药物的摄入	生成减少
先天性中性粒细胞减少	生成减少
良性(慢性特发性中性粒细胞减少)	
Kostmann 综合征	
Chediak-Higashi 综合征	
Shwachman-Diamond 综合征	
自身免疫性疾病	
婴幼儿及儿童	
感染	消耗增多
药物	生成减少
营养缺乏(维生素 B_{12}、叶酸 / 铜)	生成减少 / 成熟障碍
造血系统恶性肿瘤	生成减少
周期性中性粒细胞减少	间歇性骨髓造血增殖停滞

知识点

表 3-0-2 成人中性粒细胞减少的常见原因及其机制

原因	发病机制
获得性	
病毒感染	生成减少、成熟障碍、寿命缩短
药物诱导	生成减少、成熟障碍、寿命缩短

续表

原因	发病机制
免疫性	破坏增多（抗中性粒细胞抗体）
原发免疫性中性粒细胞减少	
继发于自身免疫性疾病	
Felty 综合征	
系统性红斑狼疮	
脾功能亢进	脾脏分布增加及破坏增多
造血系统恶性肿瘤	生成减少
急性白血病	
骨髓增生异常综合征	
T 细胞恶性肿瘤（大颗粒淋巴细胞白血病等）	
先天性	
周期性中性粒细胞减少	生成减少
慢性特发性中性粒细胞减少	生成减少

思路 2　为了确定中性粒细胞减少的病因,详细的病史采集及体格检查至关重要,同时应注意白细胞分类及外周血细胞形态分析。

1. **病史**　询问中性粒细胞减少的程度和持续时间,是否存在其他血细胞减少,患者年龄,近期有无感染史、药物、毒物及放射线接触史,既往有无自身免疫性疾病史,是否自幼发病,是否反复发作,有无透析等病史,有无家族史。

2. **体格检查**　注意诱发中性粒细胞减少的原发病体征,如脾大则考虑是否为脾功能亢进;淋巴结、肝脾大、胸骨压痛考虑白血病、转移癌等;皮肤、毛发及关节异常,注意有无自身免疫性疾病。同时仔细检查口腔、皮肤黏膜、肺及肛周等感染相关体征。

3. **注意外周血细胞形态检查**

知识点

血常规及外周血细胞形态注意事项

血常规及白细胞分类是确定中性粒细胞减少的关键性检查,关注点:①中性粒细胞绝对值,而不是白细胞总数,因为大多数中性粒细胞缺乏的患者淋巴细胞数正常或接近正常,此时白细胞总数并没有明显减少;②判断粒细胞减少的程度;③单核细胞计数,在药物诱导或周期性粒细胞减少患者经常见到单核细胞反应性增多,如果单核细胞绝对值达到 $(0.5\sim1.0)\times10^9/L$,可明显降低致死性败血症的风险。

外周血细胞形态有助于初步判断粒细胞减少的原因,如原始细胞增多提示白血病,异型淋巴细胞增多需注意病毒感染,大颗粒淋巴细胞增多应警惕大颗粒淋巴细胞白血病。

异型淋巴细胞增多（组图）

大颗粒淋巴细胞白血病骨髓形态（单图）

思路 3　该患者补充病史、体格检查和血细胞分类及形态。

1. **病史**　无相关病史补充。

2. **体格检查**　体温 36.7℃,血压 120/60mmHg,脉搏 80 次/min,呼吸 18 次/min;一般状态良好,营养状态中等,无皮疹,无毛发脱落;全身浅表淋巴结未触及肿大;胸骨无压痛,双肺未闻及干湿啰音;腹部无压痛及反跳痛,肝脾肋下未触及;关节无变形及肿胀。

3. 血常规 白细胞计数 2.56×10^9/L,中性粒细胞百分比 43%,中性粒细胞计数 1.10×10^9/L,淋巴细胞计数 1.22×10^9/L,单核细胞计数 0.20×10^9/L,红细胞计数 4.58×10^{12}/L,血红蛋白浓度 117g/L,血小板计数 165×10^9/L。

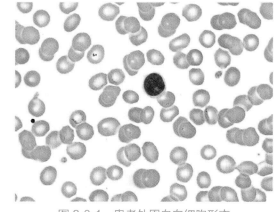

图 3-0-1 患者外周血白细胞形态
(瑞氏吉姆萨染色,×1 000)

外周血白细胞分类:中性粒细胞百分比 52%,淋巴细胞百分比 36%,形态大致正常(图 3-0-1)。

思路 4 临床思维。该患者几次检测结果均证实白细胞及中性粒细胞减少,可除外短暂性中性粒细胞减少;连续监测 4 周,每周 2 次血常规,中性粒细胞始终减少,可除外周期性中性粒细胞减少。不伴有红细胞及血小板减少,外周血细胞形态未见原始细胞,淋巴细胞形态无异常,故目前该患为单纯白细胞减少、中性粒细胞减少。该患者病程大于 3 个月,结合粒细胞减少的程度,属于慢性轻度中性粒细胞减少。引起慢性轻度中性粒细胞减少的常见病因包括:

1. 感染相关的白细胞减少 感染所致的粒细胞减少是获得性因素中最常见的原因,多种机制参与发病,包括感染导致的造血前体细胞生成减少、中性粒细胞黏附于内皮细胞及消耗增多等。细菌、病毒、立克次体、寄生虫感染均可引起中性粒细胞减少,其中以病毒感染最为多见。多种病毒感染可在 24~48h 内发生短暂性中性粒细胞减少,通常中性粒细胞计数随着病毒血症消退而逐渐恢复,多数 1 周左右恢复;这些病毒包括水痘、麻疹、风疹、甲型 / 乙型肝炎病毒、EB 病毒、流感、细小病毒和巨细胞病毒。少数病毒如乙型肝炎病毒、EB 病毒、人类免疫缺陷病毒(HIV)可导致长时间的、严重的、危及生命的中性粒细胞减少,可能因为病毒感染对造血前体细胞的损伤或抗粒细胞自身抗体产生。

2. 药物相关性的中性粒细胞减少 2/3~3/4 的严重粒细胞减少甚至粒细胞缺乏是由药物导致(表 3-0-3)的,其发生率也随着年龄或多种药物的联合治疗增加而上升,多为用药 3 个月内发生,其机制:一是药物导致骨髓抑制,为剂量相关毒性;二是免疫机制,与剂量无关。大多数是由免疫介导的。药物性中性粒细胞减少最重要的治疗方法是停药,停药 2 周以上多能恢复,恢复至正常水平的中位时间为 9d(2~24d)。

实际上任何一种药物均有可能引起严重的中性粒细胞缺乏,因此临床工作中一旦发生中性粒细胞减少,应考虑到药物的可能性。

知识点

表 3-0-3 引起中性粒细胞减少的常见药物

分类	常见药物
细胞毒类抗肿瘤药物	烷化剂、抗代谢药
解热镇痛药	氨基比林、吲哚美辛、布洛芬等
抗生素	氯霉素、青霉素、磺胺类药物等
抗结核药	异烟肼、对氨基水杨酸、利福平、乙胺丁醇等
抗疟药	氯喹、伯氨喹等
抗甲状腺药	甲基 / 丙硫氧嘧啶、甲巯咪唑等
降血糖药	甲苯磺丁脲、氯磺丙脲等
抗惊厥 / 癫痫药	苯妥英钠、苯巴比妥、卡马西平等
降压药	卡托普利、甲基多巴等
免疫调节药	硫唑嘌呤、左旋咪唑、霉酚酸酯等
抗精神病药	氯丙嗪、三环类抗抑郁药等

注:除细胞毒类抗肿瘤药物之外,常见的引起中性粒细胞减少的药物包括卡马西平、氯氮平、安乃近、甲巯咪唑、柳氮磺吡啶、青霉素、万古霉素、阿莫西林、噻氯匹定、头孢吡肟。

3. **免疫性中性粒细胞减少(autoimmune neutropenia,AIN)**　因体内存在抗中性粒细胞抗体所致,包括原发性及继发性,原发性 AIN 多见于儿童,成人中以女性多见;继发性 AIN 多见于成人,病因包括潜在的自身免疫性疾病、恶性肿瘤、感染(尤其是病毒)、神经系统疾病及药物等。临床表现往往无特异性,脾大少见,嗜酸性粒细胞及嗜碱性粒细胞多正常,单核细胞多增高,淋巴细胞可正常或增多,骨髓检测提示粒系增生活跃,呈成熟障碍。诊断需检测有无抗中性粒细胞抗体的存在。

4. **维生素及微量元素缺乏**　叶酸及维生素 B_{12}、铜的缺乏等均可引起白细胞减少。

大颗粒淋巴细胞白血病的诊断标准(知识拓展)

5. **血液病**　单纯引起白细胞或中性粒细胞减少的常见血液病包括骨髓增生异常综合征伴单系病态造血、大颗粒淋巴细胞白血病等,其中骨髓增生异常综合征伴单系发育异常的诊断极为困难,粒系病态造血 ≥ 10% 是其主要特点;慢性中性粒细胞减少是大颗粒淋巴细胞白血病最常见的症状,根据临床表现、外周血持续大颗粒淋巴细胞增多、淋巴细胞免疫表型、*TCR* 基因重排、TCR γ β 检测进行诊断和鉴别。

6. **慢性特发性中性粒细胞减少**　有家族性与获得性两种类型,前者呈常染色体显性遗传,儿童多见,慢性特发性中性粒细胞减少的成人患者可能是早期未检出的儿童期病例;成人大多数病例为获得性,主要为影响 18~35 岁女性的独特综合征,女性与男性患病率比例为 8:1。无自身免疫病、营养缺乏或骨髓增生异常的证据;骨髓检查可显示增生正常或选择性中性粒细胞增生低下,大部分患者有幼稚细胞与成熟细胞比值增高,即有无效粒细胞生成。其发病机制是由于 Fas 配体或 γ 干扰素介导的中性粒细胞及其前体细胞凋亡加速所致。部分患者的中性粒细胞水平尽管长期处于较低状态,但极少或几乎无感染,多数不需治疗。

MDS 粒系病态造血(瑞氏吉姆萨染色、×1000)(图片)

7. **脾大相关性中性粒细胞减少**　各种原因造成的脾大均可能导致中性粒细胞减少。与脾大及中性粒细胞减少相关的疾病有肝硬化、结节病、淋巴瘤、结核病、疟疾、黑热病与戈谢病,通常此类患者亦存在血小板减少症和贫血。血液缓慢流经脾脏时,中性粒细胞在充血红髓中的被动捕获可能为中性粒细胞减少的主要病因,多数情况下,其中性粒细胞减少并不严重,几乎不需脾切除。

其中引起轻中度中性粒细胞减少的常见病因是病毒感染、药物、自身免疫性疾病、维生素缺乏(叶酸、维生素 B_{12}),还有一部分患者原因不明。

【问题2】为明确诊断,需进一步进行哪些检查?

思路

1. **骨髓检查**　骨髓穿刺检查是确定中性粒细胞减少的病因及判断病程的重要检查项目之一,包括骨髓形态及骨髓病理。

2. **引起中性粒细胞减少相关疾病检查**　常见病因如前所述,应完善的相关检查:病毒学检查;自身免疫性疾病——抗中性粒细胞抗体、抗核抗体、免疫球蛋白、类风湿因子;血清叶酸及维生素 B_{12} 水平、微量元素铜;甲状腺功能;肝脾、淋巴结超声检查。

中性粒细胞抗体(知识拓展)

3. **骨髓染色体检查**

4. **其他检查**　血液生化、尿常规、大便常规等。

第二次门诊记录

1. 骨髓象　有核细胞增生活跃,粒细胞系增生活跃,占 40%,形态大致正常。红系比例增高,占 30.5%,有核红细胞无明显形态异常。淋巴细胞比例增高,占 29.5%,形态正常。全片找到巨核细胞 30 个,血小板成堆易见。骨髓小粒造血面积正常。未见异常细胞。

2. 引起中性粒细胞减少相关疾病检查

(1)病毒学检查:EB 病毒抗体、呼吸道合胞病毒抗体、副流感病毒抗体、腺病毒抗体、甲型和乙型流感病毒抗体、乙肝病毒表面抗原阴性,丙肝抗体阴性,HIV 阴性,梅毒螺旋体抗体阴性。胸片未见异常。

(2)抗核抗体系列阴性;免疫球蛋白定量、补体正常;抗中性粒细胞胞质抗体阴性;血清叶酸及维生素 B_{12} 水平正常;微量元素铜正常。

(3)超声:浅表淋巴结及肝脾正常。

3. 染色体　46,XX[20]。

4. 其他　肝肾功能、离子正常;尿、大便常规正常。

【问题3】该患者的临床诊断是什么？

思路　根据患者的病史、体格检查及实验室检查，目前初步诊断为慢性中性粒细胞减少。

随着二代测序技术在血液病方面的应用，越来越多的中性粒细胞减少相关的单基因异常疾病被逐一发现，并可早期识别向 MDS/AML 转化的风险性及易感性，大大提高了诊断及治疗的精准性，因此该患者仍需严密随访监测。对于慢性中/重度中性粒细胞减少的患者，如上述常规检查均不能确定导致中性粒细胞减少的原因，建议行二代测序检查。

二代测序技术及在中性粒细胞减少症中的应用（知识拓展）

【问题4】该患者应给予何种治疗意见？

思路　感染风险的评估。

1. 感染的危险程度与中性粒细胞减少的严重程度呈正相关。轻度的中性粒细胞减少（绝对值≥1.0×10^9/L），几乎无感染风险；通常情况下，中度减少[（$0.5 \sim <1.0$）$\times 10^9$/L]除存在其他合并因素，仅有轻度的感染风险；重度中性粒细胞减少（<0.5×10^9/L）为感染的易患因素，皮肤、口腔、鼻咽、肺、肛周等为常见感染部位，当中性粒细胞低于 0.1×10^9/L，细菌败血症及真菌感染的风险明显增加。

2. 该患者为轻度中性粒细胞减少，骨髓增生正常，无发热、皮肤黏膜完整，提示感染的风险较小，无须特殊治疗，可动态监测中性粒细胞情况。监测周期如下：前8周，每两周1次；之后每3个月1次；1年后可根据症状监测，若有发热，必须查血常规。

知识点

中性粒细胞减少的治疗原则

1. 去除病因　停用可疑的药物，去除其他致病因素。继发性中性粒细胞减少应积极治疗原发病。

2. 感染防治　轻度减少者一般不需特殊的预防措施。中度减少者感染率增加，应注意预防，去除慢性感染灶。重度减少者极易发生严重感染，有条件应采取无菌隔离措施。感染者选择有效抗生素治疗。粒细胞缺乏伴发热应经验性应用覆盖革兰氏阴性菌和革兰氏阳性菌的广谱抗生素，同时进行病原学检查，以明确感染类型和部位，根据病原学和药敏试验结果调整用药。若 3~5d 无效，可加用抗真菌治疗。病毒感染者可加用抗病毒药物。

3. 促进中性粒细胞生成　重组人粒细胞集落刺激因子（rhG-CSF）疗效明确，可缩短粒细胞缺乏的病程，常用剂量为 $2 \sim 10 \mu g/(kg \cdot d)$。

4. 免疫抑制剂　自身免疫性中性粒细胞减少和免疫相关的中性粒细胞减少可用糖皮质激素等免疫抑制剂治疗。

5. 造血干细胞移植适用于先天性中性粒细胞减少。

第三次门诊记录

3个月后患者突然出现发热2d，体温最高39℃，伴有寒战、乏力及咽痛，应用解热镇痛药物退热，就诊于当地医院，查血常规：白细胞计数 1.5×10^9/L，中性粒细胞百分比43%，中性粒细胞计数 0.65×10^9/L，血红蛋白浓度125g/L，血小板计数 169×10^9/L，诊断为"急性上呼吸道感染"。予以头孢替唑钠抗感染治疗4d无好转，为进一步诊治再次入院，门诊查血常规：白细胞计数 1.10×10^9/L，中性粒细胞百分比41%，中性粒细胞计数 0.45×10^9/L。食欲睡眠欠佳，大小便正常。

【问题5】患者出现中性粒细胞缺乏伴发热，应如何处理？

思路1　中性粒细胞缺乏伴发热为临床急症，极易发生败血症，甚至感染性休克，应收入院，经验性给予广谱抗生素治疗。

思路2　入院后行体格检查，体温39℃，热病容，咽部充血，双侧扁桃体Ⅱ度肿大，局部有红肿，表面见白膜，其余未见异常。结果提示急性化脓性扁桃体炎。

思路3　该患有白细胞、中性粒细胞减少的病史，本次考虑合并感染后出现中性粒细胞缺乏伴发热，给予碳青霉烯类抗生素——美罗培南抗感染治疗，并行感染部位病原学检查，同时再次行骨髓穿刺检查，明确有无合并其他血液病。

思路4　结果回报血培养及咽拭子培养均为阴性，肺CT回报未见明显异常；血沉25mm/h，C反应蛋白126mg/L（0~3mg/L），降钙素原3.6μg/L（0~0.5μg/L），病毒学检查阴性。骨髓涂片：有核细胞增生减低，粒系增生明显减低，占17.5%，形态大致正常；红系比例大致正常，占25.5%，有核红细胞无明显形态异常；淋巴细胞比例增高，占48.5%，形态正常；全片找到巨核细胞30个，血小板成堆易见；骨髓小粒造血面积正常，未见异常细胞（图3-0-2）。

【问题6】患者的临床诊断是什么？如何治疗？

思路1　根据患者的病史、体格检查及实验室检查，临床诊断为继发性中性粒细胞缺乏、急性化脓性扁桃体炎。

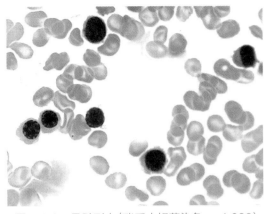

图3-0-2　骨髓形态（瑞氏吉姆萨染色，×1 000）

思路2　该患使用美罗培南抗感染治疗3d后体温恢复正常，血培养阴性。患者骨髓象为粒系增生重度减低，为缩短中性粒细胞恢复时间，降低严重感染的发生，给予重组人粒细胞集落刺激因子（rhG-CSF）5μg/（kg·d），4d后中性粒细胞恢复正常，美罗培南用至临床体征好转。

【问题7】中性粒细胞减少的预后如何？

思路　成人中性粒细胞减少多为获得性的，预后良好，病因去除后绝大多数可痊愈，原因不明的慢性特发性中性粒细胞减少亦多呈良性经过，历经多年病情无明显变化，但有少数患者粒细胞减少可能是其他疾病的前兆（如MDS、自身免疫性疾病），因此需要跟踪随访。随着广谱抗生素及造血生长因子的应用、支持治疗的进步，中性粒细胞缺乏伴感染的预后明显改善，死亡率为2.5%~10%。

该患者后续随访1年，白细胞维持在3.0×10⁹/L左右，未再出现感染并发症。

【白细胞减少诊断流程】（图3-0-3）

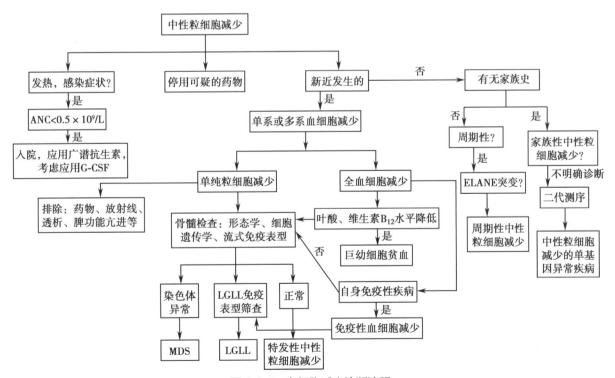

图3-0-3　白细胞减少诊断流程

ANC.中性粒细胞绝对值；G-CSF.粒细胞集落刺激因子；LGLL.大颗粒淋巴细胞白血病；MDS.骨髓增生异常综合征。

（高素君）

问 答 题

1. 中性粒细胞减少的定义和分度是什么？
2. 中性粒细胞减少的发生机制和最常见的病因是什么？
3. 中性粒细胞缺乏伴发热时的治疗原则和处理措施是什么？

推荐阅读文献

［1］陈竺, 陈赛娟. 威廉姆斯血液学. 9 版. 北京：人民卫生出版社, 2018: 907-914.

［2］CURTIS B R. Non-chemotherapy drug-induced neutropenia: key points to manage the challenges. American Society of Hematology, 2017（1）：187-193.

［3］GIBSON C, BERLINER N. How we evaluate and treat neutropenia in adults. Blood, 2014, 124 (8): 1251-1258.

［4］COREY S J, OYARBIDE U. New monogenic disorders identify more pathways to neutropenia: from the clinic to next-generation sequencing. American Society of Hematology, 2017（1）：172-180.

第四章　骨髓增生异常综合征

骨髓增生异常综合征(myelodysplastic syndrome,MDS)是一组获得性造血干细胞克隆性疾病,造血细胞遗传学、分子生物学和 / 或表观遗传学异常为发病机制,造成造血干细胞分化和增殖的异常。该组疾病临床表现异质性明显,以难治性贫血伴白细胞减少和 / 或血小板减少最为常见,骨髓增生正常或活跃伴病态造血,包括病态红系、粒系及巨核细胞造血,在疾病过程中易于向急性白血病转变。此综合征可以是原发的,也可以继发于长期的化疗、放疗。

知识点

骨髓增生异常综合征特征

1. 造血干细胞克隆性疾病。
2. 难治性血细胞减少。
3. 骨髓增生异常。
4. 病态造血(无效造血)。
5. 易转变为白血病。
6. 又被称为白血病前期(preleukemic disorder)。

MDS 的诊断和治疗经过通常包括以下环节:

(1)详细询问患者的症状及相关病史。

(2)认真分析引起贫血或全血细胞减少的常见病因,目前 MDS 的诊断多为排除性诊断。

(3)针对疑诊的患者进行骨髓细胞学检查,结合染色体、基因检测结果确定 MDS 的临床诊断和预后评价。

(4)对确诊的 MDS 患者根据不同的危险度选择相应的治疗方案。

(5)对于初始治疗失败的患者,分析可能原因,并进行相应的处理。

(6)在治疗过程中监测疾病的变化,积极随访,若出现疾病进展应及时调整治疗方案。

(7)由于 MDS 多发生于老年患者,在治疗中应注意各种并发症的发生。

首次门诊病历摘要

患者,男性,54 岁。主因"乏力、面色苍白 6 个月,加重 2 周"来门诊就诊。患者 6 个月来自觉体力下降,活动后心慌气短,伴面色苍白,无腹痛腹泻,无发热,无咳嗽咯痰,无皮肤瘀斑。当地医院诊断为营养性贫血,予铁剂、叶酸、维生素 B$_{12}$ 及中医中药治疗,症状无改善。2 周后无诱因乏力加重,稍活动即感胸闷憋气。外院查血常规:白细胞计数 1.8×10^9/L,血红蛋白浓度 53g/L,MCV 105fl,MCH 34pg,MCHC 370g/L,血小板计

数 $56×10^9$/L。予输注浓缩红细胞 800ml,为进一步诊治来院。发病以来,食欲有所减退,体重下降 5kg,大小便正常。既往体健,否认肝炎、肾病、结核、慢性支气管炎病史。职业为货车司机三十余年。间断染发十余年。吸烟史 40 余年,10 支/d。无手术外伤史。其父母健在,患者的两个弟弟和两个儿子均体健。

【问题 1】通过上述问诊,该患者可疑的诊断是什么?

思路 1 根据患者的主诉、临床表现、既往史和个人史,应诊断为全血细胞减少原因待查,再生障碍性贫血、MDS、阵发性睡眠性血红蛋白尿(PNH)和免疫性全血细胞减少等应进一步鉴别。

知识点

全血细胞减少的常见病因

巨幼细胞贫血,再生障碍性贫血,急性白血病,MDS,骨髓纤维化,晚期淋巴瘤或骨髓瘤,骨髓转移癌,急性造血功能停滞,先天性范科尼贫血,病毒和某些细菌、真菌感染,自身免疫性疾病,Evans 综合征,PNH,脾功能亢进,药物,放射线照射后。

思路 2 为鉴别诊断,还需要补充哪些信息?

(1)询问饮食情况。

(2)询问尿色。

(3)询问皮疹、关节痛、黏膜干燥情况。

(4)复查血象 + 网织红细胞。

(5)既往骨髓象。

患者平素不偏食,无酱油色尿病史,无皮疹、关节痛、口干、眼干病史。当地医院骨髓报告:(髂后)骨髓增生明显活跃,原始细胞 6.5%。粒细胞分叶增多,红系可见 H-J 小体,可见小巨核细胞。

门诊体格检查:体温 36.1℃,脉搏 86 次/min,呼吸 18 次/min,血压 110/60mmHg,双腿前侧皮肤瘀斑,全身浅表淋巴结未触及肿大,结膜苍白,巩膜无黄染,胸骨无压痛,双肺呼吸音清,心率 86 次/min,律齐,腹软,无压痛,反跳痛,肝脾不大,双下肢轻度水肿。

鉴别思路:从现有的病史、症状、体征和化验结果,患者可以排除巨幼细胞贫血、再生障碍性贫血、脾功能亢进等,通过利用流式细胞术检测血细胞表面特异性抗原 CD55 和 CD59 的表达、Flare 缺失、尿 Rous 试验等检查排除 PNH,骨髓和外周血 Coombs 试验排除免疫性全血细胞减少的可能。目前高度疑诊 MDS。

【问题 2】患者是否有 MDS 的易感因素?

思路 1 MDS 是一类老年性疾病,中位发病年龄 66~70 岁。发病率在一般人群为 5/10 万,70 岁以上为 (22~45)/10 万。国内发病平均年龄比国外小。MDS 在男性中发病率高,40 岁时男:女为 1,当 >70 岁时男:女为 2.25。

思路 2 MDS 发病的根本原因是造血干细胞的染色体和/或基因异常导致其恶变,发病机理尚未完全明确。按发病可能的原因主要分为原发性和继发性。原发性 MDS,最常见,占 60%~70%(既往没有暴露在危险因素中的 MDS)。继发性 MDS,在治疗上比原发的更困难,通常指之前因肿瘤接受过放化疗;长期暴露于工业化学试剂环境中,如苯、有机溶剂、农药等;吸烟虽没有充足的证据证明其与 MDS 的关系,但吸烟的患者其 MDS 进展为 AML 的危险是不吸烟患者的 1.6 倍;继发性 MDS 患者常伴有多种染色体异常。该患者是多年的货车司机,长期接触汽油和染发剂,有可能是致病的重要原因。

注意:该患者处于 MDS 好发年龄,在询问病史的过程中,尤其要重视有无工业化学试剂或毒物的接触史,对疾病的诊断有重要的提示作用。

【问题 3】MDS 如何诊断?

思路 1 患者收住院后,下一步应重点做哪些检查?

血细胞计数(红细胞、白细胞、血小板)和外周血涂片了解血细胞大小、形态是否正常,促红细胞生成素(EPO)水平(红细胞输注前),血清叶酸和维生素 B_{12} 水平,血清铁蛋白、血清铁、总铁结合力、CD55、CD59、

Flare,生化全项,凝血功能,尿、大便常规,腹部超声等。重要的是做骨髓穿刺行骨髓涂片和骨髓活检、流式细胞学分析、细胞遗传学检查[染色体核型、MDS相关荧光原位杂交(FISH)和二代测序基因突变检测],普鲁士蓝铁染色、造血祖细胞培养等以评价造血细胞成熟障碍的程度及其相对比例、骨髓原始细胞的比例、骨髓结构、是否存在环状铁粒幼细胞(即异常铁代谢的存在)和纤维化(网状纤维染色)。其中尤其是骨髓细胞遗传学的检查对预后评估有重要意义。

辅助检查结果

血常规:白细胞计数 $1.4×10^9/L$,血红蛋白浓度 71g/L,血小板计数 $39×10^9/L$,中性粒细胞百分比 $0.3×10^9/L$。

外周血涂片:共分析50个有核细胞,其中中性杆状核粒细胞1个,分叶核粒细胞19个,淋巴细胞27个,单核细胞2个,原始细胞1个。网织红细胞百分率1%。

尿、大便常规:未见异常。

生化:ALT 34IU/L,AST 23IU/L,总蛋白 62.6g/L,白蛋白 32.6g/L,肌酐 69μmol/L。

腹部超声:肝、脾、淋巴结不大。

凝血功能:凝血酶原时间(PT)、活化部分凝血活酶时间(APTT)、纤维蛋白原水平正常。

免疫指标:抗核抗体(-),IgG、IgA、IgM、C3正常,抗链球菌溶血素O、类风湿因子(-),C反应蛋白正常。

流式细胞术检测红细胞表面 CD55、CD59 的表达及 Flare 测定:分别 97% 和 98% 为阳性细胞,未见 Flare 表达缺失。

尿沉渣检查:Rous试验(-)。

骨髓象:骨髓增生明显活跃,粒系红系比例低,为 1:1.5。原始细胞占12%,此类细胞胞体、胞核较规则,核染色质疏松,核仁1~2个,胞质蓝色,量中等,部分细胞质中可见 Auer 小体,过氧化物酶染色阳性。粒系细胞胞体大,部分细胞有核质发育不平衡,有的细胞有空泡变性及胞质中颗粒粗大,粒细胞成熟障碍,可见多分叶粒细胞。红系增生活跃,中、晚幼红细胞胞体大,部分细胞有巨幼样变,易见双核、三核、核出芽红细胞,可见 H-J 小体及嗜碱性点彩红细胞。成熟红细胞明显大小不等,可见嗜多色红细胞。巨核细胞增多,易见小巨核细胞,偶见巨核细胞多分叶现象。淋巴细胞百分比20%,浆细胞百分比3%,网状细胞百分比6%。骨髓细胞铁染色示细胞外铁(++),铁粒幼细胞(+),无环状铁粒幼细胞。

染色体核型:共分析20个核分裂相,其中10个分裂相核型为 +8。

骨髓细胞 FISH 检测:78.5%骨髓间期细胞 CSP8 有扩增信号。

骨髓活检:可见幼稚前体细胞异常定位(ALIP)现象,网银染色(+)。

祖细胞培养:CFU-GEMM、CFU-GM、BFU-E、CFU-E 示集落数量少,丛落数量较多。

知识点

幼稚前体细胞异常定位

在骨髓活检时,50%的患者有幼稚前体细胞异常定位(ALIP),表现为原始及幼稚粒细胞不是沿骨内膜分布而是呈簇状(5~8个以上)聚集于骨髓腔的中央。骨髓涂片中有时亦可见三个或三个以上的原始细胞簇,此与 ALIP 有同等意义。

根据上述结果,依据 MDS 诊断的最低标准,该患者可以诊断为 MDS。

思路2　MDS 患者的临床表现隐匿,在最初可无明显症状,通常在常规实验室检查后发现外周血异常,通过进一步检查而被诊断。MDS 一般进展缓慢,患者血细胞计数可在数月至数年保持相对稳定。

(1)贫血:80% MDS 患者血红蛋白 <100g/L,40% MDS 是输血依赖。临床表现为疲劳、乏力、心悸、头晕、头痛、易怒及黏膜不同程度的苍白。输血依赖患者可发生贫血性心脏病,甚至继发血色病致相应器官功能损害。

(2)血小板减少:临床表现为皮肤黏膜瘀斑增加、出血、皮疹。血小板功能异常常见,表现为出血时间延长、血小板聚集异常及与血小板数量无关的出血等,均增加了 MDS 出血风险。25%~45% 的血小板减少需要治疗;血小板计数减少所致出血是 MDS 主要死因之一。

(3)中性粒细胞减少:临床表现为频繁感染、口腔溃疡、发热或疾病迁延不愈。超过35%的MDS患者存在中性粒细胞减少,约10%伴感染或反复感染。患者的病史亦符合MDS的常见临床表现。

思路3　血细胞减少是MDS的重要特点,细胞发育异常,出现异常的细胞形状或外观,无法发挥正常功能,称之为病态造血。

(1)外周血表现:

全血细胞减少或红细胞减少合并白细胞减少或合并血小板减少,较少见白细胞减少合并血小板减少者。一系血细胞减少则更少见。

红细胞形态体积偏大,MCV常 >95fl。红细胞可见大小不等,异形红细胞增多,色素减低、嗜碱性点彩和泪滴状细胞等。偶见巨大红细胞(直径 > 正常红细胞的2倍)(图4-0-1~图4-0-4)。

网织红细胞减少、正常或增多。

中性粒细胞绝对值 $<2 \times 10^9$/L,可见单核细胞增多。

粒细胞的形态异常包括颗粒减少或缺乏、分叶过多或减少(假性 Pelger-Huët 异常)(图4-0-5)。这些异常见于90%以上的病例,有助于和其他骨髓增殖性疾患相鉴别。

白细胞减少者多有淋巴细胞比例增高。

血涂片中有时可见幼稚粒细胞。

血小板减少见于1/2~2/3病例,伴有血小板形态异常,如巨大血小板和病态的颗粒形成。

个别患者的血涂片可见淋巴样小巨核或单圆核小巨核细胞(图4-0-6、图4-0-7)。

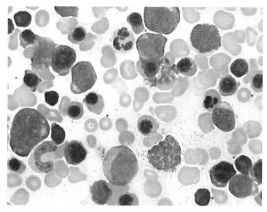

图4-0-1　畸形核红细胞

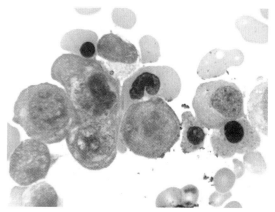

图4-0-2　嗜碱性点彩红细胞

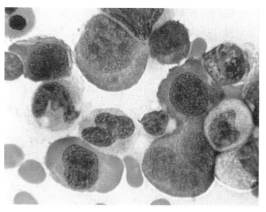

图4-0-3　有核红细胞巨幼样变

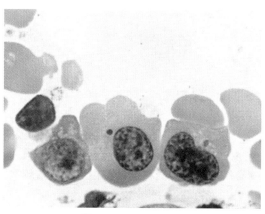

图4-0-4　H-J 小体

（2）骨髓象的病态造血表现：

骨髓增生程度多为活跃或明显活跃。

红系多增生活跃，骨髓表现为各系的细胞形态学异常（图4-0-8、图4-0-9）。

中性粒细胞的过氧化物酶和碱性磷酸酶缺乏。

该患者外周血和骨髓均有病态造血的表现，根据患者病史，尤其是骨髓活检病理出现的ALIP，参照MDS的诊断标准，可以诊断MDS。

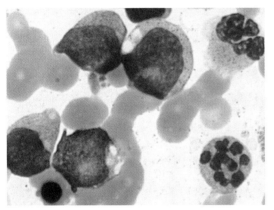

图 4-0-5　多分叶粒细胞

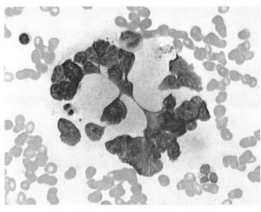

图 4-0-6　巨核细胞多分叶现象

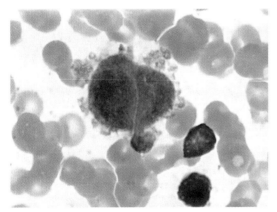

图 4-0-7　小巨核细胞

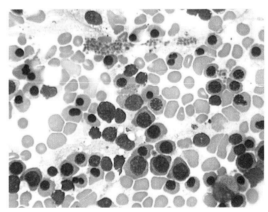

图 4-0-8　中晚幼红细胞增生

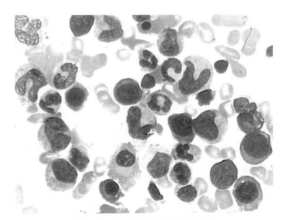

图 4-0-9　粒细胞巨幼样变

知识点

实践中病态造血与骨髓增生异常综合征的关系

确诊 MDS 的患者外周血和骨髓通常都会出现病态造血,这是诊断 MDS 的重要条件,因此,病态造血是诊断 MDS 的关键形态学特征,但不是 MDS 所特有。若在骨髓发现病态造血的征象即诊断 MDS 是不恰当的,一些疾患有可能出现全血细胞减少和骨髓细胞病态造血,诊断 MDS 应该密切结合病史,结合染色体核型的结果排除反应性病态造血,包括肝硬化、酒精中毒、HIV 感染、巨幼细胞贫血、PNH、大颗粒淋巴细胞白血病、溶血性贫血、自身免疫性疾病、甲状腺疾病、肿瘤、药物化疗等。

知识点

骨髓增生异常综合征诊断标准

2017 版的维也纳最低诊断标准:

血细胞减少:中性粒细胞绝对值 $<1.8\times10^9/L$,血红蛋白 $<100g/L$,血小板 $<100\times10^9/L$。

(1)必备条件(下面两个条件必须同时具备,缺一不可)

1)下列细胞系别中一系或多系持续性减少(≥ 4 个月):红细胞、中性粒细胞、血小板;若存在原始细胞增多及 MDS 相关的细胞遗传学异常,可以直接诊断,无须 4 个月。

2)排除可以成为血细胞减少 / 发育异常原发病因的所有其他造血组织或非造血组织疾患。

(2)主要标准(至少满足一条)

1)骨髓涂片中包括红系、粒系或巨系,任何一系细胞中发育异常 ≥ 10%。

2)或环状铁粒幼细胞 ≥ 15%;或环状铁粒幼细胞 ≥ 5% 伴 *SF3B1* 突变。

3)骨髓涂片中原始细胞占 5%~19%;或外周血涂片原始细胞 2%~19%(无急性白血病特异性融合基因存在)。

4)常规核型分析法或 FISH 检出有 MDS 诊断意义的染色体异常。

(3)辅助标准

1)骨髓病理和 / 或免疫组化支持 MDS,如 ALIP、CD34$^+$ 原始细胞成簇分布和发育异常的小巨核细胞 ≥ 10%。

2)流式细胞术检测骨髓细胞表型,明确显示有单克隆红系和 / 或髓系祖细胞群。

3)基因测序方法发现髓系细胞存在 MDS 相关突变基因,支持克隆造血。

MDS 最低诊断标准的说明:

a. 符合所有两个必备条件和至少一条主要标准时,可确诊为 MDS。

b. 对于满足两条必要条件而不满足主要标准的,但患者具备 MDS 典型临床表现,如输血依赖性大细胞贫血的患者,满足 2~3 条辅助标准,诊断为疑似 MDS,定期随访。

【问题 4】MDS 如何分型?

思路　MDS 的分型经历了 FAB 和 WHO 的不同阶段,对临床工作有重要的指导意义。FAB 以形态学为基础(表 4-0-1),1997 年 WHO 开始修订 FAB 的分型方案,于 2001 年发表 MDS WHO 2000 年分型。WHO 分型去除了难治性贫血伴增多转变型(RAEB-T),分型更为细化,已被广泛接受,并得到多个独立研究组的证实。2008 年 WHO 分类包括以下变化:①对标本采集、原始细胞和原始细胞系的分析、遗传学改变的分析都做了明确指导;② MDS/ 骨髓增殖性肿瘤(MPN)的诊断和区分;③将具有 MDS 主要特异性改变,如血细胞减少,但是骨髓中没有明确的形态学证据,称为待定 MDS;④增列了难治性血细胞减少伴单系病态造血的亚型;⑤将伴多系病态造血的环状铁粒幼细胞(RCMD-RS)归入难治性贫血伴多系病态造血(RCMD)。之后,WHO 分型经历 2008 年和 2016 年(表 4-0-2)的修订,与临床实际结合更加紧密。

表 4-0-1　骨髓增生异常综合征 FAB 分型

骨髓增生异常综合征亚型	外周血原始细胞 /%	骨髓中原始细胞 /%	环状铁粒幼细胞	外周血单核细胞	骨髓细胞 Auer 小体	骨髓增生异常综合征诊断 /%	中位生存时间 / 年
难治性贫血（RA）	<1	<5	<15%	—	无	10~40	4
难治性贫血伴环状铁粒幼细胞增多（RARS）	<1	<5	>15%	—	无	10~35	4.5
难治性贫血伴原始细胞增多（RAEB）	<5	5~20	—	—	无	25~30	2
难治性贫血伴原始细胞增多转变型（RAEB-T）	>5	21~29	—	—	有 / 无	10~30	0.5
慢性粒 - 单核细胞白血病（CMML）	<5	<20	—	>1×10^9/L	无	10~20	3

表 4-0-2　骨髓增生异常综合征 2016 年 WHO 分型

分型	发育异常	外周血	骨髓	常规核型分析
骨髓增生异常综合征伴单系发育异常（MDS-SLD）	1 系	1~2 系血细胞减少，原始细胞无或少见（<1%）	1 系病态造血:病态造血的细胞占该系细胞 10% 或以上，原始细胞 <5%，无 Auer 小体，环状铁粒幼细胞 <15%	任何核型，但不符合伴单纯 del(5q) 的骨髓增生异常综合征标准
骨髓增生异常综合征伴多系发育异常（MDS-MLD）	2~3 系	1~3 系血细胞减少，原始细胞无或少见（<1%）	病态造血的细胞占该系细胞 10% 或以上，原始细胞 <5%，环状铁粒幼细胞 <15%	任何核型，但不符合伴单纯 del(5q) 的骨髓增生异常综合征标准
骨髓增生异常综合征伴环状铁粒幼细胞（MDS-RS）				
骨髓增生异常综合征伴环状铁粒幼细胞伴单系发育异常（MDS-RS-SLD）	1 系	1~2 系血细胞减少，原始细胞无或少见（<1%）	环状铁粒幼细胞 ≥ 15%，原始细胞 <5%，无 Auer 小体	任何核型，但不符合伴单纯 del(5q) 的骨髓增生异常综合征标准
骨髓增生异常综合征伴环状铁粒幼细胞伴多系发育异常（MDS-RS-MLD）	2~3 系	1~3 系血细胞减少，原始细胞无或少见（<1%）	环状铁粒幼细胞 ≥ 15%，原始细胞 <5%，无 Auer 小体	任何核型，但不符合伴单纯 del(5q) 的骨髓增生异常综合征标准
骨髓增生异常综合征伴单纯 5q-	2~3 系	1~2 系血细胞减少，血小板正常或升高，原始细胞无或少见（<1%）	分叶减少的巨核细胞正常或增多，原始细胞 <5%，无 Auer 小体	细胞遗传学异常仅见 5q-，可以伴有一个其他异常（-7 或 del7q 除外）
骨髓增生异常综合征伴原始细胞增多（MDS-EB）				

续表

分型	发育异常	外周血	骨髓	常规核型分析
MDS-EB1	0~3 系	1~3 系血细胞减少,原始细胞 2%~4%	原始细胞 5%~9%,无 Auer 小体	任何核型
MDS-EB2	0~3 系	1~3 系血细胞减少,原始细胞 5%~19%	原始细胞 10%~19% 或有 Auer 小体	任何核型
骨髓增生异常综合征不能分类型(MDS-U)				
外周血原始细胞 1%	1~3 系	1~3 系血细胞减少,原始细胞 1%	原始细胞 <5%,无 Auer 小体	任何核型
单系血细胞发育异常伴全血细胞减少	1 系	3 系血细胞减少,原始细胞 <1%	原始细胞 <5%,无 Auer 小体	任何核型
伴有诊断意义核型异常	0 系	1~3 系血细胞减少,原始细胞 1%	原始细胞 <5%,无 Auer 小体	有定义骨髓增生异常综合征的核型异常
儿童难治性全血细胞减少	1~3 系	全血细胞减少,原始细胞 <2%	原始细胞 <5%	任何核型

因此,根据上述患者的检查结果该患者可以诊断分型为 MDS-EB2。

【问题 5】MDS 预后如何判断?

思路 1　MDS 患者骨髓细胞染色体异常检出率为 40%~70%,多为染色体易位、缺失等,常见染色体异常为 +8、20q–、–5/5q–、–7/7q–、–Y 和 i(17q)/t(17p) 等。MDS 患者的染色体异常还可能累及多条染色体。经过很多研究者反复证实,MDS 患者有无染色体异常及异常的类型对于诊断分型、评估预后和治疗决策都具有极为重要的意义。因此,细胞遗传学检查被列为 MDS 常规检测必需项目之一。基因表达谱与 MDS 的预后明显有关,已在大多数 MDS 患者中发现超过 40 种重现性基因突变。剪切因子基因突变或表观遗传学改变在 MDS 中超过 70%,如 *TET2* 和 *DNMT3A*。一些基因的突变具有独立于国际预后积分系统(IPSS)和国际预后积分系统修订版(IPSS-R)的预后价值。特别是具有 *TP53*、*EZH2*、*ETV6*、*RUNX1* 和 *ASXL1* 基因突变的 MDS 患者,其生存期较 IPSS 判断的预后生存期为短。*SF3B1* 对 MDS 伴环状铁粒幼细胞(MDS-RS)亚型有重要诊断和鉴别诊断价值。

思路 2　根据 IPSS(表 4-0-3)和 WPSS(表 4-0-4)的预后评分,该患者为高危组。IPSS-R 危险度分组为极高危,提示预后差,生存期短。

知识点

表 4-0-3　国际预后积分系统(IPSS)

预后参数	0	0.5	1.0	1.5	2.0
骨髓原始细胞 /%	<5	5~10	—	11~20	21~30
染色体核型[①]	良好	中间	不良	—	—
血细胞减少[②]	0~1 系	2~3 系			

危险度评分				
危险度分组	评分 / 分	进展为 AML 比率 /%	25% 转化为 AML 的 中位时间 / 年	中位生存 时间 / 年
低危	0	19	9.4	5.7
中危 -1	0.5 ~ 1.0	30	3.3	3.5
中危 -2	1.5 ~ 2.0	33	1.1	1.2
高危	≥ 2.5	45	0.2	0.4

注:AML,急性髓细胞性白血病。

①分为三种。预后良好核型:正常核型,–Y,5q–,20q–;预后不良核型:复杂核型异常(≥ 3 种异常),7 号染色体异常;预后中间核型:除上述 2 类以外的其他核型异常。

②血细胞减少:中性粒细胞计数 $<1.8 \times 10^9/L$,血小板 $<100 \times 10^9/L$,血红蛋白 $< 100g/L$。

表 4-0-4　WHO 分型预后积分系统(WPSS)(WHO 分型为基础)

预后变量	标准	积分 / 分
WHO 分型	RA、RAS、5q–	0
	RCMD、RCMD-RS	1.0
	RAEB Ⅰ	2.0
	RAEB Ⅱ	3.0
染色体核型	好[正常,–Y,del(5q),del(20q)]	0
	中度(其余异常)	1.0
	差[复杂(≥ 3 个异常)或 7 号染色体异常]	2.0
红细胞输血	无	0
	依赖①	1.0

WPSS 积分对生存期的影响		
WPSS 分类	WPSS 评分 / 分	中位生存期 / 月
极低危	0	138
低危	1	63
中危	2	44
高危	3~4	19
极高危	5~6	8

注:WHO,世界卫生组织;RA,难治性贫血;RAS,难治性贫血伴环状铁粒幼细胞;RCMD,难治性贫血伴多系病态造血;RCMD-RS,难治性贫血伴多系病态造血和环形铁粒幼细胞;RAEB,难治性贫血伴原始细胞增多。

①红细胞输血依赖:超过 4 个月每 8 周至少输注红细胞一次。输血非依赖:至少 8 周不需要进行输血。

　　2012 年 MDS 国际预后工作组根据细胞遗传学预后亚组、血细胞减少的程度、幼稚细胞比例及其他可评价的特征,对 IPSS 积分系统进行了进一步修订(IPSS-R)(表 4-0-5),以便更精确判断 MDS 的预后。

表 4-0-5　国际预后积分系统修订版(IPSS-R)细胞遗传学危险分组

细胞遗传学预后分组	细胞遗传学异常
极好	−Y,11q−
好	正常核型,del(5q),del(12p),del(20q),含 del(5q)的双克隆
中等	del(7q),+8,+19,i(17q),其他 1 个或 2 个独立克隆
差	−7,inv(3)/t(3q)/del(3q),含 −7/del(7q)的双克隆,复杂异常(3 个核型异常)
极差	复杂异常(>3 个核型异常)

国际预后积分系统修订版(IPSS-R)

预后变量	积分 / 分						
	0	0.5	1	1.5	2	3	4
细胞遗传学	极好	—	好	—	中等	差	极差
骨髓原始细胞 /%	≤ 2	—	> 2 ~ <5	—	5 ~ 10	>10	—
血红蛋白 /(g·L⁻¹)	≥ 100	—	80 ~ <100	<80	—	—	—
血小板计数 /(× 10⁹/L)	≥ 100	50 ~ < 100	<50	—	—	—	—
中性粒细胞绝对值 /(× 10⁹/L)	≥ 0.8	< 0.8	—	—	—	—	—

注:IPSS-R 危险度分类包括极低危≤ 1.5 分;低危 >1.5~3 分;中危 >3~4.5 分;高危 >4.5~6 分;极高危 >6 分。

【问题 6】MDS 如何治疗?

由于 MDS 的异质性,其预后差别甚大,因此采用预后分析模型进行个体化治疗是本病的治疗原则。依据国际预后积分系统(IPSS 或 IPSS-R)进行分组,结合患者的年龄和体能状况制订治疗方案。对低危和高龄的患者采用低强度治疗,以改善血细胞减少和提高生活质量;对高危的和年轻的患者进行高强度治疗,以期改变自然病程,杀灭恶性克隆,恢复正常造血,达到治愈的目标(图 4-0-10)。

思路 1　对于 IPSS 评分为低危或中危 -1 患者,特别是高龄患者的主要治疗手段是支持治疗,包括输血、应用细胞因子(EPO ± G-CSF)及预防感染等,长期输血患者应加强去铁治疗。

知识点

输血治疗适应证

国内的输血标准定为血红蛋白浓度 <60g/L 或伴有明显的贫血症状时可给予浓缩红细胞输注;血小板减少(<20×10⁹/L)可给予新鲜血小板输注。老年(>65 岁),代偿反应能力有限(如伴有心肺疾患),需氧量增加(如感染、发热、疼痛等),氧气供应缺乏(如失血、肺炎等)情况下,可放宽输注阈值。

注意:尽量输注成分血;拟行异基因造血干细胞移植的患者应输注经辐照后的血制品。输血量以能改善患者贫血状态为宜。大量输血应注意继发血色病的可能。

去 铁 治 疗

如接受 20~30IU 的红细胞输注,可能造成铁超负荷,可考虑予去铁胺(deferoxamine)或去铁酮(deferasirox)治疗,特别是对于低危、中危 -1 或拟行造血干细胞移植的患者。以血清铁蛋白达 1 000 µg/L 作为有临床意义的铁超负荷界限(达到此值的中位红细胞输注量为 21IU,输血依赖至发生铁超负荷的中位时间为 10.8 个月),每升高 500 µg/L 则总体生存期显著缩短。

思路 2　低强度治疗包括免疫抑制治疗(环孢素 A、ATG);免疫调节治疗(沙利度胺、来那度胺)适用于治疗 5q 缺失伴或不伴附加细胞遗传学异常的输血依赖性的低危 / 中危 -1 患者,对不伴有 5q 缺失的患者亦有效。

去甲基化药物治疗:高危(≥中危 -2),特别是有克隆性染色体异常患者,年龄 <75 岁但不适合造血干细胞移植或急性髓细胞性白血病(AML)方案化疗者,可采用地西他滨(decitabine)或阿扎胞苷(azacytidine)治疗。有效患者应持续治疗。

地 西 他 滨

1. 作用机制

(1)逆转 DNA 异常甲基化,恢复沉默的抑癌基因表达。

(2)诱导肿瘤细胞分化,高剂量出现细胞毒性作用,增加 MDS 细胞凋亡,抑制肿瘤细胞增殖。

(3)增强 T 细胞免疫作用,同时可诱导性细胞肿瘤抗原表达,从而诱导机体对肿瘤的免疫应答。

2. 地西他滨常见的不良反应　中性粒细胞减少、血小板减少、贫血、虚弱、发热、恶心、咳嗽、瘀点、便秘、腹泻、高血糖等。

思路 3　化疗,对于年龄 <55 岁的中危 -2 或高危患者,如不适合造血干细胞移植可采用 AML 方案化疗。中危 -2 或高危的年龄在 55~65 岁的患者,如果体能状况好[美国东部肿瘤协作组(ECOG)体能评分 0~1],也可以采用 AML 方案化疗。MDS 患者联合化疗缓解率低于初治 AML 患者;治疗相关病死率较高(可高达 20% 以上);应根据个体化原则采用合适剂量,以降低早期死亡率而不影响缓解率和生存率。高龄、非血液学并发症、对高强度治疗的不耐受,使 MDS 的治疗变得复杂。一旦疾病演变为 AML,对标准治疗的反应率要低于原发性 AML。G-CSF 预激联合小剂量化疗(HAG、CAG、GIA 方案)缓解率较高,耐受较好,是国内外目前常选择的治疗方案。上述化疗方案联合去甲基化药物如地西他滨或阿扎胞苷可以提高缓解率。

思路 4　异基因造血干细胞移植(allo-HSCT)。年龄 <65 岁的中危 -1、中危 -2 或高危患者建议采用 HLA 相合或半相合的同胞或无关供体 allo-HSCT。拟行 allo-HSCT 的患者,如骨髓原始细胞 ≥ 5%,在等待移植的过程中可应用化疗或联合去甲基化药物桥接 allo-HSCT,但不应该耽误移植的进行。年轻或全身状态较好的患者建议采用清髓性预处理方案和外周血来源的造血干细胞作为移植物。减低剂量预处理方案(RIC)的应用,可显著降低移植相关死亡率。

该患者入院后治疗:在支持治疗下,患者直接配型,与其胞弟 HLA 完全相合,即进层流室行 allo-HSCT,造血重建顺利,随访一年无复发迹象,亦无明显移植物抗宿主病征象。

造血干细胞移植适应证

1. 年龄 <65 岁(患者体能状态较好者可提高年龄上限),IPSS 评分中危 -2 或高危。

2. 骨髓原始细胞 <5%,但伴高危细胞遗传学或严重多系细胞减少。

3. 输血依赖者(即使 IPSS 积分较低)。

IPSS 低危和中危 -1 患者,因自然病程相对良性,应慎重权衡利弊,严格掌握治疗指证。当出现新的染色体异常、进行性加重的血细胞减少及进展为更高 IPSS 危险度时进行造血干细胞移植可获得最大总体生存。

【MDS 诊断和治疗流程图】(图 4-0-10)

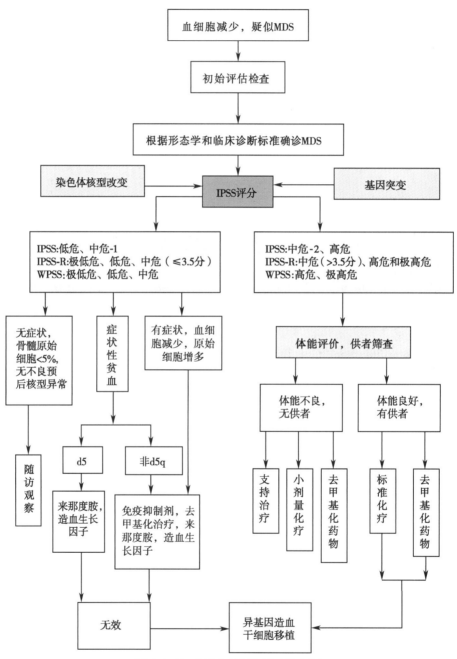

图 4-0-10　MDS 诊断和治疗流程图

MDS. 骨髓增生异常综合征;IPSS. 国际预后积分系统;IPSS-R. 国际预后
积分系统修订版;WPSS.WHO 分型预后积分系统。

（任汉云）

问 答 题

1. 列举 MDS 的常见病因。
2. 列举病态造血的表现。
3. MDS 常见的染色体异常有哪些?
4. 简述去铁治疗在 MDS 诊疗中的意义。
5. IPSS-R 的判定标准有哪些?

推荐阅读文献

［1］中华医学会血液学分会. 骨髓增生异常综合征中国诊断与治疗指南 (2019 年版). 中华血液学杂志 , 2019, 40 (2): 89-97.

［2］ALESHIN A, GREENBERG P L. Molecular pathophysiology of the myelodysplastic syndromes: insights for targeted therapy. Blood Adv, 2018, 2 (20): 2787-2797.

［3］LEE J H, LIST A, SALLMAN D A. Molecular pathogenesis of myelodysplastic syndromes with deletion 5q. Eur J Haematol, 2019, 102 (3): 203-209.

［4］LUSKIN M R, ABEL G A. Management of older adults with myelodysplastic syndromes (MDS). J Geriatr Oncol, 2018, 9 (4): 302-307.

［5］MUFTI G J, MCLORNAN D P, VAN DE LOOSDRECHT A A, et al. Diagnostic algorithm for lower-risk myelodysplastic syndromes. Leukemia, 2018, 32 (8): 1679-1696.

［6］PLATZBECKER U. Treatment of MDS. Blood, 2019, 133 (10): 1096-1107.

［7］WEINBERG O K, HASSERJIAN R P. The current approach to the diagnosis of myelodysplastic syndromes. Semin Hematol, 2019, 56 (1): 15-21.

第五章 白血病

第一节 急性髓细胞性白血病

知识要点

1. AML 诊断和鉴别诊断。
2. AML 分型和诊断标准。
3. AML 常用诱导缓解治疗方案及预后因素。
4. AML 的疗效标准。
5. 复发难治性 AML 诊断及特点。

急性髓细胞性白血病(acute myeloid leukemia,AML)是一类造血干、祖细胞来源的恶性克隆性疾病。发病时骨髓中异常的原始细胞及偏原始的幼稚细胞(白血病细胞)大量增殖并抑制正常造血,浸润肝、脾、淋巴结、皮肤黏膜等器官。表现为贫血、出血、感染和髓外组织器官浸润等征象,病情进展迅速,自然病程仅数周至数月。

AML 年发病率约 3.6/10 万,中位发病年龄为 66 岁。发病率随年龄增大而增加。10~25 岁的发病率约为 1/10 万。AML 约占急性白血病的 70%,男性稍多于女性。美国 AML 年死亡率约为 2.2/10 万;我国缺乏相关统计数据,估计高于西方发达国家。

首次门诊记录

患者,女性,34 岁,因"发热、乏力伴皮肤瘀点瘀斑 2 周"就诊,患者于 2 周前感冒后出现发热,体温 38.2~39.2℃,伴咳嗽,有痰不易咳出。曾服用"对乙酰氨基酚、板蓝根冲剂",疗效不佳,并出现头晕、乏力,双下肢皮肤瘀点瘀斑。门诊查血常规:白细胞计数 3.6×10^9/L,中性粒细胞比例 35%,淋巴细胞比例 55%,单核细胞比例 10%,血红蛋白浓度 88g/L,血小板计数 18×10^9/L。既往体健,3 个月前体检均无明显异常,月经规则,无毒物、放射线接触史,无烟酒嗜好,家族史无特殊。

【问题 1】患者初步诊断考虑什么?

思路 1 患者全血细胞减少且急性起病,需考虑的血液病有:急性白血病、急性再生障碍性贫血、骨髓增生异常综合征等;非血液病有感染性疾病、风湿免疫系统疾病等。

思路 2 问诊应着重询问有无药物、化学毒物和放射性毒物接触史,体格检查时应注意有无淋巴结、肝、脾大,有无胸骨压痛,注意全身皮肤、口腔黏膜、眼睑有无瘀点瘀斑、皮疹,还需注意颜面皮肤有无蝶形红斑。

知识点

全血细胞减少的鉴别诊断

1. 急性再生障碍性贫血(AAA) 起病急,以感染、出血为主要表现,进行性贫血,一般无胸骨压痛,无脾大。外周血无原始及幼稚细胞,网织红细胞比例和绝对值下降。骨髓增生极度低下,脂肪细胞增多,骨髓小粒呈空架状,造血细胞(包括粒系、红系、巨核系)明显减少,尤其是巨核细胞数显著减少,非造血细胞(包括淋巴细胞、单核细胞、浆细胞、网状内皮细胞等)比例相对增高。

2. 骨髓增生异常综合征(MDS) 表现为血细胞减少,网织红细胞数一般不减少,骨髓多数为增生活跃,也可呈低增生性。大多数 MDS 骨髓红系、粒系或巨核系有病态造血现象,原始细胞比例可增加,但不超过 20%,典型的染色体异常包括 -5/5q-、-7/7q- 等,出现这些核型异常有助于 MDS 诊断。

3. 阵发性睡眠性血红蛋白尿(PNH) 有血红蛋白尿发作史、外周血网织红细胞比例明显增加、骨髓有核细胞增生,主要是红系明显增生。不典型者无血红蛋白尿发作,骨髓亦可增生减低,易误诊为再生障碍性贫血。通过流式细胞术检测外周血红细胞、粒细胞膜上的 CD55、CD59 表达,表达量明显下降可以确诊为 PNH。酸溶血试验(Ham 试验)、糖水试验、蛇毒溶血试验(CoF 试验)或红细胞补体敏感试验阳性可以辅助诊断,但敏感性较差,仅在无法进行流式细胞术检测时采用。

4. 系统性红斑狼疮(SLE) 女性多见,可有颜面部蝶形红斑,抗核抗体检测有多项免疫性指标异常,合并肝、肾等多器官功能异常及血沉升高等有助于诊断。

【问题2】入院后如何进行检查和处理?

思路1 明确患者的基本状况包括体征、外周血细胞计数和分类、生化、凝血功能等。

体温 39℃,中度贫血貌,全身皮肤可见少许瘀点瘀斑,口腔黏膜无溃疡,双侧扁桃体Ⅱ度肿大,咽稍充血,双侧颈部、锁骨上、腋下、腹股沟未及肿大淋巴结,胸骨中下段有压痛,心脏听诊无殊,两肺听诊未闻及干、湿啰音,肝肋下未及,脾侧位刚触及。

血常规:白细胞计数 3.6×10^9/L,血红蛋白浓度 78g/L,血小板计数 12×10^9/L。白细胞分类:原始细胞百分比 12%,幼稚单核细胞百分比 5%,中性杆状核细胞百分比 11%,中性分叶核细胞百分比 20%,单核细胞百分比 4%,淋巴细胞百分比 48%。血型:O 型,Rh(+)。凝血功能正常。血生化报告:血清 LDH 459IU/L,尿酸 520IU/L,肝肾功能、电解质、血糖正常。

思路2 完善 MICM 信息,作出精准诊断并确定预后分层。

患者起病时间短、病情进展快,以感染、贫血和出血为主要表现,查体有胸骨压痛,外周血有原始和幼稚细胞,可以初步确定为急性白血病,需进一步行骨髓常规和活检、免疫分型、染色体分析、白血病融合基因、基因突变等检查。

思路3 积极抗感染治疗。

患者院外已发热 2 周,需要判断发热原因并积极处理。急性白血病由于正常粒细胞减少或缺乏,极易合并感染,且粒细胞缺乏状态不易形成脓肿等病灶,多数情况下感染灶不易被发现。该患者咽部充血,扁桃体Ⅱ度肿大,考虑口腔黏膜感染。入院即积极给予经验性抗感染治疗。特别注意抗生素使用之前应进行血培养(双臂双管,包括需氧和厌氧菌培养)以明确有无血流感染,同时做咽拭子培养,以明确咽喉部感染可能的病原菌。并且需行肺部 CT 检查以明确有无肺部感染。

辅助检查结果

1. 骨髓涂片 骨髓增生极度活跃,粒系占 15%,红系占 10%,粒、红比 1.5:1。粒系和红系增生受抑,各阶段幼稚细胞比例减少,形态无明显异常。成熟粒细胞和红细胞形态大致正常。单核细胞比例明显增高,以原始(42%)和幼稚(20%)单核细胞为主,成熟单核细胞占 3%。淋巴细胞占 13%。巨核细胞全片偶见。POX 阳性,苏丹黑染色阳性,非特异性酯酶(NSE)染色阳性,NSE-NAF 抑制试验阳性。初步结论:形态学似 AML-M5b(图 5-1-1)

2. 骨髓细胞免疫分型 CD11b、CD13、CD14、CD15、CD33、CD34、CD117 阳性,CD7 阳性,考虑 AML-M5(图 5-1-2)。

3. 染色体检查 46,XX,11q22-[20](图 5-1-3)

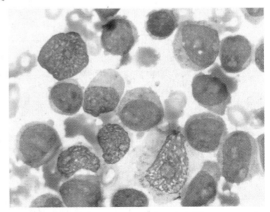

图 5-1-1 患者骨髓涂片(瑞氏染色法,×1 000)

4. 基因检测　*AML1-ETO*（−），*CBFβ-MYH11*（−），*NPM1*（−），*FLT3-ITD*（+）。

5. 骨髓活检　骨髓原始、幼稚单核细胞大量增生，符合 AML。

6. 肺部 CT　双肺未见明显异常（图 5-1-4）。

7. 血培养　报告阴性。

8. 咽拭子培养　报告阴性。

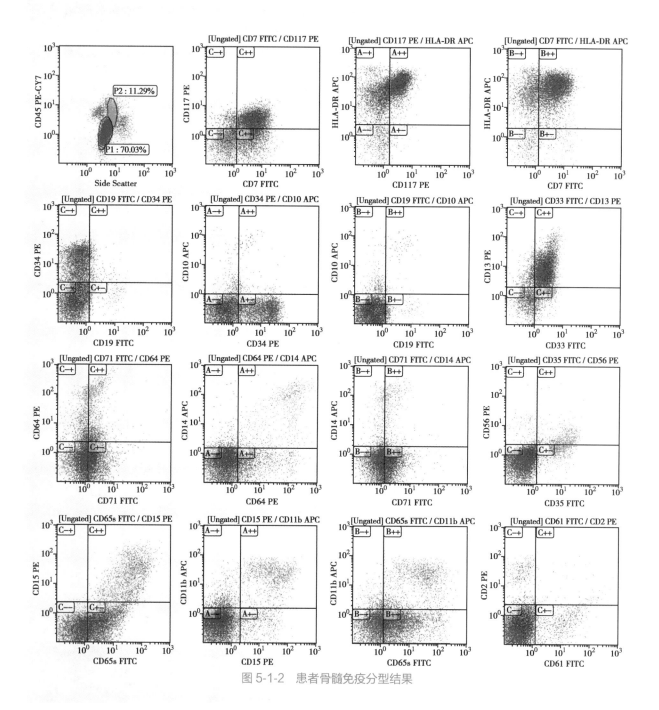

图 5-1-2　患者骨髓免疫分型结果

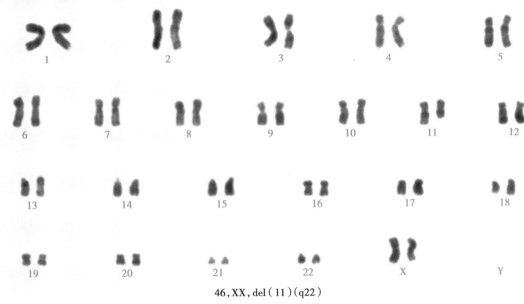

46,XX,del（11）（q22）

图 5-1-3 患者骨髓染色体分析结果

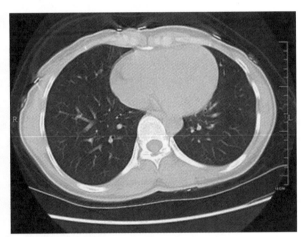

图 5-1-4 患者肺部 CT 平扫

【问题 3】该患者的诊断是什么？

思路 1 患者有发热、乏力等表现，胸骨压痛、脾大、皮肤瘀点瘀斑等体征，外周血三系减少且白细胞分类中原始细胞占 12%，初步诊断为急性白血病。

思路 2 患者骨髓中原始及幼稚单核细胞占 62%，细胞化学染色 POX、NSE、NaF 抑制试验均阳性，免疫分型 CD11b、CD13、CD14、CD33、CD34、CD15、CD117、CD7 阳性，确诊为 AML-M5b。

知识点

急性髓细胞性白血病诊断标准

1. FAB 标准 除临床症状、体征与血象外，骨髓形态学是诊断急性白血病的主要依据，要求原始细胞(包括原粒、原单核)≥30%，结合细胞组织化学染色进一步分类。诊断流程见图 5-1-5，具体分型为：

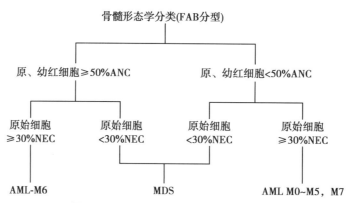

图 5-1-5 AML 的 FAB 标准诊断流程图

FAB. French-American-British(法国 - 美国 - 英国)的缩写;ANC. 全部骨髓有核细胞;NEC. 非红系骨髓有核细胞;AML. 急性髓细胞性白血病;MDS. 骨髓增生异常综合征。

(1)M0(急性髓细胞性白血病微分化型):骨髓中原始细胞 ≥ 90% [(非红系骨髓有核细胞(NEC)],骨髓原始细胞胞质透亮或中度嗜碱性,无嗜天青颗粒及 Auer 小体,核仁明显;原始细胞 POX 和苏丹黑染色阳性率 <5%(阴性);免疫表型 CD33 及 CD13 髓系标志阳性,淋系抗原阴性,可有 CD7、TdT 表达;免疫电镜髓过氧化物酶(MPO)阳性。

(2)M1(急性粒细胞白血病未分化型):骨髓原粒细胞(Ⅰ型 + Ⅱ型)≥ 90%(NEC),原始细胞 POX 和苏丹黑染色阳性率 ≥ 5%(阳性);早幼粒以下各阶段粒细胞 <10%。

(3)M2(急性粒细胞白血病部分分化型):骨髓原粒细胞(Ⅰ型 + Ⅱ型)占 30%~<90%(NEC),早幼粒以下至中性分叶核粒细胞 >10%,单核细胞 <20%。

(4)M3[急性早幼粒细胞白血病(APL)]:骨髓中以异常的多颗粒早幼粒细胞为主,>30%(NEC),多数 >50%,细胞形态较为一致,原粒细胞和中幼粒以下各阶段粒细胞均较少;其胞核大小不一,胞质内有大量嗜苯胺蓝颗粒。分为两个亚型:M3a 为粗颗粒型;M3b 为细颗粒型。

(5)M4(急性粒 - 单核细胞白血病)有以下五种情况:

1)骨髓原始细胞 >30%(NEC),原粒细胞加早幼粒细胞、中性中幼粒细胞及其他中性粒细胞占 30%~<80%,原、幼及成熟单核细胞 >20%。

2)骨髓象如上述,外周血中原、幼及成熟单核细胞 ≥ 5×10^9L。

3)骨髓象如上述,外周血中原、幼及成熟单核细胞 <5×10^9L,而血清溶菌酶及细胞化学支持单核系细胞数量显著者。

4)骨髓象类似 M2,而原、幼及成熟单核细胞 >20%,血清溶菌酶超过正常 [(11.5±4)mg/L]3 倍,或尿溶菌酶超过正常(2.5mg/L)3 倍。

5)骨髓象类似 M2,外周血单核细胞 ≥ 5×10^9L 时亦可划分为 M4。

(6)M4Eo(急性粒 - 单核细胞白血病伴嗜酸性粒细胞增多):除具有上述 M4 各型特点外,骨髓嗜酸性粒细胞 >5%(NEC)。

(7)M5(急性单核细胞白血病)分为两个亚型:

1)M5a(未分化型):骨髓原始单核细胞 ≥ 80%(NEC)。

2)M5b(部分分化型):骨髓原始单核细胞 <80%(NEC),其余为幼稚及成熟单核细胞等。

(8)M6(急性红白血病):骨髓原粒细胞 ≥ 30%(NEC),且有核红细胞 ≥ 50%(全部骨髓有核细胞)。

(9)M7(急性巨核细胞白血病):骨髓原始巨核细胞 ≥ 30%,如原始细胞形态不能确认,应做 CD41、CD61 单抗检查;如因骨髓纤维化而发生骨髓干抽,需行骨髓活检及免疫化学染色证实有原始巨核细胞增多。

2. WHO 标准(表 5-1-1)

(1)血或骨髓原始粒(或单核)细胞 ≥ 20%,可诊断为 AML。

（2）当患者被证实有克隆性重现性细胞遗传学异常 t(8；21)(q22；q22)、t(15；17)(q22；q21)、inv(16)(p13；q22) 或 t(16；16)(p13；q22) 时，即使原始细胞 <20%，也应诊断为 AML。

（3）伴有多系病态造血的 AML 及治疗相关性髓系肿瘤（AML 或 MDS），分别单独划分为独立亚类。AML 免疫表型、常见细胞遗传学异常与临床关联见表 5-1-2、表 5-1-3。

表 5-1-1　2016 年 AML WHO 分型

---

1. AML 伴重现性遗传学异常

　　　AML 伴 t(8；21)(q22；q22);*RUNX1-RUNX1T1*

　　　AML 伴 inv(16)(p13.1；q22) 或 t(16；16)(p13.1；q22);*CBFβ-MYH11*

　　　APL 伴 *PML-RARA*

　　　AML 伴 t(9；11)(p21.3；q23.3);*MLLT3-KMT2A*

　　　AML 伴 t(6；9)(p23；q34.1);*DEK-NUP214*

　　　AML 伴 inv(3)(q21.3q26.2) 或 t(3；3)(q21.3；q26.2);*GATA2*,*MECOM*

　　　AML(原始巨核细胞性) 伴 t(1；22)(p13.3；q13.3);*RBM15-MKL1*

　　　AML 伴 *BCR-ABL1*

　　　AML 伴 *NPM1* 突变

　　　AML 伴 *CEBPA* 双等位基因突变

　　　AML 伴 *RUNX1* 突变

2. AML 伴骨髓增生异常相关改变

3. 治疗相关的髓系肿瘤

4. 非特定类型 AML(AML，NOS)

　　　AML 微分化型

　　　AML 未分化型

　　　AML 部分分化型

　　　急性粒 - 单核细胞白血病

　　　急性单核细胞白血病

　　　纯红白血病

　　　急性巨核细胞白血病

　　　急性嗜碱性粒细胞白血病

　　　急性全髓增生伴骨髓纤维化

5. 髓系肉瘤

6. Down 综合征相关的髓系增殖

　　　Down 综合征相关的短暂性异常骨髓增殖

　　　Down 综合征相关的髓系白血病

注：AML. 急性髓细胞性白血病；NOS. 非特指型。

表 5-1-2 急性髓细胞性白血病的免疫表型

表型	常用阳性标志
前体期	CD34、CD38、CD117、CD133、HLA-DR
粒细胞	CD13、CD15、CD16、CD33、CD65、cMPO
单核细胞	NSE、CD11c、CD14、CD64、溶菌酶、CD4、CD11b、CD36、NG2 同源体
巨核细胞	CD41（血型糖蛋白Ⅱb/Ⅲa）、CD61（血型糖蛋白Ⅲa）、CD42（血型糖蛋白Ⅰb）
红细胞	CD235a（血型糖蛋白 A）

表 5-1-3 AML 中常见细胞遗传学异常与临床关联

染色体异常	受累基因	临床关联
染色体丢失或获得		
5 号或 7 号染色体的部分或全部缺失	未定义	在原发性 AML 或有化学品、药物或辐射暴露史和/或有前驱性血液病史的患者中较常见
8 号染色体三体	未定义	在急性原粒细胞白血病中很常见，预后中等，往往是继发性改变
易位		
t(8;21)(q22;q22)	*RUNX1(AML1)-RUNX1T1(ETO)*	存在于约 8% 的 50 岁以下和 3% 的 50 岁以上 AML 患者，约 75% 的病例有附加的细胞遗传学异常，包括男性 Y 染色体和女性 X 染色体的丢失。常见 *KRAS*、*NRAS* 和 *KIT* 的继发性协同突变。在约 40% 的粒 - 单核细胞表型中存在，在粒细胞肉瘤中的发生率更高
t(15;17)(q22;q21)	*PML-RARA*	存在于约 6% 的 AML 病例，见于绝大多数早幼粒细胞白血病病例。其他少见的累及 17 号染色体的易位，如 t(11;17) 或 (5;17)
t(9;11)(p22;q23)	*MLL*（特别是 *MLLT3*）	存在于约 7% 的 AML 患者，与单核细胞白血病相关，11q23 易位可见于约 60% 的婴儿，预后较差。11q23 有很多易位伙伴基因，*MLL1*、*MLL4*、*MLL10*
t(9;22)(q34;q22)	*BCR-ABL1*	存在于约 2% 的 AML 患者，预后差
t(1;22)(p13;q13)	*RBM15-MKL1*	存在于约 <1% 的 AML 患者。混有原粒细胞、原始巨核细胞、胞质出泡的小巨核细胞和畸形巨核细胞。网状纤维化常见
倒位		
inv(16)(p13.1;q22) 或 t(16;16)(p13.1;q22)	*CBFβ-MYH11*	存在于约 8% 的 50 岁以下和 3% 的 50 岁以上 AML 患者；往往是急性粒 - 单核细胞表型，伴骨髓嗜酸性粒细胞增加；对治疗反应较佳，预后良好
inv(3)(q21;q26.2)	*RPN1-EVI1*	存在于约 1% 的 AML 病例。约 85% 病例的血小板计数正常或增加，骨髓中畸形、低分叶的巨核细胞增加，肝脾大更常见，预后差

注：AML. 急性髓细胞性白血病。

思路 3 确定 AML 预后分层。该患者染色体核型提示 11q-，有 *FLT3-ITD* 基因突变，为预后不良组。

知识点

急性髓细胞性白血病的预后因素

以下为预后不良因素：

1. 年龄 ≥ 60 岁。

2. 此前有 MDS 或骨髓增殖性肿瘤（MPN）病史。

3. 治疗相关性 AML。

4. 高白细胞计数（外周血白细胞计数 ≥ $100 \times 10^9/L$）。

5. 有髓外浸润，如中枢神经系统、睾丸、皮肤。

6. 诱导化疗 2 个疗程未达完全缓解（complete remission，CR）。

7. 伴有预后差的染色体核型或分子遗传学标志（表 5-1-4）。

表 5-1-4　AML 患者的预后危险度分级

预后等级	细胞遗传学	分子遗传学
良好	inv（16）或 t（16；16）	NPM1 突变且无 FLT3-ITD 突变
	t（8；21），t（15；17）	CEBPA 双突变
中等	正常核型	t（8；21），inv（16）或 t（16；16）
	t（9；11）	伴有 c-kit 突变
	其他异常	
不良	单体核型	TP53 突变
	复杂核型（≥ 3 种）	RUNX1（AML1）突变[①]
	−5，5q−，−7，7q−	ASXL1 突变[①]
	11q23 异常，除外 t（9；11）	FLT3-ITD 突变[①]
	inv（3），t（3；3）	
	t（6；9）	
	t（9；22）	

注：出现 DNMT3A、RNA 剪接染色质修饰基因（SF3B1、U2AF1、SRSF2、ZRSR2、EZH2、BCOR、STAG2）突变，且不伴有 t（8；21）或 inv（16）或 t（16；16）或 t（15；17）时，预后不良。

[①]这些异常如果发生于预后良好组时，不作为不良预后标志。

【问题 4】AML 如何治疗？

思路 1　AML 的治疗策略。

初发 AML 治疗的第一阶段是诱导治疗，主要方法是联合化疗，目标是使患者迅速获得完全缓解。所有 AML 患者，可以参加临床研究的情况下，均建议首选参加临床研究。在没有临床研究的情况下，可以参照下述建议进行治疗。

知识点

诱导治疗方案

一、年龄 <60 岁的 AML 患者

1. 常规诱导方案　IA 或 DA 方案：标准剂量阿糖胞苷（Ara-C）100~200mg/（m²·d）×7d 联合去甲氧柔红霉素（IDA）12mg/（m²·d）×3d 或柔红霉素（DNR）60~90mg/（m²·d）×3d。

2. 其他诱导方案　三药联合方案如高三尖杉酯碱（HHT）、Ara-C、阿克拉霉素组成的 HAA 方案，HHT、Ara-C、DNR 组成的 HAD 方案。HA 为 HHT 联合标准剂量 Ara-C 的方案。

3. 靶向药物的应用　如对 FLT3 突变的患者可采用化疗联合 FLT3 抑制剂治疗；表达 CD33 抗原的患者可采用化疗联合 CD33 单克隆抗体治疗。

根据患者耐受情况,允许进行化疗药物剂量调整:标准剂量 Ara-C 100~200g/(m²·d)×7d、IDA 10~12mg/(m²·d)×3d、DNR 45~90mg/(m²·d)×3d、阿柔比星(Acla)20mg/d×7d、HHT 2.0~2.5mg/(m²·d)×7d 或 4mg/(m²·d)×3d。

二、年龄≥60岁的 AML 患者

(一)60~75岁患者的诱导治疗

1. 适合强烈化疗的患者(根据年龄、体能状况(PS)评分及合并基础疾病判断),治疗前应尽量获得遗传学检测结果,根据患者的预后可以分为以下两种情况:

(1)没有不良预后因素(预后不良遗传学异常;前期血液病病史;治疗相关 AML):

1)标准剂量化疗。

2)低强度治疗:地西他滨单药 20mg/(m²·d),5~10d;或小剂量 Ara-C 为基础的 CAG、CHG、CMG 等方案;或地西他滨联合小剂量化疗等。

3)联合靶向药物治疗。

(2)具有不良预后因素(预后不良遗传学异常,前期血液病病史,治疗相关 AML):

1)低强度化疗:地西他滨单药或小剂量化疗,或地西他滨联合小剂量化疗。

2)标准剂量化疗。

3)联合靶向药物治疗。

2. 不适合强烈化疗的患者

(1)低强度化疗:地西他滨单药或小剂量化疗,或地西他滨联合小剂量化疗。

(2)最佳支持治疗。

(3)靶向药物治疗。

(二)年龄>75岁的患者的治疗

1. 低强度化疗。

2. 最佳支持治疗。

3. 靶向药物治疗。

思路2 为争取长期无病生存(DFS)和痊愈,必须对患者进行第二阶段治疗,即缓解后治疗,主要方法为巩固治疗和异基因造血干细胞移植(allo-HSCT)。对于中枢神经系统、眼眶、睾丸及卵巢等髓外组织器官白血病细胞浸润,由于常规化疗药物不易渗透,需要通过鞘内化疗、大剂量甲氨蝶呤、Ara-C 或放疗等方法清除这些部位的白血病细胞。

知识点

急性髓细胞性白血病的疗效标准

1. 形态学无白血病状态 骨髓穿刺涂片中原始细胞 <5%(至少计数 200 个有核细胞),无伴 Auer 小体的原始细胞或无髓外白血病持续存在。

2. 形态学完全缓解(CR) 患者应满足形态学无白血病状态,脱离输血,无髓外白血病表现。中性粒细胞绝对计数 >1.0×10⁹/L,血小板 >100×10⁹/L。

3. 细胞遗传学完全缓解(CRc) 治疗前有染色体异常的患者缓解后染色体恢复为正常核型。

4. 分子水平完全缓解(CRm) 指治疗前有特殊分子遗传学标志和免疫表型特点的患者,治疗后转为阴性。

5. 形态学完全缓解而血细胞计数未完全恢复(CRi) 除仍有中性粒细胞减少 <1.0×10⁹/L 或血小板减少 <100×10⁹/L 外符合 CR 的所有标准。

6. 部分缓解(PR) 血细胞计数符合 CR 标准,骨髓原始细胞比例 5%~25%(同时应较治疗前下降 50% 以上)。若仍可见 Auer 小体,即使原始细胞 <5% 也应归为 PR。

7. 治疗失败 包括治疗后未能达 CR,甚至达不到 PR 标准的患者。

思路 3　为患者制订治疗策略。

患者一旦确诊应尽早化疗。该患者有感染性发热,先予抗感染治疗,待体温正常或稳定后予以化疗。患者经 5d 抗生素治疗后,体温恢复正常。

1. 完善各项检查及化疗前准备

(1)对鼻、咽、牙龈及肛周和可能感染部位进行拭子培养及药敏检查,可疑排泄物和分泌物也应行细菌、真菌培养及药敏检查。应在抗生素应用之前进行双管双臂血培养检查。

(2)化疗前应评估患者的脏器功能,查血生化、血 LDH、大便常规、尿常规,肺 CT、腹部超声、超声心动图和心电图等。

(3)患者如无中枢神经系统白血病表现,治疗前一般不进行常规腰椎穿刺检查,原因是腰椎穿刺时可能由于血管损伤使外周血中的白血病细胞被带进脑脊液中。

2. 该患者给予 DA 方案(DNR 60mg/m^2,1~3d,Ara-C 100mg/m^2,1~7d)化疗,化疗期间及化疗后患者应保持个人清洁卫生,漱口水漱口,1∶5 000 高锰酸钾或 1∶20 碘伏便后坐浴;饮食宜清淡,保持大便通畅,也可给予药物通便。

3. 化疗结束后 5d 患者出现发热,体温 38.5℃,肺部听诊呼吸音稍粗,血常规提示:白细胞计数 0.8×10^9/L,中性粒细胞计数 0.4×10^9/L,血红蛋白浓度 80g/L,血小板计数 22×10^9/L,予以广谱抗生素抗细菌治疗,同时予 G-CSF 升白细胞治疗,3d 后患者体温持续升高,高达 40℃,伴胸痛、咳嗽咳痰,痰中带血,肺部听诊双肺呼吸音粗,左肺可闻及明显湿性啰音,立即行肺部 CT 检查(图 5-1-6)。

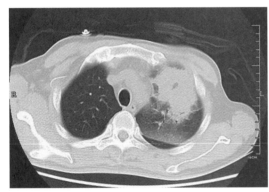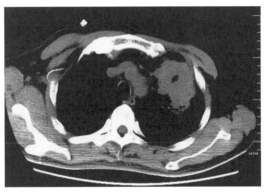

图 5-1-6　患者化疗后肺部 CT

结合宿主因素、临床表现及肺部典型影像表现,拟诊侵袭性肺真菌病,给予诊断驱动治疗,伏立康唑 200mg 或 4mg/kg,每日 2 次,首日加量 6mg/kg(也可给予其他广谱抗真菌药物二性霉素 B 或棘白菌素等)。治疗 5d 后患者体温恢复正常,咳嗽、咳痰、胸痛较前好转,10d 后复查肺部 CT,见图 5-1-7。考虑治疗有效,继续抗真菌巩固治疗。

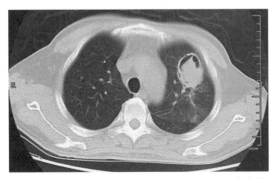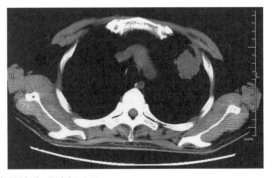

图 5-1-7　患者抗真菌治疗后肺部 CT

化疗结束后 8d 患者血常规提示血红蛋白浓度 50g/L,血小板计数 4×10^9/L,伴头晕心悸,口腔黏膜可见血疱,双下肢出现散在瘀点、瘀斑,患者主诉乏力明显、胸闷,考虑与贫血有关。遂予以吸氧、输注同型红细胞、血小板支持治疗。输血后患者症状体征较前好转。

知识点

化疗后骨髓抑制期对症支持治疗

骨髓抑制期的对症支持治疗是确保抗白血病治疗获得疗效的基础。感染、出血是导致患者死亡的最常见原因。

（一）AML 患者感染特点

1. 患者屏障功能较差,正常粒细胞减少,自身抗感染能力低下,定植菌易成为致病菌。

2. 由于粒细胞少,感染易于扩散,不易形成局限性感染病灶,临床表现不典型。

3. 患者院内感染、耐药菌感染和二重感染的发生率较高,抗感染疗效差。

（二）防治

1. 养成良好的卫生习惯,病区和患者用品应经常清洁消毒,感染患者做好隔离工作。

2. 医护人员的双手是引发患者交叉感染的重要原因,接触患者前后都应消毒清洗(可以用专门供医护人员用的消毒水擦洗,也可用 70% 乙醇擦洗手)。

3. 患者应常规处理潜在感染病灶,每日餐前餐后漱口,便后 1∶5 000 高锰酸钾坐浴,不食不洁饮食,保持大便通畅,避免肛门、直肠黏膜损伤而导致感染。

4. 对发热的患者应常规检查易感部位如口腔、咽喉、肛周等,必要时(如出现红、肿、痛或溃疡)进行细菌和真菌培养检查。

5. 如无感染发热,一般不推荐常规给予肠道消毒和预防性抗生素治疗。

6. 体温连续 1h 超过 38℃ 即应认为感染,应对可疑部位、血液或其他可疑体液进行细菌、真菌培养,同时参考当地病原学、药敏试验和抗生素使用情况,"重拳出击",选用高效、广谱抗生素经验性治疗。

7. 抗菌治疗无效应结合致病菌培养结果及时调整抗生素。

8. 近年来侵袭性真菌病(IFD)发生率逐渐增多,IFD 的诊断根据患者宿主因素、临床和影像学、半乳甘露聚糖(GM)试验 /1,3-β-D- 葡聚糖(G)试验和确诊 IFD 微生物标准,分确诊、临床诊断、拟诊和未确定四个等级。由于血培养阳性率低、痰培养难以与定植菌鉴别,临床上确诊病例很少,应根据患者的病情、当地真菌的流行病学、既往抗真菌治疗情况、药物代谢、药敏结果及患者的经济状况综合决定(表 5-1-5)。

表 5-1-5　侵袭性真菌病诊断级别和抗真菌治疗策略

侵袭性真菌病诊断级别	诊断要素				抗真菌治疗
	宿主因素	临床和影像学	G/GM 试验	确诊侵袭性真菌病微生物学标准	
粒细胞缺乏发热	+	−	−	−	经验治疗
未确定侵袭性真菌病	+	无或非特征性改变	− 或 +	−	诊断驱动治疗
拟诊侵袭性真菌病	+	特征性改变	−	−	诊断驱动治疗
临床诊断侵袭性真菌病	+	特征性改变	+	−	目标治疗
确诊侵袭性真菌病				+	目标治疗

知识点

急性髓细胞性白血病患者输血支持治疗

1. 决定是否成分输血根据血象和临床表现综合判断。因供、受者 HLA 和红细胞、血小板抗原不同,反复输血可致发热、过敏、红细胞或血小板无效输注等。因此,应掌握输血指征,一般当血红蛋白低于 60g/L、血小板低于 $10×10^9$/L 时应予以输注红细胞或血小板悬液。出现严重贫血症状或有活动性出血时,可以放宽输血指征。AML出血最主要的原因是血小板减少,应尽量将血小板维持在10×10^9/L以上。AML可出现凝血功能障碍,应及时输注血浆或纤维蛋白原等治疗。

2. 免疫功能低下或使用氟达拉滨等嘌呤类免疫抑制剂治疗后,反复输血还可能引起输血相关移植物抗宿主病(TA-GVHD),发生率0.1%~1%,表现为发热、皮肤红斑、腹泻、黄疸和全血细胞减少;过滤或紫外线照射可有效降低血制品中的白细胞数,当白细胞数低于5×10^6/L时可使97%以上的患者免于发生HLA同种免疫反应;血制品经20~25Gy的γ射线照射也可有效防止HLA-C类抗原所引发的TA-GVHD。

3. 血小板无效输注是AML治疗的难点,与HLA同种免疫反应有关,也与高热、脾大并发弥散性血管内凝血(DIC)或药物介导的免疫反应有关。对血制品进行过滤、紫外线照射或γ射线照射可有效防止输血相关的HLA同种免疫反应。部分血小板无效输注的患者输HLA配型相合的血小板有效。化疗后应用IL-11、重组人血小板生成素等可能可以减少血小板的输注量。

思路4 治疗后的评估。

患者化疗结束后7d复查血常规提示白细胞计数0.7×10^9/L,中性粒细胞计数0.2×10^9/L,血红蛋白浓度71g/L,血小板计数10×10^9/L。骨髓检查提示有核细胞量极度减少,未见原始细胞。白血病残留病灶(流式细胞术)提示残留病灶0.01%。化疗结束后12d患者血象开始恢复,血常规提示白细胞计数2.2×10^9/L,中性粒细胞计数1.7×10^9/L,血红蛋白浓度80g/L,血小板计数62×10^9/L,予以停用G-CSF。化疗结束后14d患者血象恢复,血常规提示白细胞计数5.2×10^9/L,中性粒细胞计数3.0×10^9/L,血红蛋白浓度82g/L,血小板计数150×10^9/L。骨髓检查提示形态学完全缓解(图5-1-8),白血病残留病灶(流式细胞术)提示0.85%(图5-1-9),染色体分析提示正常核型(图5-1-10),分子生物学提示*FLT3-ITD*突变转阴,疗效评价达到CR。

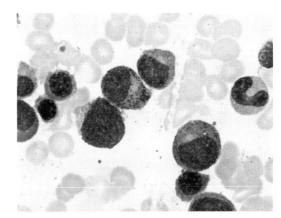

图5-1-8 患者骨髓涂片(瑞氏染色法,×1 000)

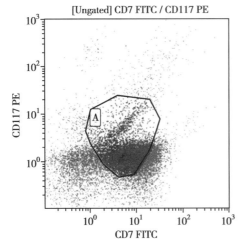

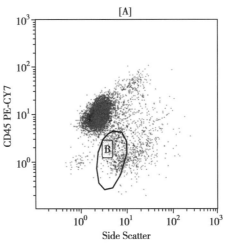

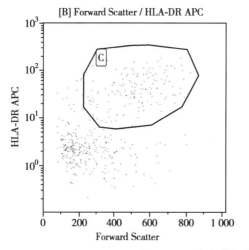
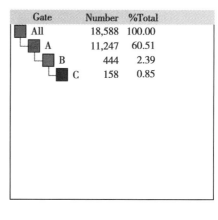

图 5-1-9　患者残留病灶(流式细胞术)

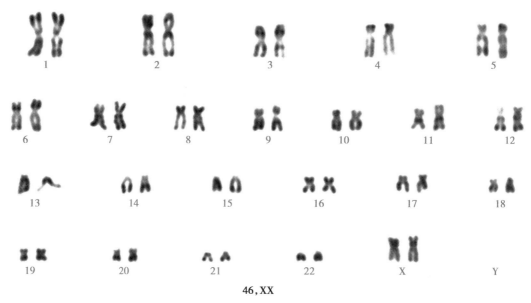

46,XX

图 5-1-10　患者染色体分析

后 续 随 访

　　患者用 DA 方案诱导缓解后,又用 DA 方案巩固 1 个疗程,中剂量 Ara-C 巩固 2 个疗程,于末次化疗后 1 个月再次出现发热,至当地医院查血常规:白细胞计数 22.8×10⁹/L,幼稚细胞百分比 10%,血红蛋白浓度 90g/L,血小板计数 10×10⁹/L,考虑急性白血病复发入院。

【问题 5】该患者的进一步检查和诊断?
　　思路 1　完善骨髓细胞 MICM 检查。

　　1. 骨髓涂片　骨髓增生极度活跃,粒系和红系增生受抑制,各阶段幼稚细胞比例减少,形态无明显异常。成熟粒细胞和红细胞形态大致正常。单核细胞比例明显增高,以原始(45%)和幼稚(23%)单核细胞为主,成熟单核细胞占 3%。巨核细胞全片偶见(图 5-1-11)。POX、苏丹黑、NSE 均阳性,NSE-NAF 抑制试验阳性。初步结论:AML-M5b 复发。

　　2. 流式免疫分型　CD11b、CD13、CD14、CD15、CD33、CD34、CD117 阳性,CD7 部分阳性(图 5-1-12)。

　　3. 细胞遗传学　46,XX,11q22−,[20](图 5-1-13)。

　　4. 分子生物学　*AML1-ETO*(−),*CBFβ-MYH11*(−),*NPM1*(−),*FLT3-ITD*(+)。

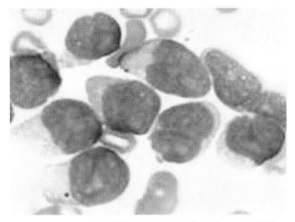

图 5-1-11 患者骨髓涂片(瑞氏染色法,×1 000)

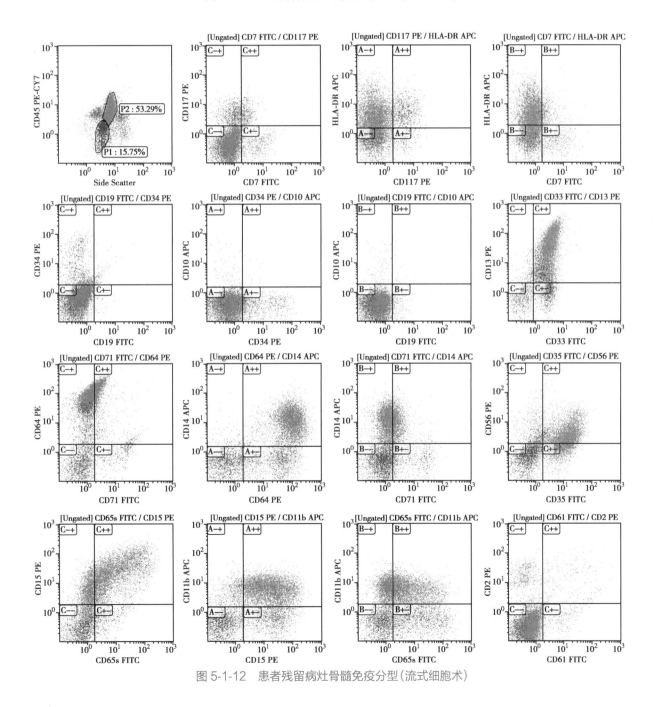

图 5-1-12 患者残留病灶骨髓免疫分型(流式细胞术)

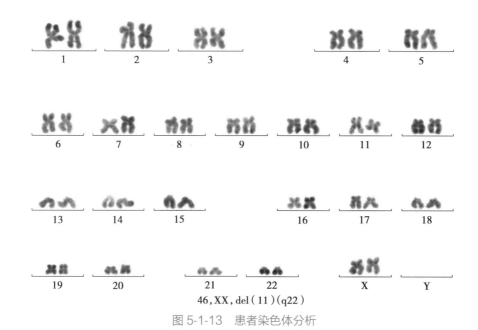

46,XX,del（11）(q22)

图 5-1-13 患者染色体分析

思路 2 根据临床特点、MICM 检查结果,该患者确诊为 AML-M5b 复发。

知识点

复发难治性急性髓细胞性白血病诊断及特点

1. 复发性 AML 诊断标准 完全缓解(CR)后外周血再次出现白血病细胞或骨髓原始细胞 >5% 或髓外出现白血病细胞浸润。

2. 难治性 AML 诊断标准 经过标准方案治疗 2 个疗程未达到 CR 或 CRi(不包括抑制期死亡或不明原因死亡)。

3. 复发难治 AML 预后极差,原发和继发耐药是主要原因。患者再诱导治疗的骨髓抑制期较长,并发症多,黏膜炎发生率高;中位再缓解持续时间不超过 14 个月,3 年中位生存率仅 8%~29%。决定复发患者预后的主要因素是年龄、CR1 期长短、细胞遗传学、体能状况及是否接受过干细胞移植等。年龄 ≥ 60 岁、CR1 期不足一年、不良核型者再缓解率低。

【问题 6】该患者如何治疗?

思路 患者完全缓解后 6 个月内出现骨髓复发,考虑为早期复发 AML,再次 CR 后应尽早进行 allo-HSCT。该患者复发后 *FLT3-ITD* 突变再次出现,也可选用 *FLT3* 抑制剂联合化疗或者使用无交叉耐药的其他化疗方案,该患者选用 FLAG 方案再次诱导治疗,并再次达到 CR。

知识点

难治性急性髓细胞性白血病新的治疗手段

一、难治性白血病的治疗原则

1. 使用无交叉耐药化疗方案。

2. 中、大剂量 Ara-C 组成的联合方案。

3. 异基因造血干细胞移植(allo-HSCT)。

4. 使用耐药逆转剂。

5. 新的靶向治疗药物、生物治疗等。

二、复发难治性 AML 治疗选择

在化疗方案选择时,应综合考虑患者细胞遗传学、免疫表型改变、复发时间、患者个体因素(如年龄、体能状况、合并症、早期治疗方案)等因素,以及患者的治疗意愿。另外,建议完善分子表达谱的检测,以帮助患者选择合适的临床试验。

1. 复发患者的治疗选择按年龄分层

(1)年龄 <60 岁

1)早期复发者(≤ 12 个月)建议:①临床试验(强烈推荐);②挽救化疗,继之 HLA 配型相合同胞或无关供者或单倍体造血干细胞移植(HSCT)。

2)晚期复发者(>12 个月)建议:①临床试验(强烈推荐);②挽救化疗,继之相合同胞或无关供者、单倍体 HSCT;③重复初始有效的诱导化疗方案(如达到再次 CR,尽快进行 allo-HSCT)。

(2)年龄 ≥ 60 岁

1)早期复发者建议:①临床试验(强烈推荐);②最佳支持治疗;③挽救化疗,体能状况佳者继之相合同胞或无关供者 HSCT。

2)晚期复发者建议:①临床试验(强烈推荐);②重复初始有效的诱导化疗方案;③挽救化疗,继之相合同胞或无关供者 HSCT;④最佳支持治疗(用于不能耐受或不愿意进一步强烈治疗的患者)。

2. 常用的治疗方案 分为强烈化疗方案和低强度治疗方案,强烈化疗方案包含嘌呤类似物(如氟达拉滨、克拉屈滨)的方案,缓解率 30%~45%,中位生存期 8~9 个月。

(1)耐受性好的患者可选择强烈化疗方案

1)CLAG±米托蒽醌(Mitox)/IDA 方案:克拉屈滨 5mg/m^2,第 1~5 日;Ara-C 1~2g/m^2,第 1~5 日,静脉滴注 3h;G-CSF 300μg/m^2,第 0~5 日;加或不加 Mitox 10mg/m^2,第 1~3 日或 IDA 10~12mg/m^2,第 1~3 日。

2)大剂量 Ara-C(既往未使用过)±蒽环类药物:Ara-C 1~3g/m^2,每 12h 一次,第 1、3、5、7 日;DNR 45mg/m^2 或 IDA 10mg/m^2,第 2、4、6 日或 Mitox 或依托泊苷(VP16)。

3)FLAG 方案±IDA

FLAG 方案:氟达拉滨(Flu)30mg/m^2,第 1~5 日;Ara-C 1~2g/m^2,Flu 用后 4h 使用,第 1~5 日,静脉滴注 3h;G-CSF 300μg/m^2,第 0~5 日。

4)MEA 方案:Mitox 10mg/m^2,第 1~5 日;依托泊苷 100mg/m^2,第 1~5 日;Ara-C 100~150mg/m^2,第 1~7 日。

5)HAA(或 HAD)方案:HHT 2mg/m^2,第 1~7 日(或 HHT 2mg/m^2,每日 2 次,第 1~3 日);Ara-C 100~200mg/m^2,第 1~7 日;阿柔比星 20mg/d,第 1~7 日(或 DNR 40mg/m^2,第 1~7 日)。

(2)耐受较差的患者可选择低强度治疗方案

1)CAG 预激方案:G-CSF 150μg/m^2,每 12h 一次,第 0~14 日;阿柔比星 20mg/d,第 1~4 日;Ara-C 20mg/m^2,分 2 次皮下注射,第 1~14 日。

2)低剂量 Ara-C:Ara-C 10mg/m^2,皮下注射,每 12h 一次,第 1~14 日。

3)去甲基化药物:地西他滨 20mg/m^2,第 1~5 日,或阿扎胞苷 75mg/m^2,第 1~7 日,28d 为 1 个周期,直至患者出现疾病恶化或严重不良反应。

4)靶向药物治疗

(3)allo-HSCT:作为复发、难治白血病患者 CR2 后的挽救治疗,具体参考中国造血干细胞移植专家共识。

(佟红艳)

问 答 题

1. AML 需要与哪些疾病鉴别?

2. AML FAB 分型和诊断标准、WHO 诊断标准分别是什么?

3. AML 常用诱导缓解治疗方案有哪些?

4. AML 的疗效标准是什么?

5. 试述复发难治性 AML 诊断及特点。

推荐阅读文献

［1］中华医学会血液学分会白血病淋巴瘤学组 . 成人急性髓系白血病 (非急性早幼粒细胞白血病) 中国诊疗指南 (2017 年版). 中华血液学杂志 , 2017, 38 (3): 177-182.

［2］中华医学会血液学分会白血病淋巴瘤学组 . 复发难治性急性髓系白血病中国诊疗指南 (2017 年版). 中华血液学杂志 , 2017, 38 (3): 183-184.

［3］中国侵袭性真菌感染工作组 . 血液病 / 恶性肿瘤患者侵袭性真菌病的诊断标准与治疗原则 (第五次修订版). 中华内科杂志 , 2017, 6 (6): 453-459.

［4］DÖHNER H, ESTEY E, GRIMWADE D, et al. Diagnosis and management of AML in adults: 2017 ELN recommendations from an international expert panel. Blood, 2017, 129 (4): 424-447.

第二节 急性早幼粒细胞白血病

知识要点

1. APL 的诊断和鉴别诊断。

2. APL 的诱导治疗方案。

3. APL 的治疗合并症。

4. APL 的治疗策略。

急性早幼粒细胞白血病(acute promyelocytic leukemia, APL)占 AML 的 10%~15%,98% 以上患者存在染色体 15q24 上的早幼粒细胞白血病(promyelocytic leukemia, *PML*)基因与 17q21 上的维 A 酸受体 A(retinoic acid receptor alpha, *RARA*)基因发生交互性重排,形成 *PML-RARA* 融合基因,此为典型的 APL。与之相对应的标志性细胞遗传学特征为 15 号染色体和 17 号染色体分别断裂后相互易位,即 t(15;17)(q24;q21)。*PML-RARA* 融合基因编码的融合蛋白阻滞髓系细胞分化,抑制早幼粒阶段细胞成熟,造成骨髓中异常早幼粒细胞大量堆积,导致 APL 发生。临床上以凝血机制异常导致的出血为突出表现。近年来由于 APL 分子病理学进展和分子靶标的识别,全反式维 A 酸(ATRA)和亚砷酸(ATO)等靶向治疗使 APL 预后大为改观,80%~90% 患者可获得长期缓解甚至治愈。但 APL 患者常因严重凝血异常诱发致命性出血,早期死亡率极高,故一旦拟诊 APL,应当作为临床紧急事件,迅速完善诊疗。

PML-RARA 融合基因模式图(动画)

首次门诊记录

患者,男性,33 岁,主因"反复牙龈出血 1 周,发现三系减少 1d"就诊。1 周前,患者无明显诱因下反复牙龈出血,后出现乏力气短,偶有咳嗽,咳白色黏痰,症状逐渐加重,昨日就诊社区医院,查血常规:白细胞计数 1.5×10^9/L,血红蛋白浓度 87g/L,血小板计数 25×10^9/L。发病来食欲、睡眠可,体重无减轻,大小便正常。既往体健,无毒物、放射线接触史,无烟酒嗜好,家族史无特殊。

【问题 1】根据上述病史,该患者怀疑的诊断有哪些?

思路 1 患者青年男性,起病较急,既往体健,无自身免疫性疾病基础,无化学物、药物接触史,无肝病病史,外周血三系明显下降考虑血液病可能性大,需要怀疑的诊断有再生障碍性贫血(AA)、急性造血功能停滞、免疫相关性全血细胞减少症(IRP)、骨髓增生异常综合征(MDS)、阵发性睡眠性血红蛋白尿(PNH)、急性白血病等。

思路 2 问诊时应着重询问有无皮肤黏膜瘀点瘀斑、鼻出血,既往检查有无血象异常,有无皮疹、结节、关节炎及关节肿痛,尿色有无异常(深如可乐、酱油),体格检查时应注意出血表现,同时探查隐匿的感染灶,应注意口腔、鼻窦区、皮肤及肛周部位有无病变。注意有无淋巴结、肝、脾大等体征。当血细胞计数异常时,必须加做血涂片白细胞分类。当存在出血表现时,除了检测血细胞计数,需同时监测凝血功能,注意排除是否合并凝血异常,以进一步完善出血症状的鉴别诊断。

【问题2】为明确诊断,需进行哪些检查?

思路1 体格检查。

一般情况可,全身皮肤黏膜无瘀点、瘀斑,全身浅表淋巴结未及肿大。胸骨无压痛。右下肺可及少许湿啰音,腹部外形正常,柔软,无压痛及反跳痛。肝脾肋下未触及。双下肢无水肿,肛周未见痔或肛瘘。

思路2 实验室检查。

1. 血常规 + 网织红细胞 + 白细胞分类 白细胞计数 1.2×10^9/L,血红蛋白浓度 85g/L,血小板计数 21×10^9/L,网织红细胞百分率 2%。白细胞分类:早幼粒细胞 6/50,成熟粒细胞 2/50,淋巴细胞 36/50,单核细胞 6/50(图 5-2-1)。

2. 血凝常规 PT 15.6s,APTT 55.7s,TT 31.8s,纤维蛋白原 0.8g/L。

3. 生化 ALT 67IU/L,AST 74IU/L,血糖 6.64mmol/L,钾 2.9mmol/L,钙 1.9mmol/L。

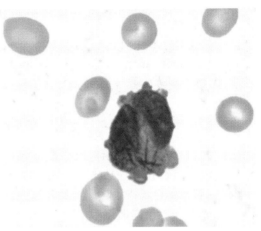

图 5-2-1 患者外周血白细胞分类

思路3 临床思维。患者急性起病,以反复牙龈出血为突出临床表现,继而出现乏力、咳嗽等贫血、感染症状,临床上应当首先考虑重型 AA(SAA)、急性白血病等进展迅速的疾病,对以出血为突出表现的患者尤需警惕 APL。该患者经进一步检查,外周血白细胞分类见早幼粒细胞 6/50,凝血常规显著异常,应当高度怀疑 APL,立即通知病房绿色通道接收患者住院,完善血型、输血前全套等检查,向家属沟通病情,同时迅速纠正电解质紊乱(低钾、低钙),警惕恶性心律失常、肌无力等。签署知情同意书后完善骨髓穿刺术,查骨髓涂片、荧光原位杂交(FISH)检测 *PML-RARA*、染色体核型、免疫分型、常见白血病基因多重 PCR 等。患者有 APTT、TT 延长,低纤维蛋白原血症及血小板减少,需警惕 DIC 的发生。

提醒:APL 患者常因严重凝血异常诱发致命性出血,早期死亡率极高,门诊疑诊 APL 患者除积极完善诊疗外,应尽早向家属沟通病情,告知相关风险及注意事项。

知识点

三系减少的鉴别诊断

1. 非血液病

(1)自身免疫性疾病,如类风湿关节炎、系统性红斑狼疮等,可有皮疹、关节炎及关节肿胀等表现,类风湿因子、抗核抗体谱阳性。

(2)严重肝病如乙肝后肝硬化合并脾功能亢进,可有黄疸、腹胀等体征,HBV-DNA 显著增高,超声示脾脏明显增大。

(3)理化因素导致的全血细胞减少,如放射线、苯接触等。

2. 血液病

(1)AA:全血细胞减少,网织红细胞计数减少,白细胞分类正常,骨髓形态示多部位骨髓增生减低或重度减低。

(2)低增生性白血病:外周血及骨髓中可见大量幼稚细胞。

(3)IRP:患者骨髓粒系、红系、干系细胞膜上可检测到自身抗体,骨髓中 B 细胞比例增高。

(4)MDS:骨髓象常增生活跃,早期细胞增多,常有病态造血现象,部分患者合并染色体异常。

(5)急性造血功能停滞:发病较急,常有明显诱因如微小病毒 B19 感染,血象以贫血为主,骨髓涂片尾部见巨大的原红细胞。

住院当日

检查结果回报：

1. 骨髓形态学（数小时至1个工作日结果可回报） 增生极度活跃，粒系：红系 =94.5：1，粒系异常增生，以异常的早幼粒细胞为主，占 86.5%，Auer 小体多见，POX 染色强阳性100%，淋系、红系比例偏低，巨核细胞全片6只（图 5-2-2）。

2. 免疫分型（数小时至1个工作日结果可回报） 分析 91.7% 的粒细胞群体，CD13、CD33、CD117 阳性，符合早幼粒细胞表型。

3. 血型 B 型，Rh（+），输血常规未见明显异常。D-二聚体 24.27ng/L，3P 试验（+）。心电图基本正常。考虑外出 CT 检查风险较大，行床边胸片见右下肺斑片状高密度影。

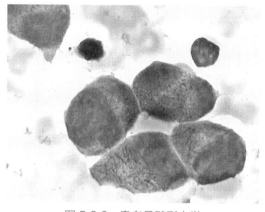

图 5-2-2 患者骨髓形态学

【问题 3】该患者的诊断是什么？

思路 结合患者症状、体征，显著的凝血异常，骨髓形态示以异常的早幼粒细胞为主，占 86.5%，Auer 小体多见，POX 染色强阳性 100%，免疫分型示 91.7% 的粒细胞群体，CD13、CD33、CD117 阳性，患者临床诊断为 APL。但确诊仍需特征性染色体或融合基因阳性。鉴于目前技术水平，常规染色体与多重 PCR 结果均需 4 个工作日以上方可回报，而应用 FISH 技术最短可在 1 个工作日内得出结果，故对于临床高度拟诊 APL 患者应加做 *PML-RARA* FISH，以期尽早确诊并诱导治疗。

知识点

急性早幼粒细胞白血病的诊断

2016 年 WHO 将典型 APL 定义为"APL 伴 *PML-RARA*"，用以区分非典型 / 变异型 APL。因此，特征性的 APL 细胞形态学表现联合染色体检查 t（15 ；17）（q24 ；q21）阳性或分子生物学检查 *PML-RARA* 阳性即可诊断为典型 APL。而不典型 / 变异型 APL 占 1%~2%，检测不到 t（15 ；17）（q24 ；q21）染色体异常和 / 或 *PML-RARA* 融合基因。但不典型 / 变异型 APL 会发生累及 RAR 家族（*RARA*、*RARB* 及 *RARG*）的基因重排，产生新的融合基因。目前，已发现 *RARA*、*RARB* 及 *RARG* 至少有 17 个不同的伙伴基因，包括 *BCOR*、*CPSF6*、*FIP1L1*、*FNDC3B*、*GTF2I*、*IRF2BP2*、*NPM1*、*NUMA*、*NUP98*、*OBFC2A*、*PML*、*PRKAR1A*、*STAT3*、*STAT5B*、*TBLR1* 和 *ZBTB16* 等。大样本研究发现不典型 / 变异型 APL 具有白细胞高、血小板高、总生存率低、无白血病生存率低、复发率高等特点。从临床疗效看，伴有 *RARA* 与 *PML*、*NPM1*、*NUMA*、*FNDC3B* 或者 *IRF2BP2* 基因重排的 APL 患者对全反式维 A 酸（ATRA）治疗敏感，但是伴有 *ZBTB16-RARA*、*STAT3-RARA*、*STAT5B-RARA*、*CPSF6-RARG* 等融合基因的 APL 患者对 ATRA 治疗非常不敏感，需调整治疗策略。因此，有条件的单位建议加做不典型 / 变异型 APL 的筛查。

变异型 APL 融合基因模式图 1（动画）

变异型 APL 融合基因模式图 2（动画）

【问题 4】患者本病的治疗措施。

思路 APL 的确诊通常需要 2 个以上工作日（FISH），疑诊患者应立即加用 ATRA 25mg/（m²·d）治疗，能迅速改善凝血功能障碍，降低早期死亡率。如证实非 APL，停服即可。

提醒：应用维 A 酸前，应同家属充分沟通病情，告知相关风险。签署知情同意书。

【问题 5】患者应进行哪些紧急治疗措施？

思路 疑诊 APL 患者，凝血指标明显异常，有显著出血症状，偶有轻咳，右下肺可及细湿啰音，胸片见右下肺斑片状高密度影，提示存在肺部感染。

1. 纠正出血　积极预约成分血(血小板、血浆、冷沉淀等)输注,迅速纠正血凝异常,降低致命性出血风险。同时密切监测血常规、凝血功能等变化情况。

提醒:高白细胞的初诊 APL 患者,一般不推荐白细胞单采术,风险较大且不降低早期死亡率。

2. 控制感染　该患者合并肺部感染,予完善咽拭子、痰培养等病原学检查,明确致病菌前可予经验性治疗,根据临床转归及病原学检查结果调整用药。结合患者实际,选用哌拉西林/他唑巴坦抗感染,监测体温、呼吸道症状及体征变化,根据病情酌情复查床边胸片或胸部 CT。

住院第 2 日

经积极成分血输注后,患者牙龈出血停止,主诉大便稍干燥,咳嗽较前减轻。血象示白细胞计数 $1.91×10^9$/L,血红蛋白浓度 94g/L,血小板计数 $32×10^9$/L。凝血常规:PT 14.7s,APTT 32.1s,TT 19.5s,纤维蛋白原 1.4g/L,国际标准化比率(INR)1.23,抗凝血酶 - Ⅲ(AT- Ⅲ)102%。FISH 回报:*PML-RARA* 阳性。

【问题 6】该患者的治疗方案是什么?

思路　初诊 APL 患者应评估心脏功能,有活动性/器质性心血管疾病,接受过纵隔/心脏周围区域放疗,同时使用抑制心肌收缩功能药物的患者通常不能耐受以蒽环类为基础的化疗,可予亚砷酸联合 ATRA 双诱导。

能耐受以蒽环类为基础化疗的初诊 APL 患者应首先进行危险度分级(表 5-2-1)。

表 5-2-1　急性早幼粒细胞白血病患者危险度分级

危险度	初诊白细胞计数	初诊血小板计数
低	$<10×10^9$/L	$≥40×10^9$/L
中	$<10×10^9$/L	$<40×10^9$/L
高	$≥10×10^9$/L	—

该患者分类为中危组,依据 APL 中国诊疗指南,结合家属意愿,采用 ATRA 25mg/$(m^2·d)$ 口服 + 亚砷酸 0.16mg/$(kg·d)$ 静脉滴注 + 柔红霉素 45~90mg/$(m^2·d)$ 静脉滴注联合化疗。同时注意水化碱化、维持水电解质平衡等。

【问题 7】化疗过程中的监测指标有哪些?

思路　常规监测血常规、出入量、体重、肝肾功能电解质等,对于高白细胞患者,必须密切监测凝血,警惕 APL 细胞大量破坏暴发 DIC 风险。外周血白细胞分类可一周复查一次,骨髓评价一般在第 4~6 周,血细胞计数恢复后进行。联合亚砷酸诱导治疗的过程中,需注意 QT 间期延长等不良反应。

住院第 3 日

患者诉凌晨 3:00 左右出现恶心、呕吐,呕吐咖啡样物质 1 次,伴头痛、眼痛。夜班医生予甘露醇降颅内压、护胃处理后,症状稍有缓解,后再次发作头痛,伴右上肢麻木。体格检查:神清,瞳孔等大等圆,对光反射灵敏,口角无偏斜,伸舌居中,颈软,无抵抗,右上肢肌力稍弱于左侧、肌张力正常,生理反射存在,病理反射未引出。

血常规:白细胞计数 $1.91×10^9$/L,血红蛋白浓度 92g/L,血小板计数 $28×10^9$/L。凝血功能:PT 12.3s,APTT 34.3s,TT 14.5s,纤维蛋白原 2.0g/L。

继续积极预约成分血输注支持,请神经内科会诊考虑颅内出血可能性大,与家属沟通病情,要求行头颅 CT 明确诊断,结果提示:左侧顶叶高密度影(图 5-2-3)。

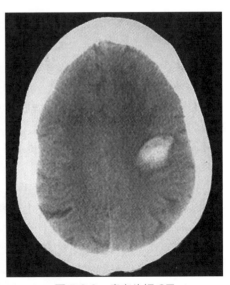

图 5-2-3　患者头颅 CT

【问题8】APL 患者诱导初期出现头痛,考虑哪些合并症?

思路

1. 颅内出血　APL 患者初期极易发生致命性出血,故临床应提高警惕,及时采取干预措施。

2. ATRA 诱发的高颅压综合征,发生率约 25%,多在应用 ATRA 的第 2~22 日发病,表现为头痛、视神经乳头水肿、背痛、视物模糊、视力下降等,加用地塞米松(DEX)/甘露醇可缓解。

3. 中枢神经系统白血病,确诊有赖腰椎穿刺细胞学检查。

【问题9】该患者治疗上需做哪些调整?

思路　APL 患者合并颅内出血,存在手术禁忌,治疗上以脱水降颅内压等保守治疗为主,同时积极输注血小板、凝血因子等防止出血加重。

提醒:患者病情危重,向家属沟通病情,告知病危,密切监测病情变化。

住院第 7 日

积极成分血输注、脱水降颅内压保守治疗后患者头痛、肢体麻木逐渐消失。复查头颅 CT 提示出血局限,未见新发出血灶。患者近 2d 体温逐渐升高,热峰 38.5℃,无畏寒寒战,诉有轻度胸闷,体重较入院时增加 2kg。血常规:白细胞计数 13.1×10^9/L,血红蛋白浓度 97g/L,血小板计数 56×10^9/L。白细胞分类:早幼粒细胞 9%,中幼粒细胞 25%,晚幼粒细胞 24%,成熟粒细胞 29%,淋巴细胞细胞 12%。凝血功能基本正常。

【问题10】患者考虑何种诊断?

思路

1. **分化综合征(维 A 酸综合征,RAS)**　发生率约 25%,多发生在应用 ATRA 的第 2~21 日,典型表现为:不明原因发热、体重增加 5kg 以上、呼吸窘迫、肺部浸润、胸腔和心包积液、低血压及急性肾衰竭。符合 2~3 个者属于轻度分化综合征,符合 4 个或更多者属于重度分化综合征。

2. **肺部感染**　仍应注意与肺部感染鉴别,必要时复查胸部 CT,留取病原学检查,依据药敏试验结果及临床实际选用合适抗生素。

【问题11】此时,该患者治疗上应如何调整?

思路　应用 ATRA 诱导分化时应警惕 RAS,一旦出现 RAS,治疗上应停用 ATRA,加用地塞米松 10mg,每日 2 次,连续应用 5~7d。白细胞增高可加用化疗药物如米托蒽醌、伊达比星等。

患者血象逐步恢复,外周血早幼粒细胞比例明显下降,提示治疗有效,出现分化综合征后积极干预,待RAS 度过可继续原方案诱导。

住院第 28 日

患者一般状况明显好转,血常规、白细胞分类、凝血功能、生化全套基本正常。复查骨髓示形态学:粒系增生活跃,粒系占 92%,早幼粒细胞 0.5%,中幼粒细胞 9%,晚幼粒细胞 48.5%,杆状核粒细胞 28%,分叶核粒细胞 5.5%。染色体未见明显异常,*PML-RARA* 融合基因拷贝数由入院时 9 678/10 000abl 拷贝降为 600/10 000abl 拷贝。

【问题12】患者后续治疗方案。

思路　中 / 低危组患者 CR 后可继续 ATRA 25mg/($m^2 \cdot$d)口服 ×2 周,间歇 2 周,为 1 个疗程,共 7 个疗程。亚砷酸 0.16mg/(kg·d)×4 周,间歇 4 周,为 1 个疗程,共 4 个疗程。总计约巩固 7 个月,在此期间检测融合基因,持续阴性则转入维持治疗。维持治疗为:第 1 个月,ATRA 25mg/($m^2 \cdot$d)口服 ×14d,休 14d;第 2 个月和第 3 个月亚砷酸 0.16mg/(kg·d)×14d,休 14d。完成 3 个周期,维持治疗期共计约 9 个月。其间监测 *PML-RARA* 融合基因。

【问题13】如何预防中枢神经系统白血病(CNSL)?

思路　诱导达 CR 后低 / 中危组患者应当行腰椎穿刺 / 鞘内注射 2~4 次,高危组患者应当行腰椎穿刺 / 鞘内注射至少 6 次。

【问题14】如何治疗复发的 APL,移植时机该如何选择?

思路　APL 复发患者一般采用亚砷酸 ±ATRA ± 蒽环类化疗进行再次诱导治疗。诱导 CR 后必须进行鞘内注射预防中枢神经系统白血病。达再次细胞形态学 CR 者进行 *PML-RARA* 融合基因检测,融合基因阴性者可以行自体造血干细胞移植（auto-HSCT）或亚砷酸巩固治疗（不适合移植者）6 个疗程,融合基因阳性者进入临床研究或行异基因造血干细胞移植（allo-HSCT）。再诱导未缓解者可加入临床研究或行 allo-HSCT。

随　访

患者依照诊疗共识行巩固 / 维持治疗,治疗期间监测 *PML-RARA* 融合基因持续阴性,目前已 2 年。

【APL 诊疗流程图】(5-2-4)

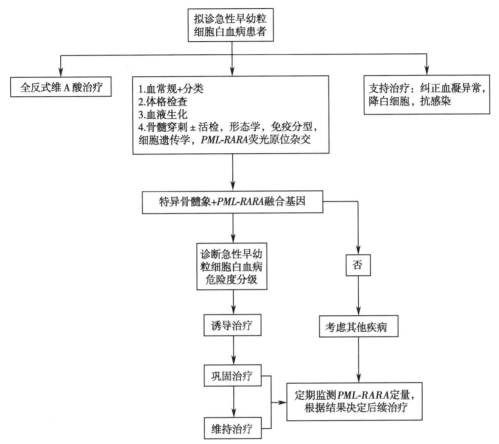

图 5-2-4　急性早幼粒细胞白血病诊疗流程图

(吴德沛)

问　答　题

1. 如何快速确认 APL 的诊断?
2. APL 的诱导治疗方案是什么?
3. 什么是分化综合征?
4. 非典型 / 变异型 APL 如何处理?
5. 简述 APL 的危险度分层。

推荐阅读文献

［1］中华医学会血液学分会. 中国急性早幼粒细胞白血病诊疗指南 (2018 年版). 中华血液学杂志, 2018, 39 (3): 179-183.

［2］WEN L, XU Y, YAO L, et al. Clinical and molecular features of acute promyelocytic leukemia with variant retinoid acid receptor fusions. Haematologica, 2019, 104 (5): 195-199.

第三节 急性淋巴细胞白血病

1. ALL 的诊断和世界卫生组织(WHO)分型。
2. 成人 ALL 的危险度分层。
3. ALL 微小残留病变的监测方法。
4. 成人 ALL 的治疗。

急性淋巴细胞白血病(acute lymphoblastic leukemia, ALL)是一种起源于单个 B 细胞或 T 细胞前体细胞的恶性肿瘤,是常见的白血病类型之一,病因尚不明确。骨髓白血病细胞的增殖和聚积导致正常骨髓的造血功能受到抑制,从而发生贫血、血小板减少和中性粒细胞减少。白血病细胞也可浸润至髓外不同的部位,尤其是肝、脾、淋巴结、胸腺、脑脊液和睾丸,从而出现相应的临床表现。与急性髓细胞性白血病(AML)类似,ALL 诊断时的临床表现可反映骨髓衰竭的程度和髓外浸润的范围,但淋巴结、肝、脾大在 ALL 更显著。在儿童急性白血病中,ALL 发病率是 AML 的 5 倍,而在成人急性白血病中 ALL 仅占 20%。ALL 诊断时的中位年龄为 13 岁,是 15 岁以下群体中最常见的恶性肿瘤和致死原因。该病常见于儿童,但在任何年龄均可发病,有三个发病高峰:2~10 岁、15~24 岁和 80 岁以上。

ALL 是一种异质性疾病,根据免疫学、细胞和分子遗传学可分为多种亚型。区分成不同的生物学亚型便于制订分层的、个体化的治疗方案,包括使用特殊药物或联合用药、决定药物剂量或治疗持续时间,从而获得最佳的治疗效果。如成人 ALL 有费城染色体(Ph 染色体)和 / 或 *BCR-ABL1* 融合基因者则宜联合酪氨酸激酶抑制剂(TKI)和异基因造血干细胞移植(allo-HSCT)。成人 ALL 治疗的失败率相对较高,部分与预后不良的遗传学异常发生率较高及对强化疗耐受性差有关。现阶段的治疗手段可使接近 90% 的儿童和 40% 的成人 ALL 患者获得长期生存,甚至很可能治愈。如今,重点不仅要放在提高治愈率方面,还要提高患者的生活质量,避免急性及迟发的治疗相关并发症,如第二肿瘤、心脏毒性及内分泌疾病。

首次门诊记录

患者,女性,28 岁,主因"鼻出血伴牙龈出血 3d"到门诊就诊。患者 3d 前无明显诱因出现鼻出血伴牙龈出血,且有牙龈局部的隐痛不适。昨日到当地医院查血常规提示明显异常:白细胞计数 81.1×10^9/L,血红蛋白浓度 93g/L,血小板计数 27×10^9/L。病程中有轻度乏力和腹胀不适,无发热,无咳嗽咳痰,无腹痛腹泻,无皮肤瘙痒,无神志和精神改变。食欲不佳,睡眠可,大小便基本正常,体重无明显下降。近期无特殊用药史。既往体质健康,无食物和药物过敏史,无毒物和放射线接触史。月经史:14 岁,4~5d/30~35d,末次月经量较平时增多。已婚,育一子,子体健,2 年前生育时曾查血常规未见异常。否认家族中类似病史和遗传病史。

【问题 1】通过上述问诊,该患者可疑的诊断是什么?

思路 1 该患者系青年女性,急性起病,首诊时存在出血表现,白细胞明显升高。白细胞升高是非特异的血细胞计数指标异常,首先要除外如感染、药物、妊娠、应激状态、恶性肿瘤等引起的类白血病反应,然后才考虑血液病。类白血病反应的患者,白细胞计数一般不超过 50×10^9/L,且有明显的感染等前驱表现。该患者不存在上述相关原因,考虑为原发于血液系统的恶性疾病如急性白血病、慢性白血病进展期、骨髓增殖性肿瘤或淋巴增殖性疾病。

思路 2 问诊时应着重询问是否有感染性疾病史、服药史,毒物和放射线接触史,月经是否规律,是否妊娠,是否有乏力、低热、盗汗、体重下降等症状。体格检查时除全面的体格检查外,还要特别注意有无胸骨压痛、肝脾及淋巴结肿大。当血细胞计数异常时,必须加做血涂片的白细胞分类。

【问题 2】为进一步明确诊断,需进行哪些检查?

思路 1 体格检查。

精神可,轻度贫血貌,双侧颈部共有 3 个肿大淋巴结,最大直径 1.5cm,质地韧,无明显压痛。四肢皮肤有散在瘀点,左上第 1~2 磨牙周围牙龈糜烂伴渗血,有触痛。胸骨压痛阳性。心率 95 次 /min,律齐,各瓣膜听诊区未闻及杂音。两肺呼吸音清,未闻及干湿性啰音。腹部外形正常,柔软,无压痛及反跳痛。肝肋下未触及,脾脏肋下 4cm,质韧,无压痛。四肢关节活动无障碍。

知识点

急性淋巴细胞白血病的临床特征

ALL 的临床表现各异,症状可以是隐匿的,但多呈急性起病。临床表现类似于 AML,一般反映了骨髓衰竭的程度和髓外浸润的范围。

1. **贫血**　乏力、倦怠是多见的症状,年老的患者可以由于贫血出现呼吸困难、心绞痛和眩晕等突出症状。

2. **出血**　多表现为皮肤黏膜瘀点、瘀斑,严重者可以有内脏出血。出血的范围和严重程度取决于血小板的计数和凝血功能。

3. **发热**　接近半数患者表现为发热,白血病细胞释放致热细胞因子可引起发热,但更多的患者是由于存在感染的因素。

4. **白血病细胞增殖浸润的表现**

(1) 骨痛:幼儿 ALL 多见。由于白血病细胞浸润骨膜、骨骼或关节或白血病细胞使骨髓腔扩张,导致跛行、骨骼和关节疼痛。少部分患者出现骨髓坏死可导致严重的骨痛。

(2) 淋巴结和肝脾大:ALL 中淋巴结和肝脾大较 AML 多见。纵隔淋巴结肿大常见于 T 细胞 ALL。

(3) 睾丸浸润:阴囊无痛性肿大是常见的体征,通常见于 T 细胞 ALL 的婴儿或青少年合并白细胞过多的患者。

(4) 其他部位浸润:少见,如眼眶、视神经、视网膜、皮肤等,表现为相应部位的肿胀和功能损害。

思路 2　实验室检查。

1. **血常规 + 白细胞分类**　白细胞计数 83.61×10^9/L,血红蛋白浓度 87g/L,血小板计数 20×10^9/L。外周血涂片白细胞分类:原始和幼稚细胞占 49%,成熟粒细胞占 4%,淋巴细胞占 47%。

2. **血凝指标**

3. **生化指标**

4. **骨髓穿刺检查**　是患者最需要立即进行的检查项目。包括形态学、免疫学、染色体(显带法)、分子生物学(利用 PCR 和基因测序技术筛查 ALL 常见的融合基因和基因突变)检查。

知识点

急性淋巴细胞白血病的实验室检查

1. **血常规**　新诊断的 ALL 患者常见贫血、中性粒细胞减少和血小板减少,其严重性反映了正常造血被白血病细胞异常增殖抑制的程度。初诊时白细胞计数的范围很广,$(0.1~1\,500) \times 10^9$/L 不等[中位数为 $(10~12) \times 10^9$/L]。ALL 的血小板减少与免疫性血小板减少不同,这种血小板减少几乎同时伴有贫血或白细胞异常或两者兼有。严重的出血不常见。少数患者在诊断前有全血细胞减少且能短暂地自发恢复,可见于儿童 ALL。

2. **血凝指标**　初诊时凝血异常通常较轻,可见于 3%~5% 的患者,大多数为 T 细胞 ALL。

3. **生化指标**　大多数 ALL 患者的血清乳酸脱氢酶(LDH)升高,且与白血病的浸润范围呈明显相关性。白血病细胞负荷高的患者常见血尿酸水平升高,肾脏或肝脏受累及时可以出现相应的肝肾功能指标异常。其他少见的异常如高钙血症。

4. **骨髓穿刺检查**　怀疑急性白血病的患者在初次行骨髓穿刺检查时必须完善 MICM 项目,初诊时的这些资料对于判断预后、指导治疗及微小残留病变(MRD)的检测均有着十分重要的意义。部分患者在初诊时骨髓可能干抽无法获取丰富的骨髓液标本进行上述化验,此时若外周血中可见较多的原始和/或幼稚细胞,可以选择外周血标本来替代,从而完善免疫学和遗传学等检查,但此时必须同时加做骨髓的活组织病理检查。

知识点

骨随穿刺检查项目及标本留取的注意事项

形态学:细胞形态学分析是诊断白血病的基础。怀疑急性白血病的患者骨髓穿刺的细胞形态学和细胞化学染色至少准备 5 张骨髓涂片,自然风干(不要固定)。

免疫学:免疫分型是确诊 ALL 的重要手段,也是治疗后监测 MRD 极有价值的工具。要达到这一目的需要通过流式细胞仪、借助于一系列抗体,根据抗原的系列特异性分步筛选。

细胞遗传学:其中最常采用的是通过显带技术对白血病细胞进行染色体核型分析,标本首选骨髓;荧光原位杂交(FISH)主要用于复杂异常或具有标志性染色体改变的患者,目的是证明染色体数量异常或受累及基因的重排。

分子生物学:主要包括逆转录 PCR(reverse transcription polymerase chain reaction,RT-PCR)、实时定量 PCR(quantitative real-time PCR)、基因测序、基因芯片等,可以更特异地检测分子学异常。这些技术既可以验证细胞遗传学或 FISH 结果,还可以发现疾病相关融合基因或基因突变,并可用于监测MRD。

合格的标本是实验分析成功的基本保证,不同的实验检查对标本采集有不同的要求。核型分析和 FISH 最好采用肝素抗凝的标本;而 PCR 和基因测序建议采用乙二胺四乙酸盐(EDTA)抗凝标本进行,一般抽取骨髓液 15~20ml,初诊时外周血白细胞计数较低时要适当增加标本量。

思路 3 该患者是否需要急诊住院?

根据血常规和外周血涂片的白细胞分类考虑急性白血病,需要立即收住血液科消毒病房进行进一步处理。

检查结果报告

1. 血凝指标 正常。
2. 生化指标 LDH 864IU/L,羟丁酸脱氢酶 707IU/L 升高,其他项正常。
3. 骨髓穿刺检查

(1)细胞形态学:有核细胞增生极度活跃,粒系细胞:红系细胞比例为 1:1。淋巴细胞异常增生,原始(18.5%)及幼稚(65%)淋巴细胞占 83.5%,该类细胞大小不一,以小细胞为主;胞质量少,呈天蓝色,无颗粒;核圆形,偶见凹陷、折叠,染色质疏松,部分核仁可见;其 POX 染色 100% 阴性。粒、红两系细胞增生受抑,巨核细胞 3 个 / 片(图 5-3-1)。

(2)免疫学:分析 84% 的幼稚群体为 B 淋系表达,表达率分别为 CD34 85.9%,HLA-DR 35.9%,CD19 99.7%,cyCD79a 44.1%;其他指标如 CD20、CD13、CD33、CD117、CD2、CD14 及 CD10 表达率均 <20%,MPO 及cyCD3 表达率 <10%。

(3)细胞遗传学:核型分析结果为 46,XX,del(9)(p13)[3]/47,XX,+21 [1]/46,XX [6];FISH 技术检测 *BCR-ABL1* 融合基因为阴性。

(4)分子生物学:多重 PCR 技术未检测到白血病常见的融合基因转录本,PCR 联合基因测序分析未发现 *IKZF1*、*NOTCH1* 等基因突变。

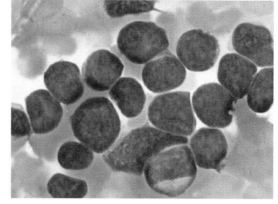

图 5-3-1 骨髓穿刺结果(瑞氏 - 吉姆萨染色,×1 000)

【问题 3】该患者的诊断是什么? 属于哪个亚型?

思路 根据白细胞计数异常升高,外周血见大量原始和 / 或幼稚细胞,骨髓形态提示 ALL-L1,免疫分型发现 83.5% 的幼稚细胞群体为 B 淋系表达,染色体为 46,XX,del(9)(p13)[3]/47,XX,+21 [1]/46,XX [6],PCR 未检测到常见的融合基因转录本,该患者根据 FAB 分型诊断为 ALL-L1,根据 WHO 分型则诊断为 B 淋巴母细胞白血病(非特指型)。

知识点

急性淋巴细胞白血病诊断标准

ALL 分型主要有 FAB(French-American-British,FAB)和 WHO(World Health Organization,WHO)两种标准。

FAB 标准主要以细胞形态学为基础,将原始和/或幼稚淋巴细胞≥骨髓有核细胞(全部骨髓有核细胞)的 30% 定义为 ALL 的诊断标准。WHO 标准将诊断 ALL 所需要的白血病细胞比例定义为不能低于 20%。淋巴瘤侵犯骨髓时骨髓检查可见到形态异常的恶性淋巴细胞,实质上 ALL 和淋巴瘤的区别就在于发生恶变的淋巴细胞发育阶段不同。

知识点

急性淋巴细胞白血病分型标准的演变

法国、美国、英国(FAB)协作组于 1976 年用 Romanowsky 染色观察血及骨髓涂片,根据白血病细胞大小、核质比例、核仁大小及数量、细胞质嗜碱程度等,辅以细胞化学染色将 ALL 分为 L1、L2、L3 三个亚型,即所谓的 FAB 分型,这一分型标准在国内外沿用多年,至今仍是一些单位诊断急性白血病的基础分型标准,但已不再作为危险度分型的依据。

细胞化学染色弥补了形态学的部分不足,在一定程度上提高了诊断的准确度。一般 ALL 的白血病细胞的过氧化物酶(POX)、苏丹黑(SB)、非特异性酯酶(NSE)染色均为阴性,可作为与 AML 的初步鉴别手段。但 ALL 的骨髓样本偶尔因存在残余的正常髓系前体细胞而 POX 呈现弱阳性,POX 和 SB<3% 实际上包括了 ALL、部分 AML-M5、AML-M7 甚至混合表型急性白血病(MPAL),故单纯以 POX 和/或 SB<3% 区分 ALL 和 AML 是不全面的,应结合免疫学和细胞遗传学分析。

正是在实验研究手段增加、疾病认识提高的基础上,1985 年 4 月由 Van den Bergh 等在比利时组成了第一个 MIC(形态学、免疫学、细胞遗传学)研究协作组,讨论并制定了 ALL 的 MIC 分型。高分辨染色体分带技术及分子生物学技术的应用,使 ALL 分型又前进了一步,出现了 MICM(形态学、免疫学、细胞遗传学及分子生物学)分型。它对于判断患者的预后、指导治疗及 MRD 的监测有重要意义。

1995 年至 1997 年,WHO 召集了来自世界各地的临床血液学家和病理学家代表,共同制定了包括 ALL 在内的造血和淋巴组织肿瘤的诊断分型标准,于 2001 年正式发表,并分别于 2008 年和 2016 年进行了修订和补充,增加了近年来被认识和明确的新类型。WHO 分型的依据是 MICM 分型,将 ALL 分为 B 和 T 淋巴母细胞白血病,FAB 分型中的 ALL-L3 则归入成熟 B 细胞肿瘤的范畴。

ALL 的免疫分型应采用多参数流式细胞术。1994 年在法国召开了欧洲白血病免疫学分型协作组(EGIL)会议,提出 ALL 的四型 21 类法。即先按 T、B 淋系和髓系抗原积分系统确定不同抗原积分,再按积分和抗原表达及分化程度把 ALL 分为四大类型、21 个亚型。1995 年发表了简化后的 EGIL 分型,1998 年又进行了修改(表 5-3-1)。

表 5-3-1 ALL 的免疫学分型(EGIL,1998)

亚型	免疫学标准
B 系 ALL [CD19(+)和/或 CD79a(+)和/或 CD22(+),至少两个阳性]	
早期前 B-ALL(B-Ⅰ)	无其他 B 细胞分化抗原表达
普通型 B-ALL(B-Ⅱ)	CD10(+)
前 B-ALL(B-Ⅲ)	胞质 IgM(+)

亚型	免疫学标准
成熟 B-ALL(B-Ⅳ)	胞质或膜 κ 或 λ(+)
T 系 ALL[胞质/膜 CD3(+)]	
早期前 T-ALL(T-Ⅰ)	CD7(+)
前 T-ALL(T-Ⅱ)	CD2(+)和/或 CD5(+)和/或 CD8(+)
皮质 T-ALL(T-Ⅲ)	CD1a(+)
成熟 T-ALL(T-Ⅳ)	膜 CD3(+),CD1a(-)
α/β⁺T-ALL(A 组)	抗 TCR α/β(+)
γ/δ⁺T-ALL(B 组)	抗 TCR γ/δ(+)
(α/β⁺T-ALL、γ/δ⁺T-ALL 是 T-ALL 中根据膜表面 TCR 的表达情况进行的分组)	
伴髓系抗原表达的 ALL(My⁺ALL)	表达 1 或 2 个髓系标记,但又不满足混合表型急性白血病的诊断标准

注:ALL,急性淋巴细胞白血病;EGIL,欧洲白血病免疫学分型协作组;TCR,T 细胞受体。

近年来的研究结果提示 CD79a 并不是 B-ALL 特有的抗原标记,新发现 PAX5 是诊断 B 系特异而又敏感的指标;另外在确定 T-ALL 时要关注 CD3 抗原表达的情况,故 2016 年 WHO 分类标准中关于免疫学指标的界定有所改动(表 5-3-2),目前 ALL 的疾病分型参照 WHO 2016 版标准(表 5-3-3)。ALL 的诊断还应该注意排除混合表型急性白血病(MPAL)。MPAL 的系列确定建议参照 WHO(2016)标准,可以同时参考 EGIL(1998)标准(表 5-3-4)。

表 5-3-2 WHO(2016)分型确定系列的指标

指标	内容
髓系	髓系过氧化物酶(MPO)(流式、免疫组化或细胞化学)或
	单核系分化特征(≥ 2 个指标:非特异性酯酶、CD11c、CD14、CD64、溶菌酶)
T 系	胞质 CD3(cyCD3,流式,采用抗 CD3 ε 链的抗体。免疫组化采用多克隆抗 CD3 抗体检测 CD3 ζ 链,是非 T 细胞特异性的)
	膜表面 CD3(在 MPAL 中罕见)
B 系(需要多个抗原)	1. CD19 强表达,合并至少一项强表达:CD79a、胞质 CD22、CD10 或
	2. CD19 弱表达,合并至少两项强表达:CD79a、胞质 CD22、CD10

注:具有两个及两个以上系列抗原表达的诊断为混合表型急性白血病(MPAL)。

表 5-3-3 ALL 的 WHO 分型(2016 年)

B 淋巴母细胞白血病/淋巴瘤
ALL,非特指型
ALL 伴重现性遗传学异常
ALL 伴 t(9;22)(q34.1;q11.2);*BCR-ABL1*
ALL 伴 t(v;11q23.2);*KMT2A*

ALL 伴 t(12 ;21) (p13.2 ;q22.1);*ETV6-RUNX1*

ALL 伴超二倍体核型

ALL 伴亚二倍体核型

ALL 伴 t(5 ;14) (q31.1 ;q32.3);*IL3-IGH*

ALL 伴 t(1 ;19) (q23 ;p13.3);*TCF3-PBX1*

BCR/ABL1 样 ALL[①]

伴 21 号染色体内部扩增的 B-ALL[①]

T 淋巴母细胞白血病 / 淋巴瘤

早期前体 T 细胞淋巴细胞白血病[①]

自然杀伤细胞 - 淋巴细胞性白血病[①]

注:ALL,急性淋巴细胞白血病。
①为新增加分型。

表 5-3-4　双表型急性白血病的诊断积分系统(EGIL,1998)

分值	B 系	T 系	髓系
2	CD79a	胞质 / 膜 CD3	CyMPO
	Cy CD22	TCR α / β	
	Cy IgM	TCR γ / δ	
1	CD19	CD2	CD117
	CD20	CD5	CD13
	CD10	CD8	CD33
		CD10	CDw65
0.5	TdT	TdT	CD14
	CD24	CD7	CD15
		CD1a	CD64

注:EGIL,欧洲白血病免疫学分型协作组;Cy,胞质内;TCR,T 细胞受体。B/T 系积分 >2 分且无髓系抗原表达时诊断为 B-ALL/T-ALL;存在 1 或 2 个髓系标记,但不满足双表型白血病的诊断标准时则诊断为伴髓系抗原表达的 B-ALL/T-ALL(My[+]ALL),常见的髓系抗原是 CD13 和 CD33。ALL,急性淋巴细胞白血病。

【问题 4】该患者的危险度分层如何?

思路　无论儿童,还是成人 ALL 的治疗效果均受多种因素的影响,包括临床特征、白血病细胞的遗传学、治疗方案、患者的药代动力学和药物遗传学等。根据如上的相关指标,多数研究组将儿童 ALL 分为 3~4 组,如低危组(此组可无)、标危组、高危组和极高危组。由于成人 ALL 预后相对差,一般认为成人 ALL 不存在低危组,多数将其分为标危组和高危组,部分研究组会将 Ph[+]/*BCR-ABL1*[+]ALL 单独列为极高危组处理。表 5-3-5 为国内专家关于成人 ALL 的预后分组的共识。该患者属于 B-ALL,初诊时存在白细胞 >30 × 10^9/L 的高危因素,故属于预后不良组(或称为高危组)。ALL 最常见遗传学亚型的临床和生物学特征见表 5-3-6。

表 5-3-5 成人 ALL 的预后分组(不含成熟 B-ALL)

指标	预后良好	预后不良	
		B-ALL	T-ALL
诊断时			
白细胞数($\times 10^9$/L)	<30	>30	>100(?)
免疫表型	胸腺 T	早期前 B[CD10(-)] 前体 B[CD10(-)]	早期前 T[CD1a(-),sCD3(-)] 成熟 T[CD1a(-),sCD3(+)]
遗传学或基因表达谱	*ETV6-RUNX1*(?)	t(9;22)/*BCR-ABL1*	*HOX11L2* 过表达(?)
	HOX11 过表达(?) *NOTCH1*(?)	t(4;11)/*KMT2A-AF4* t(1;19)/*TCF3-PBX1*(?)	*CALM-AF4*(?)
	9p 缺失(?)	复杂异常(?)	复杂异常(?)
	超二倍体(?)	低亚二倍体/近四倍体(?)	低亚二倍体/近四倍体(?)
治疗反应			
泼尼松反应	好(?)	差(?)	
达 CR 时间	早	较晚(>3~4 周)	
CR 后 MRD	阴性/<10^{-4}	阳性/>10^{-4}	
年龄	<25 岁,<35 岁	>35 岁,>55 岁,>70 岁	
其他因素	对治疗的依从性、耐受性、是否按时治疗、多药耐药基因的过表达、药物代谢基因的多态性等		

注:ALL,急性淋巴细胞白血病;CR,完全缓解;MRD,微小残留病变;"?"表示可能有意义,但尚未达成共识。

表 5-3-6 ALL 最常见遗传学亚型的临床和生物学特征

亚型	相关特征	估计的 EFS/%	
		儿童	成人
超二倍体(>50 条染色体)	前 B 细胞为主的表型;低白细胞; 儿童中较好的年龄组(1~9 岁);预后较好	5 年 80~90	5 年 30~50
亚二倍体(<45 条染色体)	前 B 细胞为主的表型;白细胞较高;预后差	3 年 30~40	3 年 10~20
t(12;21)(p13;q22) /*ETV6-RUNX1*	CD13$^+$/CD33$^+$ 前 B 细胞表型;假二倍体;年龄 1~9 岁; 预后较好	5 年 90~95	不明
t(1;19)(q23;p13.3) /*TCF3-PBX1*	CD10$^+$/CD20$^+$/CD34$^+$ 前 B 细胞表型;假二倍体;白细胞 较高;黑人;中枢神经系统白血病;预后和治疗方案有关	5 年 82~90	3 年 20~40
t(9;22)(q34;q11.2) /*BCR-ABL1*	前 B 细胞为主的表型;老年人;白细胞较高;酪氨酸激酶 抑制剂治疗获早期好转	3 年 80~90	1 年约 60
t(4;11)(q21;q23) /*KMT2A-AF4*	CD10$^+$/CD15$^+$/CD33$^+$/CD65$^+$ 前 B 细胞表型;婴儿和老年 人组;高白细胞;中枢神经系统白血病;预后差	5 年 32~40	3 年 10~20
t(8;14)(q24;q32.3) /*IgH-MYC*	B 细胞表型;形态学 L3 型;男性为主;髓外巨块病变;短 期加强化疗包括大剂量甲氨蝶呤、阿糖胞苷和环磷酰胺 则预后良好	5 年 75~85	4 年 50~55

续表

亚型	相关特征	估计的 EFS/%	
		儿童	成人
NOTCH1 突变	T 细胞表型;预后好	5 年 90	4 年 50
HOX11 过表达	CD10⁺T 细胞表型;单用化疗预后好	5 年 90	3 年 80
21 号染色体内扩增	前 B 细胞表型;低白细胞;为防止不良预后需强化治疗	5 年 30	不明

注:ALL,急性淋巴细胞白血病;EFS,无事件生存期。

另外,通过高通量测序技术,在 ALL 患者的白血病细胞中还发现了许多具有再现性的基因异常,包括 *PAX5* 缺失 / 易位 / 突变、*IKZF1* 基因缺失、*CRLF2* 重排、*JAK1/JAK2* 突变,这些异常多数涉及淋巴细胞发育和成熟过程中重要的信号通路。多数异常与 ALL 预后的关系目前尚无定论,但 *IKZF1* 基因缺失为预后差的一项独立因素,尤其见于 Ph⁺ALL 或 Ph 样 ALL(*BCR/ABL1* 样 ALL)。

【问题 5】入院后尚需进一步完善的检查项目有哪些?

思路 急性白血病患者入院后需进行系统检查,了解患者的一般情况及美国东部肿瘤协作组(ECOG)体能评分,评估患者的脏器功能(如心脏超声)及有无潜在的感染病灶(如肺部 CT 检查),为化疗做好准备。化疗前有感染者,要及时抗感染治疗。考虑治疗需要及减少患者反复穿刺的痛苦,化疗前建议留置深静脉导管。化疗前凝血有异常、血红蛋白和血小板极度低下时需要输血制品支持。

向患者介绍 ALL 的治疗现状。介绍现阶段 ALL 患者在经过标准的诱导化疗之后绝大多数患者都能达到疾病的完全缓解,在联合靶向药物甚至 HSCT 的方案实施后越来越多的患者可以获取长期生存。对患者和家庭进行必要的长期的社会心理学支持,尤其鼓励患者正确面对疾病、积极配合治疗、树立战胜疾病的信心。

【问题 6】诱导化疗前是否需要做紧急处理?

思路 急性白血病患者入院后应给予水化、碱化、利尿、输血制品和支持治疗。高白细胞计数者可先用所谓的化疗前短期预处理:ALL 一般用糖皮质激素(如泼尼松、地塞米松等)口服或静脉用或联合环磷酰胺 200mg/(m²·d),静脉滴注;待白细胞计数下降后再进行联合化疗。此过程中需预防白血病细胞溶解诱发的肿瘤溶解综合征(高尿酸、高磷、高钾、低钙)和凝血异常等并发症。当外周血中白细胞 >100×10⁹/L 时,应紧急使用血细胞分离机,单采清除过高的白细胞(此时一定要排除 APL)。该患者入院时白细胞计数 83.61×10⁹/L,流式结果回报后加用地塞米松 9mg/(m²·d)预处理。患者血小板水平较低,给予血小板输注支持治疗。

【问题 7】应选择什么药物进行诱导化疗?

思路 目前 ALL 标准的诱导治疗方案至少应包括长春新碱(VCR)或长春地辛、蒽环类药物[如柔红霉素(DNR)、去甲氧柔红霉素(IDA)等]和糖皮质激素,即 VDP 方案。推荐采用 VDP 联合环磷酰胺和门冬酰胺酶(L-ASP)组成的 VDCLP 方案。对于儿童高危 ALL 和几乎所有成人 ALL 更多地应用四种或更多种药物组合的诱导治疗方案,约 98% 的儿童 ALL 和 90% 的成人 ALL 可取得完全缓解(CR)。

研究报道诱导缓解治疗中加环磷酰胺可以提高 T-ALL 的疗效;大剂量阿糖胞苷可有效预防中枢神经系统复发。加强诱导化疗的出发点是:可以更快、更彻底地清除白血病负荷,防止耐药的发生,提高治愈率。目前尚无充分的证据证明诱导化疗中使用哪一种蒽环类药物更优越,而 DNR 是最常用的。目前在诱导化疗中提倡提高蒽环类药物剂量,如 DNR 45~60mg/(m²·d),2~3d。20 世纪 70 年代开始应用门冬酰胺酶,其主要副作用为过敏反应、凝血功能异常和胰腺炎,皮试阴性后可以使用。新一代聚乙二醇(PEG)化的 L-ASP 制剂(培门冬酶)半衰期长达 5.5d,过敏反应发生率低,不需做皮试即可使用。

对于标危组儿童 ALL 来说,如果缓解后能接受充分的强化治疗,则强烈的诱导化疗意义不大,建议在诱导后进行强化治疗即可。老年患者耐受性也较差,诱导化疗的加强必然伴随死亡率并并发症发生率的提高。所以诱导化疗方案的制订必须权衡利弊。

【问题 8】缓解后应如何进行巩固治疗?

思路 缓解后的治疗一般分强化巩固和维持治疗两个阶段。强化巩固治疗主要有化疗和 HSCT 两种方式,目前化疗多数采用间歇重复原诱导方案,并定期给予强化的治疗。强化治疗时化疗药物剂量宜大,不同结构的化疗药物交替治疗,如高剂量甲氨蝶呤(HD MTX)、阿糖胞苷(Ara-C)、6- 巯基嘌呤(6-MP)和 L-ASP。HD MTX 可单独使用,或联合 L-ASP;HD Ara-C 可联合依托泊苷、CTX 等药物(具体方案列于本节末)。HD MTX 的主要副作用为黏膜炎、肝肾功能损害,故在治疗时需要充分水化、碱化和及时给予甲酰四氢叶酸钙(CF)解救。

对于 ALL(除成熟 B-ALL 外),即使经过强烈诱导和巩固治疗,常需延长维持治疗。ALL 的维持治疗既可以在完成巩固强化治疗之后单独连续使用,也可与强化巩固方案交替序贯进行。自取得 CR 后总的治疗周期至少 2 年。维持治疗期间应定期检测 MRD,尽量保证每 3~6 个月复查 1 次,并根据 ALL 亚型决定巩固和维持治疗的强度和时间。

ALL 维持治疗的可能机制:①持续使用小剂量抗代谢药,可杀灭耐药的和进入细胞周期缓慢分裂的白血病细胞;②通过维持治疗可改变宿主免疫反应,清除残留白血病;③维持治疗可抑制残留白血病细胞的增殖,直至其自然衰老、凋亡,同时恢复淋巴细胞正常生长调节。目前成人 ALL 维持治疗方案参照儿童 ALL,基本方案是 6-MP 75~100mg/m^2 每日一次,和 MTX 20mg/m^2 每周 1 次。6-MP 晚上用药效果更好,每周一次静脉大剂量冲击用药效果不佳。遗传性硫鸟嘌呤 -S- 甲基转移酶缺乏患者应适当降低 6-MP 用量,MTX 的用量不必调整。

知识点

造血干细胞移植在急性淋巴细胞白血病中的适应证

HSCT 对治愈成人 ALL 至关重要。allo-HSCT 可使 40%~65% 的患者长期存活,主要适应证为:①复发难治 ALL。②CR2 期 ALL。③CR1 期高危 ALL:如细胞遗传学分析为 Ph(+)、亚二倍体者;*MLL* 基因重排阳性者;白细胞计数 ≥ 30×10^9/L 的前 B-ALL 和白细胞计数 ≥ 100×10^9/L 的 T-ALL;获 CR 时间 >4~6 周;CR 后在巩固维持治疗期间 MRD 持续存在或仍不断升高者。

白血病"庇护所"是指常规化疗时药物难以渗入并达到有效杀伤浓度的体内盲区部位,包括中枢神经系统、睾丸、卵巢、眼眶等。"庇护所"白血病的预防是 ALL 治疗必不可少的环节。中枢神经系统白血病(CNSL)的预防要贯穿于 ALL 治疗的整个过程。CNSL 的防治措施包括颅脊椎照射、鞘内注射化疗(如 MTX、Ara-C、糖皮质激素)和 / 或高剂量的全身化疗(如 HD MTX、Ara-C)。颅脊椎照射疗效确切,但由于对认知功能等远期的影响,目前在预防 CNSL 上已经少用。现在多采用早期强化全身治疗和鞘注化疗预防 CNSL 发生,而颅脊椎照射作为 CNSL 发生时的挽救治疗。对于睾丸白血病患者,即使仅有单侧睾丸白血病也要进行双侧照射和全身化疗。

所谓复发是指 CR 后骨髓或外周血原幼淋巴细胞 >5% 或出现髓外病变(中枢神经系统、睾丸、其他组织),是 ALL 死亡的主要原因。大多数复发发生在治疗过程中或治疗结束后第 1 到 2 年内,骨髓仍是 ALL 最常见的复发部位。贫血、白细胞升高或减少、血小板减少、肝或脾大、骨痛、发热或对化疗耐受性突然下降都是骨髓复发的信号。复发 ALL 患者的治疗包括联合化疗、细胞免疫治疗[靶向 CD19 的嵌合抗原受体 T 细胞(CAR-T)治疗、CD3 和 CD19 双标抗体、靶向 CD22 的抗体 - 药物偶联的单克隆抗体]、HSCT,髓外复发者还可考虑放射治疗。

【问题 9】ALL 患者在化疗过程中需要注意的事项和观察的内容有哪些?

思路

1. 饮食 饮食要给予高热量、高蛋白、富有营养、易消化的食物,以补充由于机体代谢所消耗的热量。鼓励患者多饮水,常吃蔬菜、水果等富含维生素的食品。多饮水可减轻药物对消化道黏膜的刺激,同时有利于毒素排泄。在使用 L-ASP 药物期间,要注意低脂饮食,以减少发生急性胰腺炎的风险。

2. 消毒防护 室内要保持清洁,空气清新。定期进行空气消毒,每日用消毒水(1% 优氯净)拖地。嘱患者勤戴口罩,避免患可交叉传染疾病的家属到病房进行陪护,有条件的可以实施无陪护制度,做好保护性隔离,以免因机体抵抗力差而发生感染。

另外患者要注意个人卫生,尤其是口腔和肛周的个人卫生。血小板低下时用软毛刷刷牙,平素进食前后要使用碳酸氢钠、饱和盐水或氯己定漱口。肛周部位在便后要坚持用温开水或高锰酸钾等溶液坐浴,尤其是既往存在痔疮或肛裂病史的患者,以减少机会性感染。

3. 对症支持治疗 主要包括输血、止血等治疗。血红蛋白重度低下时,有发生晕厥、重要脏器功能受损的可能;血小板重度低下时,重要脏器可能发生致命性的出血,影响患者的体能和对化疗的耐受程度,需要给予相应成分血的输注支持。使用 L-ASP 期间出现的凝血功能异常,也要积极输注血浆和 / 或纤维蛋白原加以纠正。一旦发生活动性出血,除输血外,还应给予相应部位的积极止血处理。中重度粒细胞缺乏期,为减少感染发生的概率,可以给予粒细胞集落刺激因子(G-CSF)支持促进其恢复。另外还包括合理使用药物改善恶心呕吐、控制疼痛等。

4. 需要监测的化验指标 化疗后骨髓会进入抑制期,且化疗或其他药物对脏器功能均有不同程度的损伤,故需要密切监测血常规、生化指标(包括肝肾功能、尿酸、血糖和电解质)、凝血指标和血淀粉酶(在使用 L-ASP 期间尤为重要)。

5. 并发症的观察和及时处理 并发症主要包括代谢异常、感染、出血和脏器功能损害。在 ALL 诊断时常遇到高尿酸血症和高磷血症伴继发性低钙血症,甚至在化疗开始前,尤其是高白细胞的患者需要给予静脉补液、别嘌醇或拉布立酶(重组尿酸氧化酶)来治疗高尿酸血症,磷酸盐结合剂如氢氧化铝、碳酸钙(若血清钙浓度低时)来治疗高磷血症。别嘌醇价格低廉,但皮肤过敏反应发生率高,当白血病细胞破坏所致的高尿酸血症风险过去后应当立即停药。拉布立酶起效快且非常有效,还可以在化疗前减少外周血原始细胞的数量。

应用 ALL 的诱导化疗方案,90% 以上的患者于治疗 2~4 周可获 CR。但由于开始即应用 3~4 种药物,白细胞降低明显,容易合并感染。特别是 ALL 患者在化疗中常用到大剂量的糖皮质激素,尤其要注意预防真菌感染。

6. 骨髓复查和 MRD 指标监测 在初次诱导化疗和后期的巩固治疗中评估疗效的检查中最重要的就是复查骨髓,项目包括形态学和微小残留病变(MRD)等指标。

MRD 是指在白血病患者经诱导化疗达到完全缓解后(包括骨髓移植后),体内残存少量白血病细胞的状态,需应用更敏感方法才能够检测出白血病细胞。动态监测 MRD 水平,对于评估疾病状态、判断疗效、预测复发、早期干预均具有重要的临床意义。骨髓形态、常规染色体核型分析及 FISH 技术由于敏感性低远远不能满足临床对 MRD 检测敏感性的要求。现阶段,聚合酶链反应(PCR)和流式细胞术(FCM)为基础的多种检测手段已成为 MRD 检测的主要方式。白血病细胞可出现白血病相关异常免疫表型(LAIP)是 FCM 检测 MRD 的理论基础,临床常规用于 FCM 检测的单克隆抗体组合可在 95% 的 ALL 患者发现 1 个或 1 个以上的 LAIP,并可作为 MRD 检测标志。

若白血病细胞存在有特异的融合基因(如 *BCR-ABL1* 阳性)或基因突变,则还可以采用定量 PCR 方法对 MRD 进行定量检测,ALL 患者中 *TCR* 和 *IgH* 基因重排也是常用的 MRD 检测标记,且敏感性可高达 10^{-6}。

【问题 10】特殊类型 ALL 的治疗有哪些不同之处?

思路

1. Ph$^+$ALL 的治疗 Ph/*BCR-ABL1* 阳性(此类 ALL 可统称为 Ph 染色体阳性 ALL,Ph$^+$ALL)是 ALL 常见的遗传学异常之一,其发生率随年龄增长逐渐增加,儿童 <5%,成人为 15%~30%,老年患者可高达 50% 以上。Ph$^+$ALL 的免疫学表型一般为前体 B 系亚型,可伴髓系抗原的表达。这一类型 ALL 预后恶劣,在酪氨酸激酶抑制剂(TKI)出现之前,长期生存率不超过 20%,中位生存期仅 8 个月。

TKI 被引入 Ph$^+$ALL 治疗之后,极大地提高了此类患者的临床疗效。在诱导化疗期间,一旦遗传学检测到 Ph 和 / 或 *BCR-ABL1* 阳性则尽早开始联合应用 TKI 可以提高 CR 率至 95% 以上,但不进行移植的远期疗效仍不理想。现阶段一致认为:Ph$^+$ALL 的治疗应选择 TKI 为基础的诱导治疗和清髓性 allo-HSCT 相结合。由于 allo-HSCT 在成人 Ph$^+$ALL 治疗中至关重要的作用,临床实践中可能会给患者使用风险较高的供者,如采用 1~2 个抗原不合的无关供者、半相合和脐带血(UCB)移植。对于无供体、无条件或其他原因不能行 allo-HSCT 的 Ph$^+$ALL 患者,接受同 Ph-ALL 患者类似的强化巩固化疗和 TKI 的联合治疗。维持治疗采用 TKI(可以联合 VP 方案化疗)应至 CR 后至少 2 年。

根据 *BCR-ABL1* 激酶区域突变的状态进行 TKI 治疗的选择见表 5-3-7。

表 5-3-7 根据 *BCR-ABL1* 激酶区域突变的状态进行治疗的选择

突变	治疗推荐
Y253H、E255K/V 或 F359V/C/I	达沙替尼
F317L/V/I/C、T315A 或 V299L	尼洛替尼
E255K/V、F317L/V/I/C、F359V/C/I、T315A 或 Y253H	博舒替尼
T315I	泊那替尼

2. Burkitt 淋巴瘤 / 白血病　FAB 分型将 Burkitt 白血病列为 ALL-L3 型，2016 年发布的 WHO 分类将 Burkitt 淋巴瘤 / 白血病归入成熟 B 细胞肿瘤（Burkitt lymphoma/leukemia，BL）。BL 约占儿童的 2%，占成人 ALL 的 5%~9%。所有患者均有 *MYC* 癌基因的染色体重排，如 t(8 ;14)(q24 ;q32)-*MYC/IgH* 改变或较少见的 t(2 ;8)(p12 ;q24)-*IGK/MYC* 或 t(8 ;22)(q24 ;q11)-*MYC/IGL*。

BL 患者的白血病细胞增殖速度快；髓外浸润显著，易发生 CNSL；发病时肿瘤负荷大，治疗后易发生肿瘤溶解综合征。既往采取与 T-ALL、前体 B-ALL 相同的治疗策略，缓解率不低，但 CR 期及生存期却非常短。采用加大剂量的 MTX 和 Ara-C，同时联合其他多种药物可大大延长生存期。目前 BL 的治疗一般采用短程（3~6 个月）联合用药的强烈化疗，如 HD MTX（0.5~8g/m²）、HD CTX（分次给药，剂量 1.8g/m²，或用异环磷酰胺 0.8~1.2g/m²）或再加 HD Ara-C（3~12g/m²），结合长春新碱、蒽环类、替尼泊苷、地塞米松等做短周期治疗。BL 很少在一年后复发，故全部疗程完成后即停药不做维持治疗。80%~100% 的 BL 患者高表达 CD20 抗原，化疗联合抗 CD20 单克隆抗体可使 BL 的疗效有进一步提高。与 BL 患者预后相关包括初诊时 LDH 水平、对早期治疗的反应、年龄及中枢神经系统是否累及。

3. Ph 样 ALL　在 2016 版 WHO 白血病分型中，Ph 样 ALL 是 B-ALL 的一种新亚型，无 Ph 染色体或 *BCR/ABL1* 融合基因，但与 Ph⁺ALL 具有相似的基因表达谱，共同特征是涉及 *ABL1*、*ABL2*、*CSF1R*、*PDGFRB* 及 *CRLF2*、*JAK2*、*EPOR* 等基因的重排，导致酪氨酸激酶或 JAK-STAT 信号通路异常激活。Ph 样 ALL 约占成人 ALL 的 10%~25%，诱导化疗结束后 MRD 水平高，预后不良，可加用 TKI 或 JAK 抑制剂治疗。

4. 早期前体 T-ALL（early T-cell precursor acute lymphoblastic leukemia，ETP-ALL）　在 2016 版 WHO 白血病分型中，ETP-ALL 是 T-ALL 的一种新亚型，以独特的免疫表型为特征：cCD3(+)、sCD3(−)、CD1a(−)、CD2(+)、CD5(dim，<75% 阳性)、CD7(+)、干细胞和 / 或粒系标志(包括 HLA-DR、CD13、CD33、CD34 或 CD117)阳性。ETP-ALL 常有髓系相关基因突变，如 *FLT3*、*DNMT3A*、*IDH1* 和 *IDH2* 等的突变。ETP-ALL 占成人 ALL 的 5%~10%，诱导化疗结束时的 MRD 水平较高，大多预后不良。

该患者的治疗经过

入院后考虑白细胞计数较高，给予地塞米松 9mg/(m²·d) 预处理治疗，白细胞计数迅速下降，预处理 1 周时血常规提示白细胞计数 1.47×10⁹/L，中性粒细胞计数 0.37×10⁹/L，血红蛋白浓度 71g/L，血小板计数 33×10⁹/L(输注后)。骨髓形态提示增生活跃，原幼淋巴细胞占 62%，MRD 指标为 71.95%。提示该患者对激素治疗敏感性差。后立即开始 VDCLP 方案诱导化疗（具体剂量为：CTX 750mg/m²，第 1、15 日 + 去甲氧柔红霉素 8mg/m²，第 1~3 日 + 长春地辛 4mg，第 1、8、15、22 日 + 门冬酰胺酶 6 000IU/m²，第 11、14、17、20、23、26 日 + 地塞米松由预处理剂量开始逐步减量)。化疗后很快进入重度粒细胞缺乏期，第 9 日出现咽喉部黏膜真菌感染、持续高热，后化疗暂停，抗感染治疗同时给予 G-CSF 支持促进血象回升。血象回升后复查骨髓提示达 CR，MRD 指标为 10⁻³ 水平，后继续完成尚未使用的诱导化疗药物。在诊断后的第 60 日给予 CAM 方案巩固一次[具体剂量：CTX 750mg/m²，静脉滴注，第 1、8 日 +Ara-C 100mg/(m²·d)，静脉滴注，第 1~3、8~10 日 + 6- 巯基嘌呤 60mg/(m²·d)，口服，第 1~7 日]。在诊断后第 90 日给予高剂量 MTX 方案巩固化疗一次(MTX 3g/m²，第 1 日)。化疗间歇期口服 6- 巯基嘌呤 60~75mg/(m²·d)，每日一次和 MTX 15~20mg/m²，每周 1 次治疗。经 HLA 配型检查患者有 1 个 HLA 全相合的同胞弟弟，考虑到患者属于高危组 ALL，在诊断后第 120 日给予 BUCY 预处理后进行了同胞间 allo-HSCT，定期随访，疾病持续缓解中，目前移植后 32 个月仍无病生存。

【问题 11】如何做好患者的随访工作？

思路　ALL 的预后与年龄、初诊时白细胞计数、细胞和分子遗传学特征及治疗反应有关。复发是导致死亡的主要原因,因此应对患者进行严格的随访。ALL 总的治疗周期 2.5~3 年结束后,通常每 3~6 个月门诊复查一次,复查的内容包括血常规、外周血白细胞分类和生化检查,必要时可行骨髓形态和 MRD 指标甚至脑脊液检查。5 年之后每年复查一次,终身随诊。

【ALL 的治疗流程】(图 5-3-2)

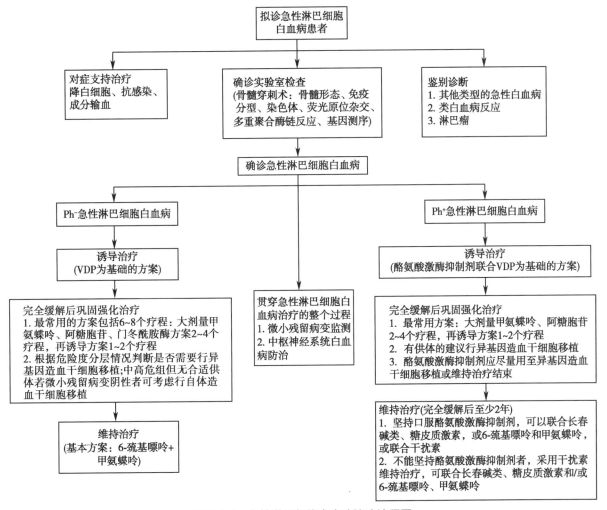

图 5-3-2　急性淋巴细胞白血病治疗流程图

急性淋巴细胞白血病标准的诱导治疗方案至少应包括长春新碱(VCR)或长春地辛、蒽环类药物[如柔红霉素(DNR)、去甲氧柔红霉素(IDA)等]和糖皮质激素,即 VDP 方案。

知识点

急性淋巴细胞白血病常用的化疗方案

预治疗方案(如果白细胞计数 $\geqslant 50 \times 10^9/L$,或者肝脾、淋巴结肿大明显,则使用预治疗,以防止肿瘤溶解综合征的发生):糖皮质激素[泼尼松 60mg/m² 或地塞米松(DEX)9mg/m²]单独或联合 CTX 200mg/m²,连续使用 3~5d。

诱导阶段(VDCLP 方案):长春新碱(VCR)2mg,第 1、8、15、22 日(1.4mg/m²,最大量不超过 2mg/次;或采用长春地辛 4mg/次);柔红霉素(DNR)40mg/m²,第 1~3、15~16 日(根据血常规、第 14 日骨髓决定)或去甲氧柔红霉素(IDA)8mg/(m²·d),第 1~3 日;CTX 750mg/m²,第 1、15 日;L-ASP 6 000IU/m²,第 11、14、17、20、23、26 日;泼尼松 1mg/(kg·d)×14d,第 15 日开始(第 15~28 日)可以降低 1/3 的剂量用药。

巩固阶段:常用的有 CAM(T)、HD MTX、HD Ara-C 和 HD CTX 等方案。

> CAM（T）方案

　　CTX 750mg/m²，静脉滴注，第 1、8 日（美司钠解救）。

　　Ara-C 100mg/（m²·d），静脉滴注，第 1~3、8~10 日。

　　6- 巯基嘌呤（6-MP 或 6-TG）60mg/（m²·d），口服，第 1~7 日。

> HD MTX±L-ASP 方案

　　MTX 3g/m²（T-ALL 可加量至 5g/m²）：静脉滴注，第 1 日。应用 HD MTX 时应争取进行血清 MTX 浓度监测，注意甲酰四氢叶酸钙的解救，至血清 MTX 浓度 <0.1μmol/L（或低于 0.25μmol/L）时结合临床情况可停止解救。

　　L-ASP 6 000IU/m²，静脉滴注，第 3、4 日。

> MA 方案

　　米托蒽醌 8mg/（m²·d），静脉滴注，第 1~3 日。

　　Ara-C 0.75g/（m²·12h），静脉滴注，第 1~3 日。

> EA 方案

　　依托泊苷（VP16）75mg/m²，静脉滴注，第 1~7 日。

　　Ara-C 100~150mg/m²，静脉滴注，第 1~7 日。

> Hyper-CVAD 方案

　　A 方案（第 1、3、5、7 疗程）：

　　CTX 300mg/（m²·12h），第 1~3 日。

　　VCR 2mg，第 4、11 日。

　　阿霉素 50mg/m² 第 4 日。

　　DEX 40mg/d，第 1~4、11~14 日。

　　B 方案（第 2、4、6、8 疗程）：

　　MTX 1.0g/m²，第 1 日。

　　Ara-C 3g/（m²·12h），第 2、3 日。

　　甲泼尼龙 50mg/12h，第 1~3 日。

（吴德沛）

问　答　题

1. 初诊 ALL 合并高白细胞的处理措施有哪些？
2. 门冬酰胺酶（L-ASP）的主要不良反应有哪些？门冬酰胺酶用药期间需进行哪些指标的监测？
3. 简述 Ph⁺ ALL 的诊断和治疗方案。
4. 简述 Burkitt 淋巴瘤 / 白血病的临床特征和治疗方案。

推荐阅读文献

［1］葛均波，徐永健，王辰 . 内科学 . 9 版 . 北京：人民卫生出版社，2018.

［2］王辰，王健安 . 内科学 . 3 版 . 北京：人民卫生出版社，2015.

［3］中华医学会血液学分会 . 中国成人急性淋巴细胞白血病诊断与治疗指南 (2016 年版). 中华血液学杂志，2016, 37 (10): 837-845.

［4］KAUSHANSKY K, LICHTMAN M A, PRCHAL J T, et al. Williams hematology. 9th ed. New York: McGraw-Hill, 2017.

第四节 慢性髓细胞性白血病

慢性髓细胞性白血病(chronic myelogenous leukemia,CML)是一种以髓系增生为主的造血干细胞恶性疾病。9 号染色体长臂(9q34)与 22 号染色体长臂(22q11)相互易位形成了的短于正常的 22 号染色体,即 t(9 ;22)(q34 ;q11),被称为费城染色体(Philadelphia chromosome,Ph),是本病的标志性细胞遗传学特征。9 号染色体上的 *ABL* 基因与 22 号染色体上的 *BCR* 基因融合形成的 *BCR-ABL* 基因是致病的分子学基础,最常见的两种融合类型是 *BCR* 基因上外显子 13(b2)和外显子 14(b3)分别与 *ABL* 基因上外显子 2(a2)形成的 b2a2 型和 b3a2 型基因,均编码 P210 蛋白;少见的包括 *BCR* 基因上外显子 19(e19)和外显子 1(e1)分别与 a2 形成的 e19a2 型和 e1a2 型基因,编码 P230 蛋白和 P190 蛋白;位于 *BCR* 基因上的其他断裂点与 *ABL* 基因所形成的融合也有个案报道。异常的融合蛋白(如 P210 蛋白、P230 蛋白和 P190 蛋白)具有超乎正常的酪氨酸激酶活性,干扰造血干 / 祖细胞一系列的细胞增殖、凋亡和黏附信号,从而造成血细胞增殖失控、抗凋亡及不成熟细胞提前释放至外周血中,导致 CML 的发生。临床表现为白细胞增高、外周血分类中有粒系不成熟细胞、脾大、骨髓增生极度活跃。病期分为慢性期、加速期和急变期。自然病程:慢性期多历时 3~4 年,进入加速期或急变期后,生存期分别为 1~2 年或短于 3 个月,总生存期为 3~5 年。

首次门诊记录

患者,女性,42 岁,主因"发现白细胞增高 4 个月"就诊入院。4 个月前,患者受凉后流涕、咽痛、低热,就诊社区医院,查血常规:白细胞计数 18×10^9/L,血红蛋白浓度 120g/L,血小板计数 456×10^9/L。诊断"上呼吸道感染",未治疗,10d 后症状消失。3 个月前,患者复查血常规:白细胞计数 12×10^9/L,血红蛋白浓度 123g/L,血小板计数 561×10^9/L。2 周前,患者在单位年度常规体检时查血常规:白细胞计数 28×10^9/L,血红蛋白浓度 124g/L,血小板计数 679×10^9/L,腹部超声发现"脾脏略厚,脂肪肝"。患者无任何不适症状。既往体健,月经规律,患 2 型糖尿病 3 年,未用药。无毒物、放射线接触史,无烟酒嗜好,家族史无特殊。

【问题 1】根据上述病史,该患者怀疑的诊断有哪些?

思路 1 白细胞计数增高的可能原因有哪些?

白细胞计数增高是非特异的血细胞计数指标异常,要结合病史、症状和体征,考虑可能的原因。对于白细胞计数增高或伴有血小板计数增高的患者首先要除外类白血病反应,如感染、药物、妊娠、恶性肿瘤、应激状态等,然后才考虑血液病,如髓系增殖性肿瘤,包括 CML、原发性血小板增多症(ET)和骨髓纤维化等。

思路 2 根据可能的病因,重点询问哪些病史? 不能忽视哪些重要体征和常规检查?

问诊时应着重询问是否有感染性疾病史、服药史,月经是否规律,是否妊娠,是否有乏力、低热、盗汗、左上腹胀满、体重下降等症状。体格检查时应注意有无淋巴结、肝、脾大等体征。当血细胞计数异常时,必须加做血涂片进行白细胞分类计数。

【问题 2】为明确诊断,必要的检查有哪些?

思路 1 体格检查。

一般情况好,全身浅表淋巴结未及肿大。胸骨无压痛。腹部外形正常,柔软,无压痛及反跳痛。肝脾肋下未触及。未发现其他阳性体征。

思路 2 化验检查。

1. 血常规 + 白细胞分类 白细胞计数 32×10^9/L,血红蛋白浓度 119g/L,血小板计数 815×10^9/L。白细胞分类:原粒细胞百分比 1%,中幼粒细胞百分比 2%,晚幼粒细胞百分比 4%,中性杆状核细胞百分比 11%,

中性分叶核细胞百分比 42%,单核细胞百分比 4%,嗜碱性粒细胞百分比 8%,嗜酸性粒细胞百分比 8%,淋巴细胞百分比 20%(图 5-4-1)。

2. 血液生化

3. 骨髓检查 形态学,染色体(显带法)。

4. 分子学 首先检测 *BCR-ABL* 融合基因,如果为阴性,将检测 *JAK2*、钙网蛋白(*CARL*)基因和血小板生成素受体(*MPL*)基因突变。骨髓或外周血标本均可。

思路 3 临床思维。

患者在 4 个月前因"上呼吸道感染"就诊时发现白细胞计数增高,治疗后白细胞计数降低至接近正常。此前的白细胞计数增高可以用类白血病反应解释,但须定期追踪

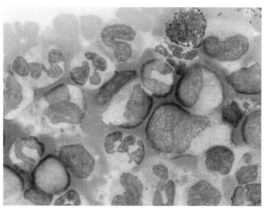

图 5-4-1 外周血白细胞分类

复查。后续检查中发现白细胞计数进行性升高,伴血小板计数增高,外周血中可见原粒细胞等髓性不成熟细胞,嗜碱性粒细胞和嗜酸性粒细胞高于正常,需引起高度重视。另外,患者无肿瘤病史、特殊服药史,并且未妊娠,无应激状况,白细胞计数增高不能以类白血病反应解释,应高度怀疑髓系增殖性肿瘤,需要进行细胞遗传学和分子学检查做鉴别诊断。

知识点

白细胞增多的鉴别诊断

1. 类白血病反应 见于感染、药物、妊娠、恶性肿瘤、应激状态等。

有相应与原发病的临床表现。白细胞可达 50×10^9/L,外周血中可见中、晚幼粒细胞,但少有原始细胞,也无嗜碱性粒细胞和嗜酸性粒细胞高于正常,原发病控制后血象恢复正常。Ph 染色体和 *BCR-ABL* 融合基因均为阴性。

2. 髓系增殖性肿瘤

(1)CML:常伴有血小板计数增高和脾大,具有特征性的细胞遗传学和分子学标志——Ph 染色体和 *BCR-ABL* 融合基因阳性。

(2)ET:血小板计数增高显著,$\geqslant 450 \times 10^9$/L,骨髓中大而成熟的巨核细胞增殖,可以检出 *JAK2*、*CARL* 或 *MPL* 突变或其他克隆性异常标志,但 Ph 染色体和 *BCR-ABL* 融合基因均为阴性。

(3)原发性骨髓纤维化(PMF):骨髓中网硬蛋白或胶原纤维显著增生,骨髓中巨核细胞增殖并伴有异型性,可以检出 *JAK2*、*CARL* 或 *MPL* 突变或其他克隆性异常标志,但 Ph 染色体和 *BCR-ABL* 融合基因均为阴性。

第二次门诊记录

骨髓检查报告:

1. 形态学 骨髓增生明显活跃,以粒系增生为主,粒:红=8:1,原粒细胞 6%,中、晚幼粒细胞和杆状核粒细胞增多,嗜酸性粒细胞 6%,嗜碱性粒细胞 9%,巨核细胞 90 个(图 5-4-2)。

2. 细胞遗传学(G 显带法) 46,XX,t(9;22)(q34;q11)[20](图 5-4-3)。

3. 分子学 *BCR-ABL* mRNA 阳性,*BCR-ABL*/*ABL*=85.5%,*JAK2* V617F 阴性。

4. 血液生化 空腹血糖 8.1mmol/L,甘油三酯 6.1mmol/L,胆固醇 8.5mmol/L,LDH 296IU/L。

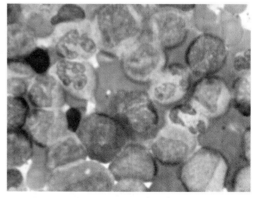

图 5-4-2 骨髓形态学

送检标本：骨髓　　　　　制备方法：24h培养法　　　　　检测技术：G显带

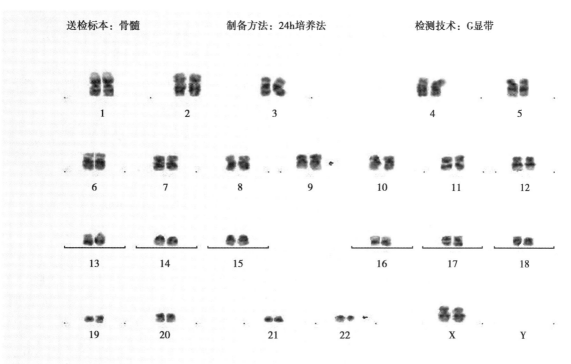

分析结果：46,XX,t(9;22)[20]

图 5-4-3　骨髓染色体核型分析

【问题3】该患者的诊断是什么？

思路1　CML诊断的必要条件。

根据患者白细胞计数增高伴血小板计数增高,脾脏轻度肿大,外周血中可见髓系不成熟细胞、嗜酸性粒细胞和嗜碱性粒细胞增多,骨髓中粒系增生显著,应高度怀疑CML。因存在Ph染色体和/或*BCR-ABL*融合基因阳性是该病诊断的必要条件,故本患者可确诊为CML。

思路2　在诊断CML后,以何种标准进行疾病分期和危险度分层？

CML的疾病分期有广为采用的M.D.Anderson癌症中心标准和WHO 2008版标准(表5-4-1)。CML分为慢性期(CP)、加速期(AP)和急变期(BP)。半数CP患者可以无症状,也可伴有低热、乏力、多汗、体重减轻等症状,多数患者在诊断时可有轻度至中度的脾大。AP或BP患者常伴有不明原因的发热、贫血、出血加重和/或骨骼疼痛,脾脏进行性肿大等症状和血液/骨髓的改变。CML-CP患者还需要进行疾病危险度分层,最常用的为Sokal积分和ELTS评分系统,见表5-4-2,以帮助判断预后、指导用药选择。

表 5-4-1　慢性髓细胞性白血病分期标准

分期	M.D.Anderson 癌症中心标准	世界卫生组织标准
慢性期	未达加速期指标	
加速期	符合至少一项下列指标：	
	1. 外周血或骨髓中原始细胞占 15%~29%	1. 外周血白细胞和/或骨髓有核细胞中原始细胞占 10%~19%
	2. 外周血或骨髓中原始细胞＋早幼粒细胞 ≥ 30%	2. 外周血嗜碱性粒细胞 ≥ 20%
	3. 外周血嗜碱性粒细胞 ≥ 20%	3. 与治疗无关的持续血小板降低($<100\times10^9$/L),或治疗无法控制的持续血小板增高($>1\,000\times10^9$/L)
	4. 与治疗无关的血小板降低 $<100\times10^9$/L	4. 治疗无法控制的进行性脾大和白细胞增加
	5. Ph 阳性细胞克隆演变	5. 克隆演变

续表

分期	M.D.Anderson 癌症中心标准	世界卫生组织标准
急变期	符合至少一项下列指标:	
	1. 外周血或骨髓中原始细胞 ≥ 30%	1. 外周血白细胞或骨髓有核细胞中原始细胞 ≥ 20%
	2. 髓外原始细胞浸润	2. 髓外原始细胞浸润
		3. 骨髓活检中出现大片状或灶状原始细胞

表 5-4-2　慢性髓细胞性白血病慢性期疾病危险度评分

评分	计算公式	低危	中危	高危
Sokal 积分	exp 0.011 6 × (年龄 –43.4)+0.034 5 × (脾脏大小 –7.51)+0.188 ×[(血小板计数 /700)^2–0.563]+0.088 7 × (外周血原始细胞比例 –2.10)	<0.8 分	0.8~1.2 分	>1.2 分
ELTS 评分	0.002 5 × (年龄 /10)^3+0.061 5 × 脾脏大小 +0.105 2 × 外周血原始细胞比例 +0.410 4 × (血小板计数 /1 000)$^{-0.5}$	≤1.568 0 分	>1.568 0~2.218 5 分	>2.218 5 分

思路 3　确认本例患者的疾病分期和危险度分层。

思路　此患者几乎无症状,根据外周血和骨髓指标,按照三种疾病分期方法均应诊断为 CML-CP,Sokal 积分(0.8 分)为中危,ELTS 评分(0.75 分)为低危。

患者最终诊断:CML-CP Sokal 中危型、ELTS 低危型;2 型糖尿病;高脂血症;脂肪肝。

【问题 4】如何治疗?

思路 1　向患者介绍 CML 的治疗现状。

重点介绍在 TKI 时代 CML 的预后已经显著改善,CML 已成为一种可控制的慢性疾病,绝大部分的患者在酪氨酸激酶抑制剂(TKI)或其他治疗的配合下,生存期接近正常人,生活质量也明显提高。鼓励患者正确面对疾病,积极配合治疗,树立战胜疾病的信心。

思路 2　为患者制订治疗策略。

年轻的初发 CML-CP、Sokal 中危、ELTS 低危,且伴有糖尿病及高脂血症者,宜首选伊马替尼作为一线治疗,定期进行血液学、细胞遗传学和分子学监测,若疗效满意,继续原治疗,若治疗失败,可选择第二代 TKI 或临床试验,若在 TKI 治疗中进入到 BP,建议接受异基因造血干细胞移植(allo-HSCT)。

思路 3　如何选择一线治疗?

初发 CML-CP 的治疗选择:根据疾病分期和危险度、既往病史、合并用药、治疗目标和经济承受能力,与患者讨论制订。

(1)伊马替尼:第一代靶向 *BCR-ABL* 融合基因编码融合蛋白的 TKI。伊马替尼一线治疗 CML-CP,400mg,每日一次,根据治疗反应和毒副作用调整剂量。完全血液学反应(CHR)率为 95%~100%,完全细胞遗传学反应(CCyR)率大于 90%,主要分子学反应(MMR)率大于 80%。8 年总体生存率大于 80%。

(2)第二代 TKI:在我国面市的有尼洛替尼和达沙替尼,在多数欧美国家已经获批为 CML-CP 的一线治疗选择。与伊马替尼相比,第二代 TKI 具有快速、深层获得细胞遗传学和分子学反应的特点,对于 CP 高危、AP 和 BP 患者,降低疾病进展的可能性更大,但生存期无显著差异。另外,第二代 TKI 毒副作用谱与伊马替尼也有不同,如尼洛替尼相关的心脑血管事件和糖脂代谢异常,达沙替尼引发的胸腔积液等肺脏病变,而伊马替尼多见水肿、乏力、胃肠不适、肌肉痉挛、皮肤颜色改变等。

总体而言,对于 CP 低危患者伊马替尼与第二代 TKI 效果相似;对于 CP 高危、AP 或 BP 患者,第二代 TKI 有效性更高;因伊马替尼安全性较好,更适合于具有心血管事件、代谢综合征、肺脏疾病的老年患者;对强烈追求未来停药的患者,可以考虑第二代 TKI 作为一线选择。

此患者诊断为 CML-CP Sokal 中危型、ELTS 低危型,伴有 2 型糖尿病、高脂血症、脂肪肝,故选择一线用药为伊马替尼。

【问题5】TKI 治疗中的疗效评估与监测。

思路 1　伊马替尼等 TKI 一线治疗 CML-CP 的反应评估,从血液学、细胞遗传学和分子学三个层面,频率与方法如表 5-4-3 所示。

表 5-4-3　初发慢性髓细胞性白血病慢性期患者应用酪氨酸激酶抑制剂期间监测的推荐

	血液学反应	细胞遗传学反应	分子学反应
频率	每 2 周 1 次直至确认获得 CHR 之后,每 3 个月 1 次	第 3、6、12 月进行,直至确认获得 CCyR 之后,若无法以 Q-PCR 监测 BCR-ABL mRNA,则每 1~2 年复查染色体。若可以以 Q-PCR 定期监测 BCR-ABL mRNA,待失去 MMR 或 BCR-ABL mRNA 上升 1log 时复查	每 3 个月 1 次,直至获得 MMR。之后,每 6 个月 1 次
方法	全血细胞计数,包括白细胞分类	骨髓标本,传统的显带法,至少观察 20 个中期分裂象外周血标本,间期 FISH[①]	外周血标本,Q-PCR,结果以国际标准化(IS)表示

注:CHR,完全血液学反应;CCyR,完全细胞遗传学反应;FISH,荧光原位杂交;MMR,主要分子学反应;Q-PCR,定量聚合酶链反应。

①仅用于治疗前识别 Ph[+]/BCR-ABL[-] 慢性髓细胞性白血病、变异异位、Ph 扩增或 del 9q+。如果骨髓干抽或传统的细胞遗传学检测失败,FISH 可用于监测。

思路 2　血液学、细胞遗传学和分子学反应评估标准(表 5-4-4)。

表 5-4-4　慢性髓细胞性白血病疗效标准

反应	标准
血液学[①]	
完全血液学反应(CHR)	白细胞 $<10 \times 10^9/L$
	血小板 $<450 \times 10^9/L$
	外周血无髓系不成熟细胞
	外周血嗜碱性粒细胞 $<5\%$
	无髓外浸润的症状 / 体征,脾脏不可触及
细胞遗传学	
完全细胞遗传学反应(CCyR)	Ph[+] 细胞 $=0\%$
部分细胞遗传学反应(PCyR)	Ph[+] 细胞 $=1\%\sim35\%$
次要细胞遗传学反应(minor CyR)	Ph[+] 细胞 $=36\%\sim65\%$
微小细胞遗传学反应(mini CyR)	Ph[+] 细胞 $=66\%\sim95\%$
无反应(no CyR)	Ph[+] 细胞 $>95\%$
主要细胞遗传学反应(MCyR)	Ph[+] 细胞 $\leqslant 35\%$
分子学	
主要分子学反应(MMR)	BCR-ABL mRNA $\leqslant 0.1\%$(IS)
MR4.0	BCR-ABL mRNA $\leqslant 0.01\%$(IS)
MR4.5	BCR-ABL mRNA $\leqslant 0.003\ 2\%$(IS)
MR5.0	BCR-ABL mRNA $\leqslant 0.001\%$(IS)

注:mRNA,信使核糖核酸;IS,国际标准化。

①血液学反应达到标准须持续 $\geqslant$ 4 周。

后续门诊追踪 -1

患者在诊断后即开始服用伊马替尼 400mg,每日一次。除轻度乏力、眼睑水肿外无其他不适。3 周后血常规 + 分类全部正常。治疗 3 个月时,骨髓染色体核型:46,XX,t(9;22)(q34;q11)[4]/46,XX[16],外周血 *BCR-ABL/ABL*【国际标准化(IS)】=9.5%。治疗 6 个月时,骨髓染色体核型:46,XX[20],外周血 *BCR-ABL/ABL*(IS)=0.5%。治疗 12 个月时,外周血 *BCR-ABL/ABL*(IS)=0.2%。治疗 15 个月时,外周血 *BCR-ABL/ABL*(IS)=0.15%。治疗 18 个月时,外周血 *BCR-ABL/ABL*(IS)=3.5%,随即进行骨髓染色体分析:46,XX,t(9;22)[2]/46,XX[18],此时患者血常规和外周血分类正常。

【问题 6】TKI 治疗中的监测。

思路 1 TKI 治疗中,监测有何意义?

监测已成为 TKI 治疗密不可分的一部分,它不仅可以评估治疗反应,也可以保证依从性,发现早期耐药,预测远期疗效,指导个体化治疗干预,降低总体治疗费用。

思路 2 伊马替尼等 TKI 一线治疗 CML-CP 的反应评估标准。

建议参考欧洲白血病网(ELN)2013 年及 2020 年的推荐进行评估(表 5-4-5、表 5-4-6)。

表 5-4-5　欧洲白血病网 2013 年关于酪氨酸激酶抑制剂一线治疗慢性髓细胞性白血病的评估标准

时间	最佳疗效	警告	治疗失败
基线	NA	高危或 CCA/Ph⁺ 主要途径	NA
3 个月	*BCR-ABL* ≤ 10% 和 / 或 Ph⁺ 细胞 ≤ 35%	*BCR-ABL* >10% 和 / 或 Ph⁺ 细胞 36%~95%	未达 CHR 和 / 或 Ph⁺ 细胞 >95%
6 个月	*BCR-ABL* ≤ 1% 和 / 或 Ph⁺ 细胞 =0	*BCR-ABL* 1%~10% 和 / 或 Ph⁺ 细胞 1%~35%	*BCR-ABL* >10% 和 / 或 Ph⁺ 细胞 >35%
12 个月	*BCR-ABL* ≤ 0.1%	*BCR-ABL* 0.1%~1%	*BCR-ABL* >1% 和 / 或 Ph⁺ 细胞 >0
之后任何时间	*BCR-ABL* ≤ 0.1%	CCA/Ph⁻(–7 或 7q–)	- 失去 CHR - 失去 CCyR - 失去 MMR① - 突变 -CCA/Ph+

注:CCA/Ph⁺,Ph⁺ 细胞克隆性染色体异常;CCA/Ph⁻,Ph⁻ 细胞克隆性染色体异常;MMR,主要分子学反应;NA,不适用;CHR,完全血液学反应;CCyR,完全细胞遗传学反应。

① MMR 指 *BCR-ABL* ≤ 0.1% 或更好;失去 MMR 指在连续两次检测中,其中一次的 *BCR-ABL* 转录水平 ≥ 1%。

表 5-4-6　欧洲白血病网 2020 年版关于酪氨酸激酶抑制剂一线治疗慢性髓细胞性白血病的疗效评估

时间	最佳疗效	警告	治疗失败
基线	NA	高危 ACAs,ELTS 高危	NA
3 个月	≤10%	>10%	>10%,若后续三个月内仍未改善
6 个月	≤1%	>1%~10%	>10%
12 个月	≤0.1%	>0.1%~1%	>1%
之后任何时间	≤0.1%	>0.1%~1%,丧失 MMR(≤0.1%)	>1%,耐药突变,高危 ACAs

注:NA,不适用;ACAs,附加染色体异常;MMR,主要分子学反应。对于以无治疗缓解为治疗目标的患者,最佳疗效(之后任何时间)应为 *BCR-ABL* ≤ 0.01%(MR⁴);如果在治疗 36~48 个月后仍未获得 MMR,可考虑更换治疗;停药以追求无治疗缓解的患者若丧失 MMR 被认为失败,需要恢复治疗。

思路 3 确认本例患者的疗效。

根据 ELN 2013 年及 2020 年的评估标准,此患者在伊马替尼治疗 3 个月和 6 个月时的反应获得"最佳疗效",但在 12 个月时为"警告"、18 个月时为"治疗失败",需除外服药依从性差所致的失去 CCyR。否则,提示伊马替尼耐药,需要改变治疗。

注意:ELN 2020 年指南在其 2013 年版本的基础上对疗效评估进行了优化,更加强调对基因水平的检测,同时提出并强调了 CML 患者新的治疗目标——无治疗缓解(treatment-free remission,TFR),优化了晚期 CML 患者的管理策略。

【问题 7】伊马替尼耐药时,如何选择对策?

思路 1 伊马替尼耐药的机制有哪些?

伊马替尼等 TKI 耐药的机制通常包括 *BCR-ABL* 相关的和非 *BCR-ABL* 相关的。前者包括 *BCR-ABL* 激酶结构域点突变和转录本过表达,后者包括 Ph 阳性克隆演变、*BCR-ABL* 以外的信号转导通路活化、药物转运体蛋白表达量和活性改变、细胞内或血浆药物浓度降低等。研究最多的是 *BCR-ABL* 突变,通过直接测序法检测 TKI 耐药患者的外周血或骨髓标本,*BCR-ABL* 突变的发生率占 30%~80%。

思路 2 伊马替尼耐药时应如何选择干预治疗?

BCR-ABL 突变检测是 TKI 耐药时必须做的检查和选择干预措施的重要参数,如表 5-4-7 所示。此外,患者的疾病分期、共存疾病和伴随用药也是选择干预的依据(表 5-4-8)。

表 5-4-7 伊马替尼耐药时如何根据 *BCR-ABL* 突变类型选择后续治疗

突变类型	治疗推荐
T315I	尼洛替尼和达沙替尼均耐药,采用泊那替尼或参加临床试验,或接受异基因造血干细胞移植
V299L	尼洛替尼或泊那替尼
F317L/V/I/C、T315A	尼洛替尼、博苏替尼、泊那替尼
Y253H、E255K/V、F359C/V/I	达沙替尼、博苏替尼、泊那替尼

表 5-4-8 伊马替尼耐药后的治疗选择

疾病分期	评估	治疗推荐
慢性期	评估患者的治疗依从性、药物耐受性和合并用药,进行 *BCR-ABL* 激酶域突变检测	1. 换用第二代 TKI,如尼洛替尼或达沙替尼 2. 如存在 T315I 突变,采用泊那替尼、参加临床试验或接受异基因造血干细胞移植
加速期	评估患者既往史和基础疾病,进行 *BCR-ABL* 激酶域突变监测	1. 换用二代 TKI,如尼洛替尼或达沙替尼 2. 病情回到慢性期并获得细胞遗传学或分子学反应的患者,可继续第二代 TKI 治疗 3. 如存在 T315I 突变,采用泊那替尼、参加临床试验或接受异基因造血干细胞移植
急变期	评估患者既往史和基础疾病,进行 *BCR-ABL* 激酶域突变监测	1. 换用第二代 TKI 或联合急性白血病样的诱导化疗 2. 如存在 T315I 突变,采用泊那替尼或联合急性白血病样的诱导化疗,或参加临床试验 3. 回到慢性期后,尽早接受异基因造血干细胞移植

注:TKI. 酪氨酸激酶抑制剂。

后续门诊追踪 -2

询问患者,持续规律服药,可以除外因依从性差所致的疗效丢失。随后检测 *BCR-ABL* 突变,结果证实为 T315I 突变。之后,患者参加了临床试验。

【CML 诊治流程图】(图 5-4-4)

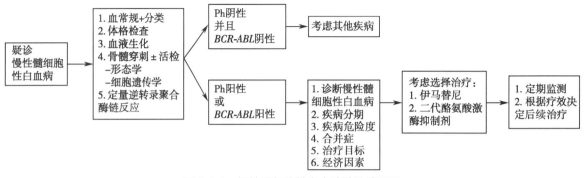

图 5-4-4 慢性髓细胞性白血病诊治流程图

(江 倩)

问 答 题

1. CML 需要与哪些疾病鉴别？
2. TKI 治疗中需要监测哪些项目？采用哪些方法？有何意义？
3. 一线 TKI 药物的选择需要考虑哪些因素？
4. 伊马替尼耐药后应做哪些必要的检查？
5. allo-HSCT 适用于哪些 CML 患者？

推荐阅读文献

[1] 中华医学会血液学分会. 中国慢性髓性白血病诊断与治疗指南 (2016 年版). 中华血液学杂志, 2016, 37 (8): 633-639.
[2] 慢性髓性白血病中国诊断与治疗指南 (2020 年版). 中华血液学杂志, 2020(05):E001-E001.
[3] BACCARANI M, DEININGER M W, ROSTI G, et al. European Leukemia Net recommendations for the management of chronic myeloid leukemia: 2013, Blood, 2013, 122 (6): 872-884.
[4] DEININGER M W, SHAH N P, ALTMAN J K, et al. Chronic myeloid leukemia, version 2. 2021, NCCN clinical practice guidelines in oncology. J Natl Compr Canc Netw, 2020, 18(10):1385-1415.
[5] HOCHHAUS A, BACCARANI M, SILVER R T, et al. European Leukemia Net 2020 recommendations for treating chronic myeloid leukemia. Leukemia, 2020, 34(4):966-984.

第五节 慢性淋巴细胞白血病

> **知识要点**
>
> 1. CLL 的诊断和鉴别诊断。
> 2. CLL 的分期和预后分层。
> 3. CLL 的治疗指征和治疗。

慢性淋巴细胞白血病(chronic lymphocytic leukemia, CLL, 简称"慢淋")是一种成熟 B 细胞克隆增殖性肿瘤, 以形态学成熟的小淋巴细胞在外周血、骨髓、脾脏和淋巴结聚集为特征。世界卫生组织(WHO)分型中, CLL 仅限于肿瘤性 B 细胞疾病。几乎所有 CLL 患者在发病前都存在前驱疾病单克隆 B 细胞增多症(monoclonal B lymphocytosis, MBL)。CLL 是西方国家成人最常见的白血病, 约占 1/3, 国内相对少见。近年来发现 CLL 存在多种细胞遗传学异常 (17p-、11q-、13q- 和 +12 等) 和分子生物学异常 (*TP53*、*ATM*、*SF3B1* 和 *NOTCH1* 突变等),并认为和 CLL 的疾病发生发展、治疗耐药和临床预后密切相关。CLL 临床预后异质性大,患者诊断后从无须立刻治疗到疾病快速进展,甚至出现疾病转化 (Richter 综合征),因此临床上对 CLL 进行精确诊断的基础上还需要根据患者具体情况进行危险度分层,开展个体化治疗。

首次门诊记录

患者,男性,72 岁,2013 年曾因为单位体检发现白细胞增多就诊。当时门诊记录如下:患者 1 个月前单位体检发现血常规提示白细胞计数 36×10^9/L,血红蛋白浓度 133g/L,血小板计数 272×10^9/L,后当地医院复查血常规示白细胞计数 28×10^9/L,血红蛋白浓度 128g/L,血小板计数 238×10^9/L。患者无明显不适,偶感乏力,患者有 5 年高血压病史,3 年糖尿病病史,目前自服药物控制良好,无其他疾病、手术病史和家族史。

【问题 1】根据患者上述初步检查结果,需要怀疑哪些疾病?

思路 白细胞计数增高是常见的血常规异常指标之一,要结合病史、症状和体征及其他实验室检查,考虑潜在病因。白细胞增多需要首先分析以哪一类细胞增多为主,如果以中性粒细胞升高为主首先要除外类白细胞反应,如感染、药物、妊娠、恶性肿瘤、应激状态等,然后才考虑血液瘤,如骨髓增殖性肿瘤,包括慢性髓细胞性白血病等;如果以淋巴细胞增多为主需要考虑自身免疫性疾病、病毒感染及血液系统淋系疾病。

【问题 2】该患者要确诊疾病,还需进一步行哪些检查?

思路

1. **体格检查** 患者一般情况良好,颈部及腹股沟可及轻度肿大淋巴结,最大直径约 2.0cm,质韧,活动可,无压痛。全身皮肤无明显瘀点、瘀斑及皮疹,胸骨无压痛,腹部外形正常,柔软,无压痛及反跳痛。肝脾肋下未触及。

2. **血常规分类及外周血涂片检查** 患者于门诊进行血常规检查,提示白细胞计数 37×10^9/L,淋巴细胞百分比 91%,血红蛋白浓度 127g/L,血小板计数 266×10^9/L,外周血涂片可见:淋巴细胞比例明显增高达 85%,胞体小,胞质量少,天蓝色,核椭圆,核染色质粗,呈块状,未见核仁。涂抹细胞易见(图 5-5-1)。

3. **血液生化** 肝肾功能包括乳酸脱氢酶 (LDH)、β_2- 微球蛋白 (β_2-MG) 等正常。

4. **外周血流式细胞免疫表型** CD19(+)、CD5(+)、CD20(dim)、CD23(+)、CD22(dim)、FMC7(−)、CD79b(dim)、CD200(+)、CD148(−)、κ(−)、λ(dim)(图 5-5-2、表 5-5-1)。

5. **鉴别诊断** CLL 由于细胞形态学及免疫表型特征与其他 B 细胞慢性淋巴增殖性疾病 (B-cell chronic lymphoproliferative disorder,B-CLPD) 类似,尤其是套细胞淋巴瘤 (MCL)(图 5-5-3),所以临床上需要尽量进行精确的诊断(图 5-5-4)。如 CD5(+) 主要见于 CLL 或 MCL,CD10(+) 主要见于滤泡性淋巴瘤 (follicular lymphoma,FL),CD103(+) CD123(+/−) 则主要见于毛细胞白血病 (hairy cell leukemia,HCL) 及毛细胞白血病变异型 (hairy cell leukemia-variant,HCLv),CD5(−) CD10(−) CD103(−) 患者相对比较难以确诊,主要为边缘区淋巴瘤 (marginal zone lymphoma,MZL) 及华氏巨球蛋白血症 (Waldenström's macroglobulinemia,WM);t(11;14)[常规核型分析或 FISH 检测]、CCND1 及 SOX11(免疫组织化学检测)为 MCL 特征性表现;CLL 细胞 CD200(+) 或 LEF1(+)(免疫组织化学检测),是与 MCL 鉴别的较新的指标;*MYD88* L265P、*BRAF* V600E 突变则分别主要见于 WM、HCL。

6. **临床分期** 临床分期主要采用 Rai 和 Binet 分期系统(表 5-5-2 和表 5-5-3),该分期根据患者简单的体格检查(浅表淋巴结大小、肝脾是否肿大)及血常规指标确认,需要强调的是其中淋巴结和肝脾大小采用体格检查方法获取(不是影像学),血细胞减少需排除自身免疫性溶血性贫血或缺铁性贫血或免疫性血小板减少症。对于该患者存在全身轻度淋巴结肿大,淋巴细胞明显增多,但是不存在肝脾大和血细胞减少,所以疾病分期为 Rai Ⅰ/Binet A 期。

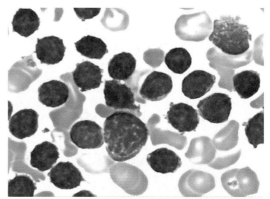

图 5-5-1 慢性淋巴细胞白血病患者
外周血涂片结果

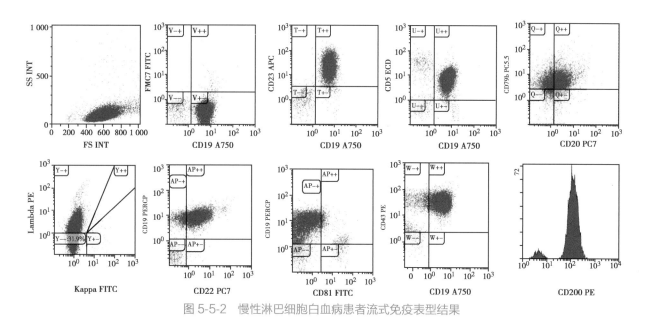

图 5-5-2 慢性淋巴细胞白血病患者流式免疫表型结果

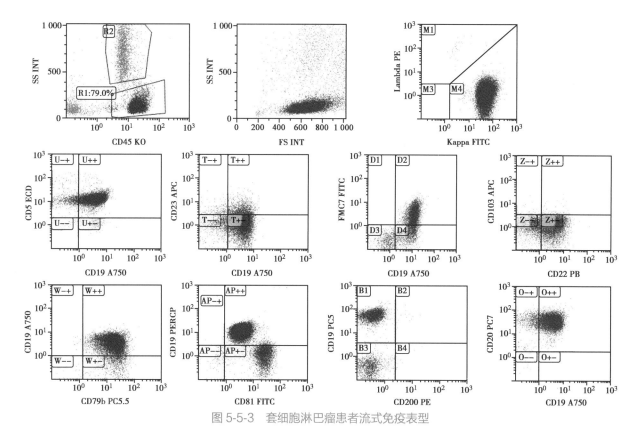

图 5-5-3 套细胞淋巴瘤患者流式免疫表型

表 5-5-1 慢性淋巴细胞白血病的免疫标志积分系统

免疫标志	积分 / 分	
	1	0
CD5	阳性	阴性
CD23	阳性	阴性
FMC7	阴性	阳性

免疫标志	积分 / 分	
	1	0
sIg	弱表达	中等 / 强表达
CD22/CD79b	弱表达 / 阴性	中等 / 强表达

注:积分≥4分诊断慢性淋巴细胞白血病,≤2分排除诊断,3分则注意与其他B细胞慢性淋巴增殖性疾病鉴别。

表 5-5-2 慢性淋巴细胞白血病的 Rai 临床分期系统

分期	改良分期	临床特点
0	低危	淋巴细胞增多[①]
Ⅰ	中危	淋巴细胞增多 + 淋巴结肿大
Ⅱ	中危	淋巴细胞增多 + 脾大
Ⅲ	高危	淋巴细胞增多 + 血红蛋白浓度 <110g/L
Ⅳ	高危	淋巴细胞增多 + 血小板计数 <100 × 10^9/L

①外周血单克隆 B 细胞≥ 5 × 10^9/L 和骨髓淋巴细胞≥ 40%。

表 5-5-3 慢性淋巴细胞白血病的 Binet 临床分期系统

分期	临床特点	
A	淋巴细胞增多[①]+<3 个区域的淋巴组织肿大[②]	
B	淋巴细胞增多 + ≥ 3 个区域的淋巴组织肿大	
C	血红蛋白浓度 <100g/L 和 / 或血小板计数 <100 × 10^9/L	5

①外周血单克隆 B 细胞≥ 5 × 10^9/L 和骨髓淋巴细胞≥ 40%。
②5 个淋巴组织区域包括颈、腋下、腹股沟(单侧或双侧均计为 1 个区域)、肝和脾。

【问题 3】该患者是否需要立刻治疗?

思路 所有 CLL 患者确诊疾病后需要评估是否具有治疗指征。同大多数恶性肿瘤不同,CLL 由于其临床进展较为缓慢,加之单纯化疗或化学免疫治疗难以治愈疾病,因此对于没有治疗指征的 CLL 患者过早治疗并不能带来生存获益,因此建议在每个 CLL 患者确诊评估后先评估治疗指征,而不要急于治疗。根据国内外指南,CLL 治疗指征至少应该满足以下一个条件:

(1)进行性骨髓衰竭的证据,表现为贫血和 / 或血小板减少进行性减少。

(2)进行性脾大(左肋缘下 >6cm)或有症状的脾大。

(3)进行性淋巴结肿大(最长直径 >10cm)或有症状的淋巴结肿大。

(4)进行性淋巴细胞增多,如 2 个月内增多 >50%,或淋巴细胞倍增时间(LDT)<6 个月;注意:淋巴细胞增加从≥ 3 × 10^9/L 开始计算。

(5)自身免疫性溶血性贫血和 / 或自身免疫性血小板减少症对皮质类固醇治疗反应不佳。

(6)至少存在下列一种疾病相关症状:①在以前 6 个月内无明显原因的体重下降≥ 10%;②严重疲乏[如 ECOG 体能评分≥ 2 分;不能工作或不能进行常规活动];③无其他感染证据,发热 >38.0℃,≥ 2 周;④无感染证据,夜间盗汗(湿透性)>1 个月。

【问题 4】没有治疗指征的 CLL 患者如何随访?

思路 对于没有治疗指征的 CLL 患者不推荐治疗,但是需要对患者进行定期的随访和病情评估。一般在随访过程中如果患者没有特殊的不适表现,推荐 2~6 个月门诊随访一次,随访的内容主要是病史的询问、体格检查和简单的实验室检查(血常规、超声等)。

知识点

慢性淋巴细胞白血病诊断标准

1. 外周血涂片中特征性的表现为小的、形态成熟的淋巴细胞显著增多,其细胞质少、核致密、核仁不明显、染色质部分聚集,并易见涂抹细胞。外周血淋巴细胞中不典型淋巴细胞及幼稚淋巴细胞<55%。

2. 外周血 B 细胞(流式确认单克隆)计数 ≥ 5×10^9/L;单克隆 B 细胞 <5×10^9/L 时,如存在 CLL 细胞骨髓浸润所致的血细胞减少,也诊断 CLL。

3. 典型的免疫表型 CD19(+)、CD5(+)、CD23(+)、CD10(−)、FMC7(−)、CD43(+/−)、CCND1(−);表面免疫球蛋白(sIg)、CD20 及 CD79b 弱表达(dim)。流式细胞学确认 B 细胞的克隆性,即 B 细胞表面限制性表达 κ 或 λ 轻链(κ:λ>3:1 或 <0.3:1)或 >25% 的 B 细胞 sIg 不表达。

知识点

B 细胞慢性淋巴增殖性疾病鉴别诊断

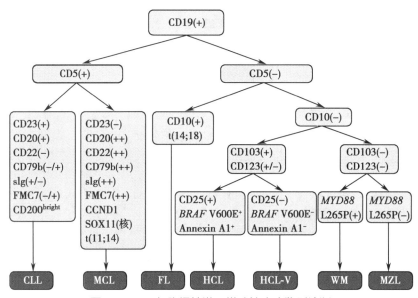

图 5-5-4 B 细胞慢性淋巴增殖性疾病鉴别诊断

CLL. 慢性淋巴细胞白血病;MCL. 套细胞淋巴瘤;FL. 滤泡性淋巴瘤;HCL. 毛细胞白血病;
HCL-V. 毛细胞白血病 - 变异型;WM. 华氏巨球蛋白血症;MZL. 边缘区淋巴瘤。

第二次门诊记录

2017 年 11 月,患者因为诊断慢性淋巴细胞白血病 4 年,活动后气喘 1 个月入院。患者近 1 个月来无明显诱因下出现活动后气喘,休息后缓解,同时自觉浅表淋巴结增大,晚上入睡后透湿性出汗。患者入院体格检查示:颈部、锁骨上、腋窝等浅表淋巴结肿大,体表未见瘀点、瘀斑和皮疹,脾大,左肋下 5cm。血常规提示白细胞计数 132×10^9/L,淋巴细胞百分比 96%,血红蛋白浓度 73g/L,血小板计数 79×10^9/L。LDH 276IU/L,β_2- 微球蛋白 4.5mg/L。

【问题 5】该患者本次就诊是否需要治疗?

思路 该患者 CLL 诊断已 4 年余,近期出现活动后气喘、淋巴结增大和盗汗等症状,需要重新评估治疗指征,如果患者需要进行治疗则需要详细评估 CLL 生物学特征。该患者出现贫血表现、B 组症状,并且血常规提示存在贫血(血红蛋白 <100g/L)和血小板减少(<100×10⁹/L),因此具备治疗指征,需要开始治疗。

【问题 6】该患者的疾病危险度分层如何?

思路 对于具有治疗指征的 CLL 患者,需要根据患者的身体情况和肿瘤生物学特征进行治疗方案的选择。对于该患者在治疗前建议进行骨髓检查(涂片 + 活检)、外周血免疫球蛋白重链可变区(immunoglobulin heavy-chain variable region,*IGHV*)基因突变状态、CpG+IL-2 刺激的外周血常规染色体核型分析、间期荧光原位杂交[FISH,检测 17p-(17p13.1 为 *TP53* 基因所在部位,其缺失则 *TP53* 缺失)、11q-、13q-、+12]、分子突变(*TP53* 基因等)等检查。影像学检查比如增强 CT 等并不常规推荐,除非临床试验需要进行精确的淋巴结及病灶大小评估,PET/CT 对于大多数 CLL 患者无须进行,但是临床怀疑 Richter 综合征转化的患者可以进行 PET/CT 检查,以便引导在标准摄取值(SUV)高的病灶进行病理活检。本次该患者骨髓检查提示:骨髓大量成熟样淋巴细胞浸润,胞体小,胞质量少,天蓝色,核椭圆,核染色质粗,呈块状,未见核仁,同时红系和巨核系造血受抑。其他检查发现该患者 *IGHV* 基因无突变、*IGHV* 使用偏向 *IGHV 1-69*,B 细胞受体(BCR)同型模式(stereotype)为 Subset 2;常规染色体分析发现存在 46,XX,del(11)(q22)[14]/46,XX[6](图 5-5-5),FISH 显示 11q-,分子突变检测未见明显异常。综合各项指标该患者 CLL-IPI 评分为 5 分,中高危(表 5-5-4)。

表 5-5-4 CLL-IPI 预后积分系统

指标	积分
TP53 突变或者缺失	4 分
IGHV 无突变	2 分
β₂- 微球蛋白 >3.5mg/L	2 分
临床分期 Binet B/C 或 Rai Ⅰ~Ⅳ	1 分
年龄 >65 岁	1 分

注:低危 0~1 分,中低危 2~3 分,中高危 4~5 分,高危 ≥ 6 分。

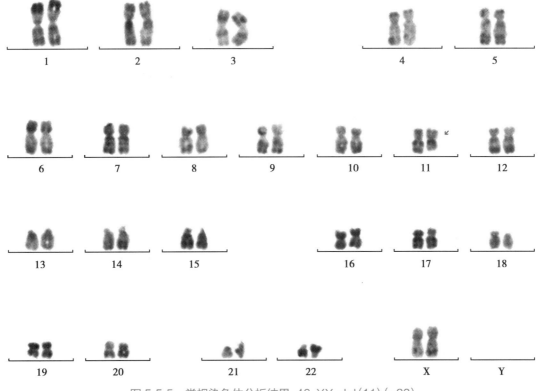

图 5-5-5 常规染色体分析结果:46,XX,del(11)(q22)

【问题7】该患者治疗方案如何选择？

思路　目前对于有治疗指征的 CLL 患者治疗选择多根据患者身体情况和肿瘤生物学特征,尤其是预后指标,包括细胞遗传学改变(17p-、11q- 等)和分子生物学指标(*IGHV* 突变状态、*TP53* 突变等)综合考虑,如果患者为年轻、*IGHV* 突变且无 11q- 及无 *TP53* 异常(突变或缺失)的低危 CLL 患者推荐使用 FCR(氟达拉滨、环磷酰胺和利妥昔单抗)方案进行治疗可能达到临床治愈;对于其他患者,尤其是具有 11q-、*IGHV* 无突变或 *TP53* 异常的高危 CLL 患者则推荐使用伊布替尼进行治疗以达到较好的疾病控制。该患者具有治疗指征:年纪较大,具有高血压、糖尿病等伴发疾病,并且具有 11q- 和 IGHV 无突变的不良预后因素,因此建议该患者口服伊布替尼 420mg 每日一次治疗。

【问题8】该患者口服伊布替尼 2 个月后复查血常规提示白细胞计数 178×10^9/L,血红蛋白浓度 93g/L,血小板计数 86×10^9/L,同时伴有浅表淋巴结的明显缩小,脾脏肋下 3cm。该患者的疗效评估如何？

思路　CLL 患者治疗反应评估应包括详细的体格检查及血液和骨髓检查。对于具有确定治疗周期的疗法(例如化学免疫治疗)的治疗反应评估时间应至少在治疗完成后 2 个月。为了确定对治疗的反应,需要评估和记录两组参数:A 组参数评估淋巴瘤负荷和全身症状,而 B 组参数评估造血系统恢复情况。对于伊布替尼等持续治疗或包含有维持治疗的方案,应在患者达到其最佳反应至少 2 个月后或在方案中规定的时间点进行治疗反应评估,具体见表 5-5-5。此外在激酶抑制剂治疗过程中会出现治疗后淋巴细胞短暂升高,即淋巴细胞增多的部分缓解(partial remission with lymphocytosis,PR-L)。此类药物治疗过程中,外周血淋巴细胞增多与药物使用有关,并不一定提示肿瘤负荷增加,但可能反映白血病细胞从淋巴组织释放到外周血的再分布过程。

表 5-5-5　慢性淋巴细胞白血病疗效评估标准

参数	完全缓解	部分缓解	淋巴细胞增多的部分缓解	疾病进展
A 组:用于评价肿瘤负荷				
淋巴结肿大	无 >1.5cm	缩小 ≥ 50%	缩小 ≥ 50%	增大 ≥ 50%
肝大	无	缩小 ≥ 50%	缩小 ≥ 50%	增大 ≥ 50%
脾大	无	缩小 ≥ 50%	缩小 ≥ 50%	增大 ≥ 50%
骨髓	增生正常,淋巴细胞比例 <30%,无 B 细胞性淋巴小结;骨髓增生低下则为完全缓解伴骨髓造血不完全恢复	骨髓浸润较基线降低 ≥ 50%,或出现 B 细胞性淋巴小结	骨髓浸润较基线降低 ≥ 50%,或出现 B 细胞性淋巴小结	
外周血淋巴细胞绝对值	$<4 \times 10^9$/L	较基线降低 ≥ 50%	淋巴细胞升高或较基线降低 ≥ 50%	较基线升高 ≥ 50%
B 组:评价骨髓造血功能				
血小板(不使用生长因子)	$>100 \times 10^9$/L	$>100 \times 10^9$/L 或较基线升高 ≥ 50%	$>100 \times 10^9$/L 或较基线升高 ≥ 50%	由于慢性淋巴细胞白血病降低 ≥ 50%
血红蛋白(无输血、不使用生长因子)	>110g/L	>110g/L 或较基线升高 ≥ 50%	>110g/L 或较基线升高 ≥ 50%	由于慢性淋巴细胞白血病降低 >20g/L
中性粒细胞绝对值(不使用生长因子)	$>1.5 \times 10^9$/L	$>1.5 \times 10^9$/L 或较基线升高 >50%	$>1.5 \times 10^9$/L 或较基线升高 >50%	

(李建勇)

问 答 题

1. 简述 CLL 的诊断和鉴别诊断。
2. 简述 CLL 的治疗指征。
3. 详述 CLL 危险度分层系统 CLL-IPI？
4. 简述 CLL 的疗效评估。

推荐阅读文献

［1］中华医学会血液学分会白血病淋巴瘤学组，中国抗癌协会血液肿瘤专业委员会，中国慢性淋巴细胞白血病工作组 . B 细胞慢性淋巴增殖性疾病诊断与鉴别诊断中国专家共识 (2018 年版). 中华血液学杂志, 2018, 39 (5): 359-365.

［2］中华医学会血液学分会白血病淋巴瘤学组，中国抗癌协会血液肿瘤专业委员会，中国慢性淋巴细胞白血病工作组 . 中国慢性淋巴细胞白血病 / 小淋巴细胞淋巴瘤的诊断与治疗指南 (2018 年版). 中华血液学杂志, 2018, 39 (5): 353-358.

第六章　恶性淋巴瘤

第一节　霍奇金淋巴瘤

1. HL 的病理学分类及病理学、免疫学特点。
2. HL 临床分期、分组标准。
3. HL 治疗原则及疗效评价标准。

思维导图：

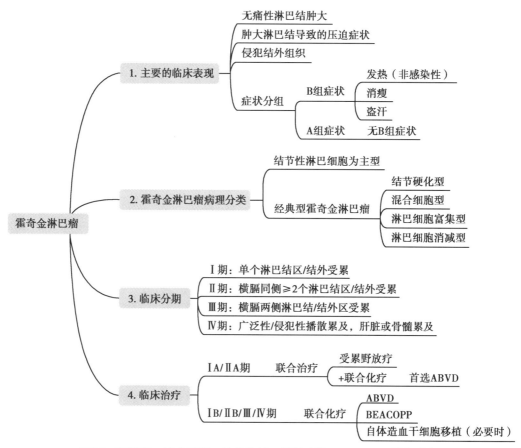

ABVD. 阿霉素＋博来霉素＋长春花碱＋甲氮咪胺；BEACOPP. 博来霉素＋
依托泊苷＋多柔比星＋环磷酰胺＋长春新碱＋甲基苄肼＋泼尼松。

霍奇金淋巴瘤（Hodgkin lymphoma,HL）是一组发生于淋巴结及淋巴组织的淋巴样组织恶性肿瘤,大多数来源于生发中心的 B 细胞恶性肿瘤,以恶性霍奇金细胞和 Reed-Sternburg(R-S)细胞为病理学特征,伴随着特征性的细胞免疫表型。1832 年 Thomas Hodgkin 首先报道该病,遂命名为霍奇金淋巴瘤。

HL 发病率约为 3.3/10 万人群,发病年龄有 2 个高峰,分别为 15~34 岁和大于 60 岁人群。世界卫生组织（WHO）淋巴系统恶性肿瘤分类系统将 HL 进行了病理学分型（表 6-1-1）。在 HL 中,结节性淋巴细胞为主型占 5%~10%,经典型 HL 占 90%~95%（表 6-1-1）。结节硬化型多见于青少年,而混合细胞亚型在儿童和老年人群中更为多见。

表 6-1-1　霍奇金淋巴瘤（HL）病理学分类（2016 年修订版）

病理学分类	发病率构成比 /%
1. 结节性淋巴细胞为主型 （nodular lymphocyte predominant Hodgkin lymphoma, NLPHL）	5~10
2. 经典型（classical Hodgkin lymphoma）	90~95
（1）结节硬化型（nodular sclerosis classical Hodgkin lymphoma, NSCHL）	40~70
（2）混合细胞型（mixed cellularity classical Hodgkin lymphoma, MCCHL）	30~50
（3）淋巴细胞富集型（lymphocyte-rich classical Hodgkin lymphoma, LRCHL）	5
（4）淋巴细胞消减型（lymphocyte-depleted classical Hodgkin lymphoma, LDCHL）	5

HL 首发症状多数为局部淋巴结无痛性进行性肿大,最常累及颈部和锁骨上淋巴结（60%~70%）,腋窝淋巴结（15%~20%）,其次是纵隔、腹膜后、主动脉旁淋巴结及其他部位淋巴组织。肿大淋巴结在颈部、锁骨上下等部位更容易观察到,少数情况下可以出现上腔静脉压迫,晚期可累及脾、肝、骨髓等器官。约 30% 的 HL 患者在病初出现全身症状,包括发热超过 38℃、半年内体重减轻 10% 以上、盗汗等。上述症状也叫作 B 组症状,合并全身症状往往提示预后不良。少见的症状还包括 Pel-Ebstein 发热（主要见于 HL）,主要表现为周期性高热与正常体温交替出现,发热 1~2 周体温恢复正常,反复发热;饮酒后出现受累淋巴结疼痛几乎只见于 HL,其原因不清,这对尽早筛查 HL 具有一定的提示价值。

首次门诊记录

患者,男性,31 岁,"右颈部无痛性肿块 7 个月"入院。患者 7 个月前无意中发现右颈部肿块,约鸡蛋黄大小,无疼痛,于外院行细针穿刺吸取细胞学检查提示"淋巴肉芽肿病变",未予治疗。6 个月前颈部肿块渐进增大,肿物数目增多,左颈部亦出现数枚肿物。病来有盗汗,无发热,无皮肤瘙痒,近 2 个月体重下降 8kg,饮食及睡眠尚可,大小便正常。既往体健,无染发史,否认放射性接触史,无烟酒嗜好,家族史无特殊。

【问题 1】根据上述病史,该患者应该考虑何种诊断?

思路 1　患者中年男性,以颈部无痛性进行性淋巴结肿大为主要表现,需高度怀疑淋巴瘤,并需要与导致淋巴结肿大的其他疾病进行鉴别,如结核性淋巴结炎、坏死性淋巴结炎、转移癌等。

思路 2　问诊时应注意有无全身症状,包括有无发热、热型、盗汗、皮肤瘙痒、消瘦等全身症状。

思路 3　应询问与淋巴结肿大有关的其他病史:感染病史如结核分枝杆菌感染、人类免疫缺陷病毒（HIV）感染、EB（Epstein-Barr）病毒感染（如传染性单核细胞增多症病史）、其他疱疹病毒感染史等;自身免疫性疾病病史及应用免疫抑制剂药物病史;是否接触放射线、有毒化学物质等;还需要注意家族史。

知识点

霍奇金淋巴瘤临床表现

1. 无痛性进行性淋巴结肿大　约 90% 以上的患者以浅表淋巴结肿大为首发症状,最常累及的部位为颈部淋巴结和锁骨上淋巴结,其次是腋窝、纵隔、腹股沟、腹膜后等部位的淋巴组织。

2. 肿大淋巴结导致相邻器官的压迫症状　如纵隔淋巴结肿大可引起咳嗽、胸闷、气促、肺不张及上腔静张压迫症状等;腹膜后淋巴结肿大可压迫输尿管,引起肾盂积水;硬膜外肿块导致脊髓压迫症等。

3. HL 侵犯结外组织　随病程进展,病变可侵犯结外组织,包括肝、脾、骨、骨髓等,并引起相应症状,如肝大、黄疸、脾大、骨痛等。需要注意的是,HL 结外病变相对少见,若存在常提示为非霍奇金淋巴瘤(NHL)。

4. B 组症状及其他少见症状　1/3 的患者可伴有发热、盗汗、消瘦、皮肤瘙痒等全身症状;全身瘙痒可为部分 HL 患者唯一的全身症状;少见的症状还包括饮酒后引起 HL 受累部位的疼痛。

知识点

霍奇金淋巴瘤病因

HL 病因尚未完全明确,但病毒感染和遗传学基础目前认为是最主要的原因,其次免疫因素和理化因素也与 HL 的发生具有一定的关系。在这里重点强调感染和遗传因素。

1. 感染因素　主要以病毒感染为主。

(1)EB 病毒(EBV)感染:HL 患者 EBV 效价增高,30%~50% 的 HL 患者的淋巴瘤组织中可以检测到 *EBV* 基因;流行病学发现罹患传染性单核细胞增多症的患者,其 HL 发生的风险升高了 3 倍,中位潜伏时间 4.1 年左右。

(2)人类免疫缺陷病毒(HIV):发生 HL 的风险是普通人群的 10~20 倍,同时也发现,HIV 患者合并 HL 的 R-S 细胞中,存在典型的 EBV。

2. 遗传因素　HL 在家庭成员中群集发生的现象已经得到证实,相关研究资料提示 *HLA*A01* 增加了 EBV 感染的风险及易感性,可能促进了 HL 的发生。

【问题 2】病史采集结束后,下一步体格检查应注意哪几个关键点?

思路 1　肿大淋巴结性质及累及部位:淋巴瘤可发生于身体任何部位,其中淋巴结、扁桃体、脾、骨髓均易受累,受累部位、范围、程度不同,引起症状、体征亦不同,在体格检查时需特别注意。检查淋巴结需注意淋巴结的部位、大小、质地、活动度、有无融合、有无触痛,肿大淋巴结周围有无红肿、皮肤破溃等;肝脾触诊需注意大小、质地、有无触痛;注意扁桃体检查,包括大小、双侧是否对称、表面是否坏死及化脓。

思路 2　注意淋巴结肿大导致的周围组织和器官受累体征:淋巴瘤累及胸部时常有咳嗽、胸痛、呼吸困难,部分患者有咯血;淋巴瘤压迫上腔静脉,会导致面部肿胀、颈部及上胸部静脉曲张。注意有无胸腔积液,少数患者合并心包积液等。

思路 3　部分淋巴瘤患者存在轻、中度贫血,因此需注意有无贫血貌、睑结膜苍白等;淋巴瘤骨髓浸润(淋巴瘤白血病期)后,可能存在胸骨压痛,正常造血功能受抑、血小板低下,因此需查看皮肤、黏膜有无出血点、瘀斑等。

门诊体格检查记录

体温 36.5℃,脉搏 80 次/min,呼吸 16 次/min,血压 120/80mmHg,无贫血貌,皮肤黏膜未见出血点及瘀斑,咽部无红肿,双侧扁桃体不大。左颈部胸锁乳突肌前、后缘可触及数枚淋巴结,最大者 4cm×5cm,融合成片,小者 1cm×2cm;右颈部胸锁乳突肌前、后缘可及数枚淋巴结,最大者 3cm×2cm;双侧锁骨上窝可触及数枚肿大淋巴结,最大者 2cm×2cm;双侧腋窝可触及肿大淋巴结各一枚,右侧大小约 2.5cm×3cm,左侧约 2cm×1.5cm;左侧腹股沟可触及肿大淋巴结 1 枚,约 2cm×3cm。以上肿大淋巴结质韧,无触痛,心肺听诊未见明显异常,胸骨无压痛,肝脾肋下未及,双下肢无水肿。

【问题 3】该患体格检查还需补充哪些内容?

思路　浅表淋巴结的检查需要包括全身其他浅表淋巴结,如腘窝淋巴结、滑车淋巴结等;需要注意有无皮肤受累,如皮下结节、浸润性斑块、溃疡、皮疹等。除浅表淋巴结外,还需要注意深部淋巴结是否肿大、是否累及其相邻的组织器官。如纵隔淋巴结肿大有可能出现上腔静脉受压综合征,表现为颈静脉怒张;腹膜后淋巴结肿大可压迫输尿管,引起肾盂积水;硬膜外肿块导致脊髓压迫症等。

第二次门诊记录

患者曾于外院行细针穿刺吸取细胞学检查提示"淋巴肉芽肿病变",本次就诊予右颈部肿物诊断性活检切除,病理学诊断结果:淋巴结被膜水肿增厚,淋巴结结构部分破坏,未见明显淋巴滤泡,多量宽胞质的组织细胞增生呈片状分布,胞质未见明显吞噬,部分结节样结构分布,中央可见凝固性坏死,背景可见小淋巴细胞、中性粒细胞、嗜酸性粒细胞、浆细胞等,可见 R-S 细胞。免疫组化:CD15(+)、CD30(+)、CD20(−)、PAX-5(+)、Mum-1(+)、LCA(−)、EBER(+),病理诊断 HL(混合细胞型)。

【问题4】初发淋巴瘤如何确诊?

思路 1 肿大淋巴结活检并进行病理学诊断。选择肿大淋巴结中最大者,尽可能完整活检摘除淋巴结,尽快将新鲜状态下的淋巴结送至病理学实验室,由病理科医生固定切片、免疫组织化学染色,进行病理诊断。

对腹腔或者腹膜后等位置较深的病变淋巴结,在活检受限的情况下,可以采用空芯针活检,部分患者可以避免剖腹手术。但如果空芯活检未能得到明确诊断,则必须进行开放活检肿大淋巴结(肿物)。

思路 2 免疫学分型及分子遗传学诊断。制备新鲜组织样本的单细胞悬液,应用流式细胞仪分析细胞表面免疫标志物,协助诊断。应用分子生物学技术包括聚合酶链反应(PCR)、荧光原位杂交(FISH)、细胞遗传学分析等方法,检测 B 细胞或者 T 细胞是否存在单克隆性异常或者存在特异性染色体易位。两种病理类型 HL 的病理及免疫学关键特点鉴别详见表 6-1-2。

表 6-1-2 两种病理类型霍奇金淋巴瘤的病理免疫学关键特点

病理学分类	特征性病理性细胞	特征免疫表型
结节性淋巴细胞为主型	"爆米花样"细胞:单个细胞核,有多个分叶和/或折叠的特点,CD20⁺淋巴细胞	CD20(+)CD30(−)CD15(−)Ig(+)
经典型	经典 R-S 细胞:具有双叶核,增厚的核膜包裹着明显嗜酸的核仁	CD20(−)CD30(+)CD15(+)Ig(−)
	霍奇金细胞:仅有一叶核,其余特点同 R-S 细胞	

思路 3 细针穿刺吸取细胞学检查。对于淋巴瘤的初次诊断并无帮助,主要是因为细针穿刺仅能吸取少量细胞,不能保留淋巴结结构,无法系统地开展病理、免疫分型及分子生物学分析。

【问题5】该患者的病理诊断是什么?

思路 根据颈部无痛性、进行性淋巴结肿大、颈部淋巴结活检的病理组织学特点,确诊经典型霍奇金淋巴瘤混合细胞型(MCCHL)。

知识点

霍奇金淋巴瘤的病理学特点

HL 主要有 2 种不同的病理类型,结节性淋巴细胞为主型及经典型(包含 4 种亚型)(表 6-1-1)。要诊断 HL,必须在数量不等的多形性、反应性炎症细胞和辅助细胞浸润组成的背景中,找到具有诊断价值的 R-S 细胞。另外,HL 的 2 种类型也具有各自特征性的免疫表型和特征性的病理细胞(表 6-1-2)。

1. 结节性淋巴细胞为主型 淋巴结结构可完全或部分破坏,代之以大小不一的分界模糊的结节性增生,伴有或不伴有弥漫性区域,背景细胞为小淋巴细胞,混有少量组织细胞和上皮样组织细胞,嗜酸性细胞与中性粒细胞很少见。恶性细胞分布在以小淋巴细胞为主的背景中,细胞胞体大,中等量淡染胞质,泡状核,呈分叶状或多核,核膜薄,核仁通常比经典的 R-S 细胞小,又称"爆米花样"细胞(L & H 细胞)。

2. 经典型

(1)结节硬化型:淋巴结结构破坏,纤维带包绕肿瘤呈大小不一结节组织,广泛纤维化,淋巴结被膜增厚,宽大的平行排列的胶原带分割肿瘤细胞,瘤细胞以陷窝细胞为主,可见诊断性 R-S 细胞,多散在于结节内,瘤细胞聚集成片增生,可伴有中央坏死,嗜酸性粒细胞、组织细胞及中性粒细胞多见。

（2）混合细胞型：淋巴结结构完全或部分破坏，经典型 R-S 细胞易见，背景细胞成分混杂，包括小淋巴细胞、浆细胞、中性粒细胞、嗜酸性粒细胞及成纤维细胞和组织细胞。

（3）淋巴细胞富集型：多呈结节性增生或少数结节的弥漫性增生，结节中可见偏位萎缩的生发中心及套细胞增生，诊断性 R-S 细胞或变异型细胞稀少，可见到霍奇金细胞核固缩，胞质致密的"干尸细胞"，分布于结节或弥漫区内，背景为丰富的小淋巴细胞，可有组织细胞混杂，缺乏其他炎症细胞，包括中性粒细胞、嗜酸性粒细胞。

（4）淋巴细胞消减型：一般有两种类型，弥漫纤维化型和肉瘤样型。弥漫纤维化型的特征是弥漫纤维化伴或不伴成纤维细胞增生，仅少量 R-S 细胞；肉瘤样型多核性 R-S 细胞多见或经典型 R-S 细胞数量明显增多。

知识点

霍奇金淋巴瘤的免疫表型特征

1. 经典型 HL 典型免疫表型　CD15（+）、CD30（+）、PAX-5（+）（弱）；CD3（−）、CD20（−）（大多数）、CD45（−）、CD79a（−）。

2. 结节性淋巴细胞为主型 HL 典型免疫表型　CD20（+）、CD45（+）、CD79a（+）、BCL-6（+）、PAX-5（+）；CD3（−）、CD15（−）、CD30（−）。超过 50% 患者上皮细胞膜抗原阳性［EMA（+）］，免疫球蛋白轻链和重链常呈阳性。

知识点

组织病理学发现 R-S 细胞及其变异细胞是诊断经典型 HL 的重要依据，典型的 R-S 细胞是一种直径 15~45μm 的双核或多核瘤巨细胞，胞质丰富，略嗜酸或嗜碱性，核圆形或椭圆形，双核或多核，双核面对面排列可呈"镜影状"，核仁大而明显（图 6-1-1）。在甲醛固定的标本中因胞质浓缩，细胞看起来像处在一个陷窝中，故称为"陷窝细胞"（或"腔隙细胞"）。一些变异型 R-S 细胞胞质浓缩，胞核固缩呈淡红色，称为"木乃伊细胞"或"干尸细胞"（mummified cell）（图 6-1-2）。

结节性淋巴细胞为主型 HL 缺乏 R-S 细胞，其特点为可出现 L&H 细胞（lymphocytic cell and/or histocytic cell），L&H 细胞比经典型 R-S 细胞略小，比免疫母细胞大，胞质少，为单一核，核大，常扭曲重叠或分叶，形似

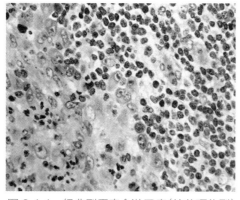

图 6-1-1　经典型霍奇金淋巴瘤（结节硬化型）
视野中央可见一典型的双核霍奇金细胞（"镜影"细胞，R-S 细胞）（HE 染色，×400）。

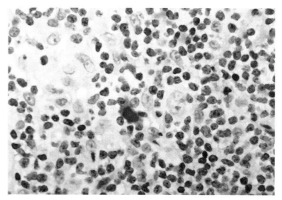

图 6-1-2　经典型霍奇金淋巴瘤（淋巴细胞富集型）
呈结节性增生或少数结节的弥漫性增生，结节中可见偏位萎缩的生发中心及套细胞增生，诊断性 R-S 细胞或变异型细胞稀少，分布于结节或弥漫区内，背景为丰富的小淋巴细胞。本图例视野中央可见霍奇金细胞核固缩，胞质致密的"干尸细胞"（HE 染色，×400）。

爆米花,因此又称为"爆米花样细胞"。其核染色质细,核呈泡状,核膜薄,多个嗜碱性核仁,中等大小,比经典型 R-S 细胞的核仁小(图 6-1-3)。

病理学诊断对于确诊 HL 非常关键,在完成了 HL 的病理分型后下一步需要根据淋巴瘤在体内的累及范围进行临床分期,最后根据全身症状的有无再分为 A、B 二组。总之,病理分型、临床分期、A/B 组症状分组,是临床诊断 HL 的三个步骤。准确的分期、分组对于淋巴瘤治疗及预后有重要指导意义。

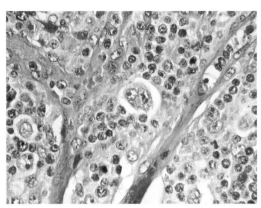

图 6-1-3　结节性淋巴细胞为主型霍奇金淋巴瘤
视野中央可见 L&H 细胞,亦称"爆米花样细胞",
瘤细胞的体积大,多分叶状核,染色质稀少,有多
个小的嗜碱性核仁,胞质透明(HE 染色,×400)。

知识点

霍奇金淋巴瘤临床分期、分组标准

1. 临床分期

(1) Ⅰ期:单个淋巴结区受累(Ⅰ)或单个淋巴结外器官或部位局部受累($Ⅰ_E$)。

(2) Ⅱ期:累及横膈同侧两个或两个以上淋巴结区(Ⅱ)或局部累及单个相关淋巴结外器官或部位及其区域淋巴结,伴或不伴横膈同侧其他淋巴结区受累($Ⅱ_E$)。注:受累淋巴结区数目可通过下标来表示(如 $Ⅱ_3$)。

(3) Ⅲ期:横膈两侧均有淋巴结受累(Ⅲ),同时可伴淋巴结外器官受累($Ⅲ_E$),或伴脾脏受累($Ⅲ_S$),或两者均受累($Ⅲ_{S+E}$)。

(4) Ⅳ期:一处或多处淋巴结外器官受到广泛性或播散性侵犯、伴或不伴淋巴结肿大。肝或骨髓只要受到累及均属Ⅳ期。

2. 分组

(1) A 组:未出现全身症状。

(2) B 组:不明原因发热 >38℃、盗汗和体重减轻 >10%(诊断前 6 个月内)。

【问题 6】该患者下一步应完成临床分期及分组,需要完成哪些检查?

思路 1　确定临床分期。目前需进行浅表、深部淋巴结受累部位的相关检查,明确患者累及了几个淋巴结区、是否累及横膈两侧部位、是否累及肝脏和肺脏等器官。根据临床分期的标准,明确患者的临床分期。

思路 2　A/B 组症状分组。根据是否合并非感染性发热、盗汗、消瘦(半年内体重减轻 >10%),进行症状分组。

思路 3　患者还需进行与预后相关的检查,对心脏、肝脏、肾脏功能进行化疗耐受性评估,了解是否有其他伴发疾病。

知识点

霍奇金淋巴瘤辅助检查

1. 必要检查

(1) 血常规。

(2) 血沉、LDH、肝功能、肾功能、β_2- 微球蛋白

(3) 育龄期女性妊娠检查。

(4) HIV 和乙／丙型肝炎病毒检测。

(5) 诊断性胸部、腹部、盆腔 CT。

(6) PET/CT。

(7) ⅠB、ⅡB 和Ⅲ、Ⅳ期行骨髓活检。

(8) 采用含阿霉素方案患者需行左心室射血分数评估。

2. 需要了解的知识点

(1) 超声检查和放射性核素显像均可用于浅表淋巴结的检查,其敏感性高于触诊,有利于发现触诊未能发现的肿大淋巴结。

(2) 近 70% HL 在初诊时常见纵隔淋巴结肿大,并伴有胸腔内病变,如肺间质累及、胸腔积液、心包积液、胸壁肿块等,上述病变均可在胸部 CT 中发现。而胸部 X 线检查容易遗漏纵隔及肺部病变,因此高敏感度 CT 常用于诊断及疗效判断。

　　1) 肝脾受累的检查:CT、超声、放射性核素显像及 MRI 只能查出单发或多发结节,对弥漫性浸润或粟粒样小病灶难以发现,一般认为两种以上影像诊断,同时显示实质性占位病变时才能确定肝脾受累。

　　2) 血沉加快提示疾病活动,LDH 升高提示预后不良,血清碱性磷酸酶或血钙增加提示骨骼受累,β_2- 微球蛋白升高与肿瘤负荷相关。

　　3) 骨髓涂片发现 R-S 细胞提示骨髓浸润,但骨髓穿刺涂片阳性率仅 3%,骨髓活检可提高至 9%~22%。

　　4) PET/CT 检查在 HL 诊治中的地位:PET/CT 对淋巴瘤具有很高的敏感性和特异性,目前已成为 HL 患者初始分期、疗效评估、随访的重要手段。NCCN 指南推荐把 PET 检查用于初始分期和治疗末对残留肿物的评估。

患者入院辅助检查

1. **血常规**　白细胞计数 $3.6 \times 10^9/L$,中性粒细胞百分比 60.6%,淋巴细胞百分比 30.1%,血红蛋白浓度 114g/L,血小板计数 $274 \times 10^9/L$。

2. **生化检查**　LDH 443IU/L,AST、ALT、白蛋白、尿素氮、肌酐均正常;β_2- 微球蛋白 4.87mg/L;血沉 10mm/h。

3. HIV 和乙／丙型肝炎病毒检测阴性。

4. **骨髓细胞学**　骨髓增生活跃,粒系细胞:红系细胞 =3.78:1,粒系细胞增生活跃(占 52%),各阶段粒细胞形态正常。红系细胞增生活跃(占 20%),全片见巨核细胞 30 个,未见淋巴瘤细胞浸润。

5. **骨髓活检病理**　骨髓增生较低下(20%),粒红比例增大,粒红系各阶段细胞可见,均以中幼及以下阶段细胞为主,巨核细胞不少,分叶核为主,未见异形大细胞增多,网状纤维染色(+)。

6. **心脏彩超**　未见明显异常,左心室射血分数 50%。

7. **PET/CT**　提示双侧颈部、双侧锁骨上窝、右侧腋窝、纵隔内、双侧肺门、心膈角内、膈肌前方、胃周、肝门区、腹膜后、肠系膜内可见多枚大小不等淋巴结影,均呈放射性摄取不同程度增高,较大者位于左肾水平腹膜后,大小约 2.6cm×2.0cm。诊断意见:全身多处淋巴结(包括横膈上下)氟代脱氧葡萄糖(FDG)代谢异常增高。

【问题 7】请给予患者完整的诊断、临床分期和症状分组。

诊断为 HL(混合细胞型)Ⅲ期 B 组。

思路 1　临床分期。根据患者体格检查(双颈部、双侧锁骨上窝、双侧腋窝、左侧腹股沟均可触及肿大淋

巴结,扁桃体无肿大,肝脾肋下未及),结合 PET/CT 检查,横膈上下均有肿大淋巴结 FDG 代谢异常增高,肝、脾、骨髓未见受累,故分期为Ⅲ期。

思路 2 症状分组。患者有盗汗,近 2 个月体重下降 8kg,症状分组为 B 组。

【问题 8】如何对该患者预后进行评估?

思路 患者诊断为 HL(混合细胞型)Ⅲ期 B 组,因此适用国际协作研究组的不良预后评分系统。该患者评分为 1 分,属于低危 HL。HL 的不良预后因素评分详见表 6-1-3。

表 6-1-3 霍奇金淋巴瘤的不良预后因素评分

早期(EORTC)	进展期(国际协作研究组)
1. 纵隔肿块比①(MMR)≥ 0.35	1. 年龄 ≥ 45 岁
2. 血沉 >30mm/h,如果有症状	2. Ⅳ 期
3. 血沉 >50mm/h,如果无症状	3. 男性
4. >3 个 Ann Arbor 部位受累	4. 白细胞计数 ≥ 15 × 10⁹/L
5. 年龄 ≥ 50 岁	5. 淋巴细胞 <0.6 × 10⁹/L 或 8%
	6. 白蛋白 <40g/L
	7. 血红蛋白 <105g/L
出现任何因素考虑为预后不良	每个不良因素计 1 分,将出现的不良预后因素相加。低危:≤ 2 分;高危:≥ 3 分

注:EORTC,欧洲癌症研究和治疗组织。早期霍奇金淋巴瘤采用 EORTC 标准;进展期采用国际协作研究组标准。
①指肿块最大横径与最大纵隔横径之比。

知识点

霍奇金淋巴瘤治疗方案的演变简史

几十年来单纯放疗使得早期 HL 成为可以治愈的肿瘤,既往斗篷野、主动脉旁区和骨盆是经典的放疗区域,目前发展到尽可能针对残余病灶部位或大包块病灶实施照射,联合化疗方案[如 ABVD(阿霉素 + 博来霉素 + 长春花碱 + 甲氮咪胺)等],既降低了放射剂量,又显著减少了放疗并发症,使放疗在提高 HL 的疗效中显示了良好的优势。

MOPP(氮芥 + 长春新碱 + 甲基苄肼 + 泼尼松)是用于淋巴瘤的第一个现代联合方案,10 年的长期缓解率达 84%,在其问世后的 20 年间,HL 的死亡率下降超过 60%。20 世纪 70 年代 ABVD 作为 MOPP 的替代治疗方案,化疗毒性更小,疗效更佳,即使针对 MOPP 治疗无效的患者,ABVD 依然有效。针对进展期的 HL,ABVD 优于 MOPP,因此成为进展期 HL 的标准治疗方案,而上述两个方案的杂交方案"BEACOPP"(又分为"标准剂量"和"递增剂量"两个版本),尤其是递增剂量型的 BEACOPP 对进展期 HL 的总体生存率和无病生存率均显著优于 ABVD,但同时,BEACOPP 的并发症及不良反应也显著高于 ABVD 方案。因此综合国际上多个临床研究的研究结果,BEACOPP 与 ABVD 相比,用于进展期的 HL 治疗,其无疾病进展生存率显著高于 ABVD,虽然总体生存率两者无显著优势。

自体造血干细胞移植(auto-HSCT)常规应用于第一次复发的 HL 患者(低于 65 岁),其治愈率仍高达 40%~60%,移植相关死亡率小于 5%。因此 auto-HSCT 可以显著改善这些患者的预后,可以作为挽救性治疗的重要选择手段。

放疗后继发肿瘤的发生率增高,如女性患者乳腺癌发生率为 30%~40%;放射相关的心脏疾病以冠状动脉疾病、心肌损伤、瓣膜病、心包纤维化常见。化疗则导致患者罹患髓增生异常综合征、急性髓细胞性白血病、肺癌的危险性明显增加;蒽环类药物如阿霉素可增加充血性心力衰竭等心血管事件的发生概率;博来霉素可导致肺间质纤维化。

【问题9】请简述下一步治疗措施。

思路 患者确诊 HL（混合细胞型）Ⅲ期 B 组，为 HL 晚期。根据美国国立综合癌症网络（NCCN）指南，依据患者的临床分期，选择 ABVD 方案化疗。

知识点

NCCN 指南治疗推荐（2019 版）

临床分期：

Ⅰ A、Ⅱ A 期：联合治疗方案（化疗 + 受累野放疗）。

Ⅰ B、Ⅱ B、Ⅲ、Ⅳ 期：联合化疗。

ABVD 方案化疗剂量及用法

A. 阿霉素：$25mg/(m^2 \cdot d)$，第 1、15 日，静脉注射。

B. 博来霉素：$10mg/(m^2 \cdot d)$，第 1、15 日，静脉注射。

V. 长春花碱：$6mg/(m^2 \cdot d)$，第 1、15 日，静脉注射。

D. 甲氮咪胺：$375mg/(m^2 \cdot d)$，第 1、15 日，静脉注射。

注：疗程间隔休息 2 周。

知识点

霍奇金淋巴瘤治疗新进展简介

由英国国家淋巴瘤研究组和欧洲血液和骨髓移植研究组实施的随机Ⅲ期临床研究中，对复发性或难治性 HL，应用大剂量化疗联合自体造血干细胞移植（HDT/auto-HSCT）挽救性治疗，与 ABVD 等化疗对比，患者的无事件生存期（EFS）、无疾病进展生存期（PFS）均显著延长，虽然总体生存率无明显差异。因此 HDT/auto-HSCT 成为复发或难治性 HL 患者最佳的治疗选择。

苯达莫司汀、来那度胺、依维莫司治疗复发性或难治性 HL 已取得较好疗效，比如苯达莫司汀在 HDT/auto-HSCT 失败者的复发 / 难治性 HL 患者的治疗中，显示出良好耐受性和有效性，可评估患者的总体反应率为 56%，中位缓解持续时间为 5 个月。

brentuximab vedotin 是一种 CD30 靶向抗体 - 药物偶联物，对 CD30 阳性的复发 / 难治性 HL 有效，在一项Ⅱ期多中心临床研究中，102 名 HDT/auto-HSCT 治疗后复发 / 难治性 HL 患者接受 brentuximab vedotin 治疗，完全缓解率为 34%，疗效明确的为 75%；中位随访超过 1.5 年，中位 PFS 为 5.6 个月，完全缓解持续时间为 20.5 个月，显示出良好的疗效。因此美国食品药品管理局（FDA）批准该药用于 HDT/auto-HSCT 治疗失败的 HL，或至少两种化疗方案治疗无效且不适合 HDT/auto-HSCT 的 HL 患者。

程序性死亡因子 1（PD-1）的阻断型单克隆抗体也对 PD-1 阳性的复发 / 难治性 HL 淋巴瘤有效，其相关的临床研究疗效及安全性数据等待进一步完善。

该患者后续治疗情况

患者应用 ABVD 方案化疗，第 1 疗程化疗后浅表淋巴结明显回缩，2 个疗程后浅表淋巴结不可触及，LDH 及 β_2- 微球蛋白降至正常，4 个疗程后 PET/CT 示：双颌下、双侧胸锁乳突肌深面、双侧锁骨上窝、双侧腋窝、气管前、主动脉弓下、食管旁、腹膜后见多枚小淋巴结影（均 <0.5cm），未见放射性摄取异常增高；扁桃体未见放射性摄取增高。

【问题10】如何评价该患者的治疗疗效？

思路 1 原肿大淋巴结均缩小至 0.5cm 以下，均未见放射性摄取异常增高，故疾病评价为完全缓解（CR）。

思路 2 假如 ABVD 应用 4 个疗程后疾病为部分缓解（PR），则继续完成 8 个疗程化疗；一般 6~8 个疗程后再评估疗效；若检测到疾病残留，疗效评价为疾病进展（PD）或者复发，则按照复发 / 难活性 HL 选择二线化疗方案,包括高强度化疗方案及 auto-HSCT 治疗。

> **知识点**
>
> **霍奇金淋巴瘤治疗疗效的 PET 评价标准**
>
> 1. 完全缓解(CR)　所有的病灶证据均消失;治疗前 PET 阳性或者 FDG 高亲和性,治疗后不论淋巴结的尺寸大小,只要 PET 阴性即可;不同 FDG 亲和度或者 PET 阴性淋巴瘤,CT 检查淋巴结大小恢复正常。肝脾不能触及,其中的结节消失。反复骨髓活检,浸润消失;如果骨髓形态学难以判断是否存在浸润,则免疫组化检测应该阴性。
>
> 2. 部分缓解(PR)　可以测量的病灶消退,没有新病灶出现;多达 6 个最显著的可测量肿物,其最长垂直径的乘积(SPD)消退 ≥ 50%,其他淋巴结的尺寸无增加。肝脾尺寸无增加,肝脾内的结节 SPD 消退 ≥ 50%,对于单个结节,其最大的长径消退 ≥ 50%。对于治疗前阳性的患者,需要确定浸润细胞的类型,但骨髓累及并不影响 PR 的评价。
>
> 3. 疾病稳定(SD)　未能获得 CR、PR,但也没有进展(PD),治疗前 PET 阳性或者 FDG 高亲和性,治疗后原来的病灶仍旧阳性,CT 或者 PET 检查没有新病灶出现。
>
> 4. 疾病复发或者疾病进展(PD)　出现新病灶,或先前累及的病灶大小增加 ≥ 50%。出现新的病灶,任何轴线上的尺寸 >1.5cm,或者一个以上的淋巴结 SPD 增加 ≥ 50%,或者治疗前短轴 >1.0cm 的淋巴结,治疗后其最长轴增加了 ≥ 50%。治疗前 PET 阳性或者 FDG 亲和力高的淋巴瘤,治疗后其残留病灶部位 PET 呈阳性。肝脾中残留病灶较以前的最小测量值增加了 >50%。骨髓中出现新的病灶或淋巴瘤再发。

【问题 11】治疗结束后如何随访?

思路 1　两年内每 2~4 个月进行 1 次复查(包括血常规、LDH、β_2- 微球蛋白、对受累部位进行影像检查),之后 3~5 年内每 3~6 个月进行 1 次复查。

思路 2　对 HL 长期生存者需监测其迟发性反应,包括继发性肿瘤、心血管疾病、甲状腺功能减退、生育功能障碍等。随访时间越长,发生上述迟发性反应的概率越高。实体肿瘤为常见的继发性肿瘤,蒽环类药物是心脏疾病的危险因素,甲状腺功能减退常常与颈部或上纵隔放疗治疗相关。

霍奇金淋巴瘤
(病例)

(闫金松)

问 答 题

1. HL 的临床表现有哪些?　B 组症状有哪些?
2. 经典型 HL 与结节性淋巴细胞为主型 HL 的免疫表型有哪些区别?
3. auto-HSCT 适用于哪些 HL 患者?
4. HL 的疗效评估中可以结合哪些检测手段?
5. HL 长期生存者需要注意哪些远期并发症?

推荐阅读文献

［1］ARMAND P, SHIPP M A, RIBRAG V, et al. Programmed death-1 blockade with pembrolizumab in patients with classical hodgkin lymphoma after brentuximab vedotin failure. J Clin Oncol, 2016, 34 (31): 3733-3739.

［2］KAUSHANSKY K, LICHTMAN M A, PRCHAL J T, et al. Williams hematology. 9th ed. New York: McGraw-Hill, 2017.

［3］RADFORD J, ILLIDGE T, COUNSELL N, et al. Results of a trial of PET-directed therapy for early-stage Hodgkin's lymphoma. N Engl J Med, 2015, 372 (17): 1598-1607.

［4］SWERDLOW S H, CAMPO E, PILERI S A, et al. The 2016 revision of the World Health Organization classification of lymphoid neoplasms. Blood, 2016, 127 (20): 2375-2390.

第二节　非霍奇金淋巴瘤

非霍奇金淋巴瘤(non-Hodgkin lymphoma,NHL)是一组异质性很大的淋巴增殖性疾病,起源于 B 细胞、T 细胞或自然杀伤(NK)细胞。美国的流行病学资料显示:B 细胞淋巴瘤占 NHL 的 80%~85%,T 细胞淋巴瘤占 NHL 的 15%~20%,NK 细胞淋巴瘤非常罕见。2018 年美国统计约 83 180 例新诊断的 NHL 病例,居男性和女性新发癌症病例的第七位,20 960 例患者死于该病,约占肿瘤相关死亡的 4%。我国近年来 NHL 发病也呈逐年上升的趋势,根据《2018 中国肿瘤登记年报》公布的数据(由于癌症统计数据一般会滞后三年左右,本次公布的数据是中国 2014 年的发病和死亡数据),2014 年 NHL 发病率约为 6/10 万,男女比例约为 1.4∶1。2014 年年新增 NHL 病例已超过 80 000 例,居恶性肿瘤发病的第十二位,约超过 45 000 例的患者死于该病,约占肿瘤相关死亡的 2%。

一、B 细胞惰性淋巴瘤

> **知识要点**
>
> 1. 常见的 B 细胞惰性淋巴瘤有哪些,其共同的特点和不同类型各自的特点。
> 2. 滤泡性淋巴瘤的临床诊断、病理分级、临床分期标准。
> 3. 滤泡性淋巴瘤的治疗策略、评估标准及随访维持治疗策略。
> 4. 边缘区淋巴瘤的大致分类,以及胃肠道 MALT 淋巴瘤的治疗策略。
> 5. 淋巴浆细胞样淋巴瘤的临床特点,其诊断和鉴别诊断。

世界卫生组织(WHO)造血和淋巴组织肿瘤的分类基于肿瘤细胞的发生发育和分子生物学的特征阐明了 NHL 病理分型的多样性,并从流行病学、预后等方面阐述了临床特征的异质性,对治疗策略的制订和预后的评估起到了重要的作用。在这一基础上,根据疾病临床表现特征可将 NHL 分为惰性、侵袭性和高度侵袭性。常见的 B 细胞惰性淋巴瘤(indolent lymphoma)包括:滤泡性淋巴瘤(follicular lymphoma,FL)、边缘区淋巴瘤(marginal zone lymphoma,MZL)、淋巴浆细胞样淋巴瘤(lymphoplasmacytic lymphoma,LPL)、慢性淋巴细胞白血病(chronic lymphocytic leukemia,CLL)/ 小淋巴细胞淋巴瘤(small lymphocytic lymphoma,SLL)、毛细胞白血病(hairy cell leukemia,HCL),以及部分套细胞淋巴瘤(mantle cell lymphoma,MCL)。惰性淋巴瘤病情进展缓慢,治疗可使患者部分或完全缓解,然而反复复发是这种淋巴瘤的特点,即惰性淋巴瘤是难以治愈的,其生存曲线呈缓慢下降趋势。30%~85% 的惰性 NHL 在其发展过程中也可转化为恶性程度更高的组织学类型,需在临床工作中充分向家属和患者交代其发生转化的可能性。

> 知识点
>
> #### 常见 B 细胞惰性淋巴瘤
>
> 1. 滤泡性淋巴瘤(FL)是 NHL 最常见的惰性亚型(22%)。90% 的病例存在 t(14 ;18)(q32 ;q21)易位,*IgH* 基因增强子促进 *BCL-2* 基因的转录,导致相关蛋白表达,B 细胞凋亡受抑制。FL 细胞表达单克隆球蛋白、BCL-2、BCL-6 和 CD10,同时表达 B 细胞表面抗原 CD19、CD20、CD22 和 CD79a,但不表达 CD5、CD23、CD11c 或 CD43。
>
> 2. 慢性淋巴细胞白血病(CLL)/ 小淋巴细胞淋巴瘤(SLL)约占新诊断 NHL 病例的 7%。西方国家发病率高于东亚地区。CLL/SLL 是同一种疾病的不同表现,临床表现以淋巴结病变为主时诊断为 SLL;骨髓和血液出现大量异常淋巴细胞时诊断为 CLL(详见本书第五章第五节)。
>
> 3. 边缘区淋巴瘤(MZL)起源于淋巴滤泡边缘区的 B 细胞,约占所有 NHL 的 10%,包括三种亚型:黏膜相关淋巴组织 MZL(占 7%~8%);淋巴结 MZL(<2%),脾 MZL(<1%)。病因与感染性病原体或炎症导致的慢性免疫刺激相关。免疫组化为 CD20(+)、CD79a(+)、CD35(+)、CD5(-)、CD23(-)、CD10(-)。

4. 淋巴浆细胞样淋巴瘤(LPL)可分泌 IgM 型的冷球蛋白,造成对肝和肾的损害,瘤细胞膜和胞质表达 IgM,细胞表面 CD19、CD20、CD22、CD79a 阳性,而 CD5、CD10、CD23 常为阴性,仅 10%~20% 左右病例可为阳性。细胞遗传学多存在 t(9;14)易位。

5. 套细胞淋巴瘤(MCL)约占新诊断 NHL 病例的 6%,瘤细胞免疫组化特征:CD5(+)、CD10(-/+)、CD20+、CD23(-/+)、CD43(+)和细胞周期蛋白 D1(+)。细胞遗传学存在 t(14;18)有助于诊断。此外,Ki-67 增殖系数低于 30% 的患者疾病可呈现惰性发展的特征。

6. 毛细胞白血病(HCL)罕见(2%),瘤细胞起于生发中心后 B 细胞,临床典型症状是疲劳、虚弱、脾大和全血细胞减少。诊断主要依据外周血和骨髓检查确定"毛状"的异常细胞,免疫表型是:CD5(-)、CD10(-)、CD11c(+)、CD20(+)、CD22(+)、CD25(+)、CD103(+)、CD123(+)、细胞周期蛋白 D1(+)和膜联蛋白 A1(+)。变异型 CD25 及膜联蛋白 A1 表达阴性。

本节重点介绍 FL、MZL 和 LPL,而慢 CLL/SLL 详见本书第五章第五节,HCL 由于发病率较低,MCL 临床上可兼具惰性和侵袭性的不同表现,故本章节均暂不做介绍。

(一)滤泡性淋巴瘤(FL)

首次门诊记录

患者,女性,47 岁,因"发现颈部包块及脐周膨隆 6 个月"就诊。6 个月前患者偶然扪及右颈部包块数个,蚕豆样大小,较活动。局部无红肿热痛,无发热症状。同时发现脐周膨隆,约孕 3 月大小。当地医院行耳鼻喉科检查"未见明显异常",患者拒绝行腹部超声检查。自行口服"头孢菌素"治疗 2 周,肿大的包块及脐周膨隆无明显变化。遂来门诊就诊。自述患病以来,体重无减轻,大小便正常。偶有盗汗。既往体健,无化学毒物、放射线接触史,无烟酒嗜好,家族史无特殊。已绝经 1 年。

【问题 1】针对上述病史,该患者应该考虑的诊断有哪些?

思路 1 不明原因的淋巴结肿大是非特异性的临床症状,需要考虑的疾病有感染、免疫、肿瘤。绝经妇女的腹部膨隆需考虑各种原因(特殊感染、肝硬化等)继发的肝脾大、肿瘤、腹水等。应结合患者病史、症状和体征,查找可能的原因。

思路 2 问诊时应着重询问是否有感染性疾病病史,包括细菌、病毒和结核病感染史,是否有发热、盗汗、体重下降、关节疼痛等症状。腹部膨隆和颈部淋巴结肿大是否有明显变化。既往是否有肝脏疾病等。体格检查时应注意腹部有无肝、脾大,移动性浊音,腹壁静脉显现等体征,以及淋巴结肿大的区域、质地、触痛等。

【问题 2】为明确诊断,需进行哪些检查?

思路 1 体格检查。患者一般情况可,体温正常。双侧颈部、腋下、腹股沟均可扪及多个淋巴结,直径 1.0~3.0cm,质地韧,活动度尚可,无压痛。局部皮肤无红肿热痛,胸骨无压痛,腹部脐周膨隆,未见腹壁静脉显现,扪及一约 10.0cm×5.0cm 大小的包块,固定,无压痛及反跳痛,移动性浊音阴性。肝、脾肋下未触及。四肢关节未见肿胀和畸形,双下肢无水肿。

思路 2 实验室检查及相关影像学检查。

1. 血常规 + 白细胞分类。
2. 腹部彩超提示"腹腔巨大占位性包块,约 11.0cm×6.0cm 大小,肝脾未见特殊"。
3. 生化检查及相关免疫检查未见特殊异常。
4. 凝血功能、输血前全套检查,为行淋巴结活检做好术前准备。
5. 考虑到腹部包块取活检标本较困难,且增加患者负担,行表浅肿大淋巴结组织送病理组织学检查。

思路 3 临床思维。患者在 6 个月前因无意中发现"颈部包块及脐周膨隆",且无发热等全身症状,口服抗生素治疗无效。本院就诊时血常规检查正常。体格检查发现患者表浅淋巴结多部位肿大,质地韧,局部皮肤无红、肿、热、痛。全身症状不明显。符合"无痛性进行性淋巴结肿大"的特征,患者腹腔巨大肿块不能以其他原因解释,高度怀疑淋巴瘤,需要进行淋巴结活检(不推荐淋巴结细针穿刺),送组织病理学检查。必要时行腹腔包块活检。

恶性淋巴瘤诊断要点

1. 无痛性进行性淋巴结肿大是淋巴瘤的重要临床特征。

2. 不明原因的发热、盗汗和体重减轻是淋巴瘤的常见全身症状。

3. 需与其他原因，如感染、免疫和其他肿瘤侵犯导致淋巴结肿大的疾病相鉴别。

(1) 淋巴结炎：感染所致的淋巴结炎多有感染灶或感染病史，淋巴结肿大常伴有红、肿、热、痛症状，抗感染治疗可使肿大的淋巴结缩小。

(2) 结缔组织病：可伴有多处淋巴结肿大，直径通常不超过 1.0m，质地较软，扁平。多有结缔组织病的其他相关系统性和局部病变症状和体征。

(3) 肿瘤侵犯导致的淋巴结肿大多有原发肿瘤病灶的临床表现，且与肿瘤淋巴系统播散途径和区域有关。淋巴结活检有助于鉴别。白血病患者可有淋巴结肿大，外周血及骨髓检查异常，白细胞分类可发现异常形态的白血病细胞。

第二次门诊复诊记录

右腹股沟淋巴结活检病理报告：NHL，滤泡细胞型（WHO，2 级）。免疫组化：CD20(+)、CD10(+)、BCL-2(+)、BCL-6(+)、CD23(+)、CD43(-)、CD5(-)、CCND(-)、CD3(-)，Ki-67 阳性率 10%（图 6-2-1、图 6-2-2）。

确诊滤泡性淋巴瘤（FL），安排患者入院诊断和治疗。

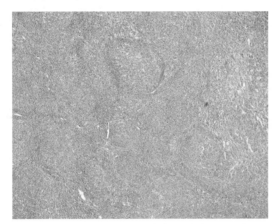

图 6-2-1　滤泡性淋巴瘤（HE 染色，×40）

肿瘤为滤泡样生长方式。

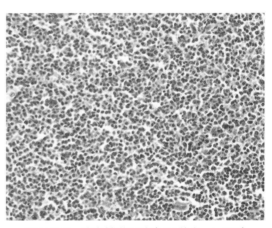

图 6-2-2　滤泡性淋巴瘤（HE 染色，×400）

滤泡形态较一致，滤泡以小细胞为主，散在中心母细胞。

滤泡性淋巴瘤病理学特征

FL 病理形态学上表现为淋巴滤泡中心细胞和中心母细胞的增生，多为滤泡样生长方式，然而肿瘤性滤泡被扭曲，随着病情的发展，恶性滤泡常失去正常的结构。根据中心母细胞的多少，将 FL 分为 3 级：

1 级为每个高倍镜视野可见 0~5 个中心母细胞；2 级为 6~15 个中心母细胞；3 级为 15 个以上中心母细胞。FL3 级可进一步分为 3A 和 3B，3A 可见中心细胞，3B 表现为中心母细胞呈片状分布并且缺乏中心细胞。

分级越高，肿瘤增殖活性和恶性程度越高。

【问题3】该患者入院后治疗前应该做哪些检查和评估？

思路　治疗前检查应包括以下内容：

1. 全面的身体检查，评估体能状态和全身症状。

2. 实验室血液检查　包括血常规和白细胞分类、肝肾功能及血清乳酸脱氢酶（LDH）水平和血清 β_2-微球蛋白水平。

3. 考虑到部分化疗药物对心脏的毒性（如蒽环类化疗药物），需行心电图常规检查，如为老年患者且条件允许还建议行超声心动图检查。

4. 考虑使用免疫化疗方案时，病毒再激活的风险增加，应进行乙肝病毒（HBV）、丙肝病毒（HCV）的定量检测。

5. 骨髓活检和穿刺涂片、流式细胞术是证实临床Ⅲ～Ⅳ期病变所必需的检查。

6. 常规对患者进行颈部、胸部、腹部、盆腔增强 CT 检查是评估的重要部分，是疾病分期的重要依据。且胸部 CT 可以排除掉肺部感染的可能，为化疗的进一步实施提供依据和保障。PET/CT 扫描可能有助于确定隐匿的病变部位，但阳性不能代替组织病理学检查。

患者入院后评估结果

1. 血液学检查　血红蛋白浓度 128g/L，血小板计数 176×10^9/L，白细胞计数 5.9×10^9/L，淋巴细胞百分比 38.0%，形态正常。骨髓细胞学和流式细胞学检查未见特殊。

2. 影像学检查　颈胸腹增强 CT 提示，颈部淋巴结增多、增大。右肺上叶及下叶小结节，多系炎性结节。纵隔多发淋巴结肿大，部分融合。腹腔、腹膜后、双侧髂血管旁多发大小不等软组织密度结节、团块影，部分融合成团，大者约 13.5cm×6.5cm（图 6-2-3）

3. 其他检查　肝肾功正常。LDH 205IU/L，血清 β_2-微球蛋白 2.2mg/L，HBV-DNA<1.0×10^3拷贝。心电图正常。

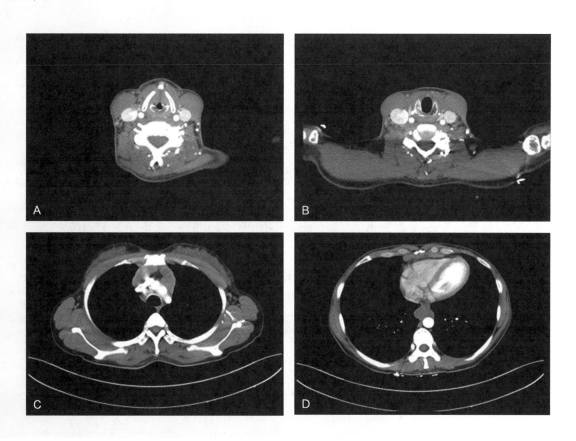

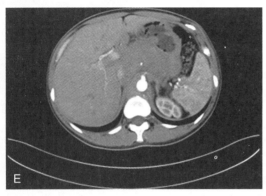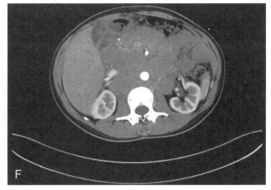

图 6-2-3　CT 提示患者颈胸腹部淋巴结肿大

A、B 显示颈部淋巴结肿大；C、D 显示纵隔淋巴结肿大，部分融合；E、F 显示腹腔巨大包块。

【问题 4】如何根据评估结果决策治疗？

思路 1　确诊 FL 后，根据淋巴结和组织器官受累的情况进行疾病分期，目前广泛采用的是修订的 Ann Arbor 分期标准（表 6-2-1）。

表 6-2-1　修订的 Ann Arbor 分期标准（1989，Cotsworld）

分期	累及区域
I	累及单一淋巴结区
II	累及横膈同侧多个淋巴结区
III	累及横膈两侧多个淋巴结区
IV	多个结外病变或淋巴结病变合并结外病变
X	肿块最大径 >10cm
E	淋巴结外病变的直接侵犯，或仅单一结外部位受累
A/B	B 组症状：发热、盗汗、体重减轻 >10%

根据该患者的淋巴结受累区域分期结合病理分型诊断为：NHL（滤泡细胞型，IVBX 期）。

思路 2　滤泡性淋巴瘤国际预后指数（FLIPI-1）（表 6-2-2）简单适用，确立了低危、中危、高危三种不同的预后组，5 年生存率为 54.5%~91%。最近根据新诊断的 FL 患者在含利妥昔单抗化学免疫治疗方案下治疗的数据，制订了一个新的预后模型（FLIPI-2）（表 6-2-2），将患者分为 3 个明显不同的风险组，其中 3 年无疾病进展生存期的范围为 51%~91%，总体生存率的范围为 82%~99%。对于接受利妥昔单抗为基础的方案治疗的患者，FLIPI-2 能更好地预测治疗结果。

表 6-2-2　滤泡性淋巴瘤国际预后指数（FLIPI-1 和 FLIPI-2）

FLIPI-1	FLIPI-2
年龄 >60 岁	年龄 >60 岁
Ann Arbor 分期 III ~ IV 期	骨髓侵犯
血红蛋白水平 <120g/L	血红蛋白水平 <120g/L
受累淋巴结区数目 ≥ 5	淋巴结最大径 >6cm
血清乳酸脱氢酶水平 >ULN（健康人群高限）	β_2- 微球蛋白 >ULN

注：根据 FLIPI 的危险分组，按照危险因素的数量，低危 0~1；中危 2；高危 ≥ 3。

此患者根据上述两种疾病预后 FLIPI 评分指标，均应诊断为中危组。

【问题5】如何治疗?

思路1 向患者介绍 FL 的治疗现状。

FL 是一种惰性的血液恶性肿瘤,但随着现代医学和药物治疗学的发展,预后已经显著改观。按照预后和疾病生物学特征设计的分层个体化方案治疗,绝大部分患者的生命得以延长,生活质量明显提高。鼓励患者正确面对疾病,积极配合治疗,树立战胜疾病的信心。

思路2 为患者制订整体治疗策略。

1. Ⅰ~Ⅱ期 FL 治疗的选择 Ⅰ~Ⅱ期 FL 的推荐治疗可选择侵犯野放疗(involved field radiation therapy,IFRT)。如果估计 FL 患者 IFRT 的不良反应风险超过临床获益概率时,应建议观察等待,暂不行放射治疗。对于高肿瘤负荷(如大包块)和 FLIP Ⅰ中、高危患者(≥ 2 分),可选择联合免疫化疗。

2. Ⅲ~Ⅳ期 FL 治疗的选择 与 Ⅰ~Ⅱ期 FL 患者不同,Ⅲ~Ⅳ期 FL 患者仍普遍被认为是难以治愈的疾病,如果患者尚无治疗指征(表 6-2-3)可采取观察等待的策略。对于有指征的患者,FL 的标准一线治疗方案为利妥昔单抗联合化疗。可选择的联合化疗方案包括 CHOP、CVP、RF 和苯达莫司汀等。对于老年和体弱的患者,还可以选择单药利妥昔单抗,或烷化剂(如苯丁酸氮芥、环磷酰胺)± 利妥昔单抗。

表 6-2-3 滤泡性淋巴瘤治疗指征

指标	具体表现或数值
B 组症状	38℃以上不明原因发热
	盗汗
	在 6 个月内体重无故下降 >10%
异常体征	肝脾大、胸腔积液、腹腔积液等
重要器官损害	疾病累及、导致器官功能损害
血液指标	血细胞减少(白细胞 $<1.0 \times 10^9$/L 和 / 或血小板 $<100 \times 10^9$/L)
	白血病表现(恶性细胞 $>5.0 \times 10^9$/L)
	乳酸脱氢酶大于正常值
	血红蛋白浓度 <120g/L, β_2- 微球蛋白 ≥ 3mg/L
巨大肿块	3 个肿块直径均 ≥ 5cm 或者 1 个肿块直径 ≥ 7cm(Ⅲ~Ⅳ期患者)
持续肿瘤进展	2~3 个月内肿块增大 20%~30%,6 个月内肿块增大约 50%
符合临床试验的入组标准	根据临床试验的具体要求确定

3. 对于病理活检 FL3B 级的患者需按照弥漫大 B 细胞淋巴瘤(DLBCL)的方案治疗(含蒽环类化合物)。常用的化疗方案见表 6-2-4。

该患者分型为 FL2 级,分期为 ⅣBX 期,中危组。故初始诱导治疗选择 R-CVP 方案。

表 6-2-4 FL 常用的化疗方案

方案	药物	剂量和用法	推荐一线选择
R-CVP	利妥昔单抗	375mg/m^2,静脉滴注,第 1 日	FL 及其他惰性 NHL
	环磷酰胺	$1\,000$mg/m^2,静脉滴注,第 2 日	每 21d 一周期
	长春新碱	1.4mg/m^2,静脉注射,第 2 日	
	泼尼松	100mg,每日口服,第 2~6 日	
R 单药	利妥昔单抗	375mg/m^2,静脉滴注,第 1、8、15、22 日	FL、惰性 MCL
			每 28d 一周期

续表

方案	药物	剂量和用法	推荐一线选择
FCR	氟达拉滨	25mg/m², 静脉滴注, 第 2~4 日	FL 及其他惰性 NHL
	环磷酰胺	250mg/m², 静脉滴注, 第 2~4 日	每 28d 一周期
	利妥昔单抗	375mg/m², 静脉滴注, 第 1 日	
BR	苯达莫司汀	90mg/m², 静脉滴注, 第 1、2 日	FL、MCL
	利妥昔单抗	375mg/m², 静脉滴注, 第 1 日	每 21d 一周期
R-CHOP	利妥昔单抗	375mg/m², 静脉滴注, 第 1 日	FL 及 MCL
	环磷酰胺	1 000mg/m², 静脉滴注, 第 2 日	每 21d 一周期
	阿霉素	50mg/m², 静脉滴注, 第 2 日	
	长春新碱	1.4mg/m², 静脉滴注, 第 2 日	
	泼尼松	100mg, 每日口服, 第 2~6 日	

注:FL,滤泡性淋巴瘤;NHL,非霍奇金淋巴瘤;MCL,套细胞淋巴瘤。

【问题 6】FL 治疗中的疗效评估与监测。

思路 1　在 FL 治疗过程中,每 2~3 疗程应对患者治疗反应进行评估,推荐行全身增强 CT 检查(化疗结束至少 3 周后)。常用的评估标准见表 6-2-5。治疗有效通常需 8 个疗程。

表 6-2-5　非霍奇金淋巴瘤治疗反应评估标准

疗效	体格检查	淋巴结	淋巴结肿块	骨髓
完全缓解(CR)	正常	正常	正常	正常
不确定的完全缓解(Cru)	正常	正常	正常	不确定
	正常	正常	缩小 >75%	正常 / 不确定
部分缓解(PR)	正常	正常	正常	阳性
	正常	缩小 ≥ 50%	缩小 ≥ 50%	无关
	肝 / 脾缩小	缩小 ≥ 50%	缩小 ≥ 50%	无关
疾病进展(PD)	肝 / 脾大,出现新病灶	出现新病灶,或原病灶扩大	出现新病灶,或原病灶扩大	复发

思路 2　一线治疗达到 CR 或 PR 的患者第一年每 2~3 个月随访一次,第 2 年每 3 个月随访一次,之后每 6 个月随访一次。随访内容主要为血 LDH、β_2- 微球蛋白、血常规和血生化,以及全身增强 CT,对于免疫化学治疗有效的患者,应当使用利妥昔单抗维持治疗 2 年(每 2~3 个月一次),有利于提高患者总体生存率和无病生存率。

思路 3　疾病复发或进展的二线治疗。对于复发的 FL,仍可首选观察等待,当出现治疗指征时再开始解救治疗。如复发或进展距离末次使用利妥昔单抗 6 个月以上,可以联合利妥昔单抗治疗,根据一线治疗后复发或疾病进展发生的时间。可选择的解救化疗方案包括一线化疗方案,含氟达拉滨的联合方案及所有用于 DLBCL 的二线解救治疗方案。

思路 4　若发生向恶性程度更高的组织类型转化,则按照侵袭性 NHL 的治疗方案治疗,或者进入临床试验。30%~40% 的 FL 会转化为组织类型侵袭性更高的淋巴瘤。

(二)边缘区淋巴瘤(MZL)

MZL 是起源于边缘区的 B 细胞淋巴瘤。按照起源部位的不同,分为三种亚型:结外边缘区淋巴瘤,也称为黏膜相关淋巴组织(mucosa-associated lymphoid tissue,MALT)淋巴瘤、淋巴结结内 MZL 和脾 MZL。其中 MALT 淋巴瘤最常见,也是我国最常见的惰性淋巴瘤。MALT 淋巴瘤的预后优于淋巴结结内 MZL 和脾 MZL。

患者,男性,60岁,因"大便习惯改变1年余"到门诊就诊。患者近1年来无明显诱因反复出现大便习惯改变,主要表现为次数增多,2~3次/d,大便变细,伴里急后重感,无腹胀、腹痛等不适。当地医院考虑诊断"慢性肠炎",未做特殊检查,给予中药调理。症状于近3个月有所加重,表现为大便次数增多,大便变细,伴有便中带血,鲜红色,偶为黏液便。小便正常。体重下降约5kg。既往病史无特殊。吸烟史30余年,10支/d。否认传染病史。

【问题1】通过上述问诊,该患者可疑的诊断是什么?

思路1　根据患者大便性状的改变症状,同时伴有黏液便、血便,应考虑的诊断有:炎性肠病(IBD)、肠结核、肠阿米巴病、肠恶性肿瘤等。

思路2　临床症状鉴别诊断,通常肠结核会伴有腹痛,右下腹为主,常有上腹或脐周疼痛,系回盲部病变引起的牵涉痛,炎性肠病也通常伴有腹痛,溃疡性结肠炎(UC)常为局限于左下腹或下腹部的阵发性痉挛性绞痛,疼痛后可有便意,排便后疼痛暂时缓解。绝大多数克罗恩病(CD)均有腹痛,性质多为隐痛、阵发性加重或反复发作,部分以右下腹多见,与末端回肠病变有关,其次为脐周或全腹痛。而肠道肿瘤早期可无腹痛症状,晚期伴有压迫,梗阻时可出现腹痛。

【问题2】为明确诊断,需进行哪些检查?

思路

1. 体格检查,腹部有无压痛、反跳痛。通常炎性肠病和肠结核在病变区可有压痛;肠结核可有全腹揉面感;而肿瘤性病变除晚期大包块外,通常压痛不明显。

2. 消化科内镜中心安排纤维肠镜检查。直视下观察有无病变,并取病理组织活检。

3. 血液的肿瘤标志物检查。了解有无消化道肿瘤。

4. 大便常规、寄生虫及隐血检查。

5. 血沉、C反应蛋白、血常规、血生化等检查,了解有无炎症和机体一般情况。

纤维肠镜检查结果:直肠黏膜多发结节,直径1~2cm;距肛70cm增生性息肉,取一枚活检(图6-2-4)。

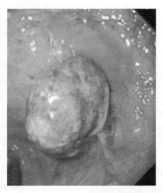
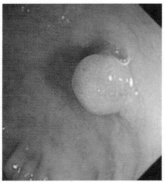
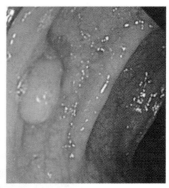
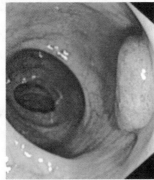
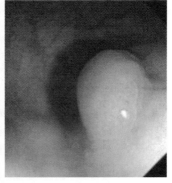

图6-2-4　直肠黏膜相关淋巴组织

患者直肠黏膜多发结节。

病理活检结果回报:肠黏膜组织中见异型淋巴细胞浸润,围绕部分反应性滤泡,并在边缘区扩散,形成淋巴上皮病变。免疫组化:CD20(+)、CD79a(+)、BCL-2(+)、CD35(+)、CD3(-)、CD5(-)、CCND1(-)、CD10(-)和CD23(-)。诊断考虑:肠MALT淋巴瘤(图6-2-5、图6-2-6)

肿瘤标志物检查无特殊异常,血生化、血常规、血沉和C反应蛋白未见特殊。安排患者入住血液科病房进一步治疗。

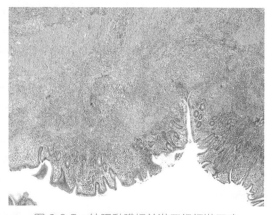

图 6-2-5　结肠黏膜相关淋巴组织淋巴瘤
(HE 染色,×40)
肠黏膜见异型淋巴细胞浸润,大量淋巴细胞围绕反应性滤泡在边缘区扩散。

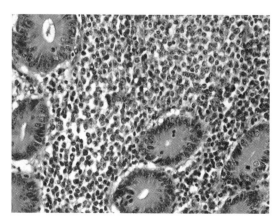

图 6-2-6　结肠黏膜相关淋巴组织淋巴瘤
(HE 染色,×40)
边缘区大量淋巴细胞,肠腺体残存。

【问题3】该患者治疗前应该做哪些检查和评估?

思路1　入院后治疗前检查应包括以下几点:

1. 与其他 NHL 的检查相似,应进行全面的身体检查,评估体能状态和全身症状。

2. 实验室血液检查　除血常规+白细胞分类和血生化外,还有血清 LDH 水平和血清 β_2- 微球蛋白水平。

3. 常规对患者进行颈部、胸部、腹部、盆腔增强 CT 检查,特别是检查腹腔和肠系膜淋巴结有无肿大,以确定分期。

4. 高达 40% 的 MALT 淋巴瘤患者携带重现性遗传学改变(表6-2-6),因此如有条件可行 FISH,检测 t(11;18)、t(3;14)、t(1;14)和 t(14;18)易位。

表 6-2-6　黏膜相关淋巴组织淋巴瘤常见遗传学改变

	染色体异常	受累基因	频率 /%	部位
易位	t(11;18)(q21;q21)	BIRC3-MALT1	15~40	胃、肺
	t(14;18)(q32;q21)	IGHV-MALT1	20	肺、皮肤、眼附件、唾液腺
	t(1;14)(q22;q32)	IGHV-BCL10	<5	胃、肺
	t(3;14)(q13;q32)	IGHV-FOXP1	<5	不清楚
获得	+3;+3q		20~40	无特殊
	+18;+18q		20~40	无特殊
丢失	-6q23	TNFAIP3	15~30	无特殊

5. 考虑使用含利妥昔单抗免疫化疗方案时,应进行乙肝病毒(HBV)和丙肝病毒(HCV)定量检测。

6. 骨髓细胞学和流式检查,明确是否有骨髓受累情况(MALT 淋巴瘤骨髓受累少见)。

7. 如果是胃 MALT 淋巴瘤患者,还应行幽门螺杆菌(HP)检测。

思路2　胃肠 MALT 淋巴瘤的分期具有特殊性,目前广泛采用的是 Lugano 分期标准,该标准引入了超声内镜检查,可以提供消化道壁受累深度的信息,也有助于区分良性淋巴聚集与 HP 感染相关的淋巴瘤(表6-2-7)。

表 6-2-7　胃肠道淋巴瘤的 Lugano 分期系统

分期	肿瘤范围
Ⅰ 期	局限于胃肠道的病变(单个原发病灶或多个非连续性病灶)
Ⅰ$_1$ 期	浸润深度限于黏膜、黏膜下层
Ⅰ$_2$ 期	浸润深度达到固有肌层、浆膜或两者均达到
Ⅱ 期	疾病从原发胃肠道部位扩散到腹腔
Ⅱ$_1$ 期	局部(胃周)淋巴结受累
Ⅱ$_2$ 期	远处淋巴结受累
Ⅱ$_E$ 期	淋巴瘤突破浆膜层累及邻近器官或组织
Ⅳ 期	弥漫性结外受累或伴有横膈上淋巴结受累

患者入院后评估结果

1. 血液学检查　血红蛋白浓度 135g/L,血小板计数 202×10^9/L,白细胞计数 7.5×10^9/L,分类正常,淋巴细胞百分比 32.0%,形态正常。骨髓细胞学和流式细胞学检查未见特殊。

2. 影像学检查　颈部淋巴结无肿大,CT 双肺野清晰,纵隔淋巴结无肿大,腹腔肝、脾形态正常,未见占位性病变。腹腔肠系膜淋巴结肿大,腹膜后淋巴结未见肿大。

3. 其他检查　肝肾功正常。血清 LDH 199IU/L,血清 β_2-微球蛋白 2.7mg/L,HBV-DNA<1.0×10^3 拷贝。超声心动图检查正常。

该患者治疗前评估分期为 Ⅱ$_1$ 期。

【问题 4】该患者如何制订治疗策略?

思路 1　向患者介绍 MALT 淋巴瘤的治疗现状。

重点介绍 MALT 淋巴瘤是一种惰性的恶性肿瘤,发病与 HP 慢性感染或其他慢性感染所致的持续炎症和免疫刺激有关。局部放疗或利妥昔单抗的免疫治疗均可获得很好疗效。鼓励患者积极配合治疗,树立战胜疾病的信心。

思路 2　为患者制订整体治疗策略。

1. 不论临床分期或组织分级,HP 阳性的 MALT 淋巴瘤患者均应予以 HP 根除治疗。

2. 对于非胃 MALT 淋巴瘤或不存在 HP 感染证据的胃 MALT 淋巴瘤患者目前最佳方案还未达到共识。局部病灶可选择侵犯野放疗(25~35Gy)。利妥昔单抗或单一化疗,或两者联合治疗对所有阶段的疾病均有效,单一化疗可选择的药物有氟达拉滨、苯丁酸氮芥、环磷酰胺等。值得注意的是 t(11 ;18)染色体易位的患者通常对于单一烷化剂治疗耐药。

【问题 5】MALT 淋巴瘤治疗中怎样进行疗效评估与监测?

思路 1　接受抗 HP 治疗的患者,治疗至少 6 周后,质子泵抑制剂停药至少 2 周后评估 HP 治疗效果。3 个月后应通过内镜检查和多点胃黏膜活检重新分期。治疗有效的患者(HP 阴性和淋巴瘤消退)可以选择观察。对于抗 HP 治疗无效或黏膜下层或局部淋巴结受累的 Ⅱ$_1$ 期或 Ⅱ$_E$ 期患者,应考虑尽早放疗。

思路 2　初始接受放疗的患者,治疗 3 个月后也应通过内镜检查和黏膜活检重新分期。治疗有效达到完全缓解的患者可以选择进行观察。

思路 3　HP 持续存在但淋巴瘤消退或稳定的患者,应进行二线抗生素治疗。HP 阳性且淋巴瘤进展或出现临床症状的患者,应进行放疗和二线抗生素联合治疗。对于放疗后淋巴瘤持续存在的患者应进行免疫化疗。

思路 4　获得完全缓解的患者,最初 5 年每 3~6 个月随访 1 次,进行全面体检和实验室检测,此后每年随访 1 次。

(三) 淋巴浆细胞样淋巴瘤(LPL)

根据欧美淋巴瘤修订方案(REAL)和 WHO 的分类,华氏巨球蛋白血症(Waldenström macroglobulinemia,

WM)与淋巴浆细胞样淋巴瘤(LPL)相对应,多数 LPL 的病例即为 WM。仅小部分 LPL 患者(5%)分泌单克隆 IgA、IgG 或不分泌 M 蛋白(此类本章暂不做介绍)。其是由小 B 细胞、浆细胞样淋巴细胞和浆细胞组成的淋巴瘤,常常侵犯骨髓,也可侵犯淋巴结和脾脏,并分泌克隆性 IgM。*MYD88* L265P 和 *CXCR4* WHIM 的体细胞突变分别在 90% 以上和 30%~35% 的 WM 患者中出现,它们与疾病的表现、治疗的结果和总体生存有关。

知识点

华氏巨球蛋白血症相关临床表现

1. 高黏滞综合征　表现为头昏、眩晕(老年患者可有心力衰竭),以及口鼻黏膜出血,视网膜出血导致的视觉障碍等。

2. 冷球蛋白血症　手足发绀、雷诺现象等。

3. IgM 相关的神经症状　呈远端对称性,影响运动、感觉功能,症状长期稳定,进展缓慢。多数患者表现为感觉异常(疼痛不适、感觉迟钝或者撕裂样疼痛)

4. 冷凝集素性溶血性贫血　单克隆 IgM 可能有冷凝集活性,能在 37℃ 以下识别特异性红细胞抗原,造成慢性溶血性贫血(见于约不到 10% 的 WM 患者),患者血红蛋白多高于 70g/L,通常表现为血管外溶血。

5. IgM 的组织沉积　单克隆 IgM 常沉积在皮肤基底膜引起大疱性皮肤病。沉积在胃肠道黏膜固有层或黏膜下层,可引起腹泻、吸收障碍、出血等。WM 对肾的侵犯较少见。WM 伴有淀粉样变的患者较少见。

首次门诊记录

患者,女性,58 岁,因“头昏 2 个月,胸部不适 7d”到门诊就诊。患者 2 个月来无明显诱因反复出现头昏,偶伴有视物模糊,患者未给予重视,近 7d 患者无明显诱因感到左胸部不适,不伴胸前区疼痛、呼吸困难、活动后心累、咳嗽、咯痰等不适。前往当地医院行胸部 X 线检查提示左侧胸腔中量积液。患者患病以来夜间有盗汗症状。大小便正常。体重无明显变化。既往病史无特殊。否认传染病史。

【问题 1】通过上述病史,该患者可疑的诊断是什么?

思路 1　根据患者有头昏症状,同时伴有左胸部不适,需排除心脏疾病,包括心律失常、心力衰竭、心肌梗死等。患者头昏,同时伴有视物模糊,应警惕高黏滞综合征的可能性。胸腔积液的原因需排除心源性、感染性、肿瘤性。

思路 2　临床症状鉴别诊断。通常左心衰竭的患者会伴有呼吸困难,活动后心累,胸腔积液常为双侧,而右心衰竭的患者会有下肢水肿等症状。心肌梗死会有胸前区疼痛。心律失常引起的神经症状通常是黑矇、晕厥等,同时伴有心前区不适感。

【问题 2】为明确诊断,需进行哪些检查?

1. 体格检查,心脏的听诊和叩诊,有无明显的心律失常和心界的扩大。前鼻镜检查,观察有无血管病变等。眼底镜检查,有无视网膜出血、视神经乳头水肿等。全身浅表淋巴结有无扪及肿大。

2. 收治入胸外科治疗。安排动态心电图、胸部 CT 检查。

3. 行胸腔穿刺,引流物行常规、生化及涂片细胞学检查、流式细胞术检查。

4. 血常规、血生化、大小便常规等常规检查。

入院后相关记录

动态心电图未见明显异常,胸部 CT 提示:左侧胸腔中量积液,未见明显占位性病变,胸腔引流液细胞学检查:查见大量单个核细胞,倾向于小淋巴细胞,部分细胞呈浆细胞样改变。建议行相关组织活检。

血常规:血红蛋白浓度 111g/L,血小板计数 $108×10^9$/L,白细胞计数 $6.5×10^9$/L,分类正常,淋巴细胞百分比 40.0%,形态正常。血生化提示球蛋白 67g/L。

安排凝血功能检查,提示无异常后行胸膜活检术。

胸膜病理活检结果提示:胸膜见片状小淋巴细胞浸润,查见浆细胞样淋巴细胞,部分细胞呈浆细胞样改变。免疫组化:CD20(+)、CD79a(+)、CD19(+)、CD22(+)、CD38(-)、CD138(-)、CD5(-)、CD10(-)和CD23(-)。诊断考虑:胸膜淋巴浆细胞样淋巴瘤(图6-2-7、图6-2-8)

遂由胸外科转入血液科继续治疗。

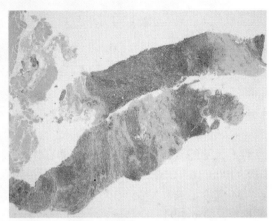

图6-2-7　胸膜淋巴浆细胞样淋巴瘤(HE染色,×40)
大片状小淋巴细胞浸润。

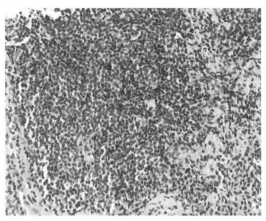

图6-2-8　胸膜淋巴浆细胞样淋巴瘤(HE染色,×40)
可见浆细胞样淋巴细胞。

知识点

淋巴浆细胞样淋巴瘤(LPL)与IgM型多发性骨髓瘤的鉴别见表6-2-8。

表6-2-8　淋巴浆细胞样淋巴瘤与IgM型多发性骨髓瘤的鉴别

	淋巴浆细胞样淋巴瘤	IgM型多发性骨髓瘤
发病率	较少见	极少见
细胞形态	小淋巴细胞为主,浆细胞样改变	浆细胞形态
免疫表型	CD20(+)、CD79a(+)、CD19(+)、CD22(+)	CD38(+)和CD138(+)而通常CD20(-)、CD19(-)
溶骨性骨质破坏	少见	常见
重现性染色体易位	无	t(11;14)(q13;q32)
MYD88 L265P突变	90%以上	少见

【问题3】该患者治疗前应该做哪些检查和评估?

思路　治疗前检查应包括以下几点:

1. 与其他NHL的检查相似,应进行全面的身体检查,评估体能状态和全身症状。

2. 实验室血液检查　血生化提示球蛋白67g/L,需安排血清蛋白电泳和免疫固定电泳检查。同时安排血清 β_2- 微球蛋白、24h尿蛋白检查。如临床怀疑有溶血时还需行Coombs试验和冷凝集素检查。

3. 颈部、胸部、腹部、盆腔增强CT检查,观察淋巴结肿大情况,以确定分期。

4. 骨髓细胞学和流式检查,明确是否有骨髓受累情况。

5. 骨髓液或者肿瘤组织的 *MYD88* L265P 的突变检测。

6. 考虑使用含利妥昔单抗免疫化疗方案时,应进行乙肝病毒(HBV)和丙肝病毒(HCV)定量检测。

患者入院后进一步评估结果

1. 血清免疫固定电泳提示 IgM 克隆性条带,对应 κ 轻链克隆性条带。IgM 定量 43g/L。

2. 腹部 CT 提示腹膜后多处淋巴结长大,最大约 $4\times3cm^2$。

3. 骨髓涂片细胞学检查提示浆细胞比例 5%,流式细胞学检查提示发现异常克隆性 B 细胞,约占有核细胞 3%,CD20(+)、CD79a(+)、CD19(+)、CD3(-)、CD13(-)、CD33(-),限制性表达 κ 轻链。

4. 骨髓液 *MYD88* L265P 的突变定性检测阳性。

5. 血清 β_2- 微球蛋白 2.5mg/L,HBV-DNA$<1.0\times10^3$ 拷贝,HCV(-)。

患者目前分期考虑ⅣB 期。

【问题 4】该患者如何制订治疗策略?

思路 1　重点介绍淋巴浆细胞样淋巴瘤(LPL)是一种惰性的恶性肿瘤,鼓励患者积极配合治疗,树立战胜疾病的信心。

思路 2　WM 患者进行化疗的指征包括 B 组症状;症状性高黏滞综合征;周围神经病变;器官肿大;冷凝集素病;疾病相关的血细胞减少(血红蛋白 ≤ 100g/L,血小板 $<100\times10^9$/L);髓外病变,特别是中枢神经系统病变;巨大淋巴结。因此该患者应当行化疗。同时需注意 WM 患者相关并发症,如高黏滞综合征、溶血性贫血、IgM 相关周围神经病变的处理。WM 患者化疗方案的推荐见表 6-2-9。

表 6-2-9　华氏巨球蛋白血症患者的治疗方案推荐

疾病状态	非干细胞毒性方案	可能有干细胞毒性方案
初发	B ± R、BD、BRD、R-COP、RCP/D 方案依鲁替尼、R 单药、沙利度胺 ± R	苯达莫司汀 ± R、克拉屈滨 ± R、苯丁酸氮芥、氟达拉滨 ± R、氟达拉滨 ± C ± R
复发	阿仑单抗、B ± R 或者 BD ± R、R-COP、RCP/D 方案、依鲁替尼、R 单药、沙利度胺 ± R、奥法木单抗	苯达莫司汀 ± R、克拉屈滨 ± R、苯丁酸氮芥、氟达拉滨 ± R、氟达拉滨 ± C ± R、干细胞移植

注:B,硼替佐米;R,利妥昔单抗;D 地塞米松;C,环磷酰胺;O,长春新碱;P,泼尼松。

治疗中需要注意的几点:伴高黏滞综合征的患者,建议先行血浆置换 2~3 次后化疗,同时建议予硼替佐米或氟达拉滨为主的方案降低 IgM 水平后再启用含有利妥昔单抗的方案。伴有神经病变的患者建议尽量避免含有硼替佐米和沙利度胺的方案。可能行造血干细胞移植的患者尽量避免使用干细胞毒性药物。

思路 3　向患者及家属通分沟通此病预后,根据 WM 国际预后积分系统(WM IPSS)包含的 5 个变量:年龄(>65 岁),血红蛋白 ≤ 115g/L,血小板 ≤ 100×10⁹/L,β_2- 微球蛋白 >3.0mg/L,血清单克隆球蛋白 >70g/L。拥有大于两项不良特征的为高危组,高龄者或有两项不良特征为中危组,其余为低危组。其 5 年生存率分别约为 87%、68%、36%。

【问题 5】LPL 治疗中的疗效评估与监测。

思路 1　LPL/WM 患者治疗评估指标见表 6-2-10。

表 6-2-10　华氏巨球蛋白血症的疗效标准共识

标准	英文缩写	具体内容
完全缓解	CR	血清单克隆 IgM 蛋白在免疫固定电泳时阴性 血清 IgM 水平正常 如果基线时有淋巴结肿大 / 脾大、髓外病灶,其完全消退 骨髓活检形态正常
非常好的部分缓解	VGPR	可检测到单克隆的 IgM 蛋白 与基线相比,血清 IgM 下降 90% 以上或血清 IgM 水平正常 如果基线时有淋巴结肿大 / 脾大、髓外病灶,其完全消退 无活动性疾病新的症状或体征

标准	英文缩写	具体内容
部分缓解	PR	可检测到单克隆的 IgM 蛋白 与基线相比,血清单克隆 IgM 下降 ≥ 50% 但 <90% 如果基线时有淋巴结肿大 / 脾大、髓外病灶,其有所缩小 无活动性疾病新的症状或体征
轻微缓解	MR	可检测到单克隆的 IgM 蛋白 与基线相比,血清单克隆 IgM 下降 ≥ 25% 但 <50% 无活动性疾病新的症状或体征
疾病稳定	SD	可检测到单克隆的 IgM 蛋白 与基线相比,血清单克隆 IgM 下降 <25% 和增加 <25% 如果基线时有淋巴结肿大 / 脾大、髓外病灶,其无进展 无活动性疾病新的症状或体征
疾病进展	PD	血清单克隆 IgM 升高 ≥ 25%(需要确认)或出现有临床显著意义的疾病进展或体征

思路 2　利妥昔单抗的维持治疗仍是改善生存的手段,可选择 375mg/m²,每 2~3 个月 1 次,连用两年。

思路 3　复发难治的患者仍然需要考虑是否有治疗的指征,无指征的患者可选择随访观察。有指征的患者可使用表 6-2-9 介绍的复发方案,方案的选择在于复发的时间和之前使用的治疗方案,以及是否考虑行造血干细胞移植。新药治疗可考虑用于复发难治患者,如奥法木单抗、卡非佐米、mTOR 抑制剂依维莫司等。

思路 4　完成既定治疗方案后(通常 6 个疗程),进入随访阶段,前两年每 3 个月随访一次,随后三年每 4~6 个月随访一次,以后每年随访一次,随访内容包括病史、体格检查、血分析血生化检查,以及 IgM 定量检查。应特别注意是否出现免疫性血细胞减少及是否有继发性恶性肿瘤(骨髓增生异常综合征、急性白血病、实体瘤等)。

(牛　挺)

问 答 题

1. 4 种常见的 B 细胞惰性淋巴瘤鉴别要点有哪些?
2. FL 治疗的指征,以及不同分期下的治疗策略是什么?
3. 胃肠 MALT 淋巴瘤的诊断要点,以及治疗策略是什么?
4. 新药时代下的 LPL 的治疗策略是什么?
5. LPL 的并发症有哪些? 应该如何处理?

推荐阅读文献

[1] GOLDMAN L, SCHAFER A I, et al. Goldman's Cecil medicine. 25th ed. Philadelphia: Elsevier Saunders, 2016: 1218-1227.

[2] KENNETH K, MARSHALL A L, JOSEF T P. et al. Williams hematology. 9th ed. New York: McGraw-Hill, 2016: 1641-1652, 1663-1670, 1785-1801.

[3] SIEGEL R, MILLER K, JEMAL A. Cancer statistics 2018. CA Cancer J Clin, 2018, 68: 7-30.

[4] STEVEN H S, ELIAS C, NANCY L H, et al. WHO classification of tumours of haematopoietic and lymphoid tissues. 4th ed. Lyon: IARC Press, 2017: 232-235, 263-277.

[5] WANQING C, KEXIN S, JIE H, et al. Cancer incidence and mortality in China, 2014. Chin J Cancer Res 2018, 30 (1): 1-12

二、侵袭性 B 细胞淋巴瘤

1. 淋巴结肿大的鉴别诊断。
2. 常见的侵袭性 B 细胞淋巴瘤的种类。
3. 淋巴瘤合并乙型肝炎的治疗时机。
4. DLBCL 的治疗方案选择及常用方案。

侵袭性 B 细胞淋巴瘤包括弥漫大 B 细胞淋巴瘤（diffuse large B cell lymphoma，DLBCL）和经典型套细胞淋巴瘤（MCL）。高度侵袭性 B 细胞淋巴瘤包括 Burkitt 淋巴瘤、淋巴母细胞淋巴瘤和艾滋病相关的 B 细胞淋巴瘤。其中 DLBCL 最为常见，其发病率占 NHL 的 31%~34%，在亚洲国家一般大于 40%。我国 2011 年一项由 24 个中心联合进行、共收集 10 002 例病例样本的分析报告指出，在中国 DLBCL 占所有 NHL 的 45.8%，占所有淋巴瘤的 40.1%。以下重点介绍 DLBCL。

首次门诊记录

患者，女性，36 岁，主因"右侧颈部无痛性肿块 2 个月，发热十余日"就诊入院。患者于 2 个月前发现右侧颈部肿胀，呈进行性增大，从黄豆大小增大至蛋黄大小，伴盗汗，就诊于当地医院，给予静脉滴注抗感染及抗病毒药物一周（具体药物不详），症状无缓解。十余日前患者出现不规律发热，最高 38.5℃，可自行退热，持续时间和发热间隔不等，无畏寒及寒战，抗感染治疗无效。近 2 个月体重下降近 8kg。病程中饮食差，大小便正常，睡眠可。既往体健，无毒物、放射线接触史，家族史无特殊。自带近期颈部淋巴结彩超示：双侧颈部淋巴结异常肿大。

【问题 1】根据上述问诊内容，该患者怀疑的诊断有哪些？

思路 1　不明原因淋巴结进行性肿大伴发热，考虑的疾病包括感染、肿瘤及变态反应性淋巴结肿大等，应综合考虑其可能原因并作出鉴别诊断。

知识点

淋巴结肿大的鉴别诊断

1. 感染性淋巴结肿大

（1）非特异性淋巴结炎：由局部组织的急、慢性感染引起的相应引流区域的淋巴结肿大称非特异性淋巴结炎。局部肿大淋巴结的局部皮肤可有红肿热痛的炎症表现，常伴有发热及白细胞增高，经治疗后淋巴结常可缩小。慢性非特异性淋巴结炎常为相应区域的慢性炎症，肿大的淋巴结硬度中等，常无局部红肿热痛的急性炎症表现。

（2）特异性感染性淋巴结肿大：包括淋巴结结核、丝虫性淋巴管炎和淋巴结炎、性病性淋巴结肿大、蛇毒性淋巴结炎等。淋巴结结核肿大的淋巴结呈串状，质中等，可活动，无压痛，可相互粘连，如果发生干酪样坏死，可有瘘管形成。其他鉴别诊断主要依赖于病史、病理及病原学检查。

（3）全身性感染引起的淋巴结肿大：包括传染性单核细胞增多症、风疹、麻疹、布鲁氏菌病等。全身感染性疾病致淋巴结肿大范围一般较广泛，疼痛或压痛可不明显，常伴有发热、肝脾大等。鉴别诊断主要依赖于病史、特异性血清实验及病原学检查。

2. 肿瘤性淋巴结肿大　包括局部淋巴结的恶性肿瘤转移、白血病、淋巴瘤等。恶性肿瘤转移的局部淋巴结肿大特点是淋巴结硬实、无压痛、常相互粘连固定，多数有原发肿瘤病灶的临床表现。白血病淋巴结肿大范围较广、常伴肝脾大、皮肤无破溃倾向。淋巴瘤根据病理类型不同具有不同特点，肿大的淋巴结可活动，也可粘连融合成块，可伴有发热、盗汗和消瘦。淋巴结活检有助于鉴别诊断。

3. 变态反应性淋巴结肿大　包括反应性淋巴结炎、坏死性淋巴结炎、系统性红斑狼疮、皮肌炎、硬皮病、干燥综合征、白塞病和 Wegner 肉芽肿等。淋巴结一般为轻度或中度肿大,质较软,无压痛。反应性淋巴结炎是由某些药物或生物制品引起的机体发热、皮疹、淋巴结肿大。坏死性淋巴结炎属淋巴结反应性增生病变,多数为一种温和的自限性疾病。病理检查有助于鉴别诊断。

思路 2　问诊应着重询问患者是否有细菌、真菌、病毒(包括 HIV)、结核分枝杆菌、梅毒螺旋体等病原体相关的感染性疾病史及服药史;是否有乏力、低热、盗汗、腹部胀满、体重下降、关节疼痛等症状;应用相关抗感染、抗病毒治疗后临床表现是否好转。体格检查应着重检查有无其他浅表部位淋巴结肿大、胸骨压痛、肝脾大等。发现有淋巴结肿大,须明确其肿大的区域、质地、触痛等特点。

【问题 2】为明确诊断,需进行哪些检查?

思路 1　体格检查。一般状态尚可,结膜无苍白,牙龈无肿胀,周身皮肤无出血点;双侧颈部、左侧腋窝、双侧腹股沟可触及数枚肿大淋巴结,最大约 3.0cm×2.0cm,质韧,活动度欠佳,表面光滑。无触痛,边界不清,部分淋巴结融合,无波动感,与局部皮肤无粘连,局部皮肤无红肿、瘢痕、瘘管。心肺听诊无异常。腹部外形正常,柔软,无压痛及反跳痛,肝脾肋下未触及。

知识点

体格检查中淋巴结肿大的描述要点

部位、大小、质地、数量、活动度、有无粘连、压痛、局部皮肤变化。

思路 2　辅助检查。

1. 血常规 + 白细胞分类　白细胞计数 $4.71×10^9$/L,分类正常,淋巴细胞比例 36%,血红蛋白浓度 125.3g/L,血小板计数 $108×10^9$/L。

2. 血清生化检查(包括肝肾功能、LDH、$β_2$- 微球蛋白等)、凝血功能、肿瘤标志物、自身抗体检查;为排除感染性疾病,必要时还需进行特异性血清学实验及病原学检查。

3. 浅表部位及腹腔淋巴结彩超检查　双侧颈部颌下区、腮腺区及颈动脉鞘周围及锁骨上窝可见数个淋巴样低回声团块,右侧较大者为 3.1cm×2.4cm,左侧较大者为 0.7cm×0.5cm,边界不清,淋巴门结构消失;左侧腋窝、双侧腹股沟可见多个淋巴样低回声团块,较大者为 3.3cm×3.0cm,边界尚清,淋巴门结构消失;腹腔彩超未见异常。

4. 骨髓检查　形态学、免疫学检测。

5. 颈部淋巴结活体组织送病理组织学检查。

思路 3　临床思维。

中年女性,在两个月前发现右侧颈部无痛性进行性增大肿块,外院曾给予抗感染治疗无效,伴发热、消瘦、盗汗等全身症状;体格检查发现多部位浅表淋巴结肿大。彩超检查示淋巴门结构消失。根据以上特点,应高度怀疑淋巴瘤及白血病。需进行骨髓检查、淋巴结活检,术前常规进行血常规及凝血功能检查,预约门诊手术室手术,活体组织送病理组织学检查。

第二次门诊记录

1. 右颈部淋巴结活检病理报告　(右颈部)DLBCL(非生发中心免疫表型),瘤细胞表达 CD3(−),CD20(+),CD79a(+),Ki-67(+,>50%),CD10(−),BCL-6(+),MUM-l(+),CD5(−),Cyc1in D1(−),BCL-2(+),CD21(−),见图 6-2-9。

2. 骨髓检查形态学报告　未见异常细胞。

3. 血液生化　LDH 379.3IU/L(参考值 40~150IU/L),ALT 2l4IU/L(参考值 0~40IU/L),AST 208IU/L(参考值 0~40IU/L)。

4. 凝血功能、肿瘤标志物、自身抗体检查均正常。

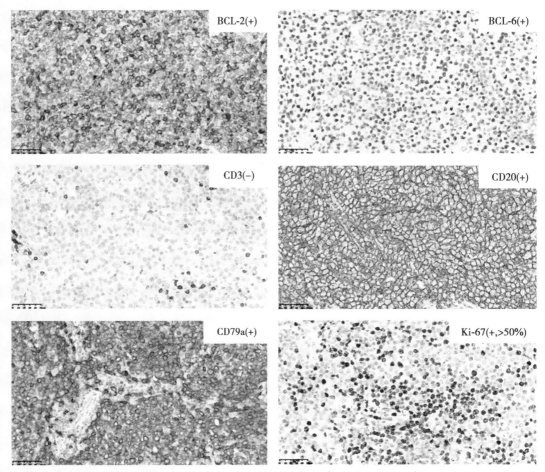

图 6-2-9　淋巴结活检免疫组化示意图(HE 染色, ×200)

【问题 3】该患者的初步诊断是什么?

思路 1　根据淋巴结病理诊断即可确诊为 DLBCL(非特指型、非生发中心细胞型)。

知识点

几种常见侵袭性和高度侵袭性 B 细胞淋巴瘤介绍

1. DLBCL　是 NHL 最常见的类型,为侵袭性 B 细胞淋巴瘤。通常为原发性,也可从 CLL/SLL、FL、边缘区 B 细胞淋巴瘤、结节性淋巴细胞为主型霍奇金淋巴瘤等发展和转化而来。约 50% 的病例有染色体易位,67% 的患者存在 DNA 失衡,其中比较常见的失控基因包括 *BCL-6*、*BCL-2* 和 *C-MYC* 基因等。根据最新 WHO 淋巴瘤分类将 DLBCL 分为非特指型、可确定的亚型和其他大 B 细胞型。目前建议进行的免疫组化指标包括 CD3、CD5、CD10、CD20、CD45、BCL-2、BCL-6、Ki-67、IRF4/MUM1 和 MYC(非诊断 DLBCL 所必需,主要用于筛查高风险患者)。部分病例还需行细胞周期蛋白 D1、κ / λ 轻链、CD30、CD138、EBER-ISH、碱性磷酸酶(ALP)和人类疱疹病毒(HHV-8)的免疫组化检查来进一步明确诊断。

2. MCL　为侵袭性 B 细胞淋巴瘤,中位发病年龄 65 岁左右,骨髓受侵率可达 50%~100%。来源于滤泡外套 CD5+B 细胞,常有 t(11 ;14)、细胞周期蛋白 D1 过度表达。好发于老年男性,占 NHL 的 8%。本型发展迅速,化疗完全缓解率较低。

3. Burkitt 淋巴瘤 / 白血病　为高度侵袭性 B 细胞淋巴瘤,包括地方性、散发性和免疫缺陷相关变异型。t(8 ;14) 与 *MYC* 基因重排有诊断意义。在流行区儿童多见,累及颌骨是其特点;在非流行区,病变主要累及回肠末端和腹腔脏器。

> 知识点
>
> ### 弥漫大 B 细胞淋巴瘤生发中心细胞型及非生发中心细胞型介绍
>
> DLBCL 根据基因表达分为生发中心细胞型(germinal centre B,GCB)和非生发中心细胞型(non-GCB),后者包括活化 B 细胞型(active B cell,ABC)和第 3 型。大多数研究用 3 个标记 CD10/BCL-6/MUM1 来区分,其中 GCB 型预后明显好于其他两型。

> 知识点
>
> ### 双重打击淋巴瘤与双重表达淋巴瘤
>
> 2%~11% 的 DLBCL 患者同时存在 *MYC* 和 *BCL-6* 基因重排,被称为双重打击淋巴瘤(double-hit lymphoma)。发生重排的 *BCL* 基因大多数为 *BCL-2* 基因,少数为 *BCL-6* 基因。同时存在 *MYC*、*BCL-2* 和 *BCL-6* 基因重排的淋巴瘤被称为三重打击淋巴瘤(triple-hit lymphoma)。此类淋巴瘤侵袭性强,通常认为其预后较差。
>
> 免疫组化发现同时存在 MYC 和 BCL 蛋白表达,并不一定提示存在相应基因的重排。这种存在表达异常但不存在基因重排的淋巴瘤,称为"双表达淋巴瘤"。此类患者的总体预后比 DLBCL 差,但是比真正的双重打击淋巴瘤要好。

思路 2　在诊断 DLBCL 后,需根据淋巴结及结外器官受累情况对患者进行分期,即 Ann Arbor 分期。需根据有无全身症状进行分组。评估患者国际预后指数(IPI)。所以,入院后治疗前需进行检查及体能状态评估。

【问题 4】该患者入院后治疗前应该做哪些检查?

思路 1　治疗前检查。

1. **影像学检查病变累及的区域**　常规对患者进行颈部、胸部、腹部、盆腔 CT(增强)检查是诊断性评估的重要部分,超声检查的准确性不及 CT,重复性差,受肠气干扰严重。PET/CT 可以全身显像,一次检查可以发现全身病灶,对于淋巴瘤有多中心发生及易播散的肿瘤检查尤为有利。

2. **骨髓细胞图像分析、骨髓活检及免疫分型**　检查骨髓是否有淋巴瘤细胞浸润。

3. **实验室血液检查**　包括血常规 + 白细胞分类、生化全项(重点观察肝功能、肾功能、血清 LDH 水平)。

4. 因为治疗时可能选择对心脏有毒性作用的含蒽环类药物的方案,故应在治疗前对患者进行心电图、超声心动图检查。

5. 对于即将接受免疫抑制剂和化疗药物治疗的淋巴瘤患者,应检测乙型肝炎血清标志物(HBsAg、抗 HBs、HBeAg、抗 HBe 和抗 HBc)、丙肝病毒(HCV)抗体检测,常规行 HIV 及梅毒抗体检测。若患者血清 HsAg 阳性和 / 或抗 HBc 阳性,或丙型肝炎抗体阳性,应进一步检测血清 HBV-DNA 或 HCV-RNA 荧光定量分析。

思路 2

1. **该患者影像学检查病变累及的区域**　CT 示双侧颈部、左侧腋窝、腹股沟淋巴结增多,肿大。双侧胸廓入口区多发淋巴结肿大。双肺野清晰。腹腔肝、脾形态正常,未见占位性病变。腹腔未见淋巴结肿大。

2. **该患者骨髓细胞图像分析、骨髓活检及免疫分型**　大致正常,未见异常细胞群。

3. **该患者其他检查**　肾功能正常。ALT 214IU/L(参考值 40~150IU/L),AST 208IU/L(参考值 40~150IU/L)。血清 LDH 379.3IU/L。HBsAg(+)、抗 HBs(-)、HBeAg(+)、抗 HBe(-)、抗 HBc(+)、HCV 抗体(-)。HBV-DNA 2 000IU/ml。心电图和超声心动图正常。

【问题 5】对患者进行分期和分组。

思路 1　该患者病变主要累及颈部、左侧腋窝、双侧腹股沟淋巴结及纵隔入口处淋巴结,根据 Ann Arbor 分期标准,该患者为Ⅲ期。

思路2 该患者有发热、盗汗及消瘦,为 B 组,分组标准与霍奇金淋巴瘤相同。

【问题6】评估患者预后。

思路 DLBCL 临床应用的主要预后评价体系是国际预后指数(IPI)和年龄校正的国际预后指数(aa-IPI)(表 6-2-11 和表 6-2-12)。该患者年龄小于 60 岁,分期为Ⅲ期,活动能力完全正常,与起病前活动能力无差异,血清 LDH 升高,故 aa-IPI 为 2 分,属于高中危组。

表 6-2-11 淋巴瘤国际预后指数(IPI)

项目	0 分	1 分
年龄 / 岁	≤ 60	>60
美国东部肿瘤协作组(ECOG)评分 / 分	0 或 1	2~4
临床分期	Ⅰ 或 Ⅱ	Ⅲ 或 Ⅳ
结外受累数目	<2	≥ 2
乳酸脱氢酶	正常	升高

注:低危组(0~1 分)、低中危组(2 分)、高中危组(3 分)、高危组(4~5 分)患者 5 年总体生存率分别为 70%~80%、50%~60%、40%~50% 和 20%~30%。

表 6-2-12 年龄校正的国际预后指数(aa-IPI)

项目	0 分	1 分
美国东部肿瘤协作组(ECOG)评分 / 分	0 或 1	2~4
临床分期	Ⅰ 或 Ⅱ	Ⅲ 或 Ⅳ
乳酸脱氢酶	正常	升高

注:低危组(0 分)、低中危组(1 分)、高中危组(2 分)、高危组(3 分)患者 5 年总体生存率分别为 86%、66%、53% 和 38%。

知识点

ECOG 体能状态评分标准(ZPS,5 分法)

0 分:活动能力完全正常,与起病前活动能力无任何差异。

1 分:能自由走动及从事轻体力活动,包括一般家务或办公室工作,但不能从事较重的体力活动。

2 分:能自由走动及生活自理,但已丧失工作能力,日间不少于一半时间可以起床活动。

3 分:生活仅能部分自理,日间一半以上时间卧床或坐轮椅。

4 分:卧床不起,生活不能自理。

5 分:死亡。

【问题7】该患者完整诊断是什么?

思路1 根据以上分析可明确该患诊断:DLBCL,非特指型,非生发中心细胞型,Ⅲ期 B 组,aa-IPI 2 分。

思路2 该患者 HBV-DNA 等于 2 000IU/ml,ALT>2 倍健康人群高限,排除淋巴瘤本身、药物等其他原因所致肝炎。故应追加诊断:活动性慢性乙型病毒性肝炎。

【问题8】如何治疗?

思路1 首先应让患者清楚 DLBCL 治疗现状。

多项大型临床试验证实以利妥昔单抗(rituximab,R)为中心的化疗或化疗 + 放疗不但可以提高近期疗效,而且明显改善长期预后,目前 R-CHOP 方案为标准一线治疗方案。

思路2 该患者抗乙型肝炎病毒的时机及启动化疗方案的时机。

该患者于本次入院化疗前已经出现明显活动性乙型肝炎表现,给予恩替卡韦治疗。每周复查 HBV-DNA 及肝功能,于治疗一周后 HBV-DNA 降至 1 000IU/ml,ALT 38IU/L,此时可启动化疗方案。

淋巴瘤合并活动性乙型肝炎治疗时机

淋巴瘤合并乙型肝炎患者,在治疗过程中易出现病毒激活而致肝功能损害,甚至发生急性肝衰竭而危及生命,严重影响了肿瘤患者的治疗、预后和生存期。在活动性乙型肝炎得到有效控制情况下,即 HBV-DNA<2 000IU/ml 且 ALT<2 倍健康人群高值,才可启动可引起乙肝病毒再激活的高风险治疗方案,同时继续口服抗乙肝病毒药物。

思路 3　为患者制订治疗策略。

中青年初发 DLBCL,宜首先考虑 R-CHOP 方案。化疗过程中定期行血象及淋巴结彩超检查,2~3 个疗程后评估疗效。如果治疗效果较好,可继续完成 6 个疗程 R-CHOP 及后续的 2 个疗程利妥昔单抗单用或 8 个疗程 R-CHOP 的标准治疗方案。而当治疗失败或者复发后,可选择大剂量化疗联合自体造血干细胞移植(auto-HSCT)进行挽救治疗。

该患者为Ⅲ期,无巨大肿块,无压迫症状、结外病变,未侵犯硬脑膜,给予 6 个疗程 R-CHOP+2 个利妥昔单抗方案化疗,暂不给予 DLBCL 的中枢神经系统侵犯预防治疗。同时口服恩替卡韦抗乙肝病毒,监测肝功及乙肝标志物。

弥漫大 B 细胞淋巴瘤一线用药方案选择

1. Ⅰ~Ⅱ期

(1)无大肿块且无不良预后因素患者:R-CHOP 4 周期方案 + 局部放疗。

(2)无大肿块但存在预后不良因素患者(LDH 升高、Ⅱ期、年龄大于 60 岁、ECOG 评分 ≥ 2):R-CHOP 6~8 周期方案 ± 局部放疗。

(3)伴大肿块:R-CHOP 6~8 周期方案 ± 局部放疗。

2. Ⅲ、Ⅳ期　R-CHOP 6~8 周期方案或临床研究。

3. 复发或难治患者的治疗方案

(1)适合大剂量化疗的患者:先行二线推荐方案化疗,在完全缓解后行大剂量化疗联合自体干细胞移植 ± 局部放疗。骨髓侵犯患者考虑异基因造血干细胞移植。

(2)不适合大剂量化疗的患者:二线推荐方案化疗或临床试验。

(3)对二线方案化疗无效的难治复发患者可行临床试验或支持治疗。

4. 睾丸、鼻窦、硬膜外、骨髓受累患者予以中枢神经系统的预防性治疗。对于此类患者建议 4~6 次鞘内注射(甲氨蝶呤 + 阿糖胞苷和地塞米松)。

注:大肿块的定义是肿物最大直径超过 7.5cm 或纵隔肿物超过 1/3 胸腔内径。

R-CHOP 方案

每 3 周 1 次,6~8 周期。

利妥昔单抗:375mg/m^2,静脉滴注,第 0 日。

环磷酰胺:750mg/m^2,静脉滴注,第 1 日。

多柔比星:50mg/m^2,静脉滴注,第 1 日。

长春新碱:1.4mg/m^2,不超过 2mg,静脉滴注,第 1 日。

泼尼松:100mg/d,口服,第 1~5 日。

诊 疗 经 过

该患者 HBV-DNA 降至 2 000IU/ml,肝功恢复正常后即开始行 R-CHOP-21 方案(即每 21d 给药一次)化疗,利妥昔单抗 375mg/m²,第 0 日;环磷酰胺 750mg/m²,第 1 日;多柔比星 50mg/m²,第 1 日;长春新碱 1.4mg/m²,第 1 日;泼尼松 100mg,第 1~5 日。治疗一个疗程后,淋巴结(颈部、腋窝、腹股沟)超声检查提示肿大淋巴结体积减小 >50%;LDH 63.5IU/L。以后每个疗程前复查淋巴结彩超以评估治疗效果。现已治疗 6 个疗程,完成 2 次利妥昔单抗单药巩固治疗,治疗期间一直口服恩替卡韦抗病毒治疗。彩超下已无明显肿大淋巴结影,LDH、血常规、肝肾功能等指标均无明显异常,HBV-DNA 持续低于 2 000IU/ml。化疗过程中患者出现发热、粒细胞缺乏、恶心呕吐、静脉滴注部位红肿等症状,程度不一,给予相应对症治疗后均缓解。

【问题 9】患者化疗中出现了哪些并发症? 如何治疗?

思路 1 发热提示感染;恶心呕吐提示化疗药物所致消化道反应;静脉滴注部位红肿为化疗的局部反应;粒细胞缺乏提示出现骨髓抑制,同时化疗还会损伤肝肾功能出现相应症状。

思路 2

1. **化疗局部反应的治疗** 化疗药外渗导致的局部反应表现为静脉炎。出现外渗可用 2% 利多卡因、地塞米松溶液进行局部封闭,24h 内冰袋冷敷,外用糖皮质激素类软膏,24h 后局部 50% 硫酸镁溶液湿、热敷,同时抬高患肢。静脉炎处理不当可增加感染机会,因此局部反应重在预防。

2. **骨髓抑制** 骨髓抑制是化疗最常见不良反应。根据血象变化给予 G-CSF、GM-CSF、TPO、EPO 等刺激造血,必要时成分输血。骨髓抑制发生后患者易发生感染,按常规经验应用抗生素及抗病毒药物。

3. **消化道反应处理** 化疗药物可引起恶心、呕吐,可预防性应用止吐药。5- 羟色胺受体拮抗剂临床常用于防治化疗药引起的呕吐,但可引起便秘,可调整饮食结构预防。

4. **感染的处理** 感染出现时及时采血行血培养检查,同时应用广谱抗生素,病原菌确定后根据药敏试验结果调整抗生素。对真菌感染,给予经验性治疗,如氟康唑。深部真菌感染可给予两性霉素 B 或伏立康唑、卡泊芬净等。病毒感染可使用阿昔洛韦。肺孢子菌病应用复方磺胺甲恶唑联合卡泊芬净治疗。

5. **肝肾毒性防治** 出现肝脏不良反应可停用化疗药物,并应用护肝药物。肾脏不良反应包括高尿酸性肾病、肿瘤溶解综合征等。化疗前应充分评估肾脏不良反应的风险,给予水化、碱化尿液,口服别嘌醇、美司钠解救。必要时血液透析。

6. **心脏毒性防治** 化疗中监测心率、心律变化及相关生化指标,预防电解质紊乱,营养心肌。一旦出现心功能损害,主要治疗方法同心肌病。

【问题 10】患者治疗效果评价。

思路 该患 6 个疗程 R-CHOP+2 个利妥昔单抗单药巩固方案化疗后肿大淋巴结消失、LDH 降至正常,复查骨髓活检无异常改变,认为患者已达到完全缓解(CR)(表 6-2-13)。

【问题 11】该患者随访时间及指标。

思路 1 完成治疗后第 1 年每 3 个月 1 次,第 2 年每 6 个月 1 次,3 年以上每年 1 次。

思路 2 随访指标包括血常规、肝肾功能、LDH、β_2- 微球蛋白、心电图、淋巴结超声检查、X 线胸片(正侧位)或 CT、PET/CT,以及其他必要检查。

知识点

淋巴瘤的细胞免疫治疗新进展

嵌合抗原受体(chimeric antigen receptor,CAR)T 细胞是在体外通过基因修饰的方法使 T 细胞表达特定的 CAR,使该细胞可以特异性识别靶抗原,回输入患者体内后杀伤目标肿瘤细胞。大部分 B 细胞淋巴瘤和 B 细胞白血病的肿瘤细胞表面都表达 CD19,因此,识别 CD19 的 CAR-T 细胞可有效治疗 CD19 阳性的侵袭性淋巴瘤和白血病。2017 年《新英格兰医学杂志》上发表的一篇关于 22 家中心 111 名淋巴瘤患者入组的临床研究显示,抗 CD19 的 CAR-T 细胞治疗复发难治的侵袭性淋巴瘤的整体反应(OR)率达 82%,完全缓解(CR)率达 54%,18 个月的整体生存率为 52%。

弥漫大 B 细胞淋巴瘤修正疗效标准(含 PET/CT)(知识拓展)

表 6-2-13　弥漫大 B 细胞淋巴瘤修正疗效标准(非 PET/CT)

治疗反应	体格检查	淋巴结	淋巴结肿块	骨髓
CR	正常	正常	正常	正常
CRu	正常	正常	正常	不确定
	正常	正常	缩小 >75%	正常或不确定
PR	正常	正常	正常	阳性
	正常	缩小 >50%	缩小 >50%	无关
	肝脾缩小	缩小 >50%	缩小 >50%	无关
复发 / 进展	肝 / 脾增大,新病灶	新发或增大	新发或增大	复发

注:PET/CT,正电子发射计算机体层显像;CR,完全缓解;CRu,不确定的完全缓解;PR,部分缓解。CT 为评价淋巴结病变的主要手段。不论治疗前病变范围如何,治疗后均需进行胸部、腹部及盆腔 CT 检查;在治疗前有骨髓侵犯患者评价 CR 疗效或治疗随访中有血常规异常等临床指征时需要进行骨髓穿刺及活检。

【 DLBCL 诊治流程 】(图 6-2-10)

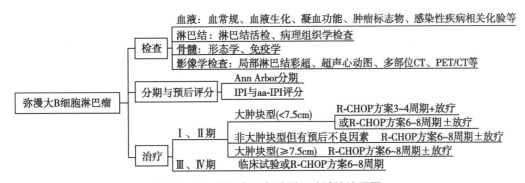

图 6-2-10　弥漫大 B 细胞淋巴瘤诊治流程图

CT. 计算机断层扫描;PET/CT. 正电子发射计算机体层显像;R-CHOP. 利妥昔单抗 + 环磷酰胺 + 阿霉素 + 长春新碱 + 泼尼松;IPI. 国际预后指数;aa-IPI. 年龄校正的国际预后指数。

(周　晋)

问　答　题

1. 复发难治的 DLBCL 患者的进一步治疗方法有哪些?
2. 淋巴瘤治疗过程中可能出现哪些副作用? 如何处理?

推荐阅读文献

[1] NEELAPU S S, LOCKE F L, BARTLETT N L, et al. Axicabtagene ciloleucel CAR T-cell therapy in refractory large B-cell lymphoma. N Engl J Med, 2017, 377 (26): 2531-2544.

[2] SWERDLOW S H, CAMPO E, PILERI S A, et al. The 2016 revision of the World Health Organization classification of lymphoid neoplasms. Blood, 2016, 127 (20): 2375-90.

[3] WEI Z, ZOU S, LI F, et al. HBsAg is an independent prognostic factor in diffuse large B cell lymphoma patients in rituximab era: result from a multicenter retrospective analysis in China. Med Oncol, 2014, 31 (3): 845.

三、非 B 细胞淋巴瘤

> 1. 非 B 细胞淋巴瘤的常见病理类型。
> 2. PTCL-NOS 预后评分系统。
> 3. PTCL-NOS 治疗原则及常用化疗方案。
> 4. ENKTL 病理学及临床特点。
> 5. ENKTL 治疗原则。

非 B 细胞淋巴瘤指起源于 T 细胞或自然杀伤(NK)细胞的非霍奇金淋巴瘤(NHL),在 NHL 中所占比例远远小于 B 细胞淋巴瘤。相对比较常见的有外周 T 细胞淋巴瘤非特指型(PTCL-NOS)、鼻型结外 NK/T 细胞淋巴瘤(ENKTL)、间变大细胞淋巴瘤、血管免疫母 T 细胞淋巴瘤等,这些非 B 细胞淋巴瘤既有共同的特点,也有各自独特的发病机制和临床表现,治疗方案也不尽相同,已经成为独立的疾病,在临床上需要个性化对待。2016 年 WHO 淋巴瘤分类中非 B 细胞淋巴瘤指的是成熟 T 和 NK 细胞淋巴瘤,具体包含的疾病见表 6-2-14。

表 6-2-14　成熟 T 细胞和自然杀伤(NK)细胞肿瘤分类

分类	亚型
T 细胞幼淋巴细胞白血病	
T 细胞大颗粒淋巴细胞白血病	
慢性 NK 细胞淋巴增殖性疾病	
侵袭性 NK 细胞白血病	
儿童 EB 病毒(EBV)阳性 T 细胞和 NK 细胞增殖性疾病	儿童系统性 EBV 阳性 T 细胞淋巴瘤 慢性活动性 T 和 NK 细胞型 EBV 感染,系统型 种痘水疱样淋巴增殖性疾病 严重蚊虫叮咬过敏症
成人 T 细胞白血病 / 淋巴瘤	
结外 NK/T 细胞淋巴瘤,鼻型	
肠道 T 细胞淋巴瘤	肠病相关 T 细胞淋巴瘤 单形性亲上皮肠道 T 细胞淋巴瘤 肠道 T 细胞淋巴瘤,非特指型 胃肠道惰性 T 细胞淋巴增殖性疾病
肝脾 T 细胞淋巴瘤	
皮下脂膜炎样 T 细胞淋巴瘤	
蕈样霉菌病	
Sézary 综合征	
原发性皮肤 CD30 阳性 T 细胞淋巴增殖性疾病	淋巴瘤样丘疹病 原发性皮肤间变大细胞淋巴瘤
原发性皮肤外周 T 细胞淋巴瘤,罕见亚型	原发性皮肤 γδT 细胞淋巴瘤 原发性皮肤 CD8 阳性侵袭性嗜表皮毒性 T 细胞淋巴瘤 原发性皮肤肢端 CD8 阳性 T 细胞淋巴瘤 原发性皮肤 CD4 阳性小 / 中 T 细胞淋巴增殖性疾病
外周 T 细胞淋巴瘤非特指型	
血管免疫母 T 细胞淋巴瘤和其他滤泡辅助 T(TFH)细胞起源的淋巴结淋巴瘤	血管免疫母 T 细胞淋巴瘤 滤泡性 T 细胞淋巴瘤 伴 TFH 表型的淋巴结外周 T 细胞淋巴瘤

续表

分类	亚型
间变大细胞淋巴瘤,间变性淋巴瘤激酶(ALK)阳性	
间变大细胞淋巴瘤,ALK 阴性	
乳腺假体植入相关间变大细胞淋巴瘤	

总体来说,非 B 细胞淋巴瘤的诊治过程与 B 细胞淋巴瘤一样,临床出现可疑淋巴瘤表现、活检后经病理学(包括分子病理学)检查确定淋巴瘤诊断及亚型、再经影像学检查分期、综合评估后得出预后评分、分层治疗、评估疗效、随访观察等。侵袭性非 B 细胞淋巴瘤,除间变性淋巴瘤激酶(ALK)阳性的间变大细胞淋巴瘤外,预后明显较 B 细胞淋巴瘤差,因此治疗中需要提早考虑参加恰当的临床试验及异基因造血干细胞移植(allo-HSCT)。

(一) 外周 T 细胞淋巴瘤非特指型(PTCL-NOS)

PTCL-NOS 是一类成熟 T 细胞淋巴瘤,根据目前的分类,因不能将其归类为已知特殊类型的 T 细胞淋巴瘤,故称为"非特指型",是目前最常见的 PTCL,占 T 细胞淋巴瘤的 60%~70%,NHL 的 5%~7%。随着对 T 细胞淋巴瘤认识的深入,这种淋巴瘤将来肯定会被细分为更多的亚型。该病的临床、病理表现多样,异质性很大,常有淋巴结肿大、肝脾大、B 组症状、高丙种球蛋白血症,晚期病例和复发 / 难治进展病例常伴有噬血细胞综合征(hemophagocytic syndrome,HPS),临床过程具有侵袭性,传统的联合化疗疗效有限,目前已经批准一些新药用于 PTCL-NOS 的治疗,但是总体预后仍然较差。

首次门诊记录

患者,男性,58 岁,因间断发热 2~3 个月来诊,体温多在 38~40℃,曾在当地医院查白细胞正常或略降低,X 线胸片见双肺纹理增粗,曾给予头孢类、喹诺酮类抗生素治疗 2 周无明显好转。近 2 个月体重减少约 10kg。既往体健。体格检查:轻度贫血貌,巩膜略黄染,双侧颈部、腋窝、腹股沟可触及多个小淋巴结,最大直径约 1cm,质地硬,不活动,边界尚清楚,无触痛。心、肺未见明显异常,腹部软,脾肋下约 3cm,质地韧,肝肋下未触及。实验室检查:白细胞计数 2.6×10^9/L,血红蛋白浓度 80g/L,血小板计数 60×10^9/L。

【问题 1】该患者初步诊断如何考虑? 需要进行哪些检查?

思路 1 该患者以发热、消瘦、脾大为主要临床表现,血象为全血细胞减少。临床上需考虑:①感染性疾病。该患者曾接受头孢类、喹诺酮类抗生素治疗 2 周无明显好转,无消化系统、呼吸系统感染表现,不支持常见细菌感染;常见病毒感染为自限性疾病,该患者病情无自限趋势。②自身免疫性疾病。该患者为中年男性,不是常见自身免疫性疾病的好发人群,做自身抗体检查可以明确。③血液病。该患者有全血细胞减少、脾大,应该考虑血液病,如白血病、淋巴瘤、骨髓纤维化等疾病。④还需除外肝硬化、脾功能亢进所致血细胞减少。

思路 2 进一步检查需骨髓穿刺行骨髓 MICM 检查、血清生化检查、$β_2$- 微球蛋白、各种自身抗体、肿瘤标志物,必要时行脾穿刺活检病理学检查。为排除感染性疾病,还需进行血清 C 反应蛋白、降钙素原、EB 病毒(EBV)、巨细胞病毒(CMV)、肝炎病毒等检查。

第二次门诊记录

血常规:白细胞计数 1.68×10^9/L,血红蛋白浓度 90g/L,血小板计数 43×10^9/L。

骨髓检查:增生活跃,粒系细胞和红系细胞比例为 2:1,粒细胞大致正常,红细胞大致正常,巨核细胞大致正常,易见噬血细胞现象,可见异型淋巴细胞,约占 5%。骨髓活检可见部分区域有异型淋巴细胞浸润。骨髓流式细胞学检测见异常表型 T 细胞占 2.5%。骨髓细胞染色体正常,TCRγ 融合基因阳性。

血清学检查:肾功能正常。肝功能:ALT 250IU/L、AST 200IU/L(升高),白蛋白 26g/L(降低);LDH 365IU/L(升高),尿酸(UA)480μmol/L(升高),血清间接和直接胆红素均升高,$β_2$- 微球蛋白 4.7mg/L(升高);C 反应蛋白、抗链球菌溶血素 O、类风湿因子正常,自身抗体阴性;肿瘤标志物阴性;血清铁蛋白 >1 500ng/L;PT 及 APTT 正常,纤维蛋白原 1.1g/L(降低),甘油三酯 4.6mmol/L(升高);血清 EBV-IgM 及 DNA、CMV-IgM 及 DNA 均阴性,肝炎病毒检查阴性。

腹部彩超示肝脏略饱满,门静脉无增宽,脾大肋下约4cm。超声引导下脾脏穿刺活检:中等大小淋巴细胞呈弥漫性浸润,细胞核不规则和多形性,核深染有空泡,核仁明显,核分裂像多见。免疫组化染色:CD3(+)、CD4(+)、CD8(−)、CD56(−)、CD20(−)、Ki-67阳性率70%、EBV-EBER(−)(荧光原位杂交),符合NHL、PTCL-NOS。

【问题2】根据目前检查结果,该患者的诊断是什么?

思路1 该患者有脾大、全血细胞减少,脾脏活检符合成熟T细胞淋巴瘤特点,已经累及骨髓,*TCRγ*融合基因阳性,诊断为PTCL-NOS,有B组症状,骨髓已受累,故分为ⅣB期。该患者还需行PET/CT等检查,明确全身病灶分布情况。

思路2 该患者基础病为PTCL-NOS,目前存在发热、全血细胞减少、脾大、骨髓涂片见到噬血细胞现象、血清铁蛋白升高、血清甘油三酯升高、纤维蛋白原降低,符合HPS诊断标准。故应诊断为淋巴瘤并发HPS,需立即住院治疗。

知识点

噬血细胞综合征简介

HPS又称噬血细胞性淋巴组织细胞增多症(HLH),是由淋巴细胞、单核细胞和吞噬细胞系统异常激活、增殖所引起,由此导致的高细胞因子血症及继发的过度炎症反应,致使骨髓或者淋巴组织、器官中出现异常增多的组织细胞,并伴有吞噬自身血细胞行为特征的综合征。它不是单一的疾病,而是与许多潜在基础病有关的病理生理过程。

主要症状和体征:持续高热,肝脾大和血细胞减少,实验室检查包括铁蛋白、甘油三酯、转氨酶、胆红素和LDH升高,纤维蛋白原降低,以及特征性的血浆可溶性CD25升高和/或NK细胞活性下降或缺乏。有遗传性和获得性两大类,临床过程凶险,治疗以积极治疗原发病及大剂量地塞米松(DEX)+依托泊苷(VP16)为主。

知识点

噬血细胞综合征的诊断标准

根据国际组织细胞协会HLH-2004修订标准,符合下列8条标准中的5条即可诊断:

(1)发热时间超过1周,热峰>38.5℃。

(2)脾大。

(3)全血细胞减少,累及≥2个细胞系,血红蛋白<90g/L,血小板<100×10⁹/L,中性粒细胞<1.0×10⁹/L。

(4)纤维蛋白原≤1.5g/L或血甘油三酯≥3.0mmol/L。

(5)血清铁蛋白≥500μg/L。

(6)血浆可溶性CD25(或者可溶性IL-2受体)升高(≥2 400 000IU/L)。

(7)NK细胞活性下降或缺乏。

(8)骨髓、脾脏、脑脊液或淋巴结发现噬血细胞现象,未见恶性肿瘤细胞。

入院后诊治过程

入院后行PET/CT检查:脾大,代谢活性增高;中央及外周骨髓代谢活性弥漫性增高;双侧锁骨上、右侧腋窝、纵隔及双侧肺门多发淋巴结增大,代谢活性增高(图6-2-11)。

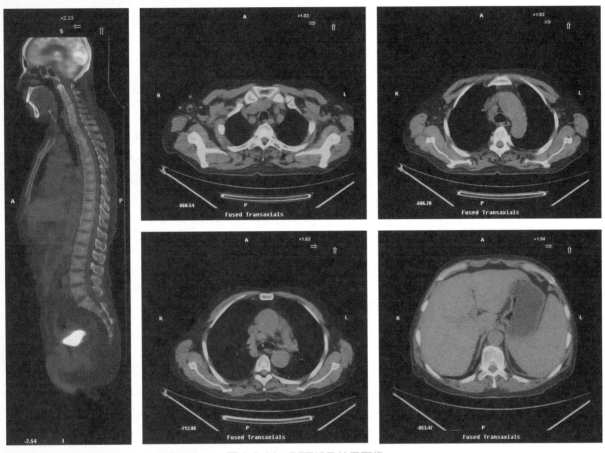

图 6-2-11　PET/CT 结果图像

脾脏明显增大约 8 个肋单元,密度未见异常,代谢活性弥漫性增高,最大标准摄取值(SUVmax)为 3.6;中央及外周骨髓代谢活性弥漫性增高,SUVmax 为 3.5;双侧锁骨上、右侧腋窝、纵隔及双侧肺门多发淋巴结增大,最大者为 2.7cm×1.4cm,代谢活性略增高,SUVmax 为 2.7。

【问题 3】如何给该患者制订治疗方案?

思路 1　该患者预后如何? 对于 PTCL 曾用国际预后指数来预测预后,现已经提出专门适用于 PTCL-NOS 的预后评分系统 PIT(prognostic index for PTCL-U),危险因素包括:年龄 >60 岁,血清 LDH 升高,ECOG 体能评分 2~4 分,骨髓累及。有两个危险因素者的 5 年总体生存率为 33%,有 3~4 个危险因素者的 5 年总体生存率仅为 18%。该患者有 LDH 升高及骨髓受累,因此远期预后较差。

思路 2　HPS 的治疗。HPS 是一个比较凶险的过程,对患者生命威胁最大,如果治疗不及时,患者预后极差。HPS 的治疗主要参照国际组织细胞协会的诊疗方案进行,主要应用地塞米松(DEX)、依托泊苷(VP16)等序贯治疗。此外,针对引起 HPS 的原发病的诊治也非常重要。引起 HPS 常见的原发病有病毒感染,特别是 EBV 感染、CMV 感染,还有恶性肿瘤等,该患者 EBV 及 CMV 相关检测均阴性,PTCL 已明确,因此考虑 PTCL 是引起 HPS 的原发病,在治疗 HPS 时要及时给予针对 PTCL 的治疗。

知识点

HLH-2004 治疗方案

(1)初始治疗:第 1~8 周,DEX 静脉推注,每日 10mg/m² × 2 周,每日 5mg/m² × 2 周,每日 2.5mg/m² × 2 周,每日 1.25mg/m² × 1 周,第 8 周开始逐渐减停;VP16 每次 150mg/m² 静脉滴注,第 1、2 周每周 2 次,第 3~8 周每周 1 次;环孢素 A(CsA)每日 6mg/kg 口服。

（2）继续治疗：第9~40周，DEX每日10mg/m²×3d，隔周1次；VP16每次150mg/m²隔周1次；CsA用法同前。治疗期间监测CsA血药浓度，并维持谷浓度在100~200μg/L。复发时按方案第2周重新开始。

思路3　PTCL-NOS的治疗。关于PTCL-NOS的治疗，目前仍以化疗±放疗为主，放疗主要用于ⅠA期或局部大包块的患者。该患者淋巴瘤分期已经达到ⅣB期，只能以全身化疗为主。PTCL-NOS目前尚无标准化疗方案，在NCCN指南中仍鼓励参加临床试验，目前推荐的一线治疗方案主要是CHOP、CHOPE、EPOCH等方案。考虑该患者在HPS有所控制后给予联合化疗。

思路4　对症支持治疗。该患者还需特别注意保肝、水化、碱化、防治感染、维持水电解质平衡和营养、支持造血恢复等问题，与其他白血病、淋巴瘤接受化疗的患者相同。

治疗经过

该患者接受了VP16+DEX方案治疗HPS，具体剂量如下：DEX，第1~14日20mg，第15~28日10mg；VP16，第1、8、15、22日300mg；考虑到患者的基础情况及VP16的骨髓抑制情况，实际治疗中VP16为每周一次给药。治疗后患者体温逐渐恢复正常，脾、淋巴结有所缩小，治疗有效。考虑到HPS是由淋巴瘤引起，应积极治疗原发病。故从第二个月开始给予CHOPE方案化疗，具体剂量如下：第1日CTX 750mg/m²；第1日E-ADM 70mg/m²；第1~3日VP16 75mg/m²；第1日长春新碱（VCR）1.4mg/m²；第1~5日Pred 100mg。化疗过程中积极防治感染等并发症，骨髓抑制期间给予G-CSF支持等。患者完成化疗4疗程后，增强CT检查示仍有脾大7个肋单元，纵隔仍有肿大淋巴结，评效为部分缓解（PR）。

【问题4】如何调整该患者的治疗方案？

思路1　该患者PTCL-NOS，合并HPS，诊断明确，经VP16+DEX及4次CHOPE方案化疗后HPS得到有效控制，淋巴瘤治疗评效为PR。4个周期化疗后仍未达完全缓解（CR）者，应归为难治性淋巴瘤。对于ⅣB期合并HPS又无局部大包块的患者不考虑放疗，尚未达到CR且有骨髓累及者auto-HSCT不太适宜，应该考虑allo-HSCT或者二线治疗，患者年龄58岁，因个人原因不接受allo-HSCT。因此，该患者的下一步治疗宜参加合适的临床试验或者选用二线方案联合化疗。

思路2　PTCL-NOS二线方案中单药治疗的有贝利司他、普拉曲沙、罗米地辛、西达本胺、BV（brentuximab vedotin）、阿伦单抗等。联合化疗方案可用DHAP、ESHAP、GDP、GMOX、ICE、GVD等。这些药物和治疗方案对PTCL-NOS都有一定的效果，可根据患者的实际情况谨慎选择。该患者应用DHAP方案化疗后仍有脾大，考虑到脾脏是原发病灶，遂行手术切除脾脏以减少肿瘤负荷，术后脾脏病理诊断仍为PTCL-NOS。完成DHAP方案化疗4次后再次行PET/CT检查，全身未见明确放射活性摄取增高的病灶（图6-2-12），骨髓检查TCRγ融合基因阴性，评效CR。经二线方案治疗达CR而又无条件行造血干细胞移植的难治性PTCL-NOS患者，应该继续巩固化疗，或者停药观察随访。该患者由于并发肝肾功能损害及感染，未继续接受化疗而停药观察。一年后再次出现发热，淋巴结肿大，肝大，全血细胞减少，肝功能异常，考虑为PTCL-NOS复发进展，虽尝试既往未用过的方案化疗，但疗效不佳，因肝功能恶化、合并严重感染，最终死亡。

PTCL-NOS是较常见的NHL，临床及病理上均有较大异质性，总体预后差，在治疗的各个阶段均推荐参加合适的临床试验。目前一线化疗方案以CHOP、CHOPE、EPOCH为主，病灶局限者可联合局部放疗，合并多个危险因素者在达CR或PR时要考虑auto-HSCT或allo-HSCT；难治复发者在二线治疗有效时也要积极考虑auto-HSCT或allo-HSCT。HPS是淋巴瘤并不少见而又严重的并发症，常是初诊时晚期患者和复发进展患者的严重并发症，提示预后更差。

（二）鼻型结外NK/T细胞淋巴瘤（ENKTL）

ENKTL（extranodal NK/T cell lymphoma，nasal type）是起源于成熟NK细胞或NK样T细胞的侵袭性淋巴瘤，好发于结外。在我国，原发于鼻腔和鼻旁窦的淋巴瘤中ENKTL占40%~70%。患者主要为青年男性，2/3患者为局部累及，骨髓累及不足10%，常伴有B组症状。该病与EB病毒（EBV）感染关系密切，可能为该病发病率地域性差异较大的原因之一。

ENKTL主要临床表现为鼻腔阻塞、鼻出血、声音嘶哑、吞咽困难等，累及眼眶或颜面组织时可出现眼

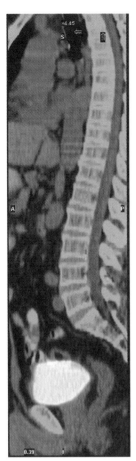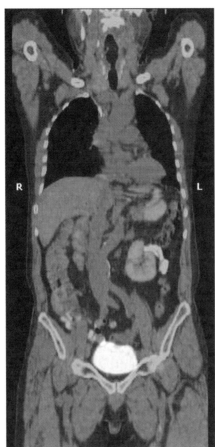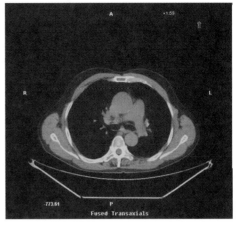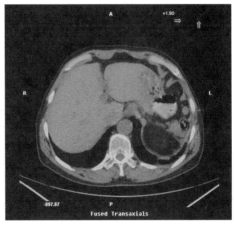

图 6-2-12　治疗后 PET/CT 结果图像
未见明显高代谢病灶，未见残留病灶。

球突出、视力改变、颜面肿胀等。鉴于上述临床表现，ENKTL 患者大多首诊于耳鼻咽喉科、头颈外科、口腔科、眼科等，常被误诊为鼻炎、鼻窦炎、鼻腔息肉、炎性假瘤等，只有活检经病理学检查才能确诊。根据原发病灶不同，临床上可分为鼻腔 ENKTL 和鼻外 ENKTL，前者约占 90%，鼻外 ENKTL 比鼻腔 ENKTL 预后差。ENKTL 镜下表现为血管中心性病变，肿瘤细胞侵犯小血管壁或血管周围组织，有组织缺血和广泛坏死。

NK 细胞来源 ENKTL 的典型免疫表型为 CD2(+)、CD20(−)、cCD3ε(+)、表面 CD3(−)、CD4(−)、CD5(−)、CD7(−/+)、CD8(−/+)、CD43(+)、CD45RO(+)、CD56(+)、TCRαβ(−)、TCRγδ(−)、EBV-EBER(+)、细胞毒性颗粒蛋白(+)[如 TIA-1(+)、颗粒酶 B(+)]。T 细胞来源 ENKTL 的典型免疫表型为 CD2(+)、cCD3ε(+)、表面 CD3(+)、CD4/CD5/CD7/CD8(−/+)、TCRαβ(+) 或者 TCRγδ(+)、EBV-EBER(+)、细胞毒性颗粒蛋白(+)，但是目前发现不论是 T 细胞来源还是 NK 细胞来源的 ENKTL，临床表现、治疗及预后均无明显差异。

关于 ENKTL 的治疗，Ⅰ/Ⅱ期主要采用化放疗结合的方案，长期生存率可达 70% 左右；Ⅲ/Ⅳ期则用联合化疗，长期生存率在 50% 左右，甚至更低。难治/复发的患者可以考虑 auto-HSCT 或 allo-HSCT，也可考虑新药治疗。临床试验也被积极推荐。

首次门诊记录

患者，男性，22 岁，因"进行性双侧鼻塞 3 个月，发热 1 个月"到门诊就诊。患者在 3 个月前无明显诱因出现双侧鼻塞，无明显流涕、鼻出血，无明显头痛，无发热，无咽痛，无卡他症状。当地医院考虑鼻炎、鼻窦炎，给予抗感染及对症处理，无明显好转。之后鼻塞进行性加重，自觉颜面部胀满感。近 1 个月出现发热，体温大多在 38~39℃，无畏寒及寒战，抗感染治疗无明显效果。当地医院耳鼻喉科检查见鼻腔内有占位性病变，遂取活体组织，病理学检查见较多坏死组织，有淋巴细胞浸润，为进一步诊治来院就诊。最近 3 个月体重减少约 6kg，无盗汗。体格检查：双侧鼻塞，口咽无明显异常，右侧颌下可触及一个肿大淋巴结，质地中等，直径约 2cm，无压痛，边界不清，不活动。其余浅表淋巴结未触及明显肿大，心肺腹部未见明显异常。

【问题1】为明确诊断,下一步检查的关键是什么?

思路1 局部检查。该患者以局部鼻塞为首发症状,且进行性加重,局部检查有双侧鼻腔占位性病变,当地医院病理学检查未明确诊断。所以进一步检查应以鼻腔占位性病变为突破口,进行影像学和病理学检查。首先做鼻腔及鼻旁窦MRI,明确病变范围,根据强化信号协助判断疾病性质。但最关键的是取活体组织行病理学检查明确疾病性质。鼻腔的占位病变常有鼻息肉、鼻咽癌、嗅神经母细胞瘤、Wegner肉芽肿、淋巴瘤等。当地医院取活体组织行病理学检查未明确诊断,可能与取材不佳或者病理学检查特别是免疫组化检查不充分有关,应该再次取活体组织行病理学检查明确诊断,特别建议要住院全麻下充分取材行病理学检查,以免因取材不佳影响诊断而延误病情。

思路2 全身检查。该患者在进行性鼻塞的基础上出现了发热、体重减轻等全身表现,应进行全面的全身检查。包括血常规、肿瘤标志物、血生化、各种感染指标等检查,明确有无存在全身内科疾病,为明确诊断提供线索。

第二次门诊记录

患者在耳鼻喉科行鼻腔肿物活检,病理学诊断为NHL、ENKTL。免疫组化结果为CD3(+)、CD56(+)、CD20(−)、CD5(−)、CD45RO(+)、CD79a(−)、Ki-67阳性率90%、TIA-1(+)、颗粒酶B(+)、穿孔素(+)、EBV-EBER(+)、TCR$\alpha\beta$(−)、TCR$\gamma\delta$(−)。

鼻旁窦MRI检查,见双侧眼眶内壁、各组鼻旁窦、双侧鼻腔、鼻咽右侧面颊部不规则等T_1等T_2信号影,与周围组织分界不清,部分骨质受累。增强后病变可见中度均匀强化。

血常规检查大致正常,肝肾功能大致正常,血清LDH 387IU/L(升高)、β_2-微球蛋白4.0mg/L(升高),C反应蛋白65mg/L(明显升高)。

【问题2】该患者还需进行哪些检查?

思路1 疾病分期。和其他类型的淋巴瘤一样,ENKTL的诊断也分为两个步骤:一是病理学诊断,明确疾病的性质;二是疾病分期,需行全身影像学检查、骨髓检查明确疾病分期并进行危险分层,指导治疗。对于该患者的临床分期首先推荐全身PET/CT检查及骨髓MICM检查。

思路2 全身情况判断。该患者诊断为ENKTL,即将接受较长时间的化疗、放疗,甚至需要行造血干细胞移植,要明确全身合并症的情况。因此需要行心电图、心脏超声、肝肾功能、乙肝五项、丙肝抗体、凝血功能、甲状腺功能等检查。该患者存在鼻塞和发热,不排除合并阻塞性鼻窦炎等情况,需要做鼻腔拭子致病菌培养等。该患者诊断明确,即将接受化疗、放疗,应该收入院进一步治疗。

入院后结果

全身PET/CT检查结果:双侧眼眶内侧壁、各组鼻旁窦内、右侧颞下窝、双侧鼻腔及鼻前庭、鼻咽、硬腭、上颌牙龈及右侧面颊部皮下广泛软组织占位并代谢异常活跃,右侧颌下一肿大淋巴结代谢活跃,双侧肾上腺及右肾实质高代谢灶,均符合淋巴瘤累及(图6-2-13)。

血液生化检查:肝肾功能、血脂大致正常,LDH 387IU/L升高,β_2-微球蛋白4.0mg/L升高,血尿酸450μmol/L略升高,C反应蛋白65mg/L升高。

骨髓检查:细胞形态学大致正常、骨髓流式免疫分型未见明显异常、骨髓细胞染色体分析未见异常核型、*IgH*及*TCR*融合基因均阴性。

鼻腔拭子培养:抗甲氧西林金黄色葡萄球菌阳性,对多种抗生素敏感。

心脏:心电图及超声心动图未见明显异常。

血清EBV-DNA效价$<2\times10^3$拷贝/ml。

乙肝五项:HBsAg(+),HBeAb(+),HBcAb(+),余阴性。

HBV-DNA效价$<1\times10^3$拷贝/ml。

HIV-Ab:阴性。

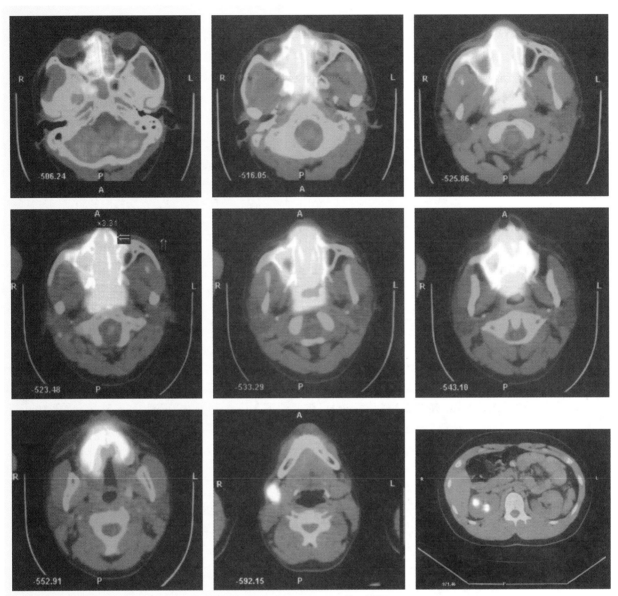

图 6-2-13　PET/CT 结果图像

双侧眼眶内侧壁、各组鼻旁窦、右侧颞下窝、双侧鼻腔及鼻前庭、鼻咽、硬腭、上颌牙龈及右侧面颊部弥漫性分布团块状、结节状及条片状放射性浓聚区,最大标准摄取值(SUVmax)31.3,CT 示相应部位软组织占位,筛骨、蝶骨、上颌骨、双侧鼻甲及鼻中隔骨质受侵、部分吸收破坏。右侧颌下一枚放射性浓聚的肿大淋巴结,SUVmax 17.7,约 2.2cm×1.4cm。双侧肾上腺略增粗并局灶性放射性摄取增高,右侧者 SUVmax 8.6,左侧者 SUVmax 4.5。右肾实质内数个结节状放射性摄取增高灶,SUVmax 11.1,大者直径约 1.0cm,CT 相应部位呈等密度影。

【问题 3】该患者的完整诊断是什么?

思路 1　淋巴瘤的诊断。该患者病理学诊断为 NHL-ENKTL。ENKTL 是较少见的淋巴瘤,在亚洲和我国较欧美国家常见,据统计占 T/NK-NHL 的 22%,与 EBV 感染密切相关。基础研究证实该淋巴瘤起源于成熟 NK 细胞或 NK 样 T 细胞,病理学检查见异型淋巴细胞增生伴血管中心性坏死灶,免疫组化是确诊的关键,该患者淋巴瘤细胞免疫表型为 CD3(+)、CD56(+)、CD20(−)、CD5(−)、CD45RO(+)、CD79a(−)、Ki-67 90%、TIA-1(+)、颗粒酶 B(+)、穿孔素(+)、EBV-EBER(+)、TCR αβ(−)、TCR γδ(−)。符合 NK 细胞来源 ENKTL 的典型表型,临床表现符合 ENKTL 的特点,可以确诊为 ENKTL。PET/CT 见病灶累及双侧鼻腔、鼻咽腔、软腭、颈部及锁骨生淋巴结。约 90% 患者原发病灶在鼻腔和 / 或鼻咽,10% 患者原发灶在鼻腔外,后者预后更差。该患者骨髓检查大致正常,有发热、消瘦等 B 组症状,根据 Ann Arbor 分期为ⅣB 期,PINK 评分为 2 分。

鼻腔拭子培养阳性,乙肝病毒感染。故完整诊断为:NHL,ENKTL,ⅣB 期,PINK 评分 2 分,高危组;鼻腔感染;乙肝病毒感染。

思路 2 虽然 Ann Arbor 分期对 ENKTL 治疗的指导意义不如其他淋巴瘤,但目前还没有发现更好的分期方法,仍然参考 Ann Arbor 分期系统。PINK 评分系统能很好地指导分层治疗,该患者 PINK 评分为 2 分,为高危组。另外对于合并乙肝的患者,在接受化疗期间应该进行积极的抗病毒治疗,以预防乙肝病毒复燃。

知识点

鼻型结外 NK/T 细胞淋巴瘤有哪些不良预后因素? PINK 积分如何计算?

不良预后因素:年龄 >60 岁,有 B 组症状,ECOG 体能评分 ≥ 2,血清 LDH 升高,局部淋巴结累及,局部淋巴瘤浸润(骨或皮肤),病理学检查 Ki-67 升高,EBV-DNA 效价 ≥ $6.1×10^7$ 拷贝 /ml。

PINK 积分计算:危险因素包括年龄 >60 岁,Ⅲ 或 Ⅳ 期,有远处淋巴结累及,非鼻部病灶。每项积 1 分,总分 0 分为低危,1 分为中危,≥ 2 分为高危。

【问题 4】如何给该患者制订治疗方案?

思路 1 原发病的治疗。对于 ENKTL 的治疗,目前还没有像 R-CHOP 治疗弥漫大 B 细胞淋巴瘤(DLBCL)那样的标准一线治疗方案,各种治疗方案仍在探索中。美国国立综合癌症网络(NCCN)指南推荐,Ⅰ/ Ⅱ 期患者首先推荐临床试验或者进行联合化疗 ± 侵犯野放疗,而 Ⅲ/ Ⅳ 期患者采用联合化疗,对于难治复发的患者要考虑 auto-HSCT 或 allo-HSCT。近年临床研究结果提示,应用含有吉西他滨和 / 或门冬酰胺酶(或培门冬酶)的化疗方案疗效优于含有蒽环类药物的联合化疗方案。考虑到该患者较年轻,分期为 ⅣB 期,PINK 评分 2 分,为高危组,预后不佳,目前无合适的临床试验,所以制订了联合化疗 +auto-HSCT 的治疗方案。首先采用 PD-GEMOX 方案化疗[第 1 日,吉西他滨 $1g/m^2$,静脉注射;第 1 日,奥沙利铂 130mg,静脉注射;第 1~4 日,地塞米松 20mg,静脉注射;第 2 日,培门冬酶 3 750IU,肌内注射。每三周重复一次]。

思路 2 合并症及并发症的治疗。合并症和并发症的治疗是淋巴瘤治疗过程中不可或缺的部分,很大一部分患者由于合并症及并发症治疗不到位而致放化疗不能按计划进行,最终导致治疗失败。该患者在治疗淋巴瘤时需要重视以下几点:

(1)鼻腔感染的治疗:该患者存在阻塞性鼻窦炎,鼻腔拭子培养出抗甲氧西林金黄色葡萄球菌,应积极给予抗感染(如万古霉素)治疗,同时给予鼻腔冲洗。

(2)预防乙肝病毒复燃:该患者为乙肝"小三阳",虽然目前肝功能正常,HBV-DNA 拷贝数低于检测值,但即将接受较大剂量化疗及激素治疗,仍需给予预防性抗乙肝病毒治疗,宜选用耐药发生率较低的恩替卡韦,用药至整个治疗方案结束后 6~12 个月。

(3)化疗期间重要脏器功能监测及保护:与急性白血病、其他淋巴瘤的化疗一样,需心电监护、水化、碱化、止吐,需检测血、尿常规及肝肾功能;应用培门冬酶后应监测血尿淀粉酶、纤维蛋白原等。

(4)化疗后骨髓抑制、血细胞减少及并发感染的处理:同急性白血病及其他淋巴瘤。

(5)培门冬酶常引起凝血过程异常,如 PT 和 APTT 延长、纤维蛋白原减少,用药过程中需监测凝血指标,必要时补充新鲜冰冻血浆、纤维蛋白原等,还需监测血尿淀粉酶,警惕培门冬酶引起的胰腺炎。

【问题 5】如何评价该患者的治疗效果及调整治疗方案?

思路 1 一般来说化疗两次后应评价治疗效果,对于淋巴瘤,常采用影像学检查及活检病理学检查。

思路 2 如果两次化疗后疾病稳定(SD)或者疾病进展(PD),应及时更换其他化疗方案。

化 疗 过 程

患者化疗后该鼻塞明显减轻,体温正常,肝肾功能大致正常,曾发生 3 级血液学毒性,给予对症支持治疗后血象很快恢复正常。完成两个疗程后行鼻旁窦 MRI 检查,发现双侧鼻腔占位性病变基本消失,但黏膜增厚,有强化,考虑淋巴瘤病灶残留,疗效评定为 PR。继续给予两疗程 PD-GEMOX 方案化疗,过程顺利。四次化疗后行 PET/CT 检查评价疗效为 CR(图 6-2-14)。

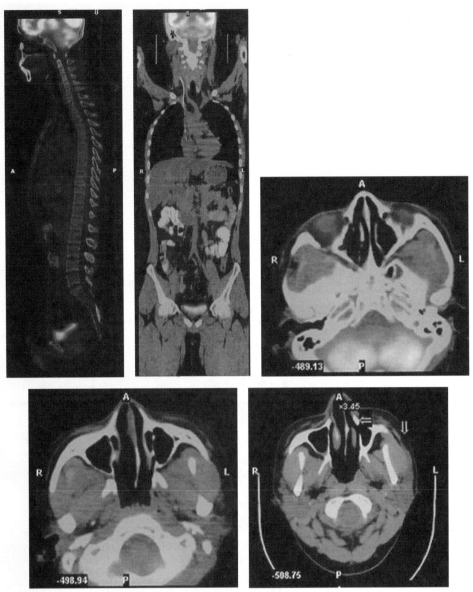

图 6-2-14　治疗 4 周期后 PET/CT 结果图像
头颈部及体部未见明显高代谢的淋巴瘤残存征象。

【问题 6】如何安排缓解后治疗？

思路 1　该患者经 4 次 PD-GEMOX 方案化疗达到了 CR，治疗效果好，但该患者有多个预后不良因素，PINK 评分 2 分，为高危组，将来淋巴瘤复发风险仍高，患者较年轻，应该考虑远期效果。目前虽然已获 CR，但病初病灶广泛，临床分为ⅣB 期，不适合局部放疗，需进行进一步强化巩固治疗。

思路 2　关于造血干细胞移植。ENKTL 是侵袭性淋巴瘤，目前Ⅲ/Ⅳ期患者积极联合化疗 ± 放疗的 5 年生存率在 50% 左右，所以造血干细胞移植越来越受到重视。目前很有限的报道资料显示造血干细胞移植对该病有一定的作用。考虑到 allo-HSCT 风险，该患者选择 auto-HSCT。

移植过程及随访结果

该患者接受大剂量 CTX + G-CSF 动员外周血干细胞，采集外周血单个核细胞总数达 4.0×10^8/kg，CD34[+] 细胞数为 3.0×10^6/kg，冻存备用。经 CBV（环磷酰胺、卡莫司汀、依托泊苷）预处理方案化疗后回输复苏冻存的自体外周血单个核细胞，+10d 粒系植活，+15d 血小板植活，+25d 血象完全恢复正常。

该患者接受 auto-HSCT 后定期随访，第一年每 3 个月复诊一次，第二年及以后每 6 个月复诊一次，持续缓解，未见淋巴瘤复发表现。

约 90% ENKTL 患者以鼻腔、鼻咽部占位性病变为主要表现,约 2/3 患者有 B 组症状,常被诊断为鼻炎、鼻窦炎等,但抗感染等治疗久治不愈。活检病理学检查是确诊的关键,淋巴瘤细胞表达 CD3ε (+)、CD56(+)、EBER(+)。Ⅰ/Ⅱ期患者以联合化疗 + 放疗为主要治疗措施,Ⅲ/Ⅳ期患者以联合化疗为主要治疗,目前建议采用含有吉西他滨和 / 或门冬酰胺酶(或培门冬酶)的化疗方案。难治复发的患者应考虑造血干细胞移植。另外参加临床试验(如 PD-1 单克隆抗体)一直是治疗过程中的推荐选项。

问 答 题

1. 非 B 细胞淋巴瘤的常见病理亚型有哪些?
2. PTCL-NOS 的预后评分系统 PIT 中的危险因素有哪些?
3. PTCL-NOS 的常用化疗方案有哪些?
4. 典型 ENKTL 的病理学免疫表型有哪些特点?
5. ENKTL 常用的治疗措施有哪些?

(王景文)

推荐阅读文献

［1］中国临床肿瘤学会指南工作委员会. 中国临床肿瘤学会 (CSCO) 淋巴瘤诊疗指南, 2018. V1. 北京：人民卫生出版社, 2018.

［2］GlEESON M, PECKITT C, CUNNINGHAM D, et al. Outcomes following front-line chemotherapy in peripheral T-cell lymphoma: 10-year experience at the Royal Marsden and the Christie Hospital. Leuk Lymhpoma, 2018, 59 (7): 1586-1595.

［3］SWERDLOW S H, CAMPO E, HARRIS N L, et al. WHO classification of tumors of haematopoietic and lymphoid tissues. 4th ed. Lyon: IARC Press, 2017.

［4］TSE E, KWONG Y L. Diagnosis and management of extranodal NK/T cell lymphoma nasal type. Expert Rev Hematol, 2016, 9 (9): 861-71.

［5］TSE E, KWONG Y L. How I treat NK/T-cell lymphomas. Blood, 2013, 121 (25): 4997-5005.

［6］WANG J, WEI L, YE J, et al. Autologous hematopoietic stem cell transplantation may improve the long-term outcomes of the patients with newly diagnosed extranodal NK/T cell lymphoma, nasal type: a retrospective controlled study in a single center. Int J Hematol, 2018; 107 (1): 98-104.

［7］YAMAGUCHI M, OGUCHI M, SUZUKI R. Extranodal NK/T-cell lymphoma: updates in biology and management strategies. Best Pract Res Clin Haematol, 2018, 31 (3): 315-321.

第七章　浆细胞病——多发性骨髓瘤

知识要点

1. MM 的诊断及鉴别诊断。
2. M 蛋白查因的诊断思维。
3. 不同影像学检查在 MM 骨病评价中的意义。
4. MM 的整体治疗策略。

多发性骨髓瘤(multiple myeloma,MM)是一种浆细胞恶性增殖性疾病。其特征为克隆性浆细胞异常增生,分泌单克隆免疫球蛋白(M 蛋白)或其片段,并导致相关器官或组织损伤。MM 约占所有恶性肿瘤的 1%,占血液系统恶性肿瘤的 10%,在欧美国家其发病率仅次于淋巴瘤。美国中位诊断年龄为 65 岁。我国缺乏相应的流行病学数据,中位年龄较欧美国家可能年轻 10 岁左右。随着人口的老年化、诊断水平的提高及对该病认识的提高,我国 MM 的发病率呈持续上升趋势。近年来,MM 的诊断水平及治疗有较大的进步。

MM 的临床表现主要由瘤细胞浸润和 / 或 M 蛋白、细胞因子的共同作用所致。常见的临床症状包括:
①骨骼症状:可引起骨质破坏,导致骨痛和 / 或局部肿块,严重时可出现病理性骨折甚至截瘫。②贫血:多为正细胞正色素性贫血,少数可合并白细胞减少和 / 或血小板减少。③肾功能损害:可出现蛋白尿、肾小管酸中毒、急性或慢性肾功能不全。④高钙血症:是一种临床急症,可表现为头痛、嗜睡、恶心、呕吐、烦躁、多尿、便秘,严重者可出现心律失常、昏迷甚至死亡。⑤高黏滞综合征及出血:表现为头痛、头晕、耳鸣、视蒙、视力障碍、肾功能损害、皮肤紫癜、肢体麻木、溃疡难以愈合及记忆力减退等,严重的可出现意识障碍、共济失调、癫痫样发作、昏迷等。⑥反复感染:肺部感染最常见,且随着病情加重而迁延难愈。⑦继发淀粉样变性:可表现为舌肥大、心脏扩大、肺部间质性改变、胸腔积液、腹泻或便秘、大量白蛋白尿、肝脾大、周围神经炎及血压下降等。

首次门诊记录

患者,男性,63 岁。因"腰背部疼痛 3 周,恶心呕吐 2d"就诊。患者 3 周前提重物时感腰背部疼痛,活动后明显,逐渐不能站立和行走。至当地医院就诊,查 X 线片示腰 L_1 楔形压缩性改变,肋骨多发骨质破坏。查血常规示白细胞计数 $9.56 \times 10^9/L$,中性粒细胞计数 $5.44 \times 10^9/L$,血红蛋白浓度 92g/L,MCV 108fl,血小板计数 $212 \times 10^9/L$,未做特殊处理。2d 前患者出现恶心、呕吐,呕吐为非喷射样,伴头晕,精神状态差,现为进一步诊治来院。患者自发病以来,无发热、盗汗,无咳嗽、咳痰,无腹痛,无光过敏、关节痛、脱发、皮疹、口腔外阴溃疡、口眼干燥。近 1 个月以来自觉小便泡沫增多,大便正常。精神睡眠欠佳,胃纳一般,近期体重无明显改变。既往有"双肾结石"病史 10 余年,有"痛风"病史 10 余年,间断左足疼痛,发作时自服"秋水仙碱"疼痛可缓解。有"高血压"病史 5 年,最高 170/80mmHg,未予特殊诊治。

【问题 1】上述病史,该患者怀疑的诊断有哪些?

思路 1　患者以腰背疼痛为主诉就诊,而腰背痛仅仅是一个临床症状,不是一种独立的疾病。常见引起局部腰背痛的原因有腰椎间盘局部病变、腰肌劳损、骨质疏松等疾病,但上述局部病变一般不伴有多发骨质破坏,且不会伴有贫血、泡沫尿等改变。因此,该患者不应单纯考虑骨科局部疾病,更应重点考虑全身性疾病引起的多发骨质破坏。

思路 2 引起多发骨质破坏的可能原因有哪些?

常见的疾病有 MM、骨转移瘤、淋巴瘤、骨及关节结核、甲状旁腺功能亢进及某些风湿性疾病等。应重点对这几种疾病进行排查。

【问题 2】 为明确诊断,首先需要实施的检查有哪些?

思路 1 体格检查。

多发骨质破坏的鉴别诊断(知识拓展)

血压 150/90mmHg,轻度贫血貌,全身浅表淋巴结未及肿大。胸骨无压痛。腹部外形正常,柔软,无压痛及反跳痛。肝脾肋下未触及。未发现其他阳性体征。

思路 2 临床思维。

按多发骨质破坏的诊断思维进行分析:患者没有肺结核病史及结核中毒症状,结核可能性较小;没有结缔组织病相关症状和体征,结缔组织病可能性较小;没有消瘦及肿瘤原发病的临床表现,恶性肿瘤骨转移可能性较小;原发性甲状旁腺功能亢进一般不会出现贫血表现。患者主要表现为腰背痛、泡沫尿增多、消化道及精神症状,结合患者有多发骨质破坏及贫血,要重点考虑 MM 或淋巴瘤等血液系统肿瘤。患者近 2d 出现恶心、呕吐、头晕、精神状态欠佳等症状,应立即完善电解质检查,排除由于电解质紊乱导致的消化道及精神症状。

思路 3 化验。

1. 血常规 + 白细胞分类 白细胞计数 9.22×10^9/L,中性粒细胞计数 5.1×10^9/L,血红蛋白浓度 84g/L,血小板计数 192×10^9/L。

2. 尿常规 尿蛋白(±),余均阴性。

3. 血液生化 肝肾功能示球蛋白 94g/L(20~32g/L),白蛋白 27.2g/L(35~50g/L),血肌酐 403μmol/L(53~115μmol/L),血尿酸 712μmol/L(200~430μmol/L),血钙 3.31mmol/L(2.1~2.6mmol/L)。

患者血钙明显升高,按公式计算校正后血钙为 3.57mmol/L,予急诊收入院。

【问题 3】 初步的检验结果有何临床提示?

思路 1 患者突出的实验室检查异常是血球蛋白明显升高,球蛋白升高的诊断思维是什么?

对于球蛋白升高的患者,首先应区分升高的免疫球蛋白为单克隆还是多种免疫球蛋白。第一步需要做免疫球蛋白定量检测,了解患者的 IgG、IgA、IgM、κ 轻链、λ 轻链的变化情况。如果 IgG、IgA、IgM 中 1 种(有时候 2 种或 3 种)球蛋白升高,其他球蛋白不下降,且轻链蛋白中 κ 和 λ 链同时升高(表 7-0-1),应考虑多种免疫球蛋白升高。若 IgG、IgA 和 IgM 中一个(有时可以 2 个或以上)升高,其他免疫球蛋白下降,且轻链蛋白中 κ 和 λ 中只有一个升高,另一个下降(表 7-0-2),则考虑存在 M 蛋白可能,需要进一步行血清蛋白电泳(serum protein electrophoresis,SPEP)、血清免疫固定电泳(immunofixation electrophoresis,IFE)、血和尿本周蛋白电泳及血清游离轻链(serum free light chains,sFLC)等检查,以进一步明确是否确实存在单克隆免疫球蛋白血症。①血清蛋白电泳:有 M 蛋白的患者可在 γ 区(少部分在 β 区)出现窄底高峰(M 峰);而多种免疫球蛋白升高的患者在 β、γ 区球蛋白明显增多,呈宽底峰。②血清免疫固定电泳:有 M 蛋白者可在相应球蛋白的重链和轻链区域出现浓染密集的条带;而多种免疫球蛋白升高的患者无浓染条带。③血、尿本周蛋白电泳:若存在游离单克隆轻链,血尿本周氏蛋白电泳可在相应轻链区域出现阳性条带。④血清游离轻链比值:

表 7-0-1　多种免疫球蛋白升高患者的免疫球蛋白检测结果　　　　　　　　　　　　单位:g/L

检验项目	结果	参考范围
1. 免疫球蛋白 A(IgA)	3.77 ↑	1.45~3.45
2. 免疫球蛋白 M(IgM)	4.55 ↑	0.92~2.04
3. 免疫球蛋白 G(IgG)	26.20 ↑	10.13~15.13
4. 补体 3(C3)	0.93	0.79~1.17
5. 补体 4(C4)	0.11 ↓	0.17~0.31
6. κ 链	23.70 ↑	8.46~12.38
7. λ 链	11.00 ↑	4.30~6.50

表 7-0-2　单克隆免疫球蛋白血症患者的免疫球蛋白检测结果　　　　　　　　　　单位：g/L

检验项目	结果	参考范围
1. 免疫球蛋白 A（IgA）	0.78 ↓	1.45~3.45
2. 免疫球蛋白 M（IgM）	0.44 ↓	0.92~2.04
3. 免疫球蛋白 G（IgG）	85.20 ↑	10.13~15.13
4. 补体 3（C3）	0.70 ↓	0.79~1.17
5. 补体 4（C4）	0.12 ↓	0.17~0.31
6. κ 链	72.96 ↑	8.46~12.38
7. λ 链	1.89 ↓	4.30~6.50

通过检测血清游离 κ 和游离 λ 的量，计算其比值判读轻链是否存在克隆性。血清游离 κ / λ 比的正常值为 0.26~1.65，超过 1.65 或低于 0.26 代表存在单克隆轻链。

思路 2　患者血肌酐明显升高，该如何考虑？

患者有高血压病史多年，且无规律治疗，有痛风史 10 余年，间中急性发作，高血压及高尿酸血症均可能导致肾脏损害。但追问病史，该患者在发病前 3 个月体检时肾功能正常，短期内出现肾损害不能用高血压或者痛风来解释，且患者伴有血钙升高，也不支持二者引起的肾损害。结合患者多发骨质破坏、球蛋白明显升高、高钙血症，应高度怀疑 MM 的可能。

思路 3　患者血钙明显升高，该考虑哪些疾病？

正常成人血浆总钙参考范围为 2.25~2.75mmol/L，血浆总钙检测容易受到血浆白蛋白的影响，在患者血浆白蛋白水平明显异常时不能准确反映其体内血钙浓度，故如同时合并低蛋白血症，则需按校正公式计算血浆钙浓度，校正钙值（mmol/L）= 血浆总钙测定值（mmol/L）+ ［40- 血浆白蛋白测定值（g/L）］× 0.02。经校正后血钙浓度超过 2.75mmol/L 称为高钙血症。若血钙超过 3.00mmol/L 则可能出现高钙血症危象，表现为神经、肌肉、消化、泌尿及心血管系统等多系统的临床急症，随时可能危及生命。高钙血症常见病因包括血液系统恶性肿瘤、非血液系统恶性肿瘤、原发性和继发性甲状旁腺功能亢进、其他内分泌疾病、药物等。

高钙血症的诊断思维（知识拓展）

知识点

多发性骨髓瘤合并肾功能损害的发病机制和临床表现

骨髓瘤肾病是 MM 的一个突出临床表现。初诊时 30%~40% 的 MM 患者血肌酐高于正常上限，超过 50% 的患者在疾病的进程中出现肾功能损害，晚期肾衰竭需透析的发生率达 10%。

1. MM 引起肾功能损伤的机制

（1）M 蛋白：单克隆轻链是导致 MM 肾脏损害的主要原因，约占 90%。MM 患者的克隆性浆细胞生成的轻链往往多于重链，导致体内有较多游离轻链。轻链分子量比白蛋白小，容易从肾小球滤过，当超出肾小管重吸收能力时，过多的未被吸收的轻链蛋白就出现在远端肾小管，形成管型堵塞肾小管，从而造成远端肾小管功能损害。此外，近端肾小管细胞过多吸收轻链蛋白，轻链蛋白本身对肾小管细胞有直接毒性作用，也可导致近端肾小管功能损害。

（2）淀粉样变性或轻链沉积：游离轻链可引起淀粉样变性或轻链沉积，从而损害肾脏。这种情况下尿蛋白以白蛋白为主。其中淀粉样变性沉积的物质为轻链或其片段，病理检查刚果红染色阳性；而在轻链沉积症中，刚果红染色阴性。

（3）高钙血症和高尿酸血症。

（4）其他：包括瘤细胞浸润肾脏、反复感染、高黏滞血症、药物的影响（烷化剂、铂类、非甾体抗炎药、二膦酸盐、氨基糖苷类抗生素、造影剂）等均可造成肾脏损害。

临床以轻链型、IgD 型或伴有游离轻链的其他免疫球蛋白类型的 MM 引起的肾功能损害发生率较高。

2. MM 合并肾功能损害的临床表现 ①蛋白尿:蛋白成分多以轻链为主,但合并轻链沉积症和淀粉样变性时以白蛋白为主;②肾功能不全:表现为肌酐升高、肌酐清除率下降,严重者出现急性或慢性肾功能不全;③肾小管损伤:近端肾小管损伤可导致范科尼综合征,表现为近端肾小管酸中毒、顽固性低钾血症,远端肾小管受损可引起尿崩症。

思路 4 为明确诊断,该患者还需进一步进行哪些检查?

(1)全身详细的体格检查。

(2)血免疫球蛋白测定。

(3)骨髓检查:包括骨髓涂片、骨髓流式检测(流式标记至少包括 CD138、CD38、CD56、CD19、CD20、CD45、胞质 κ 轻链和 λ 轻链)、细胞遗传学和分子生物学指标;若怀疑合并淀粉样变时,需同时行骨髓活检并行刚果红染色和免疫组化。

(4)尿常规、尿微量蛋白测定、24h 尿轻链定量。

(5)血清蛋白电泳。

(6)血清免疫固定电泳,血、尿本周氏蛋白电泳。

(7)有条件者可行血清游离轻链测定。

(8)全身骨骼照片(至少包括头颅、颈椎、胸椎、腰椎、肋骨、骨盆、四肢骨),有条件者行全身 PET/CT 或全身 MRI 检查。

(9)心脏彩超:怀疑心功能不全或合并心脏淀粉样变时。

入院后进一步检查

1. 实验室检查

(1)骨髓检查

1)骨髓涂片:骨髓增生活跃,可见 50% 骨髓瘤细胞,其胞体中等大小,胞质丰富,灰蓝色,泡沫易见,胞核圆形,偏位,大部分核染色体致密,车轮状排列消失,偶见核仁,核分裂像易见(图 7-0-1A)。外周血可见红细胞呈缗钱状排列(图 7-0-1B)。

注意事项:因 MM 患者的瘤细胞分布不均匀,呈局灶性成堆分布。有时需要多部位穿刺以提高阳性率。由于血液呈高凝状态,抽出的骨髓液应迅速推片或用肝素处理过的注射器抽吸骨髓,否则骨髓液容易凝固造成取材不佳或瘤细胞数量减少。

2)流式细胞术:CD38$^+$CD45$^-$ 细胞为 40%,CD19$^+$ 1.8%,CD20$^+$ 0.8%,CD138$^+$ 94.3%,CD56$^+$ 98.5%,胞质 κ 轻链 1.9%,胞质 λ 轻链 97.9%。

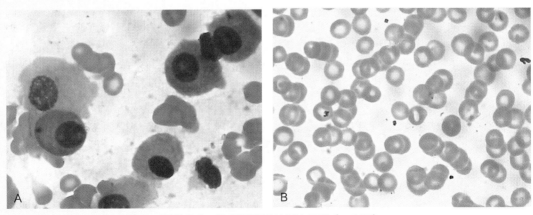

图 7-0-1 患者骨髓及外周血图片(×100)

A.骨髓涂片;B.外周血涂片。

克隆性浆细胞的判断:

①浆细胞形态:克隆性浆细胞形态往往异常,胞质量丰富,泡沫易见,正常浆细胞的车轮状结构和核周淡染区消失,核分裂像易见,核仁易见;异常浆细胞常成堆出现。②流式细胞学检查:浆细胞均表达 CD38 和 CD138,克隆性浆细胞的胞质 κ/λ 比值严重失衡或者倒置,CD56 往往高表达,而 CD19 多为阴性。③浆细胞分泌球蛋白的功能:可从免疫球蛋白的测定间接反映。克隆浆细胞只分泌一种免疫球蛋白,因此免疫球蛋白检测表现为一种免疫球蛋白明显升高,若克隆性浆细胞数量较多或恶性程度较高,往往会伴有其他免疫球蛋白明显下降。④细胞遗传学及分子生物学改变:克隆性浆细胞常有细胞遗传学改变,染色体核型分析常见多倍体或亚二倍体;FISH 检测常见 t(4;14)、t(11;14)、t(14;16)、t(14;20)、17p– 等改变;反应性浆细胞不会出现细胞遗传学及分子生物学改变。

3) 染色体核型分析和 FISH 结果

染色体核型分析:正常核型。

FISH 结果示 13q14 缺失、1q21 扩增、t(4;14)均阳性,17p–、t(11;14)、t(14;16)、t(14;20)均阴性。

细胞遗传学异常是评估骨髓瘤患者预后的重要指标,因此所有初治及复发的骨髓瘤患者均需行细胞遗传学检查。传统的细胞遗传学检查为染色体核型分析,通过获得有丝分裂中期分裂相来进行显带分析(G带)。由于骨髓瘤细胞为终末分化细胞,增殖率低,较难获得足够的分裂相,阳性率低(为 15%~30%),且 MM浆细胞中复杂核型多见,染色体形态差,仅靠显带技术难以判断。FISH 是目前用于检测骨髓瘤细胞遗传学异常最常用的方法,其敏感性高于染色体核型分析,缺点是仅能检测已知的异常。由于骨髓中骨髓瘤细胞比例不一,为提高 FISH 阳性率,目前常规采用 CD138$^+$ 磁珠或流式细胞仪富集浆细胞后再进行检测。常见的 FISH 异常为:涉及免疫球蛋白重链(IgH)异位,包括 t(11;14)、t(4;14)、t(6;14)、t(14;16)、t(14;20)等,以及 13q14 缺失、1q21 扩增、和 17p– 等。目前比较公认的是存在 t(11;14)或 t(6;14)者预后较好,而存在 t(4;14)、t(14;16)、t(14;20)及 17p– 者预后不良。1q21 扩增是近年来新增加的评估预后的指标,目前认为存在 1q21 扩增的患者同样预后不良。在染色体核型分析中发现 13 号染色体缺失是一个预后不良因素,但在FISH 检测中,13 号染色体缺失的发生率高达 50% 以上,目前认为 FISH 单独检测出 13 号染色体缺失对预后判断没有意义。

(2)血免疫球蛋白测定:IgG 87.6g/L(10.13~15.13g/L),IgM 0.1g/L(0.92~2.04g/L),IgA 0.2g/L(1.45~3.45g/L),κ 轻链 <0.273g/L(8.46~12.38g/L),λ 轻链 52.1g/L(4.3~6.5g/L)。

结果解读:对于 IgG 型、IgA 型和 IgM 型 MM 来说,免疫球蛋白的测定一般表现为一种球蛋白明显升高,其他球蛋白下降。在轻链方面,表现为一种轻链下降,另一种轻链升高。由于目前常规检测的球蛋白是IgG、IgA 和 IgM 定量,如果是轻链型、IgD 型或 IgE 型 MM,上述检测的 IgG、IgA 和 IgM 免疫球蛋白会出现明显下降。因此,遇到总的免疫球蛋白不高的患者需要考虑轻链型、IgD 型或 IgE 型 MM 的可能。

(3)血清蛋白电泳:在 γ 区发现窄底高峰(M 蛋白)(图 7-0-2)。

结果解读:对于 IgG 型、IgA 型和 IgM 型 MM 来说,血清蛋白电泳在 γ 区域或 β 区域发现 M峰,呈窄底高峰,类似"电视塔"。血清蛋白电泳可对 M 蛋白进行定量检测,但只有在 M 蛋白水平高于一定水平才能

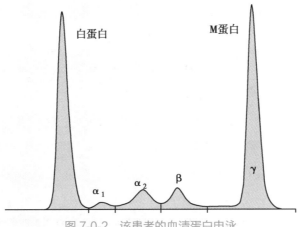

图 7-0-2 该患者的血清蛋白电泳

检测到,敏感度较低,且不能区别 M 蛋白类型。应注意以下几种情况血清蛋白电泳不会出现 M 峰:

①轻链型 MM:由于轻链的分子量小于白蛋白(23kD),血清蛋白电泳上不会出现 M 峰。②IgD 型和 IgE 型 MM 由于血清 M 蛋白含量往往很少,难以通过血清蛋白电泳检测到 M 蛋白。这三种 M 蛋白若单做血清蛋白电泳容易漏诊。③经过治疗后有效的患者:由于 M 蛋白明显降低,血清蛋白电泳往往阴性。

(4)免疫固定电泳:血清免疫固定电泳发现 M 蛋白 IgG-λ 型(图 7-0-3A),血本周蛋白电泳阳性(游离 λ)(图 7-0-3B),尿本周蛋白电泳阳性(游离 λ)(图 7-0-3C)。

结果解读:免疫固定电泳是目前最广泛地用于鉴别各种 M 蛋白的方法之一,通过抗原抗体反应判断免疫球蛋白的重链和轻链类型。免疫固定电泳敏感性高于血清蛋白电泳,但不能定量。该方法可对包括轻链型、IgD 型和 IgE 型等各种类型的 MM 进行 M 蛋白类型的定性检测,阳性结果在相应区域出现密集浓聚的条带。本例患者在重链 γ 区域和轻链 λ 区域见到浓集的条带,且在轻链 λ 区可见两条浓聚条带,提示 M 蛋白为阳性(IgG-λ 型),并伴有游离轻链。血、尿本周蛋白电泳进一步证实本例患者的血、尿存在游离单克隆轻链。值得注意的是,目前国内的免疫固定电泳常规分为两组检测,其中 IgG 型、IgA 型和 IgM 型 M 蛋白为一组,IgD 型和 IgE 型为一组,若检测 IgG 型、IgA 型和 IgM 型 M 蛋白阴性时,需要加做 IgD 型和 IgE 型及血尿本周蛋白电泳,避免遗漏轻链型、IgD 型和 IgE 型 M 蛋白。若 M 蛋白为轻链型,当单克隆轻链含量较低时,单克隆轻链可全部从肾脏排出,此时尿本周蛋白电泳可发现游离克隆轻链而血清免疫固定电泳和血本周蛋白电泳均可阴性。

(5)尿常规、尿微量蛋白测定和 24h 尿轻链定量:尿常规示尿蛋白(±);尿微量蛋白测定示尿白蛋白 13mg/L(0~30mg/L),尿 κ 轻链 <6.81mg/L(2.4~14.4mg/L),尿 λ 轻链 1 519mg/L(2.4~14.4mg/L);24h 尿轻链为 1.623g。

结果解读:轻链的分子量为 23kD,可以从肾小球自由滤过并被肾小管重吸收,当溢出轻链超出肾小管重吸收的能力时,就会出现蛋白尿,称为溢出性蛋白尿,其蛋白成分主要为轻链。目前各大医院的尿常规中的蛋白检测是白蛋白而非轻链,因此,对于主诉大量泡沫尿但尿常规中蛋白检查阴性或者弱阳性的患者,要考虑以轻链为主的蛋白尿。如果尿蛋白以白蛋白为主,则要考虑是否为原发或继发淀粉样变性可能。

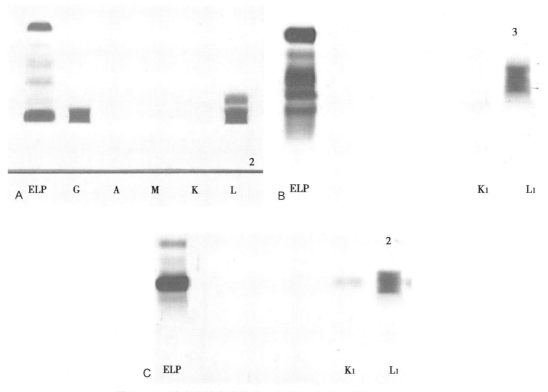

图 7-0-3　该患者的血清免疫固定电泳、血尿本周蛋白电泳结果
A. 血清免疫固定电泳;B. 血本周蛋白电泳;C. 尿本周蛋白电泳。

(6)其他检查

1)β₂- 微球蛋白:8 820μg/L(0~1 150μg/L)。

结果解读:β₂- 微球蛋白的高低反映 MM 患者的预后,为国际分期系统(ISS)分期和修订国际分期系统(R-ISS)分期的重要指标之一。但值得注意的是,β₂- 微球蛋白与肾功能相关,在肾功能不全的患者中 β₂- 微球蛋白会明显升高,此时其预后评估的价值会受到影响。

2)血清 LDH:320IU/L(114~240IU/L)。

结果解读:LDH 的高低反映 MM 患者的预后,为 R-ISS 分期的重要指标之一。但值得注意的是 LDH升高没有特异性,心脏疾病、肝炎、肺梗死、溶血性贫血、肾脏疾病等多种其他疾病均可引起 LDH 升高,因此在判断 LDH 与 MM 预后的关系时,需要排除 LDH 升高的其他疾病干扰,除非对 LDH 同工酶进行检测,如LDH₃ 升高提示 MM 的预后不良。

3)血清碱性磷酸酶:75IU/L(0~110IU/L)。

结果解读:碱性磷酸酶是反映成骨细胞活性的指标,而 MM 为破骨细胞功能增强和成骨细胞功能受抑制的一种疾病。因此,对于初治的未经治疗的 MM 患者,其碱性磷酸酶水平一般正常甚至是降低的。对新诊断且未接受过任何骨髓瘤相关治疗(包括糖皮质激素及二膦酸盐)的患者,若出现碱性磷酸酶升高,诊断MM 时需谨慎或寻找其他可能导致碱性磷酸酶升高的病因。

2. 全身骨骼 X 线片　颅盖骨多发骨质破坏,T₉、T₁₁、L₁ 与腰 L₃ 椎体压缩性改变,两侧肱骨、股骨多发溶骨性破坏(图 7-0-4)。

3. 全身 PET/CT　结果提示全身广泛骨质疏松并多发骨质破坏,最大标准摄取值(SUVmax)2.7,T₉、T₁₁、L₁ 与 L₃ 椎体压缩性骨折(图 7-0-5)。

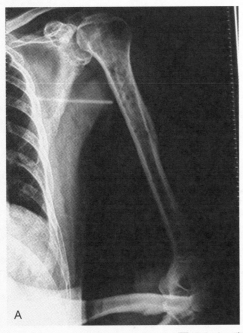
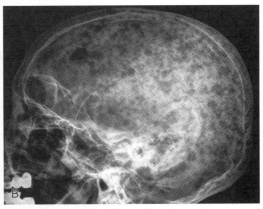

图 7-0-4　患者全身骨骼片结果
A. 左侧肱骨 X 线片;B. 颅骨 X 线片。

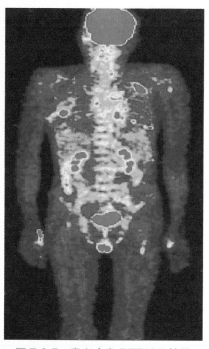

图 7-0-5　患者全身 PET/CT 结果

知识点

多发性骨髓瘤骨质破坏的影像学表现及检测方法

一、X 线表现

①广泛骨质疏松:弥漫性骨质疏松可以是 MM 的唯一临床表现,但需注意与老年骨质疏松相鉴别。②骨质破坏:溶骨性骨质破坏是 MM 特征性 X 线表现,周围无反应性新骨增生。③病理性骨折:多见,椎体、肋骨、胸骨为其好发部位。④骨质硬化:少见。

二、各种影像学检查方法的比较和选择

1. X 线片　大部分患者可通过 X 线片发现骨骼病变。其主要优点是价格便宜、辐射少、覆盖率高;主要缺点是敏感性差,只有在骨量减少 30% 以上时才有阳性发现。

2. CT　敏感性明显高于 X 线平片,可以较早发现较小的溶骨性损害,尤其适用于 X 线难以检查的肩胛骨、胸骨、胸廓等。为减少患者接受的辐射剂量,目前推荐采用减低剂量全身 CT(WBLDCT)检测患者骨骼病变,但 WBLDCT 在判断弥漫性骨髓病变时敏感性不如 MRI。

3. MRI　是检测骨髓浸润的最敏感手段,在骨质破坏之前已经可以检测到骨髓病变。MRI 在检测髓外病变时较敏感。当患者出现神经系统的症状和体征而怀疑为脊髓压迫时最适宜采用该检查,它可较准确的估计脊髓或神经根压迫的程度和范围,肿瘤的大小和其侵犯到硬膜外腔的程度。与 CT 相比,MRI 具有更高的对比分辨率,且不需要接受辐射。

4. PET/CT　以 ^{18}F 标记的脱氧葡萄糖(^{18}F-FDG)为显像剂的 PET/CT 可直观显示出 MM 患者的肿瘤部位,在出现溶骨性病变之前就反映出代谢的变化,其治疗前后 SUVmax 的高低与患者的预后相关。但 FDG 不具有肿瘤特异性,在某些感染、手术、化疗、骨折的情况下可出现假阳性;而高血糖、近期大剂量激素的使用、重度贫血等情况下可出现假阴性。此外,PET/CT 价格昂贵,普及率低。但对于孤立性 MM 的诊断必须做全身 PET/CT 检查,以明确是否还有隐匿部位的骨损害。如有,则不再诊断为孤立性骨髓瘤。

注:放射性核素骨扫描主要反映成骨活性,不能反映破骨活性,而 MM 主要为破骨活性增加、成骨活性降低。因此核素扫描不能反映 MM 骨骼受累情况,不推荐应用。

【问题4】该患者的诊断是什么？

思路1　MM诊断标准。

目前MM诊断标准主要参考国际骨髓瘤工作组（IMWG）2014年的指南，分为无症状MM［冒烟型MM（smoldering multiple myeloma，SMM）］和有症状MM［活动性MM（active multiple myeloma，AMM）］。有症状MM的诊断标准见表7-0-3。

表7-0-3　有症状多发性骨髓瘤的诊断标准

序号	标准内容
1	克隆性骨髓浆细胞≥10%或活检证实浆细胞瘤[1]
2	符合以下骨髓瘤定义事件的一项或多项：
	骨髓瘤定义事件：
	1）可归因于潜在浆细胞增殖性疾病的终末器官损害的证据（CRAB）：
	C：高钙血症，指血清钙高于正常上限超过0.25mmol/L（>1mg/dl），或血清钙>2.75mmol/L（>11mg/dl）
	R：肾功能损害，指肌酐清除率<40ml/min[2]或血清肌酐>177μmol/L（>2mg/dl）
	A：贫血，指血红蛋白值低于正常下限超过20g/L，或血红蛋白值<100g/L
	B：骨质病变，指骨骼X线检查、CT或PET/CT[3]显示一处或多处溶骨性病变
	2）满足以下恶性肿瘤生物标志物的一项或多项（SLiM）：
	S：克隆性骨髓浆细胞比例[1]≥60%
	Li：单克隆/非单克隆的血清游离轻链比[4]≥100
	M：MRI研究显示>1处局灶性病变[5]

[1]克隆性应该由流式细胞术、免疫组化或免疫荧光显示的κ/λ轻链限制性来确定。
[2]用经过确认的方程来测定或估算。
[3]如果骨髓克隆浆细胞<10%，需要超过一处的骨质病变来与伴微小骨髓受累的孤立性浆细胞瘤鉴别。
[4]这些值基于血清Freelite试验（the binding site group，Birmingham，UK）。单克隆的游离轻链必须≥100mg/L。
[5]每处局灶性病变直径必须≥5mm。

无症状MM的诊断标准（需满足全部2条）：①血清单克隆M蛋白≥30g/L或24h尿轻链≥500mg和/或骨髓单克隆浆细胞比例10%~60%；②无骨髓瘤定义事件。

根据上述诊断标准，该患者的克隆性骨髓浆细胞≥10%，有多项骨髓瘤定义事件，包括高钙血症、肾功能损害、贫血及溶骨性病变，诊断有症状MM明确。

思路2　确定患者分型和分期。

根据M蛋白类型，MM包括以下8种分型：IgG型、IgA型、IgM型、IgD型、IgE型、轻链型、双克隆型及不分泌型。无论中国或欧美国家的MM患者，IgG型均为最常见的类型，占50%~60%，IgA型15%~20%，轻链型15%~20%，IgM型<1%，IgD型6%~10%（此型在中国患者多于欧美国家），IgE型极为罕见，不分泌型约占1%，双克隆型约占1%。

在诊断MM后，应进行疾病分期。目前常用的分期系统有Durie-Salmon（DS）分期、ISS分期和R-ISS分期（表7-0-4）。

070003

多发性骨髓瘤
Durie-Salmon分
期（知识拓展）
070004

多发性骨髓瘤国际
分期系统（知识拓展）

表7-0-4　修订国际分期系统（R-ISS）分期

分期	指标
R-ISS Ⅰ期	血清β$_2$-微球蛋白<3.5mg/L，血清白蛋白≥35g/L，无高危细胞遗传学异常［17p缺失和/或t（4；14）和/或t（14；16）］，乳酸脱氢酶水平正常
R-ISS Ⅱ期	介于Ⅰ期和Ⅲ期之间
R-ISS Ⅲ期	包括国际分期系统（ISS）Ⅲ期（血清β$_2$-微球蛋白水平>5.5mg/L）和高危细胞遗传学改变或乳酸脱氢酶水平高

思路 3 确定患者的预后分层。

该患者起病时有 LDH 升高,ISS Ⅲ期,有高危细胞遗传学改变 t(4;14),R-ISS Ⅲ期,属于高危骨髓瘤。

知识点

多发性骨髓瘤危险度分层(MSMART 3.0)

梅奥医学中心将患者分为标危和高危组,建议根据危险分层采用不同的治疗方案。危险分层如表 7-0-5 所示。

表 7-0-5 2018 年梅奥医学中心推荐的多发性骨髓瘤预后分层标准

高危	标危
高危遗传学异常: • t(4;14) • t(14;16) • t(14;20) • del 17p • *p53* 突变 • 1q 获得	所有其他骨髓瘤: • 三倍体 • t(11;14)[d] • t(6;14)
R-ISS Ⅲ期	
高 S 期浆细胞	
基因表达谱(GEP)提示为高危	
双重打击骨髓瘤:任何两个高危细胞遗传学异常	
三重打击骨髓瘤:大于等于 3 个高危遗传学异常	

该患者的完整诊断:多发性骨髓瘤(IgG-λ 型,DS ⅢB 期,R-ISS Ⅲ期)。

思路 4 鉴别诊断。

1. M 蛋白的鉴别诊断

2. MM 和骨转移癌的鉴别诊断 骨转移癌具有如下特点可以和 MM 相鉴别:①血清碱性磷酸酶常升高,这是二者鉴别非常重要的一个指标;②X 线片多伴有成骨表现,在溶骨缺损周围有骨密度增加;③骨髓涂片或活检可见成堆癌细胞;④部分患者影像学检查可发现原发灶或实验室检查发现相关肿瘤抗原检测水平明显升高而提示原发病灶的可能。

单克隆免疫球蛋白(M 蛋白)的鉴别诊断(知识拓展)

3. 临床容易误诊或延迟诊断的情况 MM 患者临床表现多种多样,临床容易误诊。有些 MM 患者可能因大量蛋白尿或肾功能不全或其他类型肾功能损害首诊于肾内科;有些以严重心功能不全或心律失常首诊于心内科;有些因反复肺部感染首诊于呼吸科;有些以骨痛为突出症状首诊于骨外科;有些因合并淀粉样变而以腹泻或胸腹腔积液为突出症状首诊于消化内科或呼吸科;还有因椎体破坏导致下肢活动障碍或因合并淀粉样变出现周围神经炎而首诊于神经内科。因此,临床需高度警觉以上临床表现为主而分散在各科的 MM 患者。有些老年人可能因腰痛自认为腰肌劳损进行推拿按摩,后者极易导致病理性骨折而使病情加重。

【问题 5】所有诊断为 MM 的患者均要接受化疗吗?

思路 不是所有 MM 患者一经诊断均需要马上接受化疗。对于有症状 MM(活动性 MM),应接受系统治疗。对于无症状 MM(冒烟型 MM)或者 DS 分期为 Ⅰ期的,可观察和随诊(3~6 个月),待出现 CRAB 或 SLiM 时按活动性 MM 治疗,除非进行临床试验。

【问题6】该患者如何治疗？

思路1 首先处理MM急症。

1. 高钙血症 对新诊断的MM、经治疗未得到控制及复发的患者入院后均须行急诊生化的检查以判断有无合并高钙血症或合并威胁生命的电解质酸碱失衡等急症。

处理：①水化、碱化尿液、利尿。补液（强调必须是生理盐水）2 000~3 000ml/d；同时合理使用利尿剂以保持尿量>1 500ml/d；适当补碱以碱化尿液。②使用二膦酸盐。使用二代或三代二膦酸盐，如帕米膦酸二钠或唑来膦酸。如血肌酐<265μmol/L，可全量使用，如≥265μmol/L，则根据肌酐清除率调整二膦酸盐用量。③糖皮质激素。如地塞米松20mg/d。④血液透析：如经上述方法仍不能下降者，可考虑行血液透析。⑤尽快针对原发病进行治疗，目前认为硼替佐米对快速降低血钙作用显著。

2. 严重的高黏滞血症 当血IgG≥80g/L、IgA≥50g/L和IgM≥30g/L时，患者可出现严重的高黏滞血症，如意识障碍、冠状动脉供血不足、心力衰竭、严重的出血倾向等表现，此时应该紧急行血浆置换。

思路2 向患者介绍MM的治疗现状。

MM目前虽然仍然不可治愈，但在新药±移植年代，MM患者的总体生存时间已明显延长，生活质量也明显提高，部分已实现将恶性病转变为像高血压、糖尿病等慢性病的目标。应鼓励患者正确面对疾病，积极配合治疗，树立战胜疾病的信心。骨髓瘤的治疗是一个系统工程，需要在初始诊断时为患者制订一个整体治疗策略。原则上根据患者的年龄和体能状态分为合适移植与不合适移植。一般而言，年龄≤65岁、一般情况好的患者，应首选auto-HSCT治疗，即诱导治疗+auto-HSCT+维持治疗的整体治疗策略；目前该方法使MM中位生存期由传统治疗年代的3年延长到大于6年。对于年龄>65岁、一般情况差或合并症多的患者，可予诱导+巩固治疗8个疗程后进入维持治疗。

思路3 为患者制订治疗策略。

该患者为年轻的（≤65岁）新诊断MM患者，宜首选含新药（包括第一代蛋白酶体抑制剂硼替佐米或免疫调节剂如第一代的沙利度胺或第二代的来那度胺）的诱导化疗序贯auto-HSCT的治疗方案。考虑患者为高危骨髓瘤，建议诱导4疗程后即进行移植（即早期移植）。移植前首先应用含新药的方案诱导治疗4~6个疗程，达到最佳疗效（最好达完全缓解）后序贯auto-HSCT或allo-HSCT。自体移植后需继续维持治疗。

思路4 如何为该患者选择治疗方案？

1. 诱导治疗 因该患者为高危患者，且有高钙血症和肾功能不全，建议患者选择含硼替佐米的三药联合方案如硼替佐米/脂质体阿霉素/地塞米松（PAD）、硼替佐米/环磷酰胺/地塞米松（VCD）、硼替佐米/来那度胺/地塞米松（VRD）（R需根据肌酐清除率调整剂量）等。

2. auto-HSCT 常在有效化疗4~6个疗程后进行。该患者为高危骨髓瘤，一次移植后2年内复发概率较高，可选择二次auto-HSCT或allo-HSCT或一次移植后免疫治疗等。

3. 维持治疗 维持治疗是指通过长期给药，维持治疗后所取得的缓解水平，目的是降低复发风险，延长无疾病进展生存期和总体生存期。接受自体移植的患者一般在移植后造血重建恢复后即进入维持治疗。维持治疗的作用已经得到血液学家的共识，但维持治疗方案的选择目前尚无定论。一般以口服免疫调节剂沙利度胺、来那度胺为主；但如患者有高危因素，推荐选择硼替佐米的维持治疗。

多发性骨髓瘤的传统疗效评价标准（知识拓展）

【问题7】MM患者的疗效评估与监测。

思路 目前MM的疗效评判标准参考2016年IMWG疗效标准，分为传统的疗效标准和微小残留病变（MRD）疗效标准。传统疗效标准包括严格意义的完全缓解（sCR）、完全缓解（CR）、非常好的部分缓解（VGPR）、部分缓解（PR）、轻微缓解（MR）、疾病稳定（SD）、疾病进展（PD）。MRD疗效评价标准包括持续MRD阴性、流式MRD阴性、测序MRD阴性和原有影像学阳性的MRD阴性。MRD检测在CR的基础上进行。

多发性骨髓瘤的MRD疗效评价标准（知识拓展）

该患者的治疗经过

1. 急症的处理 患者入院时存在高钙血症，立即给予水化（生理盐水2 000ml/d）、利尿、地塞米松20mg降血钙处理（因其血肌酐403μmol/L，不能应用静脉二膦酸盐）。入院第1日和第2日各给予血液透析一次。尽快完善各项检查，第3日开始给予针对原发病的治疗。

2. 诱导治疗 该患者年龄≤65岁,除肾功能不全考虑与原发病相关外,无其他重要脏器功能损害。因此,为该患者选择了含硼替佐米的联合化疗诱导治疗序贯 auto-HSCT。诱导治疗方案选择 PAD 方案(硼替佐米 $1.3mg/m^2$,第 1、4、8、11 日,静脉注射;脂质体阿霉素 $40mg/m^2$,第 4 日,静脉滴注;地塞米松 20mg/d,第 1~4 日,静脉滴注),共进行 4 疗程方案化疗。4 疗程结束后,疗效评价为 CR,流式 MRD 阳性。肾功能在第 1 疗程后即完全恢复正常。

3. auto-HSCT

(1)外周血造血干细胞动员和采集:采用大剂量环磷酰胺+粒细胞集落刺激因子方案动员,环磷酰胺 $3.0g/m^2$,第 1 日;粒细胞集落刺激因子 $300\mu g/d$,第 2 日起,患者动员第 7 日进入粒细胞缺乏,第 11 日白细胞计数 $4.0\times10^8/L$,单核细胞比例超过 20%,行造血干细胞采集。共采集单个核细胞(MNC)$7.8\times10^8/kg$,CD34$^+$ 细胞为 $8.3\times10^6/kg$。采集的干细胞足够两次移植所需。

(2)auto-HSCT:预处理方案为美法仑 $200mg/m^2$,该患者初诊时血肌酐为 $403\mu mol/L$,经过一疗程 PAD 方案化疗后血肌酐即降为正常,因此无须调整美法仑用量。患者的白细胞于 +11d 重建,血小板于 +12d 重建。

4. 维持治疗 患者在移植后 1 个月复查骨髓瘤各项指标,疗效评价为 CR,流式 MRD 阴性,血象恢复至正常范围。再次与患者沟通病情,解释患者为高危骨髓瘤,建议行二次移植。患者表示因身体不适,拒绝行二次移植,且拒绝使用硼替佐米维持治疗,开始用来那度胺 10mg/d 维持治疗。

5. MM 并发症处理

(1)骨髓瘤骨病:①使用口服或静脉的二膦酸盐药物,总使用时间至少维持 2 年。②在有长骨病理性骨折或脊柱骨折压迫脊髓可行手术治疗,有症状的脊柱压缩性骨折可行脊柱后凸成形术。③止痛:尽量不用非甾体抗炎药,可用吗啡类药物。④放疗:低剂量放疗可用于不能控制的疼痛、即将发生的病理性骨折或即将发生的脊髓压迫,因放疗会影响干细胞的采集,因此放疗尽可能在采集干细胞之后进行。⑤原发病的治疗:效果最肯定。

(2)肾功能不全:①水化、利尿及碱化尿液;②减少尿酸形成和促进尿酸排泄;③尽快纠正高钙血症;④有肾衰竭者,应积极透析;⑤慎用非甾体抗炎药和对肾功能有损害的抗生素(如氨基糖苷类、糖肽类等);⑥禁止使用造影剂;⑦应用二膦酸盐期间应密切监测肾功能。

(3)高钙血症:见 MM 急症的处理部分。

(4)贫血:一般患者的贫血随着治疗有效而逐渐改善,必要时给予成分输血。

(5)感染:积极治疗各种感染,按免疫低下原则进行处理。

(6)高黏滞血症:见 MM 急症的处理部分。

患者后续治疗和监测

患者经诱导治疗、造血干细胞移植进入维持治疗后,定期进行疾病的监测。告知患者维持治疗的重要性。进入维持治疗后第一年每 3 个月一次,第二年起每半年一次返院检测 MM 各项指标。每个月应用二膦酸盐治疗骨髓瘤骨病,至少两年。患者定期返院监测相关指标,各次随访结果见表 7-0-6。在移植后 24 个月时患者出现新发腰痛,检查相关指标提示临床复发。

表 7-0-6 该患者治疗各阶段多发性骨髓瘤相关指标

治疗方案	治疗时期	骨髓浆细胞比例	流式	IgG/(g·L^{-1})	24h 尿轻链	血清校正钙/(mmol·L^{-1})	血红蛋白/(g·L^{-1})	血清肌酐/(μmol·L^{-1})	血清免疫固定电泳	血本周	尿本周	影像学
	治疗前	50%	可见克隆浆	87.6	0.623g	3.57	84	403	阳性(IgG-λ)	游离λ	游离λ	多发骨质破坏
PAD	第二疗程			28.9	0.100g	2.06	105	89	阳性(IgG-λ)	阴性	游离λ 弱阳性	

续表

治疗方案	治疗时期	骨髓浆细胞比例	流式	IgG/(g·L⁻¹)	24h尿轻链	血清校正钙/(mmol·L⁻¹)	血红蛋白/(g·L⁻¹)	血清肌酐/(µmol·L⁻¹)	血清免疫固定电泳	血本周	尿本周	影像学
PAD	第四疗程	3%	MRD阳性	8.6	测不出	2.12	121	84	阴性	阴性	阴性	
HD CTX+G-CSF	动员			9.1	测不出	2.27	125	93	阴性	阴性	阴性	
大剂量美法仑	预处理及回输	2%	MRD阴性	9.3	测不出	2.18	132	79	阴性	阴性	阴性	
来那度胺	移植后1个月			8.8	测不出	2.45	130	88	阴性	阴性	阴性	
来那度胺	移植后3个月	1%	MRD阴性	8.9	测不出	2.32	125	99	阴性	阴性	阴性	
来那度胺	移植后6个月	1%	MRD阴性	9.6	测不出	2.28	131	102	阴性	阴性	阴性	
来那度胺	移植后9个月	偶见	MRD阴性	10.1	测不出	2.19	128	98	阴性	阴性	阴性	
来那度胺	移植后12个月	偶见	MRD阴性	9.3	测不出	2.33	124	96	阴性	阴性	阴性	
来那度胺	移植后18个月	偶见	MRD阴性	11.2	测不出	2.26	130	101	阴性	阴性	阴性	
来那度胺	移植后24个月	10%	可见克隆浆	21.5	0.15g	2.30	134	103	阳性(IgG-λ)	阴性	游离λ弱阳性	PET/CT提示新发骨质破坏

注:PAD,硼替佐米/脂质体阿霉素/地塞米松;HD CTX,高剂量环磷酰胺;G-CSF,粒细胞集落刺激因子;MRD,微小残留病变;PET/CT,正电子发射计算机体层显像。

【问题8】MM患者的监测。

思路

1. 无症状MM 每3个月复查相关指标:包括肌酐、白蛋白、LDH、血钙、β₂-微球蛋白、血清免疫球蛋白定量、血清蛋白电泳及血清免疫固定电泳、24h尿总蛋白、尿轻链定量及尿免疫固定电泳。骨骼检查每年1次或有新发骨痛时进行。

2. 有症状MM 诱导治疗期间每2个疗程进行1次疗效评估;不分泌型或寡克隆骨髓瘤的疗效评估需行骨髓检查;血清游离轻链检测有助于疗效评估,尤其是寡分泌型骨髓瘤的疗效评估;骨骼检查每6个月进行1次,或根据临床症状进行。进入维持治疗后第一年每3个月进行1次疗效评估,第二年起每半年进行1次疗效评估。建议有条件的单位在进行疗效评估时可同时进行MRD监测。

【问题9】患者移植后24个月出现疾病复发,下一步治疗如何选择?

思路 复发患者的异质性较大,需要进行个体化评估以决定治疗的时机及药物。该患者已有新的骨质破坏,属于临床复发,需要尽快开始治疗。根据复发时间可选择不同的治疗方案,对于6个月以内复发的患者,建议选择既往没用过的其他作用机制的药物治疗;对6~12个月复发的患者,首选换用其他作用机制的药物治疗,也可考虑使用原药物再治疗;对于12个月以上复发的患者,可使用原方案再诱导治疗。该患者为移植后2年复发,且第一次移植前采集了两次移植所需干细胞,可选挽救性二次auto-HSCT或allo-HSCT,也可选择其他作用机制的新药治疗。经沟通后患者选择再次使用PAD诱导化疗后序贯挽救性二次移植。第二次移植后采用口服伊沙佐米维持治疗。

【学习拓展】MM 治疗的新药和新治疗手段及老年 MM 患者的治疗。

MM 治疗的新药或
新的治疗手段(知
识拓展)

老年骨髓瘤患者的
治疗(知识拓展)

【MM 诊治流程图】(图 7-0-6)

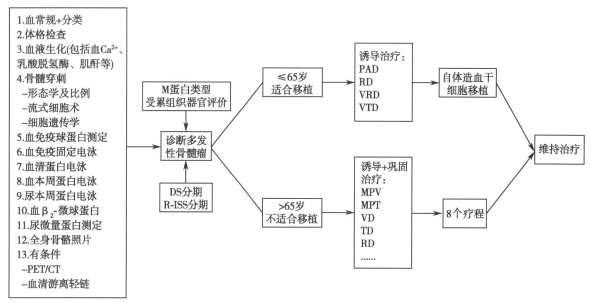

图 7-0-6 多发性骨髓瘤诊治流程图

PET/CT. 正电子发射计算机体层显像;R-ISS. 修订国际分期系统;PAD. 硼替佐米 + 脂质体阿霉素 + 地塞米松;VRD. 硼替佐米 + 来那度胺 + 地塞米松;RD. 来那度胺 + 地塞米松;VTD. 硼替佐米 + 沙利度胺 + 地塞米松;MPV. 美法仑 + 强的松 + 硼替佐米;MPT. 美法仑 + 强的松 + 沙利度胺;VD. 硼替佐米 + 地塞米松;TD. 沙利度胺 + 地塞米松。

(李 娟)

问 答 题

1. MM 引起肾功能损害的可能机制是什么?
2. MM 骨质破坏的影像学表现是什么?
3. MM 的 2014 IMWG 诊断标准是什么?
4. MM 的 R-ISS 分期标准是什么?
5. MM 患者的整体治疗策略是什么?

推荐阅读文献

中国医师协会血液科医师分会,中华医学会血液学分会,中国医师协会多发性骨髓瘤专业委员会.中国多发性骨髓瘤诊治指南(2017 年修订).中华内科杂志,2017,56(11):866-870.

第八章　骨髓增殖性肿瘤

第一节　真性红细胞增多症

知识要点

1. *JAK2* 及相关基因突变在 PV 发病与诊断中的意义。
2. PV 的诊断标准与危险分层。
3. PV 的鉴别诊断。

真性红细胞增多症(polycythemia vera,PV)是一种以红细胞增生失调为特征的慢性骨髓增殖性肿瘤(MPN),恶性克隆起源于造血干细胞。骨髓象表现为以红系细胞为主,粒系、巨核系细胞伴随增生骨髓象。外周血红细胞计数明显增高、血红蛋白高于正常。目前认为该病的发病机制主要与 Janus 激酶 2(JAK2,一种胞内酪氨酸蛋白激酶)基因的功能获得性体细胞突变相关。约 95% 的 PV 病例可检测到 *JAK2* V617F 突变,即位于 *JAK2* 基因外显子 14 上第 1 849 位核苷酸由鸟嘌呤突变为胸腺嘧啶,导致基因编码产物第 617 位氨基酸由缬氨酸替换为苯丙氨酸。另外 2%~5% 的病例可检测到携带其他类型的位于外显子 12 上的突变,导致 JAK 相关特异性受体的酪氨酸磷酸化活性持续增强,相应地持续激活 JAK-STAT 信号途径,使粒、红、巨核等髓系细胞对多种细胞因子反应增强,且红细胞增殖不再依赖于促红细胞生成素(EPO),增殖失控,从而发生 PV。

PV 的临床表现与红细胞总容积增多、血液黏滞度增高、全身各脏器血流缓慢和组织缺血缺氧相关。该病起病隐匿,常在发病数年后才出现症状,进展缓慢,中位生存期常 >10 年,血栓栓塞及出血是最为常见的死亡原因。病程可观察到 2 个阶段:①红细胞增生期,血红蛋白、血细胞比容和红细胞计数增高,并出现临床症状;②耗竭期或真性红细胞增多症后骨髓纤维化期(post-PV MF 期),往往伴随无效造血导致的全血细胞减少和骨髓纤维化、髓外造血、巨脾等临床表现,少数病例可能向骨髓增生不良 / 白血病前期 / 急性髓细胞性白血病转化。

首次门诊记录

患者,男性,65 岁,因"体检发现血红蛋白增高 10 个月"就诊。10 个月前,年度体检血常规示白细胞计数 $12×10^9$/L,血红蛋白浓度 180g/L,血细胞比容 53%,血小板计数 $390×10^9$/L。3 个月前,在社区医院复查血常规:白细胞计数 $14×10^9$/L,血红蛋白浓度 183g/L,血细胞比容 54%,血小板计数 $482×10^9$/L。诉轻度头痛,皮肤瘙痒,体重无减轻,大小便正常。既往体健,无高原旅居史,无毒物、放射线接触史,无烟酒嗜好,家族史无特殊。

【问题 1】该患者应考虑哪些可能的诊断?

思路 1　红细胞计数和血红蛋白量增高是非特异的血细胞计数异常指标,该患者同时伴有白细胞和 / 或血小板计数增高,要考虑血液病,特别是 MPN,如 PV。但需注意排除继发性红细胞增多及相对性红细胞增多(假性)。

思路 2　问诊应着重询问是否存在可能致乏氧的慢性疾病史,如长期大量吸烟、饮酒或高原生活史;注意是否存在可能异常分泌 EPO 的肿瘤,如某些类型的肝癌,是否存在大量体液丧失、导致血液浓缩的临床情况。

【问题2】为明确诊断,需进行哪些检查?

思路1 体格检查。

神志清楚,皮肤黏膜轻度充血,面色潮红,面颊部及口唇轻度发绀,全身浅表淋巴结未触及肿大,胸骨中下段无压痛,心肺听诊未闻及异常,肝肋下未触及肿大,脾肋下1cm,血压160/110mmHg。

思路2 辅助检查。

1. 全血细胞计数 确认外周血红细胞相关参数及白细胞、血小板变化情况。

2. 血清EPO浓度 是否存在红细胞绝对增多导致的机体EPO浓度反馈性降低。

3. 骨髓涂片+活检 形态学+铁染色+组织学(关注巨核细胞数量和形态、网硬蛋白染色)。

4. 细胞遗传学 染色体核型分析。

5. 分子遗传学 至少检测BCR-ABL融合基因、JAK2 V617F及12外显子突变、CARL和MPL热点突变。

6. 腹部影像学、超声检查,有条件患者建议行CT或MRI检查,明确有无脏器肿大及占位性疾病。

思路3 初次接诊思维:患者常规体检发现红细胞增多,且已有较长时间的随访,证实红细胞绝对数、血细胞比容及血红蛋白进行性升高,伴随白细胞与血小板计数的增高。体格检查血压增高,脾大。患者无肿瘤病史,无乏氧状况的伴随,并且无应激状况,应高度怀疑MPN,需要进一步明确红细胞增多是否为内源性,有无EPO的异位分泌,评价骨髓增生、纤维化情况、有无遗传学异常。

知识点

真性红细胞增多症的鉴别诊断

1. 继发性红细胞增多症 长期吸烟、饮酒、高原居住、右至左分流的先天性心脏病、慢性阻塞性肺疾病、高亲和力血红蛋白血症等慢性乏氧状态引起EPO增高,或肾母细胞瘤、肝癌等实体肿瘤引起的EPO或EPO样物质生成,进而导致红细胞继发性增多,常伴有与原发病相应的临床表现。

2. 相对性红细胞增多症 严重呕吐、腹泻、大量出汗、严重烧伤、休克等引起血浆容量减少导致的血液浓缩、相对性红细胞增多,有明确的相应病史。

3. 其他MPN

(1)原发性血小板增多症:骨髓以巨核细胞过度增殖为主,外周血血小板显著增多>600×10⁹/L,伴血小板功能异常,血细胞比容<40%,红细胞容量正常,常伴有脾大,约50%患者JAK2 V617F阳性,Ph染色体和BCR-ABL融合基因阴性。

(2)原发性骨髓纤维化:脾大显著,骨髓常"干抽",骨髓活检病理示网硬蛋白或胶原纤维显著增生,网硬纤维染色(++)~(+++),外周血常见幼红、幼粒细胞和泪滴样红细胞,约50%患者JAK2 V617F阳性或具有其他克隆性标志(如MPL W515K/L),但Ph染色体和BCR-ABL融合基因均为阴性。

4. 慢性髓细胞性白血病 过去也归为骨髓增殖性疾病,因其独特的发病机制和临床过程,现已单独列出。费城染色体[Ph,t(9;22)]和BCR-ABL融合基因是其特征性细胞遗传学的分子学改变。慢性期血象以成熟中性粒细胞增多为主,可伴血小板增多和轻度红细胞增多。

第二次门诊记录

辅助检查结果回报:

1. 血常规检测 白细胞计数11×10⁹/L,红细胞计数5×10¹²/L,血细胞比容56%,血红蛋白浓度185g/L,血小板计数463×10⁹/L。白细胞分类:中性粒细胞百分比71%,单核细胞百分比6%,嗜碱性粒细胞百分比2%,嗜酸性粒细胞百分比1%,淋巴细胞百分比20%。

2. 血清EPO浓度 1.6IU/L(实验室正常范围2.59~18.5IU/L)。

3. 骨髓涂片 骨髓增生明显活跃,粒、红、巨核三系均显著增生,粒、红两系各阶段细胞分类大致正常。全片巨核细胞190个。可染铁减少:细胞内铁(++),细胞外铁(-)(图8-1-1)。

4. 骨髓活检 造血细胞增生活跃,网状纤维染色阴性。

5. 细胞遗传学 46,XY,+8[6]/46,XY[14](图8-1-2)。

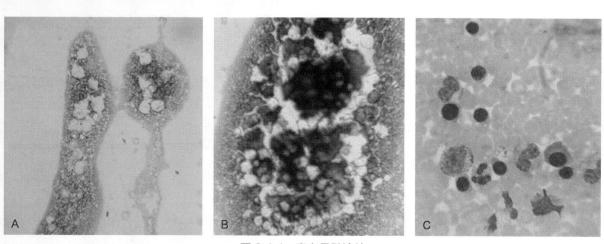

图 8-1-1　患者骨髓涂片
A. 细胞外铁阴性;B. 正常铁染色对照(+++);C. 瑞氏染色。

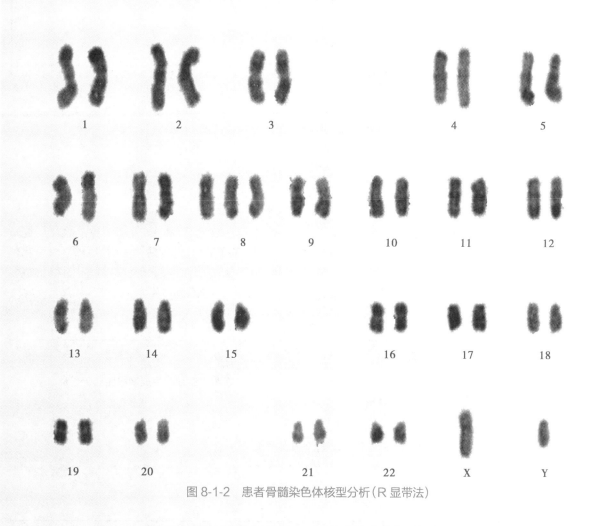

图 8-1-2　患者骨髓染色体核型分析(R 显带法)

6. 分子遗传学　*BCR-ABL* mRNA 阴性,*JAK2* V617F 杂合突变(图 8-1-3)。

7. 腹部影像学、超声检查　脾大,14.0cm×9.0cm,未见占位性疾病;余未见异常。

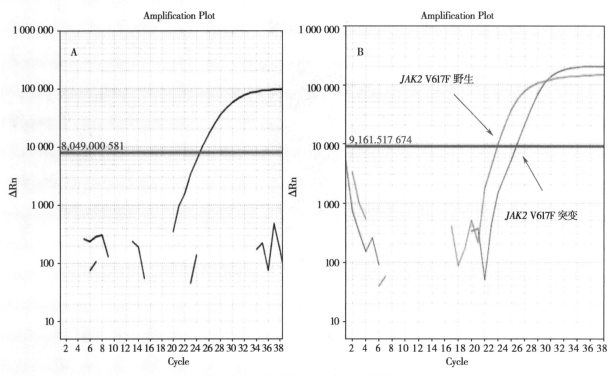

图 8-1-3 骨髓增殖性肿瘤相关基因检测

A. *BCR-ABL* 阴性;B. *JAK2* V617F 杂合突变。

【问题 3】该患者的诊断是什么?

思路 根据红细胞计数和血红蛋白量增高伴白细胞、血小板计数增高,脾大,骨髓活检及涂片均提示 "全髓增生"而不是以巨核系细胞增生为主,可与原发性血小板增多症鉴别;骨髓活检无明显纤维化,可除外 原发性骨髓纤维化;*JAK2* V617F 基因突变阳性而 Ph 染色体 /*BCR-ABL* 阴性,可除外慢性髓细胞性白血病。 参照 2016 年 WHO 诊断标准可确诊为 MPN-PV(表 8-1-1),PV 确诊流程见图 8-1-4。

表 8-1-1 真性红细胞增多症诊断标准(WHO 2016)

	主要标准	次要标准
1	血红蛋白:男性 >16.5 g/L,女性 >16.0g/L;或 血细胞比容:男性 >49%,女性 >48%;或 红细胞总量增加(>25% 检测上限)	血清促红细胞生成素浓度低于正常
2	骨髓活检:年龄校正后呈三系高增生性骨髓象(全骨髓增生), 包括显著的红细胞、粒细胞和多形(大小不等)成熟巨核细胞 增生	
3	存在 *JAK2* V617F,或 *JAK2* 外显子 12 突变	

注:符合全部 3 个主要标准或者前 2 个主要标准加次要标准可诊断真性红细胞增多症。

在存在持续红细胞增生(指男性血红蛋白 >18.5g/dl,血细胞比容 >55.5%;女性血红蛋白浓度 >16.5g/dl,血细胞比容 >49.5%)患者中, 如满足主要标准 3 和次要标准时,主要标准 2(骨髓活检)可以不需要。但初诊时骨髓纤维化(约 20% 患者存在)只能通过骨髓活检知悉, 且存在纤维化通常预示病情将更快速地向显著骨髓纤维化(post-PV MF)进展。

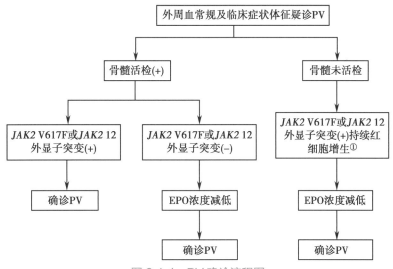

图 8-1-4　PV 确诊流程图

PV. 真性红细胞增多症；EPO. 促红细胞生成素。

①男性血红蛋白浓度 >18.5g/dl，血细胞比容 >55.5%；女性血红蛋白

浓度 >16.5g/dl，血细胞比容 >49.5%。

【问题 4】PV 如何治疗？

思路 1　向患者介绍 PV 的临床表现及并发症，帮助患者了解疾病、加强自我健康管理。

知识点

真性红细胞增多症的临床表现

1. 皮肤颜色改变　PV 患者红细胞增多，皮肤和黏膜显著充血（呈红紫色），尤以面颊、唇、舌、耳、鼻、颈部和上肢末端（指/趾及大小鱼际）为甚。

2. 神经系统表现　PV 发病年龄相对较高，患者往往血管条件不良，疾病所伴随的高血容量及高红细胞容积使得血液黏滞度不断增高，约半数病例会有高血压，还可出现头痛、眩晕、疲乏、耳鸣、眼花、健忘等类似神经官能症症状。

3. 血栓、栓塞　当血流显著缓慢尤其伴有血小板增多时，可有血栓形成、梗死或静脉炎。血栓形成最常见于四肢、脑及冠状血管，可造成严重的神经系统损伤。

4. 出血　由于血管充血、内膜损伤及血小板第 3 因子减少、血块回缩不良等原因，可有出血倾向。特别是血小板计数大于 $1\,000 \times 10^9/L$ 时，反而促进出血。

5. 其他　本病嗜碱性粒细胞也可增多，嗜碱颗粒富含的组胺释放可能刺激胃壁腺细胞过多分泌胃酸，从而导致消化性溃疡，或刺激皮肤有明显瘙痒症。

思路 2　介绍 PV 的预后。

PV 中位生存时间可达 10 年以上，来自梅奥医学中心的数据提示 40 岁及以下患者中位生存达 37 年，41~60 岁患者达 22 年，60 岁以上患者达 10 年。死亡原因主要为出血及血栓形成，还有约 20% 源于疾病向骨髓纤维化、急性髓细胞性白血病转化。绝大部分患者只要控制血容量及红细胞容量接近正常，避免继发出血及血栓栓塞，总生存期可与相应年龄组的正常人相似。已有的研究认为 *JAK2* 突变对血管事件的发生没有预测价值，对 PV 患者生存期无影响，但异常核型是患者预后的独立影响因素。二代测序技术的发展证实约 53% PV 患者存在其他异常突变，以 *TET2*、*ASXL1*、*EZH2*、*IDH1/IDH2*、*SRSF2* 和 *SF3B1* 最常见，可辅助进行克隆性造血的鉴别，其中 *ASXL1*、*IDH1/IDH2*、*SRSF2* 突变可提示较差的临床预后，包括总生存以及骨髓纤维化、急性髓细胞性白血病转化等。这些遗传性信息已尝试用于疾病临床危险分层以指导治疗。

治疗措施主要是减细胞治疗，预防出血及血栓形成，提高生存质量，目前的治疗方案尚不能阻止疾病进

展。有研究认为未应用骨髓细胞毒性药物的 PV 患者继发骨髓增生异常综合征或急性髓细胞性白血病的比例仅 2%，而应用细胞毒性药物如羟基脲、白消安等抑制骨髓的 PV 患者则转化风险上升至 10%。也有研究认为细胞毒性药物是否增加髓系肿瘤风险尚无定论。

JAK-STAT 信号通路异常活化是 PV 的主要发病机制，也是 PV 潜在的理想治疗靶标。目前已有国家批准 JAK1/JAK2 抑制剂应用于中高危或症状性骨髓纤维化，JAK1/JAK2 抑制剂治疗 PV 有多项临床试验正在进行中，目前数据表明对 PV 患者缩小脾脏、提高生活质量具有较好的治疗作用，对患者的预后影响仍需进一步观察。鼓励患者正确面对疾病，积极配合治疗，理解遵医嘱达到治疗目标的必要性，树立"与疾病共存，优质生活"的信心。

思路 3　如何制订治疗策略？（表 8-1-2）

PV 是一种可控制的慢性疾病，治疗目标是预防血栓和出血初发和复发、减少进展至骨髓纤维化和急性髓细胞性白血病的风险、控制系统性症状、处理并发症和风险因素及提高生活质量。依据年龄、有无栓塞病史将 PV 患者分为低危和高危患者，并根据风险分层制订个体化治疗策略。

PV 的对症处理：①部分患者皮肤瘙痒采用静脉放血 / 骨髓抑制药物减细胞治疗有效后可缓解，无效者可采用赛庚啶缓解瘙痒；②可给予阿司匹林和 / 或双嘧达莫口服预防栓塞。

表 8-1-2　真性红细胞增多症（PV）的风险分层及相应治疗

风险分层	PV 患者治疗策略	孕期 PV 患者治疗策略
低危组，年龄 <60 岁且无栓塞病史	监测新的血栓和出血 处理心血管风险因素 低剂量阿司匹林 放血治疗（维持血细胞比容 <45%）	低剂量阿司匹林 静脉放血
高危组，年龄 ≥ 60 岁和 / 或有栓塞病史	低剂量阿司匹林 静脉放血 羟基脲或干扰素减细胞治疗 若拟怀孕提前停用羟基脲 （3~6 个月）	低剂量阿司匹林（至待产前 2 周，可接着使用肝素至产后 6~8 周） 静脉放血或干扰素治疗
高危耐药组，羟基脲和干扰素不耐受或效果不佳、不能耐受放血治疗、症状性脾大、难治性疾病相关症状或顽固性瘙痒症	羟基脲耐药可更换干扰素治疗 干扰素耐药可更换羟基脲治疗 芦可替尼（ruxolitinib）治疗 其他临床试验	

思路 4　该患者如何选择适合的一线治疗？

该患者年龄大于 60 岁，无血栓事件发生，属高危患者。现处于红细胞显性增殖期，尚未继发骨髓纤维化，既往亦未曾接受过相应治疗，治疗方案可采取口服低剂量阿司匹林，静脉放血（400ml/ 次，2 次 / 周），控制血细胞比容降至 <45%，延长放血周期，随访；或可给予肠溶阿司匹林 100mg，口服，1 次 / 晚，羟基脲 0.5g，口服，2 次 /d，随访血常规，据血细胞比容及血红蛋白水平调整羟基脲用量。

后续门诊追踪

患者在诊断后即开始应用羟基脲 0.5g，口服，2 次 /d，联合肠溶阿司匹林，100mg，口服，1 次 / 晚，治疗 2 个月时外周血常规大致正常，头晕、皮肤瘙痒症状消失，无其他不适主诉。羟基脲减量至 0.5g，1 次 /d。继续治疗 10 个月，社区医院随访血常规示白细胞、血红蛋白量及血小板逐渐进行性上升，且发生 2 次小脑梗死，经治疗痊愈。再次门诊就诊：白细胞计数 12.3×10⁹/L，红细胞计数 5.13×10¹²/L，血红蛋白浓度 173g/L，血细胞比容 50%，血小板计数 401×10⁹/L。

【问题 5】治疗的疗效评估与方案调整。

思路 1　患者病情发生波动，并出现栓塞，前期羟基脲治疗有效，可增加羟基脲剂量至血常规数值降至理想范围内再减量维持；也可尝试改用短效重组人 α 干扰素（rh-IFN-α），300 万 IU，皮下注射，每周 3 次，控制目标为血细胞比容低于 45%。当血红蛋白、血细胞比容达到正常范围后，干扰素可以逐渐减少维持量，并根据血常规检测结果调整。应用干扰素早期常发生发热、畏寒、全身酸痛等流感样症状,见于约 50% 的患者,通常可应用解热镇痛药对症治疗,多数在 1~2 周后逐渐耐受,但有约 25% 的患者不能耐受,应当停药。多个临床研究和临床实践证实长效聚乙二醇 α 干扰素治疗 PV 疗效佳,可减少注射次数,延长用药间隔。

思路 2　如果经干扰素治疗 1~2 年后,以低剂量的干扰素能达到持续缓解,国外也有报道可停药。如羟基脲和干扰素均不能耐受或疗效不佳,可考虑芦可替尼治疗或进入临床试验。

(杨建民)

问　答　题

1. 哪些疾病可以检测到 JAK2 突变?
2. 继发性红细胞增多症主要由哪些疾病导致?
3. PV 的治疗目标是什么?

推荐阅读文献

[1] STEVEN H S, ELIAS C, NANCY L H, et al. WHO classification of tumours of haematopoietic and lymphoid tissues. 5th ed. Lyon: IARC Press, 2016: 44-50.

[2] VANNUCCHI A M, GUGLIELMELLI P. What are the current treatment approaches for patients with polycythemia vera and essential thrombocythemia？Hematology, 2017 (1): 480-488.

第二节　原发性血小板增多症

知识要点

1. ET 的诊断标准。
2. ET 的鉴别诊断。
3. ET 的危险度分层及治疗选择。

原发性血小板增多症(essential thrombocythemia,ET),也称为出血性血小板增多症,是一种以巨核细胞增生为主的造血干细胞克隆性疾病。发病率为每年(1~2.5)/10 万,多见于 50 岁以上的中老年人,偶尔有儿童病例,发病没有显著的性别差异,主要临床表现为血小板持续性增多(≥ 450×10^9/L)、脾大、出血或血栓形成。该病确切的发病原因还不清楚,发病机制可能与血小板生成素(thrombopoietin,TPO)和血小板生成素受体(thrombopoietin receptor,TPOR)的改变、基因的异常激活有关。大约有 55% 左右的患者出现 JAK2 V617F 基因突变,为位于 9 号染色体短臂(9p24)的 JAK2 基因第 14 号外显子的第 1 849 位核苷酸由鸟嘌呤(G)突变成胸腺嘧啶(T),导致所编码的 JAK2 蛋白第 617 位的缬氨酸(V)变成苯丙氨酸(F),在 ET 中 JAK2 V617F 主要是杂合突变。另有 15%~30% 出现 CALR 突变,4%~8% 出现 MPL 突变。10%~20% 患者缺乏其中的任一种突变,即"三阴性"ET。该病进展缓慢,多年保持良性过程,约 10% 的患者有可能转化为其他类型的骨髓增殖性肿瘤(MPN)。目前的治疗药物既不是治愈性的,也不会防止向白血病转化或延长生存期,主要目的是预防发生血栓。

首次门诊记录

患者,女性,58 岁,因"体检发现血小板增高 2 个月"就诊。2 个月前,患者因反复头晕、乏力就诊,体检查血压 120/72mmHg,血常规:白细胞计数 13.2×10^9/L,血红蛋白浓度 118g/L,血小板计数 $1\,020 \times 10^9$/L,颅脑 CT 未见明显异常。其后患者服用"中药"治疗,头晕、乏力症状有所好转。今复查血常规:白细胞计数 15.7×10^9/L,血红蛋白浓度 112g/L,血小板计数 955×10^9/L。患者平素食欲、睡眠好,大小便正常,体重无明显减轻。既往体健,无毒物、放射线接触史,无烟酒嗜好,家族史无特殊。

【问题1】上述病史,该患者怀疑的诊断有哪些?

思路1 患者查血常规发现血小板计数持续性显著增高 $\geqslant 450 \times 10^9/L$,与头晕、乏力症状无明显相关,血小板计数增高是非特异的血细胞计数指标,要结合病史、症状和体征,首先考虑反应性血小板增多,例如感染、肿瘤、大量出血后、脾切除后或使用肾上腺素后等;然后考虑与血小板增高相关的血液病,如MPN,包括慢性髓细胞性白血病和骨髓纤维化等;排除了继发性血小板增多后才能诊断ET。

思路2 问诊时应着重询问是否有感染性疾病史、服药史、外伤史、手术史,是否有乏力、低热、盗汗、左上腹饱胀、体重下降等症状。体格检查时应注意有无淋巴结、肝、脾大等体征。行血常规检查时,必须加做血涂片白细胞分类。

【问题2】为明确诊断,需进行哪些检查?

思路1 体格检查。

一般情况好,全身浅表淋巴结未及肿大。胸骨无压痛。腹部外形正常,柔软,无压痛及反跳痛。肝脾肋下未触及。

思路2 实验室检查。

1. 血常规+白细胞分类 白细胞计数 $15.7 \times 10^9/L$,血红蛋白浓度112g/L,血小板计数 $955 \times 10^9/L$。中性杆状核细胞百分比2%,中性分叶核细胞百分比48%,单核细胞百分比4%,嗜碱性粒细胞百分比1%,嗜酸性粒细胞百分比8%,淋巴细胞百分比37%(图8-2-1)。

2. 血液生化、凝血功能。

3. 骨髓检查 细胞形态学及病理活检,染色体检测(G或R显带法)。

4. 分子生物学 BCR-ABL 融合基因和 JAK2、MPL、CALR 突变(骨髓或外周血标本均可)。

5. 全腹超声。

思路3 临床思维。

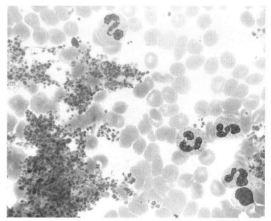

图8-2-1 外周血涂片
涂片中血小板聚集成堆、大小不一。

患者系中老年女性,2个月前因"头晕、乏力"就诊时发现血小板计数显著增高,颅脑CT检查排除了脑部疾病可能,经中药治疗后非特异性症状头晕、乏力好转,但复查血小板计数仍高。患者无肿瘤病史、特殊服药史及外伤手术史,没有继发性血小板计数增高的基础病,血小板计数显著增高伴有轻度的白细胞计数增高,不能以类白血病反应解释,应高度怀疑MPN,需要进行细胞形态学、遗传学和分子学检查(检测 BCR-ABL 融合基因和 JAK2 V617F、MPL、CALR 突变等)做鉴别诊断。

知识点

血小板增多的鉴别诊断

1. 继发性血小板增多症 见于感染、药物、妊娠、恶性肿瘤、应激状态等。

有相应原发病的临床表现,伴有血小板计数增高,但很少 $>600 \times 10^9/L$,更少见 $>1\,000 \times 10^9/L$,且为一过性增高,原发病控制后血象恢复正常。Ph染色体、BCR-ABL 融合基因和 JAK2 V617F、MPL、CALR 基因突变均为阴性。

2. 与血小板增高有关的MPN

(1)慢性髓细胞性白血病(CML):常表现为白细胞计数增高、核左移和脾大,部分病例血小板计数可显著增高达 $>1\,000 \times 10^9/L$,可通过血象、骨髓象加以鉴别,并且具有特征性的细胞遗传学和分子学标志:Ph染色体和 BCR-ABL 融合基因阳性。

(2)骨髓增殖性肿瘤/骨髓增生异常综合征(MPN/MDS):根据2016年WHO分型MPN除ET外主要还包括PV和骨髓纤维化,特别是早期的骨髓纤维化。PV以红细胞增多为突出表现;骨髓纤维化患者的外周血有幼红、幼粒细胞,红细胞大小不等及见到泪滴样红细胞,骨髓大多干抽,骨髓活检有网状纤维增多的表现;MDS经常伴发贫血,骨髓象虽然巨核细胞在数量上是增多的,但通常有体积偏小、分叶少等病态造血现象。部分患者有 5q– 等细胞遗传学特征。

（3）ET：血小板计数有时高达（1 000~3 000）×10⁹/L，可伴有脾大，骨髓中各系增生明显，以巨核细胞和血小板增生为主，巨核细胞体积大、分叶核多，*JAK2* V617F 阳性或具有其他克隆性标志（如 *MPL* W515K/L、*CALR* 阳性），但 Ph 染色体和 *BCR-ABL* 融合基因均为阴性。

第二次门诊记录

检查报告：

1. 骨髓形态学 骨髓增生明显活跃，以巨核系细胞异常增生为主，巨核细胞成堆簇集以成熟型为主，血小板生成增多（图 8-2-2）。粒系、红系细胞无明显增生，幼粒、幼红细胞百分率稍增高。骨髓病理无网状纤维增多。

2. 骨髓细胞遗传学（G 显带法） 46,XX［20］。

3. 骨髓分子学 *BCR-ABL* mRNA 阴性，*JAK2* V617F 阳性，*MPL* 及 *CALR* 阴性。

4. 血液生化 LDH 482IU/L。

5. 全腹超声 脾脏轻度增大。

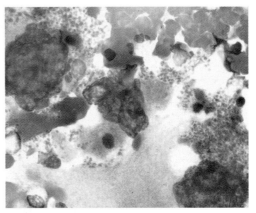

图 8-2-2 骨髓形态学检查示骨髓增生明显活跃，成熟型巨核细胞成堆簇集

【问题 3】该患者的诊断是什么？

思路 根据显著增高伴脾脏轻度肿大，*JAK2* V617F 阳性，并且排除了继发性血小板增多和其他 MPN 后，诊断为 ET。

临床上，ET 的主要症状为出血和血栓并发症的症状，出血常为自发性，多反复发作，以胃肠道出血常见，也可有鼻出血、牙龈出血、血尿、皮肤黏膜瘀斑。ET 时出血与获得性 von Willebrand 综合征（AVWS）有关。血栓发生率较出血少，肢体血管栓塞后，可表现肢体麻木、疼痛，甚至坏疽，脾及肠系膜血管栓塞可致腹痛、呕吐。肺、脑、肾栓塞会引起相应的临床症状。

知识点

原发性血小板增多症的诊断标准

目前，临床上主要有 2 种 ET 诊断标准可以参考：

（一）世界卫生组织（WHO）2016 年标准

诊断要求符合 4 条主要标准或前 3 条主要标准 + 次要标准：

1. 主要标准

（1）外周血血小板计数持续 ≥ 450×10⁹/L。

（2）骨髓活检提示主要为巨核系细胞增生，以分叶增多的成熟大巨核细胞为主；无明显的中性粒细胞增生或左移或红系增生，以及极少见的网状纤维轻微增加（1 级）。

（3）不符合 WHO 关于 *BCR-ABL*⁺CML、PV、PMF、MDS 或其他 MPN 的诊断标准。

（4）伴有 *JAK2*、*CALR* 或者 *MPL* 突变。

2. 次要标准 存在克隆标记或缺乏反应性血小板增多的证据。

（二）英国血液病学标准委员会（BCSH）2010 年标准

诊断要求符合第 1~3 条或第 1 条 + 第 3~5 条标准：

1. 外周血血小板计数持续 ≥ 450×10⁹/L。

2. 有获得性克隆标记的表达,如 *JAK2* 或 *MPL*。

3. 排除其他 MPN 可能,例如 PV、PMF、CML。

4. 排除继发性血小板增多症。

5. 骨髓穿刺和活检提示巨核细胞数量增多,以胞质丰富的成熟大巨核细胞为主。

【问题 4】治疗指征与药物选择。

思路 该患者的危险度分层及治疗选择。

目前对该疾病缺乏特异的治疗方法,治疗目的主要是预防血栓和出血的发生。*JAK2* V617F 可增加 ET 患者对药物的敏感性,根据 ET 患者是否具有以下三个危险因素进行危险度分层:年龄大于 60 岁、血栓病史、*JAK2/MPL* 突变(血小板数量并不是危险因素),从而制订治疗方案(表 8-2-1,图 8-2-3)。

表 8-2-1 原发性血小板增多症患者的危险度分层及治疗方案

危险度分层	危险因素	治疗方案
极低危	无	观察,或有心血管危险因素时每日 1 次阿司匹林
低危	≤ 60 岁,有 *JAK2/MPL* 突变,无血栓病史	每日 2 次阿司匹林,特别是有心血管危险因素时
中危	>60 岁,无血栓病史及 *JAK2/MPL* 突变	阿司匹林和 / 或羟基脲
高危	有血栓症病史或 >60 岁且 *JAK2/MPL* 突变	羟基脲和阿司匹林治疗

心血管危险因素:高血压、糖尿病、吸烟、高胆固醇血症和肥胖等。若患者不能耐受小剂量阿司匹林(100mg/d),或有阿司匹林使用禁忌证,可使用氯吡格雷抗血小板治疗。极低危的患者有 *CALR* 突变或"三阴性",如果无症状,血小板数量再高,也不用治疗。但如果有症状或出血表现,就需要降血小板治疗。

常用于 ET 治疗的细胞抑制剂是羟基脲,它是一个核苷酸还原酶的抑制剂,是唯一一个在随机研究中被证明能减少血栓形成的细胞抑制剂,剂量 1~2g/d,分 2~3 次口服,其常见并发症包括可逆的骨髓抑制和口腔黏膜溃疡。如果患者对羟基脲不能耐受或疗效不佳,可以选择二线药物:聚乙二醇化的长效 α 干扰素、白消安、阿那格雷等。聚乙二醇化的长效 α 干扰素起始剂量为每周一次 90μg 皮下注射,安全有效,但长期疗效尚不确定。普通 α 干扰素也是选择之一,可以有效控制血小板数量,常用于年轻或怀孕的患者,剂量为 300 万 IU/d,根据耐受性和治疗反应调整剂量,一般每周 3 次的剂量可以抑制血小板生产达数年之久,常见副作用主要包括流感样症状和精神障碍,后者可使患者被迫结束治疗。白消安起始剂量 2~4mg/d,有担心白消安增加转化为白血病的风险,但证据不足。阿那格雷是一种喹唑啉的衍生物,通过抑制巨核细胞分化减少血小板生成。虽然不影响白细胞计数,但是贫血很常见,而且经常是进行性的;推荐起始剂量 0.5mg,1 次 /d,或 1mg,2 次 /d,一般不超过 4mg/d,维持剂量 2.0~2.5mg/d。常见的副作用主要包括因扩血管和正性肌力作用引起的心悸、心律失常、体液潴留和头痛等,有人认为宜在其他二线药物治疗失败后再考虑它。

【问题 5】治疗中的疗效评估与监测。

思路 在治疗过程中,患者应定期检测血象,通常给 ET 患者服用细胞抑制剂的目的是使血小板总数降至 600×10^9/L 以下,从而减少血栓和出血并发症的发生,但有资料表明在治疗 ET 的过程中控制白细胞总数对预防血栓形成也很重要。

ET 病例大部分进展缓慢,约 10% 的患者有可能转化为其他类型的 MPN,疾病进展后预后不良。

【ET 诊治流程图】(图 8-2-3)

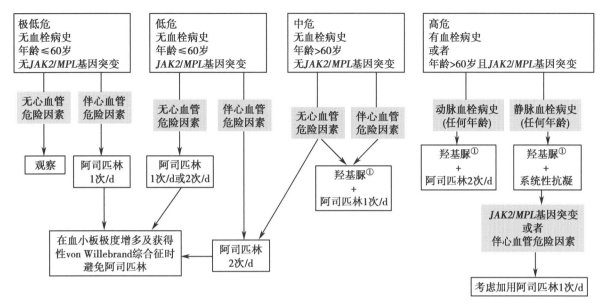

图 8-2-3 原发性血小板增多症诊治流程图
①羟基脲不耐受或难治性患者的二线治疗是 α 干扰素或白消安。

(胡建达)

问 答 题

1. 为明确 ET 诊断,需进行哪些实验室检查?
2. ET 患者应根据哪些危险因素进行危险度分层?
3. ET 常用的治疗药物有哪些?

推荐阅读文献

[1] ARBER D A, ORAZI A, HASSERJIAN R, et al. The 2016 revision to the World Health Organization classification of myeloid neoplasms and acute leukemia. Blood, 2016, 127 (20): 2391-2405

[2] BEER P A, ERBER W N, CAMPBELL P J, et al. How I treat essential thrombocythemia. Blood, 2011, 117 (5): 1472-1482.

[3] TEFFERI A, VANNUCCHI A M, BARBUI T. Essential thrombocythemia treatment algorithm 2018. Blood Cancer J, 2018, 8 (1): 2.

第三节 原发性骨髓纤维化

知识要点

1. PMF 的诊断标准。
2. 应用危险分层合理选择治疗方案。
3. HSCT 的时机。

原发性骨髓纤维化(primary myelofibrosis,PMF)是一种克隆性 MPN,发病机制尚不明确,巨核细胞过度增生及其释放的各种细胞因子如血小板衍生生长因子等促使骨髓成纤维细胞过度增殖和分泌胶原,同时抑制胶原酶活性、减少形成的胶原降解,最终导致了 PMF 发生。PMF 是逐步进展的过程,纤维化前/早期

PMF（prefibrotic/early PMF）各系造血细胞可呈不同程度的过度增生，没有或有少量网状纤维增生。半数患者白细胞数可轻度升高，大多在(10~20)×10⁹/L。红细胞、血小板数也可轻度增高。明显纤维化期PMF（overt fibrotic PMF）以骨髓纤维组织显著增生伴髓外造血为特点，表现为进行性贫血，外周血常伴有幼红细胞、幼粒细胞、泪滴样红细胞，肝脾大，骨髓伴显著网状纤维和胶原纤维化，常可见骨硬化，还可伴随乏力、盗汗、发热、消瘦等全身症状。50%~60%的PMF患者可检测到JAK2 V617F或功能相似的突变；约30%可检测到CALR突变；8%的患者可检测到MPL突变；约12%患者检测不到这三种基因的突变，称为"三阴性"PMF患者。PMF在MPN中预后最差，生存时间从几个月到数十年不等，取决于就诊时疾病所处的不同分期及危险因素。纤维化前/早期PMF患者10年和15年生存率分别为72%和59%。明显纤维化期PMF中位生存期3~7年，大部分最终将进展为骨髓衰竭或转化为急性白血病。

首次门诊记录

　　患者，女性，45岁，因"进行性乏力半年，腹胀4个月"就诊。半年前患者无明显诱因出现乏力，无发热咳嗽及盗汗，未予重视及进一步检查诊治。此后乏力症状进行性加重，4个月前出现腹胀不适、食欲缺乏，自觉左下腹可触及包块。3周前就诊当地医院，体格检查示脾脏肋下3cm，超声提示"脾大(6.0cm×14.0cm)"。血常规：白细胞计数2.7×10⁹/L，血红蛋白浓度55g/L，血小板计数90×10⁹/L。给予输注少浆血400ml后乏力曾一度好转，近3d乏力再次逐渐加重，遂来门诊求医。患者既往体健，月经规律，饮食均衡，发病以来体重减轻2kg。无毒物、放射线接触史，无烟酒嗜好，否认肝炎、肝硬化病史。家族史无特殊。

　　【问题1】根据上述病史，该患者怀疑的诊断有哪些？
　　思路1　全血细胞减少是内科重要的鉴别诊断疾病，除了从造血功能障碍、造血原料缺乏及造血组织受抑等角度考虑血液科疾病，如再生障碍性贫血、白血病、骨髓增生异常综合征、骨髓纤维化、营养不良性贫血、溶血性疾病、肿瘤骨髓浸润等，还要考虑到自身免疫性疾病、重症感染、慢性肾功能不全及脾功能亢进等可能的相关学科疾病。而伴随脾大的全血细胞减少，则首先要考虑血液系统恶性肿瘤，如白血病、淋巴瘤、MPN等，其次考虑感染性疾病及自身免疫性疾病，还需除外肝硬化伴脾功能亢进等。
　　思路2　问诊时应着重询问起病缓急及病程长短，确认全血细胞减少相对应的临床症候，如是否存在反复发热等感染倾向，是否有头晕乏力、活动后气急，是否有鼻出血、齿龈渗血、月经不净等皮肤黏膜的出血倾向。同时还要询问有无食欲缺乏、盗汗、体重下降等全身性症状。体格检查时应注意皮肤巩膜有无黄染、有无皮肤黏膜瘀点和瘀斑、有无胸骨压痛、有无淋巴结及肝脾大等体征。

　　【问题2】为明确诊断，需进行哪些检查？
　　思路1　体格检查。
　　贫血貌，巩膜无黄染，皮肤黏膜未见瘀点瘀斑。浅表淋巴结未及明显肿大，胸骨无压痛，心肺体征阴性，腹部膨隆，肝脏肋下2cm，脾脏肋下4cm，质地中等偏硬，无触痛，移动性浊音阴性，双下肢无水肿。
　　思路2　辅助检查。
　　1. **血常规 + 网织红细胞比例**　要求外周血涂片镜检，查异常细胞及异常红细胞形态：白细胞计数2.6×10⁹/L，血红蛋白浓度59g/L，血小板计数101×10⁹/L，网织红细胞百分率3%。涂片染色见中幼粒细胞占2%，晚幼粒细胞占3%，晚幼红细胞占2%。红细胞大小不等，可见泪滴样红细胞（图8-3-1）。

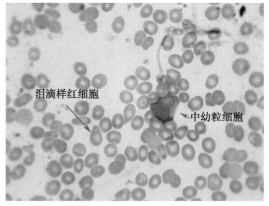

　　2. **血液生化**　血清促红细胞生成素(EPO)水平、自身免疫性抗体、肝肾功能、血清铁、铁蛋白等生化检查，血清叶酸及维生素B₁₂水平。
　　3. **影像学检查**　肝脏、脾脏超声或CT检查，有条件的患者推荐MRI检测测定患者脾脏容积。
　　4. **骨髓检查**　形态学，染色体核型分析，骨髓病理及网状纤维染色。
　　5. **分子学检查**　采用骨髓液检测BCR-ABL融合基因和JAK2 V617F突变及MPL和CALR突变，若骨髓"干抽"可取外周血标本检测。若未检出JAK2 V617F突变、MPL

图8-3-1　患者外周血涂片

和 *CALR* 突变,可进一步检测 *ASXL1*、*TET2*、*DNMT3a*、*SRSF2*、*U2AF1*、*EZH2*、*IDH1/2*、*SF3B1*、*TP53* 和 *CBL* 等基因突变以进一步寻找克隆性增殖的证据。

思路 3 初次接诊思维。患者最突出的临床特征实为巨脾和贫血。进行性乏力的主要原因是贫血所致的乏氧状态,而腹胀的原因为脾大。这两个病征均表现为起病缓慢而病程较长,且整个病程中不伴随发热,血常规无异常细胞可排除感染性疾病、急性白血病;网织红细胞比例不高,皮肤黏膜无黄染,可初步排除溶血性疾病;而贫血的发生早于脾大,可排除肿瘤浸润骨髓引起的血细胞减少。另外,患者无肝炎病史、特殊服药史,全血细胞减少伴脾大不能以简单的脾功能亢进解释,应高度怀疑骨髓本身造血功能异常的疾病。需要进行骨髓细胞学、骨髓病理学及细胞和分子遗传学检查以资鉴别。

知识点

脾大的鉴别诊断

1. 骨髓纤维化 可分为 PMF 和继发性骨髓纤维化,前者在 WHO 2016 年分类中属于 MPN,脾大较其他 MPN 更为突出。而后者则继发于其他 MPN 和血液肿瘤,如 CML、ET、PV、毛细胞白血病、淋巴瘤和骨髓异常增生综合征(MDS)等,均有其各自的临床、病理学和分子学特点。其中 CML、毛细胞白血病也表现为突出的脾大。

2. 肝硬化伴脾功能亢进 各种病因所致肝硬化后期都可导致脾脏淤血、脾静脉高压、脾大,一般脾大为轻到中度,而血吸虫肝硬化所伴脾功能亢进往往表现出巨脾。

3. 脾淋巴瘤 原发于脾脏或侵袭脾脏的淋巴瘤也可致巨脾,常伴反复高热,病理活检可证实。

4. 感染性疾病 伤寒、黑热病、疟疾等疾病病原体感染可导致脾大,均伴有不同类型的发热及各自临床特点,病原学检查可确诊,针对性抗感染治疗有效。

第二次门诊记录

辅助检查回报:

1. 血液生化 血清 LDH 增高 380IU/L,尿酸水平增高 0.54mmol/L;自身免疫性抗体无异常;叶酸、维生素 B$_{12}$ 水平在正常范围。

2. 骨髓"干抽",重复抽取后涂片 骨髓粒系细胞增生低下,占 57.5%;红系细胞增生低下,占 28.5%,比例及形态均正常,淋巴系细胞占 12.5%,各系比例及形态大致正常。全片见巨核细胞 10 个,部分细胞形态呈异形。

3. 骨髓病理 骨髓增生年龄校正后增生活跃,脂肪组织几乎消失。粒系细胞增生尚活跃,红系细胞增生减低,巨核细胞增生、数量增多,疏松成簇分布,细胞大小不一,可见成熟障碍及小巨核细胞,形态异常。网状纤维染色见弥漫且浓密的网状纤维增多,伴有广泛交叉,有粗纤维束,为 MF-3(+++)(图 8-3-2)。

4. 细胞遗传学 46,XX [10]。

5. 分子遗传学 *BCR-ABL* mRNA 阴性,未检测到 *JAK2* V617F 突变、*MPL* 和 *CALR* 突变。查见 *ASXL1* 基因突变。

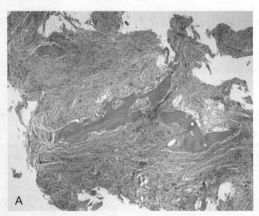
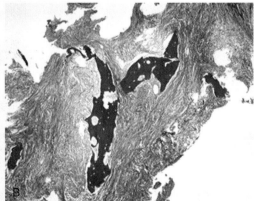

图 8-3-2 患者骨髓病理
A. HE 染色;B. 网状纤维染色。

【问题3】该患者的诊断是什么？

思路1 患者存在骨髓纤维化,脾大,大小不等异形巨核细胞,首先考虑PMF。纤维化前/早期PMF应与ET进行鉴别,二者的鉴别主要是依靠骨髓活检病理组织学形态分析。"真正"ET患者年龄调整后的骨髓增生程度无或轻微增高,髓系和红系造血无显著增生,巨核细胞胞质和细胞核同步增大,体积大至巨大,细胞核高度分叶(鹿角状),嗜银染色纤维化分级常为MF-0;纤维化前/早期PMF患者年龄调整后的骨髓增生程度显著增高,髓系造血显著增生,红系造血减低,巨核细胞细胞核体积的增大超过胞质,体积小至巨大,成簇分布,细胞核低分叶呈云朵状,嗜银染色纤维化分级常为MF-0或MF-1。本例患者骨髓纤维化达到3级,已进展到明显纤维化期,无须进行前述两者的鉴别。

思路2 有血细胞减少的PMF应与MDS合并骨髓纤维化进行鉴别诊断:近50%的MDS患者骨髓中有轻至中度网状纤维增多(MF-0或MF-1),其中10%~15%的患者有明显纤维化(MF-2或MF-3)。与PMF不同的是,MDS合并骨髓纤维化常为全血细胞减少,异形和破碎红细胞较少见,骨髓常显示明显三系发育异常,胶原纤维形成十分少见,而且常无肝脾大。本例患者三系均无病态表现,原始细胞比例不高,脾大明显,不支持MDS后纤维化诊断。

思路3 根据患者特征性的巨脾和贫血而无发热表现,存在髓血屏障受损(外周血可见幼红细胞、幼粒细胞、泪滴样红细胞),且骨髓涂片未见异常原始细胞增多,巨核系形态异常明显,结合骨髓病理表现出的造血组织减少、巨核细胞成簇、异形、网状纤维显著增生,MF-3,尽管未查见*JAK2* V617F突变、*MPL*和*CALR*突变,无异常染色体核型发现,但存在*ASXL1*基因突变,为MPN常见突变,有单克隆性证据,可确诊为明显纤维化期PMF(表8-3-1、表8-3-2)。

表8-3-1 纤维化前/早期原发性骨髓纤维化诊断标准(世界卫生组织,2016年)

序号	主要标准	次要标准
1	骨髓活检有巨核细胞增生和异形巨核细胞,无明显网状纤维增多(≤MF-1),骨髓增生程度年龄调整后呈增高,粒系细胞增殖而红系细胞常减少	非合并疾病导致的贫血
2	不能满足真性红细胞增多症、慢性髓细胞性白血病(*BCR-ABL*融合基因阴性)、骨髓增生异常综合征(无粒系和红系病态造血)或其他髓系肿瘤的世界卫生组织诊断标准	白细胞≥11×10⁹/L
3	有*JAK2*、*CALR*或*MPL*基因突变,或无这些突变但有其他克隆性标志,或无继发性骨髓纤维化证据	可触及的脾大
4		血清乳酸脱氢酶水平增高

注:诊断需符合3条主要标准和至少1条次要标准。

表8-3-2 明显纤维化期原发性骨髓纤维化诊断标准(世界卫生组织,2016年)

序号	主要标准	次要标准
1	巨核细胞增生和异形巨核细胞,常伴有网状纤维或胶原纤维(MF-2或MF-3)	非合并疾病导致的贫血
2	不能满足真性红细胞增多症、慢性髓细胞性白血病(*BCR-ABL*融合基因阴性)、骨髓增生异常综合征(无粒系和红系细胞病态造血)或其他髓系肿瘤的世界卫生组织诊断标准	白细胞≥11×10⁹/L
3	有*JAK2*、*CALR*或*MPL*基因突变,或无这些突变但有其他克隆性标志,或无继发性骨髓纤维化证据	可触及的脾大
4		血清乳酸脱氢酶水平增高
5		幼粒幼红血象

注:诊断需符合3条主要标准和1条次要标准。

【问题 4】患者的预后分层如何？

思路 1　在诊断 PMF 后，需进行预后风险评估。首先采用骨髓增殖性肿瘤总症状评估量表（MPN-SAF-TSS，简称 MPN-10）（表 8-3-3），对患者进行症状负荷评估。PMF 患者的体质性症状可很严重，须视为一个预后评分因素和重要的治疗指征。

表 8-3-3　骨髓增殖性肿瘤总症状评估量表（MPN-10）

症状	1~10 分的评定，10 表示最差
1. 疲劳	（无）0 1 2 3 4 5 6 7 8 9 10（最差状态）
（请为过去 24h 最疲劳状态评分）	
请您对您过去一周出现下述症状进行评分	
2. 早饱感（吃饭少量即感觉饱胀）	（无）0 1 2 3 4 5 6 7 8 9 10（最差状态）
3. 腹部不适	（无）0 1 2 3 4 5 6 7 8 9 10（最差状态）
4. 活动力不佳	（无）0 1 2 3 4 5 6 7 8 9 10（最差状态）
5. 注意力不集中	（无）0 1 2 3 4 5 6 7 8 9 10（最差状态）
6. 盗汗（睡醒后出汗湿透衣服）	（无）0 1 2 3 4 5 6 7 8 9 10（最差状态）
7. 皮肤瘙痒	（无）0 1 2 3 4 5 6 7 8 9 10（最差状态）
8. 骨痛（弥漫，非关节炎或关节痛）	（无）0 1 2 3 4 5 6 7 8 9 10（最差状态）
9. 发热（体温大于 37.8℃）	（无）0 1 2 3 4 5 6 7 8 9 10（最差状态）
10. 体重减轻（非刻意减肥）	（无）0 1 2 3 4 5 6 7 8 9 10（最差状态）

知识点

MPN-10 中所列症状评分与 MPN 患者总体生活质量中的症状部分显著相关，国际指南推荐用于评估 MPN 患者的症状负荷，是一种有效的、敏感的、可靠的、实用的工具，适合于临床试验和临床实践。针对脾大的治疗常可部分缓解体质性症状。芦可替尼可显著改善 PMF 的体质性症状，那些 MPN-10 总积分 >44 分或难治且严重（单项评分 >6 分）的皮肤瘙痒或不是由其他原因导致的超预期的体重下降（过去 6 个月下降 >10%）或不能解释的发热的患者，芦可替尼可以作为一线治疗。要求每个月评分并记录（0~10 分，0 代表无，10 代表最严重）。

PMF 患者确诊后应根据国际预后积分系统（IPSS）、动态国际预后积分系统（DIPSS）或修订的动态国际预后积分系统（DIPSS-Plus）（表 8-3-4）对患者进行预后分组。IPSS 适合初诊患者，而 DIPSS 和 DIPSS-Plus 则适合患者病程中任一时点的预后判定。《原发性骨髓纤维化诊断与治疗中国指南（2019 年版）》推荐针对中国 PMF 特征修订的 IPSS（IPSS-Chinese）或 DIPSS（DIPSS-Chinese）。近年，随着对 PMF 基因突变谱系的阐释，有关基因突变的预后意义也有了初步探讨。意大利一个研究组将 JAK2、CALR 和 MPL 基因突变与 IPSS 预后参数结合，提出了一个 PMF 新预后积分系统：有体质性症状（在确诊 PMF 前 1 年内体重下降 10% 和 / 或不能解释的发热或严重盗汗持续超过 1 个月）、外周血原始细胞比例 >1%、血红蛋白 <100g/L、JAK2 V617F（+）各赋予 1 分，患者年龄 >65 岁、白细胞计数 >25 × 10⁹/L 和 MPL（+）、无 JAK2、CALR 和 MPL 基因突变各赋予 2 分，将患者分为极低危（0 分）、低危（1 分）、中危（2 分或 3 分）、高危（4 分或 5 分）和极高危（6 分或以上）五组。研究证实该预后积分系统对患者的预后效应高于 IPSS 系统。新近又提出了 MIPSS70 和 MIPSS70-plus 两种预后积分系统，但其临床实际应用价值尚待进一步验证。

思路 2　该患者已处于明显骨髓纤维化期,但因为疾病本身的异质性,并发症的轻重程度不同,将直接影响具体生存质量。该患 IPSS 积分为 1 分(血红蛋白低于 100g/L),DIPSS 积分为 2 分,中危 -1(血红蛋白低于 100g/L);按 DIPSS-plus 预后积分 2 分(依赖输血,DIPSS 中危 -1),归入中危 -2。

表 8-3-4　国际预后积分系统(IPSS)、动态国际预后积分系统(DIPSS)和修订的
动态国际预后积分系统(DIPSS-Plus)

预后因素	IPSS[③]积分	DIPSS[④]积分	DIPSS-Plus[⑤]积分
年龄 >65 岁	1	1	-
有体质性症状[①]	1	1	-
血红蛋白 <100g/L	1	2	-
白细胞 >25 × 10⁹/L	1	1	-
外周血原始细胞 ≥ 1%	1	1	-
血小板 <100 × 10⁹/L	–	–	1
需要红细胞输注	–	–	1
预后不良染色体核型[②]	–	–	1
DIPSS 中危 -1	–	–	1
DIPSS 中危 -2	–	–	2
DIPSS 高危	–	–	3

①体质性症状指诊断前 1 年体重下降超过 10%、不明原因的发热、严重盗汗超过 1 个月。
②不良预后染色体核型包括复杂核型;或涉及 +8、–7/7q–、i(17q)、–5/5q–、12p–、inv(3)或 11q23 重排的单个或 2 个异常。
③ IPSS 分组:低危(0 分)、中危 -1(1 分)、中危 -2(2 分)、高危(≥ 3 分)。
④ DIPSS 分组:低危(0 分)、中危 -1(1 或 2 分)、中危 -2(3 或 4 分)、高危(5 或 6 分)。
⑤ DIPSS-Plus 分组:低危(0 分)、中危 -1(1 分)、中危 -2(2 或 3 分)、高危(4~6 分)。

【问题 5】如何治疗?

思路 1　PMF 的治疗策略依据患者的预后分组来加以制订。①低危组患者不予治疗,仅进行临床随访观察,定期复查血常规及脾脏超声。②中危 -2 及高危组患者可考虑 allo-HSCT,根据年龄调整预处理方案。③中危 -1 患者可根据不同的并发症选择相应非移植治疗方法,或参加临床药物研究。

IPSS/DIPSS/DIPSS-Plus 低危和中危 -1 患者如果没有明显的临床症状并且无明显的贫血(血红蛋白 <100g/L)、无明显的脾大(触诊左缘肋下 >10cm)、白细胞计数增高(>25 × 10⁹/L)或显著血小板计数增高(>1 000 × 10⁹/L),可以仅观察、监测病情变化,如有降细胞治疗指征,首选羟基脲治疗,α 干扰素亦是一个有效的降细胞药物。中危 -2 或高危患者需要给予治疗,应向患者介绍可供选择的 PMF 治疗方法,鼓励患者在有机会时参加临床药物研究。

(1) allo-HSCT 是目前唯一可能治愈 PMF 的治疗方法,但有相当高的治疗相关死亡率和并发症发生率。患者之前的反复输血、骨髓硬化、巨脾及移植后发生的移植物抗宿主病将显著影响移植疗效。有报道巨脾患者在移植前先行脾脏切除,可减少植入延迟。对于预计生存时间小于 5 年且符合 HSCT 条件者,应权衡 allo-HSCT 相关并发症的风险。allo-HSCT 候选患者包括 IPSS 高危(中位总体生存期 27 个月)或中危 -2(中位总体生存期 48 个月)患者,以及那些输血依赖(中位总体生存期 20 个月)或有不良细胞遗传学异常(中位总体生存期 40 个月)的患者。最终是否选择 allo-HSCT 还必须考虑其他可导致 allo-HSCT 失败的不良因素,包括红细胞输注负荷、重度脾大、非 HLA 相合的同胞供者、HSCT 合并疾病指数(HCT-CI)评分高、高龄、疾病晚期和非 HLA 完全相合无关供者。如选择 allo-HSCT,应当向有丰富 HSCT 经验的医生进行咨询。

(2)其他非移植治疗方法主要用于缓解并发症、缩脾、改善生活质量,尚无明确依据可延长患者生存期。

1)如何治疗贫血:血红蛋白水平低于 100g/L 时应开始贫血治疗。对 PMF 贫血有效的药物有糖皮质激素、雄激素、EPO 和免疫调节剂,但所有这些药物均有不足之处。

雄激素可使 1/3~1/2 患者的贫血症状得到改善,糖皮质激素可使 1/3 严重贫血或血小板减少患者的得到改善,因此,伴贫血和/或血小板减少的患者初治时可联合雄激素(司坦唑醇,6mg/d;或达那唑,200mg,每 8h 1 次)和糖皮质激素(泼尼松,30mg/d),至少 3 个月。如果疗效好,雄激素可继续使用,糖皮质激素逐渐减量。有前列腺疾患或有肝病患者不宜选用雄激素治疗。血清 EPO 低于 100IU/L 伴贫血的患者可试用,3 万 ~5 万 IU/ 周。

沙利度胺具有免疫调节、下调肿瘤坏死因子水平及抗血管新生的作用,小剂量沙利度胺(50mg/d)联合泼尼松[0.5mg/(kg·d)]较单用沙利度胺疗效高,不良反应有所减少。在此基础上再联合达那唑可进一步提高疗效、延长有效期。有 2 度或以上外周神经病变的患者不宜选用沙利度胺。来那度胺抗肿瘤、免疫调节作用更强,不良反应更易于耐受,单药治疗对贫血、脾大、血小板减少的有效率分别为 22%、33%、50%。来那度胺(血小板计数 <100×10^9/L 的患者起始剂量为 5mg/d,血小板计数 ≥ 100×10^9/L 的患者起始剂量为 10mg/d,连续服用 21d 后停用 7d,28d 为 1 个周期)联合泼尼松(30mg/d)的 II 期临床试验结果显示,贫血和脾大的有效率分别为 30%、42%。

对严重贫血、症状较重的患者,可输注红细胞悬液,但应控制输血次数,或及时行去铁治疗,以免并发血色病。

2)如何治疗脾大:JAK1/JAK2 抑制剂芦可替尼可作为有脾大的 IPSS/DIPSS/DIPSS-Plus 中危 -2 和高危患者的一线治疗,对那些有严重症状性脾大(如左上腹疼或由于早饱而影响进食量)的中危 -1 患者亦可以作为一线治疗,其他患者首选药物是羟基脲。脾区照射只能暂时获益,脾切除术仍为药物治疗无效的脾大患者的可行选择。

芦可替尼治疗时,治疗前血小板 >200×10^9/L 患者的推荐起始剂量为 20mg,每日 2 次,血小板(100~200)× 10^9/L 患者的推荐起始剂量为 15mg,每日 2 次,血小板(50~<100)×10^9/L 患者的推荐起始剂量为 5mg,每日 2 次。治疗过程中需按随访血常规参数调整剂量,直至剂量稳定。在治疗前及治疗过程中用 MPN-10 评估患者临床症状负荷,监测脾脏大小变化。停药应在 7~10d 内逐渐减停,应避免突然停药,停药过程中推荐加用泼尼松 20~30mg/d。

羟基脲缩脾的有效率约为 40%。羟基脲治疗无效的患者可用其他骨髓抑制剂替换,如静脉输注克拉屈滨[5mg/(m^2·d)× 5d,每次输注 2h,每月 1 个疗程,重复 4~6 个月]、口服美法仑(2.5mg,每周 3 次)或口服白消安(2~6mg/d,密切监测血常规)。

脾切除:由于脾脏是主要髓外造血器官,部分患者切脾后会引起肝脏迅速增大、血小板显著增多,故脾切除术仅适用于巨脾有明显压迫症状、出现脾梗死引起的持续性疼痛、伴有门静脉高压并发食管静脉破裂出血者。

3)如何治疗体质性症状:细胞因子异常产生可能是 PMF 相关体质性症状和恶病质的主要原因。PMF 患者的体质性症状可很严重,须视为一个重要的治疗指征。针对脾大的治疗常可部分缓解体质性症状。芦可替尼可显著改善 PMF 的体质性症状,那些 MPN-10 总积分 >44 分或难治且严重(单项评分 >6 分)的皮肤瘙痒或不是由其他原因导致的超预期的体重下降(过去 6 个月下降 >10%)或不能解释的发热的患者,芦可替尼可以作为一线治疗。

4)如何治疗非肝脾内的造血:胸椎椎体是 PMF 非肝脾性髓外造血(EMH)的最常见部位。其他的部位包括淋巴结、肺、胸膜、小肠、腹膜、泌尿生殖道和心脏。当出现临床症状时,可采用低剂量病灶局部放疗(0.1~1.0Gy,分为 5~10 次照射)。

5)急变期的治疗:该期的任何治疗疗效都很差,应考虑试验性或姑息性治疗。应考虑对有选择的患者进行强烈诱导化疗,然后行 allo-HSCT 进行巩固。对于拟行 allo-HSCT 的患者,移植前只需疾病逆转至慢性期,也许不需要达到完全缓解。

思路 2 个体化治疗,该患的 DIPSS-plus 预后积分为 3 分(血红蛋白 <100g/L,依赖输血),归入中危 -2,MPN 评分 18 分,由于重度贫血乏力明显,脾脏略大,可首先选择常规非移植治疗方案。给予少浆血 400ml 输注支持后沙利度胺(50mg/ 晚)、安雄(十一酸睾酮,40mg,3 次 /d)及泼尼松(30mg/d)口服,同时给予通便、抑酸护胃及感染预防等药物并发症防治的指导。建议患者在同胞间进行 HLA 配型。

【问题6】如何进行 PMF 疗效评价?

思路 嘱咐患者治疗过程中定期复查血常规、白细胞分类及腹部超声,疗效评估标准采用2013年的欧洲骨髓纤维化网(EUMNET)和骨髓纤维化研究和治疗国际工作组(IWG-MRT)共识标准(表 8-3-5)。

表 8-3-5 骨髓纤维化伴髓外造血的疗效标准[骨髓纤维化研究和治疗国际工作组(IWG-MRT)共识]

反应标准	
完全缓解(CR)	以下条件需全部符合: ①骨髓:符合年龄校准的正常增生等级,原始细胞 <5%,骨髓纤维化分级 ≤ 1 级(欧洲分级标准);和②外周血:血红蛋白 ≥ 100g/L,血小板 ≥ 100×10⁹/L,中性粒细胞绝对值 ≥ 1×10⁹/L,且上述指标均不高于正常值上限;幼稚髓系细胞 <2%;和③临床症状、体征(包括肝、脾大)完全消失,无髓外造血的证据
部分缓解(PR)	符合以下条件之一: ①外周血:血红蛋白 ≥ 100g/L,血小板 ≥ 100×10⁹/L,中性粒细胞绝对值 ≥ 1×10⁹/L,上述指标均不高于正常值上限;幼稚髓系细胞 <2%;临床症状、体征(包括肝脾大)完全消失,无髓外造血的证据。或②骨髓:符合年龄校准的正常增生等级,原始细胞 <5%,骨髓纤维化分级 ≤ 1 级;外周血:血红蛋白 85~<100g/L,血小板(50~<100)×10⁹/L,中性粒细胞绝对值 ≥ 1×10⁹/L 但低于正常值上限,幼稚髓系细胞 <2%;临床症状、体征(包括肝脾大)完全消失,无髓外造血的证据
临床改善(CI)	贫血、脾大或症状改善,无疾病进展或贫血、血小板减少、中性粒细胞减少加重 贫血疗效:非输血依赖患者血红蛋白升高 ≥ 20g/L;输血依赖患者脱离输血(在治疗期间连续 12 周以上未输注红细胞且血红蛋白 ≥ 85g/L) 脾脏疗效:①基线时脾脏肋缘下 5~10cm 者变为肋缘下不可触及;②基线脾脏肋缘下 >10cm 者减少 ≥ 50%;③基线脾脏肋缘下 <5cm 者不进行脾脏疗效评估;④脾脏疗效需要通过 MRI 或 CT 证实脾脏容积减少 ≥ 35% 症状疗效:骨髓增殖性肿瘤症状评估表 - 症状总积分(MPN-SAF TSS)减少 ≥ 50%
疾病进展(PD)	符合以下条件之一: ①基线脾脏肋缘下 <5cm 者出现新的进行性脾大;②基线脾脏肋缘下 5~10cm 者,可触及的脾脏长度增加 ≥ 100%;③基线脾脏肋缘下 >10cm 者,可触及的脾脏长度增加 >50%;④骨髓原始细胞 >20%,证实为向白血病转化;⑤外周血原始细胞 ≥ 20% 且原始细胞绝对值 ≥ 1×10⁹/L 并持续至少 2 周
疾病稳定(SD)	不符合上述任何一项。
复发	符合以下条件之一: ①取得完全缓解、部分缓解或临床改善后,不再能达到至少临床改善的标准;②失去贫血疗效持续至少 1 个月;③失去脾脏疗效持续至少 1 个月
细胞遗传学缓解	在评价细胞遗传学疗效时至少要分析 10 个分裂中期细胞,并且要求在 6 个月内重复检测证实 ①完全缓解(CR):治疗前存在细胞遗传学异常,治疗后消失;②部分缓解(PR):治疗前异常的中期分裂细胞减少 ≥ 50%(PR 限用于基线至少有 10 个异常中期分裂细胞的患者)
分子生物学缓解	分子生物学疗效评价必须分析外周血粒细胞,并且要求在 6 个月内重复检测证实 ①完全缓解(CR):治疗前存在的分子生物学异常在治疗后消失;②部分缓解(PR):等位基因负荷减少 ≥ 50%(部分缓解仅用于基线等位基因负荷至少有 20% 突变的患者)
细胞遗传学 / 分子生物学复发	重复检测证实既往存在的细胞遗传学 / 分子生物学异常再次出现

注:每项符合指标需维持时间 ≥ 12 周方可判断所达疗效类型。

后续门诊追踪

4 个月后患者复诊,贫血无明显改善,治疗期间当地多次输注血制品支持。而且食欲缺乏加重,体重减轻 15kg,生活需要家属照顾。门诊复查血常规:白细胞计数 1.7×10⁹/L,血红蛋白浓度 52g/L,血小板计数 57×10⁹/L。脾肋下 6cm,腹部超声:脾脏 8.0cm×18.0cm。

【问题 7】治疗中的疗效再评价与治疗策略调整。

思路 1 患者出现进行性脾大,病情进展,DPISS-plus 积分 4 分,DIPSS 中危 -1,输血依赖,血小板低于 100×10^9/L,出现全身性症状(体重减轻大于 10%),纳入高危组,且临床症状较重,巨脾。MPN-10 评分 48 分。

思路 2 参考高危组的治疗策略,结合巨脾,MF-3,体质性症状明显,考虑给予芦可替尼治疗,根据血小板数量首先给予 5mg,2 次 /d,同时给予红细胞输注支持,密切随访血常规,调整芦可替尼用量。患者同胞间有 1 人与患者 HLA 配型相合,建议患者家庭在芦可替尼治疗缩脾和体质性症状改善后可考虑同胞供体 allo-HSCT。

(杨建民)

问 答 题

1. 哪些疾病可出现骨髓纤维化?
2. 如何正确应用 IPSS、DIPSS、DIPSS-plus 指导临床治疗?
3. 芦可替尼的作用机制与毒副作用是什么?

推荐阅读文献

［1］中华医学会血液学分会白血病淋巴瘤血组 . 原发性骨髓纤维化诊断与治疗中国指南 (2019 年版). 中华血液学杂志 , 2019, 40 (1): 1-7.

［2］STEVEN H S, ELIAS C, NANCY L H, et al. WHO Classification of tumours of haematopoietic and lymphoid tissues 5th ed. Lyon: IARC Press, 2016: 44-50.

［3］MESA R A, JAMIESON C, BHATIA R, et al. NCCN guidelines insights: myeloproliferative neoplasms, version 2. 2018. J Natl Compr Canc Netw, 2017, 15 (10): 1193-1207.

［4］TEFFERI A, CERVANTES F, MESA R, et al. Revised response criteria for myelofibrosis: International Working Group-Myeloproliferative Neoplasms Research and Treatment (IWG-MRT) and European LeukemiaNet (ELN) consensus report. Blood, 2013, 122 (8): 1395-1398.

［5］GANGAT N, CARAMAZZA D, VAIDYA R, et al. DIPSS plus: a refined dynamic international prognostic scoring system for primary myelofibrosis that incorporates prognostic information from karyotype, platelet count, and transfusion status. J Clin Oncol, 2011, 29 (4): 392-397.

第四节 伴有嗜酸性粒细胞增多的髓系 / 淋系肿瘤

知识要点

1. 嗜酸性粒细胞增多症的诊断和鉴别诊断。
2. 克隆性嗜酸性粒细胞增多症的分类。
3. 嗜酸性粒细胞增多伴 *PDGFRA*、*PDGFRB*、*FGFR1* 基因异常或 *PCM1-JAK2* 融合基因的髓系 / 淋系肿瘤的治疗策略。

嗜酸性粒细胞增多伴 *PDGFRA*、*PDGFRB*、*FGFR1* 基因异常或 *PCM1-JAK2* 融合基因的髓系 / 淋系肿瘤少见,根据涉及基因的不同而分为四类:

(1)伴 *PDGFRA* 基因重排的髓系 / 淋系肿瘤:由于染色体 4q12 隐匿性缺失,使定位于该区域的 *FIP1L1* 基因与 *PDGFRA1* 发生融合,形成 *FIP1L1-PDGFRA* 融合基因。该融合基因可在约 14% 的嗜酸细胞增多症患者中被检测到。该类型患者多有脾大、血清胰蛋白酶和维生素 B_{12} 水平增高、染色体核型多正常、需要进一步分子学检测识别及易进展为骨髓纤维化等特点。

(2)伴 *PDGFRB* 基因重排的髓系 / 淋系肿瘤:由于染色体 5q33 区域的 *PDGFRB* 基因重排所致。该类型患者常见 t(5；12)(q32；p13)导致 *ETV6-PDGFRB* 融合基因形成,也有累及 *PDGFRB* 基因重排的其他融合基因报道，但是存在以下融合基因：*EBF1-PDGFRB*、*SSBP2-PDGFRB*、*TNIP1-PDGFRB*、*ZEB2-PDGFRB* 及 *ATF7IP-PDGFRB* 的急性淋巴细胞白血病（ALL）应诊断为 Ph 样 ALL。

（3）伴 *FGFR1* 基因重排的髓系 / 淋系肿瘤（8p11 骨髓增殖综合征）：由伴 8p11 及其他染色体核型改变而演变为涉及 *FGFR1* 的基因重排，属侵袭性疾病，最终可转化为急性白血病或淋巴瘤。

（4）伴 *PCM1-JAK2* 融合基因的髓系 / 淋系肿瘤：由于染色体 t（8；9）（p22；p24.1）形成 *PCM1-JAK2* 融合基因，临床表现为骨髓增殖性肿瘤（MPN），嗜酸性粒细胞增多，也有向急性髓细胞性白血病（AML）或 ALL 转化。少见的伴 *ETV6-JAK2* 和 *BCR-JAK2* 融合基因的 ALL 可呈现 Ph 样 ALL 特征。

首次门诊记录

患者，男性，33 岁，主因"脾大伴嗜酸性粒细胞增多 2 年"就诊入院。2 年前，患者曾因"急性胃肠炎"伴乏力、全身皮肤瘙痒在南方某医院消化科就诊，起病时感发热，脐周阵发性绞痛，大便呈黄色稀水样伴呕吐。体格检查：急性病容，体温 38.8℃，腹软，无压痛及反跳痛，肠鸣音 5 次 /min，肝未及，脾肋下 8cm。查血常规：白细胞计数 19.6×10^9/L，血红蛋白浓度 121g/L，血小板计数 138×10^9/L。白细胞分类：中性粒细胞百分比 38%，嗜酸性粒细胞百分比 52%，淋巴细胞百分比 10%。大便常规：脓球 4 个 /HP，粪检无沙门菌、志贺菌及霍乱弧菌。予抗感染、补液、止泻及退热等处理后体温正常，呕吐、腹泻及腹痛缓解，后多次在当地随诊，脾大及嗜酸性粒细胞增多持续存在，考虑嗜酸性粒细胞增多原因待查，为进一步确诊转入院。

门诊问诊：患者既往体健，无过敏史，无特殊服药史，无冶游史等。体格检查：浅表淋巴结未及，胸骨无压痛，心肺听诊无异常，腹软未及包块，脾大，肋下 8cm，边界清楚，质地中等，肝未及，双下肢皮肤散在疱疹样皮疹，局部有明显抓痕与破溃。血常规：白细胞计数 16.4×10^9/L，血红蛋白浓度 126g/L，血小板计数 145×10^9/L。白细胞分类：中幼粒细胞百分比 6%，中性粒细胞百分比 6%，嗜酸性粒细胞百分比 73%，淋巴细胞百分比 14%，单核细胞百分比 1%。

【问题 1】针对上述病史，该患者可能的诊断是什么？

思路 1 临床特点。该患者嗜酸性粒细胞增多 2 年余，嗜酸性粒细胞最高可达 11.9×10^9/L 并伴巨脾及皮肤损害，因而首先应考虑 MPN 可能性大，但确诊前必须除外反应性或继发性嗜酸性粒细胞增多症。

思路 2 该患者有巨脾伴白细胞增多及外周血出现中幼粒细胞，诊断时应注意与慢性髓细胞性白血病（CML）相鉴别，同时，还应考虑是否为 MPN 中非特指型慢性嗜酸性粒细胞白血病（CEL-NOS）及嗜酸性粒细胞增多伴分子生物学异常的髓系 / 淋系肿瘤。

思路 3 为明确诊断，应进一步详细询问患者有无感染性疾病史、寄生虫病史、特殊服药及药物过敏史、特殊进食史（如生鱼、生肉等）和哮喘病史等，并注意有无胸骨压痛、有无淋巴结与肝脾大、皮肤有无结节、皮下有无包块等。

【问题 2】为明确诊断，应对该患者进行哪些辅助检查？

思路 1 ①胸腹部 CT、肺功能、心脏超声及心肌酶谱；②生化全套、乙肝五项、免疫全套、肿瘤全套、自身免疫性抗体、血清 IgE 水平测定；③大便找肠道寄生虫卵及血吸虫卵；④ EBV、CMV 及 HIV 病毒检测；⑤骨髓穿刺与活检；⑥染色体核型分析；⑦基因检测，*PDGFRA/PDGFRB/FGFR/JAK2* 基因重排、*BCR-ABL1* 基因、*TCR* 基因重排、*JAK2/CALR/MPL* 基因突变，必要时进行 RNA 测序；⑧白血病免疫分型、淋巴瘤免疫分型。

思路 2 请皮肤科会诊，以明确该患者下肢皮肤病变的诊断并提供治疗建议。

嗜酸性粒细胞增多性疾病是一组临床较为常见的疾病，其病因复杂，因受累系统的区别而临床表现多样，病情程度也轻重不一，因而，临床上遇到此类患者时应首先尽早对病情作出明确诊断。

为了正确诊断，就要根据所接诊患者的病情特点，通过详细的病史采集与全面体格检查，结合有针对性的专科实验室检查手段，以充分地收集资料，进行归纳分析与鉴别诊断，以判断该患者的嗜酸性粒细胞增多是原发病导致的反应性增多，还是 CEL-NOS 或伴 *PDGFRA*、*PDGFRB*、*FGFR1* 基因异常或 *PCM1-JAK2* 的髓系 / 淋系肿瘤中的一种。

值得关注的是，在诊断时还应注意与淋巴细胞变异的特发性高嗜酸性粒细胞增多综合征（HES）进行鉴别。后者是由异常或克隆性 Th2 细胞群扩增所致，其克隆群体异常表达 CD3（−）/CD4（+）免疫表型，部分患者也存在 CD3⁺/CD4⁻/CD8⁻ 或 CD3⁺/CD4⁺/CD8⁻ 的 T 细胞群。临床上虽有血清胸腺和活化相关的趋化因子及 IgE 水平升高,但 T 细胞体外培养观察到 IL-5 表达增加,流式细胞仪检测到异常免疫表型和 *TCR* 基因重排对确诊有助。

知识点

嗜酸性粒细胞增多

正常人外周血液中嗜酸性粒细胞占白细胞分类的 3%~5%,嗜酸性粒细胞计数绝对值(AEC)为 $(0.35~0.5) \times 10^9/L$,如外周血 AEC 超过正常值上限时,则称为嗜酸性粒细胞增多症(eosinophilia)。嗜酸性粒细胞增多症分轻度(AEC 超过正常,且 $<1.0 \times 10^9/L$)、中度[AEC$(1.0~5.0) \times 10^9/L$]和重度 $(AEC>5.0 \times 10^9/L)$。嗜酸性粒细胞增多有时会伴随皮肤、肺、心脏等靶器官的浸润损伤。

临床上嗜酸性粒细胞增多症大多为反应性,常继发于过敏性疾病、感染、药物、结缔组织病或肿瘤等因素。患者体内以 IL-5、IL-3 和 GM-CSF 为主的细胞因子分泌过多,刺激嗜酸性粒细胞及其前体细胞增殖。由于反应性嗜酸性粒细胞增多症诱因不同,其治疗主要是对因治疗。

克隆性嗜酸性粒细胞增多常发生于慢性髓系肿瘤,如骨髓增殖性肿瘤伴嗜酸性粒细胞增多(MPN-Eo)或骨髓增生异常综合征/骨髓增殖性肿瘤伴嗜酸性粒细胞增多(MDS/MPN-Eo),有时也发生于 AML、急性 B 或 T 细胞白血病/淋巴瘤。慢性嗜酸性粒细胞白血病(chronic eosinophilic leukemia,CEL)是 MPN 中的一种类型,以不明原因的 $AEC >1.5 \times 10^9/L$ 和骨髓嗜酸性粒细胞持续增多并伴有靶器官损伤为特征。外周血原始细胞 >2% 或骨髓原始细胞 >5%~19% 或伴有克隆性遗传学异常。近年来,随着分子检测技术的发展,部分克隆性嗜酸性粒细胞增多患者中可检测到 *PDGFRA*、*PDGFRB* 或 *FGFR1* 基因重排,此类疾病大多对靶向治疗药物敏感。因此,2008 年 WHO 重新修订了 MPN 的分类,将其单独列为"嗜酸性粒细胞增多伴 *PDGFRA*、*PDGFRB* 或 *FGFR1* 基因异常的髓系/淋系肿瘤",并将其从 MPN 中剔除,而不伴上述基因异常的 CEL 则被称为非特指型慢性嗜酸性粒细胞白血病(CEL-NOS),仍归类于 MPN。2016 年 WHO 又在"嗜酸性粒细胞增多伴 *PDGFRA*、*PDGFRB* 或 *FGFR1* 基因异常的髓系/淋系肿瘤"这一亚类中新增一个暂定的疾病"嗜酸性粒细胞增多伴 *PCM1-JAK2* 融合基因的髓系/淋系肿瘤"。

而特发性高嗜酸性粒细胞增多综合征(idiopathic hypereosinophilic syndrome,HES)则是排除性诊断,患者存在不明原因的 $AEC >1.5 \times 10^9/L$ 和骨髓嗜酸性粒细胞持续增多半年以上并伴有靶器官损伤,排除以上基因异常、CEL-NOS、淋巴细胞变异型嗜酸性粒细胞增多症(存在一群免疫表型异常的 T 细胞亚群产生细胞因子促使嗜酸性粒细胞反应性增高)及其他慢性髓系肿瘤、AML 和淋巴系统肿瘤等。HES 必须同时伴有靶器官损伤,若其他条件具备而无靶器官损伤,则诊断为高嗜酸性粒细胞增多症(hypereosinophilia,HE)。另外还有罕见的家族性嗜酸性粒细胞增多症,多有家族史。

知识点

反应性和继发性嗜酸性粒细胞增多症的常见病因

1. 过敏性疾病 最常见,如哮喘、药物(如抗生素、非甾体抗炎药类药物和抗精神病类药物)过敏反应、过敏性鼻炎等。如为药物过敏所致,停药后嗜酸细胞数可恢复正常。

2. 感染性疾病 次常见,如肠道寄生虫(钩虫、蛔虫、绦虫、丝虫)病、分枝杆菌感染、球孢子菌等侵袭性真菌感染、疱疹病毒与 HIV 感染等,其中以寄生虫病最常见。

3. 皮肤病 如荨麻疹、大疱性天疱疮、湿疹、疱疹样皮炎和血管性水肿等,以荨麻疹最为常见。

4. 消化系统疾病 如嗜酸细胞性胃肠炎、过敏性胃肠炎、炎性肠病等。

5. 呼吸系统疾病 如嗜酸细胞性肺炎、Churg-Strauss 综合征等。

6. 肿瘤 如 B 或 T 细胞淋巴瘤、实体肿瘤、CML、AML-M4Eo、系统性肥大细胞增多症(SM)和朗格汉斯细胞组织细胞增多症等。

7. 结缔组织疾病 如结缔组织病、类风湿关节炎、嗜酸性筋膜炎等。

第二次门诊记录

首次门诊检查结果回报：

1. 骨髓形态学　增生明显活跃,粒系细胞占 74.5%,粒：红系比值为 14.9：1,原粒细胞 0.5%,嗜酸性粒细胞 45%,其中嗜酸早幼粒细胞 6%,嗜酸中幼粒细胞 6.5%,嗜酸晚幼粒细胞 13%,嗜酸杆状粒细胞 10%,嗜酸分叶粒细胞 9.5%,其嗜酸性粒细胞胞体偏大,富含中等大小橘黄色颗粒,巨核细胞 216 个 / 片（图 8-4-1）。

2. 染色体核型分析　正常核型。

3. FISH　检测到 *PDGFRA* 基因缺失,占分析细胞的 70%（图 8-4-2）。

4. 基因检测　*BCR-ABL1* 融合基因、*JAK2/MPL/CALR* 基因突变及 *TCR* 基因重排均为阴性,但检测到 *FIP1L1-PDGFRA* 融合基因阳性表达（图 8-4-3）。

5. 白血病免疫分型　未见 T 和 B 淋系及髓系异常表达。

6. 其余检查　除腹部 CT 提示巨脾外,余均未见异常。

7. 皮肤科会诊意见　诊断：疱疹样皮炎（考虑与嗜酸性粒细胞增多有关,但未行皮肤活检）,建议糖皮质激素治疗并联用含激素软膏局部外涂。

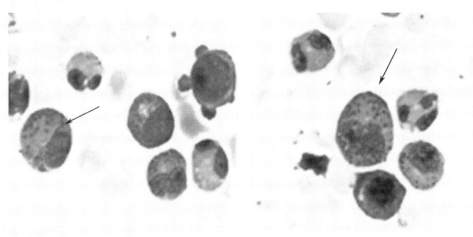

图 8-4-1　骨髓形态学显示为嗜酸细胞明显增多,箭头所指为嗜酸性粒细胞（瑞氏染色,×1 000）

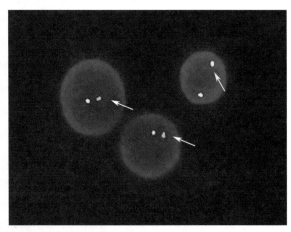

图 8-4-2　荧光原位杂交检测 *PDGFRA* 基因缺失
（DAPI/FITC/TEXAS-RED 三色滤光镜下,×1 000）
正常信号为两个黄色融合信号（即红绿融合信号,图中黄色箭头所示）,*FIP1L1* 发生缺失重排时丢失一个红色信号,表现为一个黄色信号和一个绿色信号（白色箭头）。

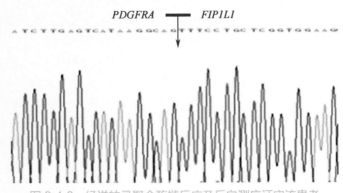

图 8-4-3　经逆转录聚合酶链反应及反向测序证实该患者
表达 *FIP1L1-PDGFRA* 融合基因

【问题 3】依据上述结果,该患者应诊断为什么疾病?

思路 1　该患者无特殊既往史与冶游史,亦无生活环境改变,目前几乎无症状,体征除脾大及下肢皮肤病变外,余均正常,结合上述辅助检查,可明确排除反应性嗜酸性粒细胞增多症和淋系肿瘤。

思路 2　归纳该病例特点,重度嗜酸性粒细胞增多 2 年以上,伴显著脾大,疱疹样皮炎,骨髓嗜酸性粒细胞增多,原始细胞百分比正常,无 Ph 染色体核型、*BCR-ABL1* 融合基因阴性,可排除 CML 和 CEL-NOS 的诊断,似较符合既往拟诊的 HES,但该患者 FISH 及逆转录 PCR 检测均发现存在 *FIP1L1-PDGFRA* 分子异常,按照 2016 年 WHO 的髓系肿瘤分类,该患者最终诊断被修正为"嗜酸性粒细胞增多伴 *PDGFRA* 基因重排的髓系肿瘤"。

【问题 4】嗜酸性粒细胞增多伴 *PDGFRA* 基因重排的髓系 / 淋系肿瘤与 CEL-NOS 及 HES 三者之间临床上有何异同点?

思路

1. **相同点**　三者均为中年发病,男性多见,男女比为 1.47∶1,起病初部分患者有发热,乏力,关节肌肉酸痛等一般症状,超半数病例有皮肤(荨麻疹、血管神经性水肿)、心肺系统(心肌炎、心内膜炎、肺浸润、肺纤维化)、造血系统(血栓、溶血性贫血)和神经系统损害等,30%~50% 病例有肝脾大。

2. **不同点**　一般而言,HES 多有 IgE 水平增高,外周血无原始细胞,骨髓原始细胞百分比和细胞遗传学及分子学均正常。HES 为排除性诊断,需要排除 CEL-NOS,伴有 *PDGFRA*、*PDGFRB* 和 *FGFR1* 基因重排和 *PCM1-JAK2* 的髓系 / 淋系肿瘤及其他慢性髓系肿瘤,AML 及淋巴系统肿瘤方可诊断。CEL-NOS 特点为外周血原始细胞 >2% 和 / 或骨髓原始细胞 >5%~19% 和 / 或有髓系细胞克隆性证据,如重现性 +8,−7 或 i(17q) 染色体异常等,少数女性患者可有 *JAK2* 基因突变,X 连锁的多态性分析出现克隆性 *PGK* 或 *HUMARA* 基因。嗜酸性粒细胞增多伴 *PDGFRA* 重排的髓系 / 淋系肿瘤特点为可通过逆转录 PCR 和 / 或 FISH 方法检测到 *PDGFRA*、*PDGFRB* 或 *FGFR1* 重排基因或 *PCM1-JAK2* 融合基因。

【问题 5】嗜酸性粒细胞增多症的治疗原则是什么?

思路 1　一般而言,无心肺等重要脏器受累的轻度嗜酸性粒细胞增多症患者,可待其确诊后再决定是否需要立即治疗及如何治疗。对于有症状或有克隆性异常的嗜酸性粒细胞增多症患者,一旦诊断明确,必须尽早治疗。

思路 2　具体而言,反应性或继发性嗜酸性粒细胞增多症主要是对因治疗。HES 的一线治疗首选糖皮质激素,1mg/(kg·d)泼尼松可使 70% 患者的病情迅速控制,起效后激素渐减量并以最小量维持,如合并多器官严重损害者,可选用大剂量琥珀酸氢化可的松静脉滴注;二线治疗可选用:① 300 万 IU α 干扰素,皮下注射,每周 2~3 次,α 干扰素与糖皮质激素有协同作用,并能延长患者的完全缓解(CR)持续时间;②靶向药物抗 CD52 单抗阿伦单抗(alemtuzumab)治疗难治性 HES,在小样本资料中证实其有效率可达 91%;③抗 IL-5 单抗美泊利单抗(mepolizumab)治疗难治性 HES,在部分患者中疗效较好,机制与美泊利单抗能阻断 IL-5 的介导有关;④细胞毒性药物如亚硝脲(Hu)、长春新碱、环磷酰胺(CTX)、阿糖胞苷(Ara-C)和 6- 巯基嘌呤(6-MP)等也可使部分患者获得一定疗效;⑤难治性 HES 患者,尽管未检测到 *FIP1L1-*

PDGFRA/B 融合基因的存在,也可试用酪氨酸激酶抑制剂(TKI)甲磺酸伊马替尼(imatinib)治疗;⑥年轻患者还可考虑行 allo-HSCT 治疗,部分病例可望治愈。CEL-NOS 的治疗首选细胞毒性药物 Hu,最大剂量可达 2g/d,其他细胞毒性药物也可酌情选用,其余治疗可参照 HES。嗜酸性粒细胞增多伴 FIP1L1-PDGFRA/B 基因异常的髓系/淋系肿瘤患者首选伊马替尼治疗,因伊马替尼抑制 PDGFR 效能高于 BCR/ABL1,故 100mg/d(甚至 25~50mg/d)的低剂量即可使患者获血液学与分子生物学缓解。但该药对嗜酸性粒细胞增多伴 FGFR1 基因重排的髓系/淋系肿瘤无效,咪哚妥林、普纳替尼对该类患者部分有效,但总体预后很差。此类患者可按 AML 及 ALL 予以相应方案化疗,缓解后择机行 allo-HSCT。对伴有 PCM1-JAK2 融合基因的髓系/淋系肿瘤,JAK2 抑制剂芦可替尼有很好的效果。

嗜酸性粒细胞增多伴 FIP1L1-PDG-FRA/B 致病机制(动画)

【问题 6】该患者应如何治疗?

思路 1 向患者介绍自身疾病的治疗现状与预后。

对患者进行宣教,首先,让患者了解自身疾病的性质、临床特点及治疗现状,使患者能主动配合治疗;其次,告知患者该病应用一线治疗药物伊马替尼后,病情将会得到有效控制,恶性肿瘤有可能成为陪伴他生活多年的"慢性病",让患者树立战胜疾病的信心;最后,告知患者要有长期治疗的思想准备,长期治疗过程中服药与疾病定期复查不可懈怠。

思路 2 为患者开具医嘱。

1. 伊马替尼 100mg,每日 1 次,晨间口服。

2. 泼尼松 20mg,每日 3 次。

3. 倍他米松软膏患处涂擦。

第三次门诊记录

治疗 3 周后复诊:

1. 下肢瘙痒与乏力消失,食欲佳,脾大,肋下 4cm,皮疹明显好转结痂。

2. 血常规 白细胞计数 14.5×10^9/L,血红蛋白浓度 145g/L,血小板计数 178×10^9/L,中性粒细胞百分比 68%,嗜酸性粒细胞百分比 2%,淋巴细胞百分比 27%,单核细胞百分比 3%。

3. 生化全套 ALT 336IU/L,AST 128IU/L,谷氨酰转移酶 134IU/L,血糖 8.1mmol/L。

4. 骨髓形态 嗜酸性粒细胞降至 5.5%,为成熟嗜酸性粒细胞,余正常。

【问题 7】下一步用药如何调整?

思路 该患者经过 3 周低剂量伊马替尼联合泼尼松治疗,病情基本缓解,且患者耐受良好。转氨酶与血糖水平升高的原因可能与伊马替尼导致的药物性肝损及泼尼松副作用有关。

下一步治疗医嘱:①继用伊马替尼,剂量不变;②泼尼松减量为 10mg,每日 3 次;③加用多烯磷脂酰胆碱护肝、盐酸二甲双胍降血糖;④每周复查血常规与白细胞分类,每两周复查生化全套,每月复查骨髓涂片,每 2 个月复查 FIP1L1-PDGFRA 融合基因,上述指标正常后复查时间可逐渐延长。

后续门诊追踪

该患者予口服伊马替尼 200mg 每日 1 次治疗,现已持续 4 年。治疗初期的药物性肝损伤与血糖增高经护肝、降糖与激素减量后均恢复正常,治疗 1 个月后疱疹样皮炎痊愈,2 个月后外周血及骨髓内嗜酸性粒细胞消失。继用泼尼松每日 5mg 并维持 2 个月后停用。半年后采用 FISH 及逆转录 PCR 复查 FIP1L1-PDGFRA 融合基因转阴并持续至今。目前,患者无明显不适,体格检查脾回缩,肋下未及,但腹部超声仍示脾稍大。

【问题 8】应用伊马替尼治疗该病例获效的机制是什么?治疗过程中应注意什么?

思路 TKI 伊马替尼能通过竞争性抑制三磷酸腺苷与 PDGFR 的结合,阻断下游的信号转导通路,使以 PDGFR 为代表的靶基因表达下调,最终抑制嗜酸性粒细胞的存活与增殖。伊马替尼治疗过程中,应每 3 个月复查一次 FIP1L1-PDGFRA 基因表达,评估疗效,一旦出现分子水平复发趋势,应及时检测有无耐药发生,一旦发现耐药克隆,建议伊马替尼加量至每日 400mg 或换用第二代 TKI。

【嗜酸性粒细胞增多症的诊治流程】(图 8-4-4)

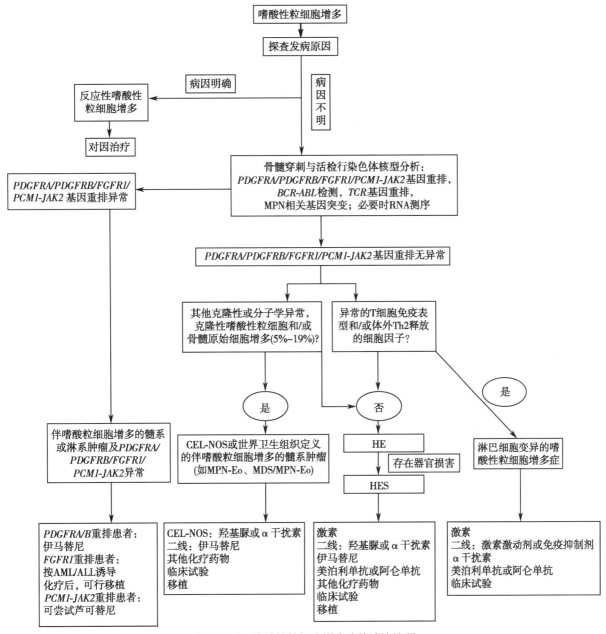

图 8-4-4　嗜酸性粒细胞增多症的诊治流程

MPN. 骨髓增殖性肿瘤；CEL-NOS. 非特指型慢性嗜酸性粒细胞白血病；MDS. 骨髓增生异常综合征；MPN-Eo. 骨髓增殖性肿瘤伴嗜酸性粒细胞增多；HE. 高嗜酸性粒细胞增多症；HES. 特发性高嗜酸性粒细胞增多综合征；AML. 急性髓细胞性白血病；ALL. 急性淋巴细胞白血病。

（薛胜利）

问　答　题

1. 什么是嗜酸性粒细胞增多症？

2. 反应性嗜酸性粒细胞增多症常见于哪些情况？

3. 克隆性嗜酸性粒细胞增多症包括哪些疾病？

4. 嗜酸性粒细胞增多伴 *PDGFRA*、*PDGFRB*、*FGFR1* 基因异常或 *PCM1-JAK2* 融合基因的髓系 / 淋系肿瘤如何靶向治疗？

推荐阅读文献

［1］ 中华医学会血液学分会白血病淋巴瘤学组 . 嗜酸性粒细胞增多症诊断与治疗中国专家共识 (2017 年版). 中华血液学杂志 , 2017, 38 (7): 561-565.

［2］ TEFFERI A, VARDIMAN J W. Classification and diagnosis of myeloproliferative neoplasms: the 2008 World Health Organization criteria and point-of-care diagnostic algorithms. Leukemia, 2008, 22 (1): 14-22.

［3］ MONTGOMERY N D, DUNPHY C H, MOOBERRY M, et al. Diagnostic complexities of eosinophilia. Arch Pathol Lab Med, 2013, 137 (2): 259-269.

［4］ GOTLIB J. World Health Organization-defined eosinophilic disorders: 2012 update on diagnosis, risk stratification, and management. Am J Hematol, 2012, 87 (9): 903-914.

［5］ GOTLIB J. World Health Organization-defined eosinophilic disorders: 2017 update on diagnosis, risk stratification, and management. Am J Hematol, 2017, 92 (11): 1243-1259.

第九章　出血性疾病

第一节　概　述

知识要点

1. 血管内皮细胞、血小板在止血中的作用。
2. 外源性凝血途径、内源性凝血途径和共同凝血途径。
3. 抗凝系统的组成,纤溶系统及纤溶的机制。
4. 出血性疾病的分类、临床表现及实验室检查。

出血性疾病是指由于遗传性或获得性因素,导致患者止血机制(包括血管、血小板、凝血、抗凝及纤溶因素)的缺陷或异常引起的自发性出血或创伤后出血不止。

知识点

正常止血机制
生理止血机制主要包括血管壁的作用、血小板的作用及凝血级联反应三个方面。

一、血管因素

血管壁的完整性对防止出血有重要作用。血管收缩是机体对出血的最早反应。血管内皮细胞(endothelial cell, EC)具有屏障功能,可以避免血液与促凝活性极高的内皮下基质接触,另外还具有很强的抗凝活性,保证血液的流动性(表 9-1-1)。

表 9-1-1　血管内皮细胞及内皮下基质主要的促凝和抗凝作用

促凝作用	抗凝作用
血管收缩	二磷酸腺苷(ADP)酶:降解 ADP,抑制血小板活化
血管性血友病因子(vWF):促进血小板黏附、聚集	
血小板敏感蛋白:促进血小板聚集、血栓形成	前列环素:血管扩张,抑制血小板活化
胶原:活化黏附血小板,启动内源性凝血途径	一氧化氮(NO):血管扩张,抑制血小板活化
凝血酶敏感蛋白:活化黏附血小板	凝血酶调节蛋白(TM):活化蛋白 C
纤连蛋白(Fn):活化黏附血小板	组织因子途径抑制物(TFPI):抑制外源性凝血途径
组织因子(TF):启动外源性凝血途径	组织纤溶酶原激活物(t-PA):激活纤溶
Ⅷ因子:参与内源性凝血途径	
纤溶酶原激活物抑制剂 -1(PAI-1):抑制纤溶	

血管内皮细胞受损时,局部凝血 - 抗凝平衡被打破,内皮细胞表达并释放一系列促进血小板黏附的活性

物质如血管性血友病因子(von Willebrand factor, vWF)等促进血小板在损伤部位黏附、聚集。内皮下组织中的凝血因子(如凝血酶敏感蛋白、纤连蛋白和胶原)等暴露,活化黏附聚集的血小板。另外,血管壁受损后内皮细胞表达并释放组织因子(tissue factor, TF),启动外源性凝血途径。内皮细胞和内皮下基质的这些促凝物质可以在血管内皮损伤后,即时封堵局部破损,起到止血的作用。

二、血小板因素

在止血过程中,血小板通过膜受体黏附、聚集于血管破损处介导初级止血。随后黏附的血小板又通过膜受体产生跨膜信号转导,诱导血小板活化,释放颗粒内容物和暴露膜表面磷脂等,参与凝血过程。

血管受损后暴露内皮下组织,内皮下组织中的胶原、血液中的 vWF 与血小板膜糖蛋白Ⅰb(GPⅠb)结合,导致血小板黏附(platelet adhesion)。vWF 在血小板与内皮下成分的黏附中起桥梁作用。这种黏附的发生极为迅速,但亲和力不高,使得血小板不再流动而是在内皮下基质上翻滚。血流切应力及 GPⅠb-vWF 相互作用产生的跨膜信号转导,使血小板失去正常的外形,并使血小板 GPⅡb/Ⅲa 的构型发生改变。活化的 GPⅡb/Ⅲa 可与纤维蛋白原和 vWF 结合,使血小板与内皮下组织形成高亲和力的二次黏附。GPⅡb/Ⅲa 通过纤维蛋白相互连接而致血小板聚集(platelet aggregation)。血小板血栓的基础是血小板-配体-血小板,纤维蛋白原和 vWF 在血小板血栓中作为配体起桥联作用。纤维蛋白原和 vWF 存储在静息血小板的 α-颗粒内,在血小板活化时被释放出来,它们均可同时与两个血小板的 GPⅡb/Ⅲa 受体结合,把血小板连接起来。

聚集后的血小板活化,释放一系列活性物质,如血栓烷 A2(TXA2)、5-羟色胺等。活化的血小板主要作用有:①释放对于稳定血小板-血小板基质有重要作用的配体;②募集更多的血小板;③小动脉收缩减慢出血;④局限并促进血小板相关的纤维蛋白形成;⑤保护血栓免于纤溶。

三、凝血因素

血管损伤后,内皮下组织暴露,启动内源及外源性凝血途径,在磷脂等的参与下,通过一系列凝血级联反应,形成纤维蛋白血栓。血栓堵塞于损伤部位,起到止血的作用。

(一) 凝血机制

1. 凝血因子 目前已知直接参与凝血过程的凝血因子有 14 种,除 FⅣ是无机离子(钙离子)外,其他均是蛋白质。其名称、合成部位等见表 9-1-2。

知识点

凝 血 因 子

直接参与凝血过程的凝血因子有 14 种,除 FⅣ是无机离子(钙离子)外,其他均是蛋白质。除 TF 存在于组织外,其余凝血因子均存在于血浆中。肝脏是大多数凝血因子合成的场所。严重肝病时,除 FⅧ外,其他因子的水平均降低。此外,部分凝血因子的产生依赖维生素 K,如凝血酶原(FⅡ)、FⅦ、FⅨ、FⅩ等。

表 9-1-2 凝血因子的组成及特性

缩写或简称	名称	合成部位	血清中	被硫酸钡吸附
Ⅰ	纤维蛋白原	肝、巨核细胞	无	-
Ⅱ	凝血酶原	肝	无	+
Ⅲ	组织因子	组织、内皮细胞,单核细胞		
Ⅳ	钙离子			
Ⅴ	易变因子	肝	无	-
Ⅶ	稳定因子	肝	有	+

缩写或简称	名称	合成部位	血清中	被硫酸钡吸附
Ⅷ	抗血友病球蛋白	肝、脾、巨核细胞	无	-
Ⅸ	血浆凝血活酶成分（PTC），Christmas 因子	肝	有	+
Ⅹ	Stuart-Prower 因子	肝	有	+
Ⅺ	血浆凝血活酶前质（PTA）	肝	有	+
Ⅻ	接触因子，Hageman 因子	肝	有	-
ⅩⅢ	纤维蛋白稳定因子	肝	无	-
PK	激肽释放酶原	肝	有	-
HMWK	高分子量激肽原	肝	有	-

2. 凝血过程 经典的凝血学说认为，凝血级联反应分为传统的内源性与外源性凝血途径，然后经过共同途径生成凝血酶和纤维蛋白（图 9-1-1）。

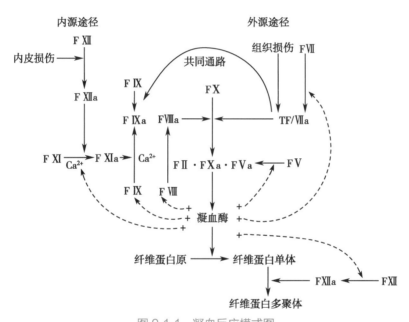

图 9-1-1 凝血反应模式图

TF. 组织因子；图中罗马数字前的 F 表示因子。

（1）内源性凝血途径：血管发生损伤，内皮下组织暴露，带负电荷的内皮下胶原纤维与 FⅫ接触，FⅫ被激活，转变为活化的 FⅫ（FⅫa）。在不依赖钙离子的条件下，FⅫa 激活 FⅪ。在钙离子的存在下，FⅪa 激活了 FⅨ。FⅨa、FⅧ:C 及磷脂在钙离子的参与下形成复合物，激活 FⅩ。

（2）外源性凝血途径：组织损伤释放组织因子（TF），在钙离子的参与下，TF 与 FⅦ或活化的 FⅦ（FⅦa）一起形成 1∶1 复合物，即 TF/FⅦ或 TF/FⅦa 复合物，这两种复合物均可激活 FⅩ，后者的激活作用远大于前者，并且还有激活 FⅨ的作用。外源性凝血途径主要受组织因子途径抑制物（TFPI）调节。TFPI 通过与 FⅩa 或 FⅦa-TF-FⅩa 结合形成复合物来抑制 FⅩa 或 TF/FⅦa 的活性。

（3）共同凝血途径：上述两种途径激活 FⅩ后，凝血过程进入共同途径。主要包括凝血酶生成和纤维蛋白生成两个阶段。

（4）凝血酶的生成：FⅩa、FⅤa 及磷脂，在钙离子的存在下形成复合物，即凝血活酶，将血浆中没有活性的凝血酶原转变为凝血酶。凝血酶除参与凝血反应外，还能正反馈激活 FⅧ为 FⅧa、FⅤ为 FⅤa、FⅪ为 FⅪa。由于凝血酶的正反馈作用，内源性途径大大提高了级联反应的速度，FⅩa 和凝血酶的生成速度呈指数级增长。另外凝血酶还能激活FXⅢ,加速稳定性纤维蛋白的形成;诱导血小板不可逆性的聚集,加速血小板活化及释放;激活纤溶酶原等。

(5)纤维蛋白形成:在凝血酶的作用下,纤维蛋白原被酶解为纤维蛋白单体,释放出肽A、肽B。从纤维蛋白分子中释放出的肽A、肽B可以反映凝血酶的活化程度,因此肽A、肽B的浓度测定也可用于临床高凝状态的预测。纤维蛋白单体生成后,即以非共价键结合,形成不稳定性纤维蛋白。在FXⅢa与钙离子的参与下,形成不溶的稳定的纤维蛋白。

知识点

凝 血 过 程

传统的凝血级联反应:通过内源性与外源性凝血途径生成凝血活酶,然后经过共同途径生成凝血酶和纤维蛋白。参与内源性途径的凝血因子有:PK、HMWK、FXⅡ、FXI、FIX和FⅧ。参与外源性途径的凝血因子有:TF、FⅦ。共同途径的凝血因子:FV、FX和FⅡ。

血液凝固的过程见图9-1-1。

现代凝血学说认为,凝血过程分两个阶段,启动阶段和放大阶段。启动阶段是通过外源性凝血途径来实现的,生成少量的凝血酶。然后是放大阶段,为截短的内源途径,少量的凝血酶发挥正反馈作用,激活FⅧ、FV、FXI,从而生成足量的凝血酶,完成凝血过程。

(二)抗凝与纤溶机制

1. 抗凝系统

(1)抗凝血酶(AT):抗凝血酶由肝脏及血管内皮细胞合成,是体内非常重要的抗凝因子。主要灭活FXa和凝血酶,对FXⅡa、FXIa、FIXa、纤溶酶等丝氨酸蛋白酶也有一定灭活作用,其抗凝活性与肝素明显相关。

(2)蛋白C(PC)系统:主要由PC、蛋白S(PS)、血栓调节蛋白(TM)等组成。PC、PS均为肝脏合成的维生素K依赖的抗凝蛋白。血栓调节蛋白由血管内皮细胞合成,主要存在于血管内皮细胞表面,与凝血酶以1:1结合后可促进PC活化,形成活化PC(APC)。APC与PS结合,灭活FVa和FⅧa。

(3)组织因子途径抑制物(TFPI):直接灭活FXa;在钙离子存在下,对TF/FⅦa复合物产生抑制作用。

(4)肝素:是一种酸性黏多糖,主要由肺或胃肠黏膜肥大细胞合成。通过加速抗凝血酶对凝血因子的灭活作用而起到抗凝作用。

2. 纤溶系统

(1)纤溶系统的组成

1)组织型纤溶酶原激活物(t-PA):血管内皮细胞合成的一种丝氨酸蛋白酶,是人体主要的纤溶酶原激活物。

2)尿激酶型纤溶酶原激活物(u-PA):亦称尿激酶(UK),由肾小管上皮细胞及血管内皮细胞等多种细胞合成,最先由尿中分离而得名。

3)纤溶酶原(PLG)和纤溶酶(PL):PLG主要由肝脏合成,当血液凝固时,PLG在t-PA或u-PA的作用下,激活成PL,溶解纤维蛋白。

4)纤溶抑制物:主要包括纤溶酶原激活物抑制剂-1(PAI-1)、α_2-抗纤溶酶(α_2-AP)等,有抑制t-PA、纤溶酶等作用。

(2)纤溶机制

1)内源性途径:主要是内源性凝血途径有关因子参与激活纤溶。当FXⅡ被激活为FXⅡa,后者使激肽释放酶原(PK)转化为激肽释放酶(KK),KK使纤溶酶原转变为纤溶酶,启动纤溶过程。

2)外源性途径:血管内皮细胞及组织受损时,t-PA或u-PA释放入血,使纤溶酶原转变为纤溶酶,启动纤溶过程。

纤溶酶作用于纤维蛋白(原),降解为小分子多肽A、多肽B、多肽C及一系列碎片,统称为纤维蛋白降解产物(FDP)。FDP具有抗血小板和抗血液凝固作用。

（三）出血性疾病分类

知识点

出血性疾病的分类

根据发生机制，出血性疾病可分为五类，即血管异常性出血、血小板异常性出血、凝血因子异常性出血、抗凝及纤溶异常性出血和复合机制所致出血。

---

1. 血管异常

（1）先天性或遗传性：遗传性出血性毛细血管扩张症、家族性单纯性紫癜。

（2）获得性感染性紫癜、过敏性紫癜、单纯性紫癜、机械性紫癜、药物性紫癜、维生素 C 缺乏等。

2. 血小板异常

（1）血小板数量异常

1）血小板减少：血小板生成减少，如再生障碍性贫血、骨髓浸润（如急性白血病、转移癌）；血小板破坏过多，如原发免疫性血小板减少症（ITP）；血小板消耗过多，如弥散性血管内凝血（DIC）、血栓性血小板减少性紫癜（TTP）；血小板分布异常，主要见于脾大相关疾病。

2）血小板增多：原发性血小板增多症。

（2）血小板功能异常

1）先天性：巨血小板综合征（黏附功能障碍）、血小板无力症（聚集功能障碍）、贮存池病（血小板分泌功能障碍）。

2）获得性：尿毒症、肝脏疾病、抗血小板药物应用。

3. 凝血异常

（1）先天性：血友病 A，血友病 B，F Ⅰ、F Ⅱ、F Ⅴ、F Ⅶ、F ⅩⅠ、F ⅩⅡ缺乏，血管性血友病等。

（2）获得性：维生素 K 缺乏、肝病、尿毒症、抗磷脂抗体综合征、DIC 等。

4. 抗凝及纤溶异常

（1）病理性抗凝物：如凝血因子抑制物，一般为抗体，如抗 F Ⅷ、F Ⅸ、vWF 等抗体；肝素样抗凝物质及狼疮抗凝物等。

（2）纤溶亢进：遗传性纤溶亢进，如遗传性 α_2- 纤溶酶抑制物（缺乏 α_2-PI）缺乏症、先天性纤溶酶原激活物抑制剂 -1（PAI-1）缺乏症。获得性纤溶亢进。

（3）药物过量：肝素过量，溶栓药物过量等。

5. 复合性止血机制异常　如 DIC。

（四）出血性疾病的诊断

出血性疾病的诊断主要从病史、体格检查和实验室检查三方面进行综合判断。

1. 病史

（1）出血部位及方式：皮肤紫癜、鼻出血、月经过多、软组织血肿等。

（2）出血诱因：自发性出血，创伤、手术、牙科处治后出血等。

（3）出血的历史：是否自幼出血，止血是否依赖特殊血液成分。

（4）出血是否与药物有关：如阿司匹林、肝素、华法林等。

（5）是否伴有基础性疾病：如感染、肝病、肾病等。

（6）出血性疾病的家族史：必要时可追溯数代，并了解二级亲属，重点查询母系亲属中有无男性出血性疾病患者。

（7）其他：饮食、营养状况等。

2. 体格检查

（1）出血的体征：以皮肤黏膜瘀点、瘀斑、紫癜为主，常见于血小板减少、血小板功能异常、血管异常及血管性血友病。脏器、关节、肌肉血肿常见于凝血因子缺乏，如血友病 A 或血友病 B。

（2）相关疾病体征：如存在黄疸、贫血、蜘蛛痣、淋巴结肿大或胸骨压痛等体征，常提示出血系全身性疾病的伴随症状(表 9-1-3)。

表 9-1-3 出血性疾病的临床鉴别

	血管因素	血小板因素	凝血障碍
皮肤黏膜瘀点	+	++	-
瘀斑	++	+	少见
肌肉出血	-	-	± ~ ++
关节出血、畸形	-	-	± ~ ++
手术后迟发出血	-	-	++
月经过多	-	+	± ~ +

3. 实验室检查

(1)筛选实验

1)血管或血小板异常:出血时间和血细胞计数(尤其是血小板计数)及血涂片检查。

2)凝血异常筛查:凝血酶原时间(PT),检测外源性凝血途径(F Ⅶ)和共同途径(F Ⅴ、F Ⅹ和 F Ⅱ)中凝血因子的缺乏,对外源性凝血途径和维生素 K 依赖的凝血因子缺乏极为敏感,是判断华法林疗效的最敏感的指标。活化部分凝血活酶时间(APTT),对参与内源途径(PK、HMWK、FⅫ、FⅪ、FⅨ和 F Ⅷ)和共同途径(F Ⅴ、F Ⅹ和 F Ⅱ)的凝血因子缺乏十分敏感,用于肝素治疗的快速监测。PT 和 APTT 同时延长常提示共同途径异常。凝血酶时间(TT)可直接检测纤维蛋白原水平和功能(表 9-1-4)。

表 9-1-4 出血性疾病过筛实验及其意义

实验项目	检查环节	异常的临床意义
血常规及涂片	血小板数量及形态	血小板减少/增多,巨血小板病
凝血酶原时间	外源及共同途径	FV、FⅦ、FⅩ缺乏/抑制物、维生素 K 缺乏/口服香豆素类;肝病;弥散性血管内凝血
活化部分凝血活酶时间	内源及共同途径	F Ⅺ、F Ⅸ、FⅧ、F Ⅴ、F Ⅹ、FⅫ、HMWK、PK 缺乏/抑制物、肝素治疗;弥散性血管内凝血;狼疮抗凝物;血管性血友病
凝血酶时间	纤维蛋白原	弥散性血管内凝血;低纤维蛋白原血病;异常纤维蛋白原血症
出血时间	血小板功能	服用抗血小板药物;血小板减少;血管性血友病;贮存池病
纤维蛋白原	纤维蛋白及纤溶	异常纤维蛋白原血症,肝病、弥散性血管内凝血、原发性纤溶亢进
纤维蛋白降解产物	纤溶	肝病、弥散性血管内凝血、原发性纤溶亢进

注:表中罗马数字前的 F 表示因子;PK. 激肽释放酶原;HMWK. 高分子量激肽原。

通过筛选实验将出血性疾病大致分为以下类型:血小板减少或功能障碍;维生素 K 缺乏或肝病所致的多种凝血因子水平降低;遗传性或获得性单一凝血因子缺乏;消耗性凝血因子缺乏,如 DIC 等;血管异常等。

(2)确诊实验:筛选实验的敏感性及特异性较差,需要时可进一步选择较为特殊的或更精确的实验室检查以确定诊断。如怀疑血小板功能异常可进一步进行血小板黏附、聚集功能试验;怀疑凝血因子异常可进一步检测凝血因子的活性等。

(五)出血性疾病的防治

1. 一般处理
活动性出血可采用局部加压、冷敷处理。

2. 病因治疗
主要适用于获得性出血性疾病,包括治疗基础疾病,如控制感染、积极治疗肝病、肾病等;

避免应用能引起出血加重的药物。

3. 止血治疗

(1)替代补充治疗:补充凝血因子、血小板或维生素 K 等。

(2)止血药物:目前广泛应用的止血药主要有以下几种。

1)抗纤溶药物:如氨基己酸、氨甲苯酸等。

2)增加毛细血管抗性,改善通透性:维生素 C、糖皮质激素、芦丁、酚磺乙胺等。

3)收缩血管药物:垂体后叶激素、肾上腺素等。

4. 其他治疗

(1)免疫治疗:用于免疫因素所致的出血性疾病,如 ITP。

(2)血浆置换:用于 TTP。

(3)促血小板生成药物:血小板生成素(TPO)、IL-11 等。

(4)手术治疗:包括脾切除、关节手术等。

(5)重组活化 FⅦ(rhFⅦa)。

(侯 明)

问 答 题

1. 什么是内源性凝血途径、外源性凝血途径及共同凝血?

2. 抗凝系统由哪些组成? 其作用分别是什么?

3. 凝血异常筛查项目有哪些? 各自的临床意义是什么?

第二节　原发免疫性血小板减少症

> **知识要点**
>
> 1. ITP 的发病机制。
> 2. ITP 的诊断、分期及鉴别诊断。
> 3. ITP 的治疗。

原发免疫性血小板减少症(immune thrombocytopenia,ITP),也称特发性血小板减少性紫癜(idiopathic thrombocytopenic purpura,ITP),是一种复杂的多种机制共同参与的获得性自身免疫性疾病。2007 年 ITP 国际工作组将本病更名为原发免疫性血小板减少症,该病的发生是由于机体对自身血小板抗原的免疫失耐受,产生体液免疫和细胞免疫介导的血小板过度破坏和血小板生成不足,出现血小板减少,伴或不伴出血的临床表现。ITP 的发病率为(5~10)/10 万。男女发病率相近,育龄期女性发病率高于同年龄段男性,60 岁以上人群的发病率明显增高。临床表现以皮肤黏膜出血为主,部分患者可仅有血小板减少,没有出血症状;部分患者有明显的乏力症状。该病的诊断仍以排除性诊断为主,抗原特异性自身抗体检测为辅。本病常持续或反复发作,间歇性缓解,缓解期长短不一。难治性及老年 ITP 患者预后差。

> 知识点
>
> ### 原发免疫性血小板减少症的发病机制
>
> 1. 体液免疫和细胞免疫机制介导的血小板破坏过多。ITP 患者血浆输给健康受试者后可造成一过性血小板减少。50%~70% 的 ITP 患者血浆和血小板表面可检测到血小板膜糖蛋白(GP)特异性自身抗体。可识别血小板表面的一种或多种糖蛋白,主要是 GPⅡb/Ⅲa 和 GPⅠb/Ⅺ。自身抗体致敏的血

小板被单核巨噬细胞系统过度破坏。自身抗体介导的血小板破坏是经典的 ITP 发病机制。另外,ITP 患者的细胞毒 T 细胞可直接破坏血小板,在 ITP 的发病中起一定作用。

2. 体液免疫和细胞免疫介导的巨核细胞数量和质量异常,血小板生成不足。

自身抗体与巨核细胞表面糖蛋白结合,损伤巨核细胞或抑制巨核细胞释放血小板,造成血小板生成不足;另外,CD8$^+$ 细胞毒 T 细胞通过抑制巨核细胞凋亡,使血小板生成障碍。血小板生成不足是 ITP 发病的另一重要机制。

所以目前认为 ITP 的主要发病机制是体液和细胞免疫介导的血小板过度破坏,以及体液和细胞免疫介导的巨核细胞血小板生成不足双重打击下的自身免疫性疾病。因此阻止血小板过度破坏和促血小板生成已成为 ITP 现代治疗不可或缺的重要方面。

门 诊 记 录

患者,女性,25 岁,因“发现双下肢出血点 3d”就诊入院。3d 前,患者无意中发现双下肢出血点,就诊社区医院,查血常规:白细胞计数 $8.0 \times 10^9/L$,血红蛋白浓度 122g/L,血小板计数 $13 \times 10^9/L$。患者无任何不适症状,食欲睡眠好,体重无减轻,大小便正常。既往体健,月经规律,无毒物、放射线接触史,无特殊用药史,无烟酒嗜好.无输血史,无肝炎病史。无出血性疾病家族史。

【问题 1】根据上述病史,该患者怀疑的诊断有哪些?

思路 1 血小板减少的可能原因有哪些?

血小板减少是非特异的血细胞计数指标异常,要结合病史、症状和体征,考虑可能的原因。血小板减少从发生机制来分,包括四种。①血小板生成减少:再生障碍性贫血、骨髓增生异常综合征、白血病等;②血小板破坏过多:如 ITP、系统性红斑狼疮等;③血小板消耗过多:如血栓性血小板减少性紫癜(TTP)、弥散性血管内凝血(DIC)等;④血小板分布异常:如脾功能亢进等。所以对于血小板减少的患者要除外引起血小板减少的其他疾病,才能诊断 ITP。

思路 2 问诊时除皮肤出血点外应着重询问哪些症状?

成人 ITP 一般起病隐匿,出血倾向多较轻而局限,易反复发生。除皮肤、黏膜瘀点、紫癜、瘀斑及外伤后不易止血外,鼻出血、牙龈出血常见。严重内脏出血较少见,但月经过多较常见,部分患者可为唯一的临床症状。长期月经过多可出现失血性贫血。部分患者可无出血症状。乏力是 ITP 的临床症状之一,部分患者较明显。要着重询问有无感染症状如发热、寒战,有无关节肿痛、口干、口腔溃疡及脱发等自身免疫性疾病相关症状,有无神经系统症状。

思路 3 重点询问哪些病史?不能忽视哪些重要体征和常规检查?

着重询问近期有无病毒感染病史,有无疫苗接种史。有无慢性肝病、脾大病史。有无其他病史及服药史。详细的病史可以帮助排除药物相关的血小板减少、家族性血小板减少、输血后血小板减少或其他继发性血小板减少等。体格检查时应注意出血的特点,有无皮疹及皮肤巩膜黄染,有无淋巴结肿大、肝脾大及先天性血小板减少有关的骨骼或其他异常。研究发现仅有不到 3% 的成人 ITP 患者伴有轻度脾大,所以如果患者体格检查发现脾大,应首先考虑其他疾病,而不是 ITP。

知识点

原发免疫性血小板减少症的鉴别诊断

1. 假性血小板减少(pseudothrombocytopenia,PTCP) 没有出血倾向的血小板减少患者首先要排除 PTCP。由乙二胺四乙酸盐(EDTA)引起的血小板凝集,称 EDTA-PTCP。血涂片可鉴别 EDTA-PTCP 与真性血小板减少:取患者 EDTA 抗凝血涂片,显微镜下可观察到血小板凝集。改用酸性枸橼酸葡萄糖或肝素抗凝后,血小板凝集现象消失,血小板计数明显升高或正常。

2. 先天性血小板减少 患者多有自幼就存在的出血,除血小板减少外,可能存在免疫缺陷症状和/

或体格检查异常,如听力异常、骨骼发育异常等。

3. 自身免疫性疾病　系统性红斑狼疮、抗磷脂综合征等自身免疫性疾病患者也可出现血小板减少。自身抗体系列检测有助于鉴别。

4. 药物诱导的血小板减少　一般起病急、出血重,停药后出血症状很快缓解,激素治疗起效较快。

5. 淋巴系统增殖性疾病　部分慢性淋巴细胞白血病、淋巴瘤等淋巴系统增殖性疾病可出现继发性血小板减少。此类疾病患者有淋巴结肿大、脾大等其他临床表现。

6. 骨髓增生异常　再生障碍性贫血(AA)和骨髓增生异常综合征(MDS)需与ITP鉴别。骨髓穿刺涂片和活检有一定的鉴别诊断意义。另外,AA和MDS患者血清血小板生成素(TPO)水平明显高于正常,而ITP患者TPO水平则接近正常,有助于鉴别。恶性血液病包括白血病、多发性骨髓瘤等,均可有血小板减少,骨髓穿刺可鉴别。

7. 脾功能亢进　表现为脾大、一系或多系血细胞减少、骨髓造血细胞代偿性增生。而ITP患者一般无脾大或仅有轻度脾大。

8. 血小板消耗性减少　TTP临床除血小板减少外,尚有微血管病性溶血、精神神经系统症状、发热和肾功能不全等可与ITP鉴别。DIC实验室检查除了血小板减少外,尚有凝血、纤溶指标异常。

9. 感染所致血小板减少　常见的有HIV相关的血小板减少、丙型肝炎病毒感染相关的血小板减少。对有危险因素的患者需检测HIV及丙肝抗体。

10. 同种免疫性血小板减少　包括新生儿同种免疫性血小板减少、输血后紫癜及血小板输注无效,患者体内可检测到血小板同种抗体。

【问题2】为明确诊断,需进行哪些检查?

思路1　体格检查。

一般情况良好。双下肢可见散在的新旧出血点。皮肤、巩膜无黄染,浅表淋巴结无肿大。胸骨无压痛。心肺体格检查未见异常。腹软,无压痛,肝脾肋下未触及。双下肢无水肿。

思路2　实验室检查。

血常规:白细胞计数8.3×10^9/L,血红蛋白浓度120g/L,血小板计数7×10^9/L。外周血涂片:白细胞比值及细胞形态正常,红细胞及血小板形态正常,未见特殊病理细胞。血小板少见。风湿系列:可提取核抗原(ENA)系列、抗核抗体、抗双链DNA均为阴性。肝肾功能正常。乙肝五项及丙肝抗体均为阴性。骨髓穿刺报告:全片巨核细胞325个,分类25个,其中幼稚巨核细胞4个,成熟不产血小板巨核细胞21个,血小板少见。意见:符合ITP。腹部超声:肝胆胰脾未见异常。

知识点

原发免疫性血小板减少症的实验室检查及意义

1. 血常规　至少2次血小板计数低于正常(100×10^9/L),血小板平均体积偏大。除大量出血外,一般无明显贫血。除急性失血外,白细胞计数和分类正常。

2. 血涂片　外周血涂片镜检可以帮助排除假性血小板减少,还可帮助排除部分非免疫性血小板减少,如白血病、巨幼细胞贫血、TTP及先天性血小板减少等。

3. 骨髓象　巨核细胞数量正常或增加,伴成熟障碍,表现为巨核细胞体积变小,胞质内颗粒减少,幼稚巨核细胞增加,有血小板形成的巨核细胞显著减少;红系及粒系、单核系细胞均正常(图9-2-1)。

4. 自身抗体系列(如风湿系列)检测　排除其他自身免疫性疾病所致血小板减少。

5. 有危险因素的人群需检测HIV或丙型肝炎抗体。

6. 血浆血小板生成素(TPO)水平　与正常人无统计学差异,用以鉴别ITP与AA或MDS(TPO明显升高)。

7. 血小板抗体的检测　不作为诊断ITP的常规检测方法,包括MAIPA(monoclonal anti.body-specific immobilization of platelet antigens)法和流式微球法,可用以鉴别免疫性与非免疫性血小板减少,但无法鉴别原发性ITP与继发性ITP。

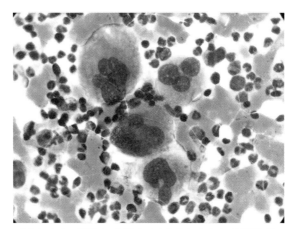

图 9-2-1 原发免疫性血小板减少症患者骨髓涂片

【问题 3】该患者的诊断是什么?

思路 1 通过询问病史,该患者既往无特殊服药、理化物质接触史,无输血史,无肝炎等特殊病史。体格检查除出血的体征外无其他阳性发现。血细胞计数和外周血涂片及骨髓穿刺均符合典型的ITP,自身抗体检测及其他检查无阳性发现,初步诊断为:ITP。由于ITP的诊断目前仍是临床排除性诊断,缺乏特异性的实验室检查指标,所以ITP的鉴别诊断尤为重要。

知识点

原发免疫性血小板减少症的诊断标准

1. 血常规 至少 2 次化验血小板计数减少,血细胞形态无异常。

2. 体格检查 脾脏一般不增大。

3. 骨髓检查 巨核细胞数正常或增多,有成熟障碍。

4. 排除其他继发性血小板减少症 如自身免疫性疾病、甲状腺疾病、药物诱导的血小板减少、同种免疫性血小板减少、淋巴系统增殖性疾病、常见变异性免疫缺陷病(CVID)、骨髓增生异常(AA 和MDS)、恶性血液病、慢性肝病脾功能亢进、血小板消耗性减少、妊娠血小板减少、感染等所致的继发性血小板减少、假性血小板减少及先天性血小板减少等。

思路 2 根据患者的病史对ITP进行分期,该患者病史只有 3d,属于新诊断的 ITP。又因为患者血小板计数低于 10×10^9/L,就诊时有活动性出血症状,属于重症 ITP。

知识点

原发免疫性血小板减少症的分型与分期

1. 新诊断的 ITP 确诊后 3 个月以内的 ITP 患者。

2. 持续性 ITP 确诊后 3~12 个月血小板持续减少的 ITP 患者。

3. 慢性 ITP 指小板减少持续超过 12 个月的 ITP 患者。

4. 重症 ITP 指血小板 $<10 \times 10^9$/L,且就诊时存在需要治疗的出血症状或常规治疗中发生了新的出血症状,且需要用其他升高血小板药物治疗或增加现有治疗的药物剂量。

5. 难治性 ITP 指满足以下所有三个条件的患者:脾切除后无效或者复发;仍需要治疗以降低出血的危险;进行诊断再评估仍确诊为 ITP。

【问题4】如何治疗?

思路1　治疗还是观察?

ITP目前尚无根治的方法,研究发现大部分ITP患者的预后良好,死亡率与正常人群间无显著差异;更多的ITP患者死于感染而非出血,因此,ITP的治疗目的是使患者血小板提高到安全水平,防止严重出血,降低病死率,而不是使患者的血小板计数达到正常。目前认为血小板 $>30\times10^9$/L的ITP患者,如无出血表现,且不从事增加患者出血危险的工作或活动,可暂不进行治疗,而是观察随访。当然治疗时还应充分考虑到患者的意愿。

该患者2次血小板计数均低于 30×10^9/L,并且伴有活动性出血,需要进行治疗。

思路2　如何治疗?

> 知识点
>
> **新诊断的原发免疫性血小板减少症的一线治疗**
>
> 1. 肾上腺糖皮质激素
>
> (1)泼尼松 1.0mg/(kg·d),分次或顿服,病情严重的患者用等效剂量的地塞米松、甲泼尼龙等非胃肠道给药方式,待病情好转时改为口服。血小板升至正常或接近正常后,1个月内快速减至最小维持量5~10mg/d,不能维持者,考虑二线治疗。无效者4周后应迅速减量至停用。
>
> (2)大剂量地塞米松(HD DEX)40mg/d,建议口服用药,连用4d,不需要进行减量和维持,无效者可在半个月后重复一次。
>
> 应用时,注意监测血压、血糖,预防感染,保护胃黏膜。长期应用糖皮质激素治疗部分患者可出现骨质疏松、股骨头坏死,应及时进行检查并给予二膦酸盐预防治疗。
>
> 2. 静脉注射免疫球蛋白(IVIg)　主要用于:①ITP的紧急治疗;②不能耐受肾上腺糖皮质激素或者拟行脾切除前准备;③合并妊娠或分娩前;④部分慢作用药物(如达那唑或硫唑嘌呤)发挥疗效之前。常用剂量400mg/(kg·d)×5d;或1.0g/(kg·d)×1d,严重者可用2d。必要时可以重复。

该患者出血症状较轻,虽血小板计数低于 10×10^9/L,但仅有双下肢散在的出血点,其余皮肤黏膜未见出血情况,所以暂未输注血小板。在明确诊断后,口服大剂量地塞米松(40mg/d×4d)治疗,住院第3日,患者血小板升至 56×10^9/L,住院第7日,血小板升至 253×10^9/L,完全反应出院。

> 知识点
>
> **原发免疫性血小板减少症的疗效判断**
>
> 1. 完全反应(CR)　治疗后血小板数 $\geq100\times10^9$/L且没有出血。
>
> 2. 有效(R)　治疗后血小板数 $\geq30\times10^9$/L并且至少比基础血小板数增加两倍,且没有出血。
>
> 3. 无效(NR)　治疗后血小板数 $<30\times10^9$/L或者血小板数增加不到基础值的两倍或者有出血。
>
> 在定义CR或R时,应至少检测两次,其间至少间隔7d。

后续门诊复诊记录

患者出院1个月后,门诊复查血常规:白细胞计数 9.8×10^9/L,血红蛋白浓度119g/L,血小板计数 61×10^9/L。体格检查无阳性发现。

患者出院2个月后,门诊复查血常规:白细胞计数 7.6×10^9/L,血红蛋白浓度121g/L,血小板计数 43×10^9/L。体格检查无阳性发现。

患者出院2.5个月后,因月经量增多及双下肢出血点就诊,门诊复查血常规:白细胞计数 8.6×10^9/L,血红蛋白浓度117g/L,血小板计数 10×10^9/L。收住院治疗。

住院后补充临床资料

体格检查:青年女性,神志清,精神好,体格检查合作。口腔黏膜可见约 $1cm×0.5cm$ 血疱,双下肢可见散在的新旧出血点。浅表淋巴结无肿大。胸骨无压痛。心肺体格检查未见异常。腹软,无压痛,肝脾肋下未触及。双下肢无水肿。

风湿系列:ENA 系列、抗核抗体、抗双链 DNA 均为阴性。肝肾功能正常。腹部超声:肝脾不大。MAIPA 法检测:GP Ⅱ b/ Ⅲ a 抗体(+),GP Ⅰ b/ Ⅸ 抗体(+)。

【问题 5】怎么治疗?

思路 住院后,重新评估患者的诊断,该患者仍诊断为 ITP。该患者血小板计数较低,且伴有活动性出血(月经量增多、口腔血疱),严重出血风险大,输注血小板悬液。

知识点

原发免疫性血小板减少症的紧急治疗

用于血小板低于 $20×10^9/L$;或出血严重、广泛者;疑有或已发生颅内出血者;以及近期将实施手术或分娩者。

1. 血小板输注 随机血小板悬液输注,成人按 10~20 单位 / 次给予,根据病情可重复使用(从 200ml 循环血中单采所得的血小板为 1 单位血小板)。

2. 静脉注射免疫球蛋白(IVIg) 剂量 $400mg/(kg·d)×5d$;或 $1.0g/(kg·d)×1d$,严重者连用 2d。必要时可以重复。

3. 大剂量甲泼尼龙 $1.0g/d×3d$,静脉注射。

4. 促血小板生成药物。

5. 重组人活化因子Ⅶ(F Ⅶa)。

严重出血患者,上述治疗可联合应用。

该患者诊断 ITP 不足半年,糖皮质激素治疗有效,但停药后疗效不能维持。需要选用二线治疗。目前二线治疗有:血小板生成素(TPO)和 TPO 受体激动剂、抗 CD20 单克隆抗体(利妥昔单抗)、脾切除、硫唑嘌呤、环孢素 A、达那唑、长春花碱类等。根据患者目前病情,应用利妥昔单抗联合重组人 TPO 治疗。

知识点

原发免疫性血小板减少症的二线治疗

1. 促血小板生成药物 主要包括重组人血小板生成素、拟肽罗米司亭(romiplostim)及非肽类 TPO 类似物艾曲泊帕(ehrombopag)。此类药物有多中心临床试验证据支持,耐受性良好,副作用轻微,但要注意骨髓纤维化、中和性抗体的产生及血栓形成的风险。

2. 抗 CD20 单克隆抗体 抗 CD20 的人鼠嵌合抗体,$375mg/m^2$,静脉注射,每周 1 次,连用 4 周。可有效清除体内 B 细胞,减少自身抗体生成。

3. 脾切除 近期有效率为 70%~90%,长期有效率为 40%~50%。用于正规糖皮质激素治疗无效,病程迁延 6 个月以上或糖皮质激素维持量需 >30mg/d;或有糖皮质激素使用禁忌证。

4. 其他二线药物(因缺乏足够的循证医学证据,需个体化选择用药)

(1)硫唑嘌呤:100~150mg/d,分 2~3 次口服,根据患者白细胞计数调整剂量。

(2)长春花碱类:长春新碱 $1.4mg/m^2$(最大剂量为 2mg)或长春地辛 4mg,每周 1 次,共 4 次。

(3)环孢素 A:$5mg/(kg·d)$,分 2 次口服,根据血药浓度调整剂量,不能耐受者可减至 $2.5~3mg/(kg·d)$。

(4)达那唑:400~800mg/d,分 2~3 次口服,起效慢,需持续应用 3~6 个月。

【ITP 诊治流程】(图 9-2-2)

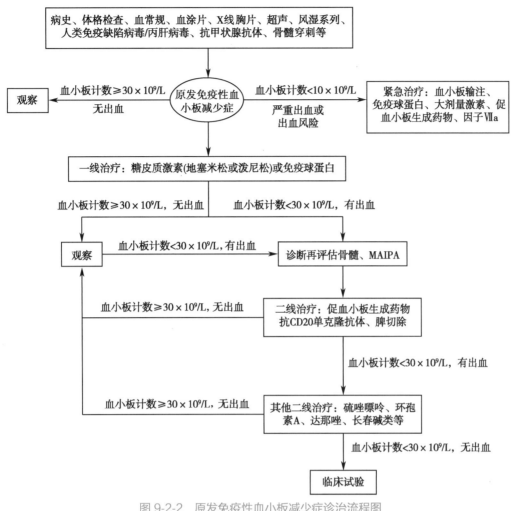

图 9-2-2 原发免疫性血小板减少症诊治流程图

(侯 明)

问 答 题

1. ITP 的发病机制是什么?
2. ITP 应与哪些疾病鉴别?
3. ITP 的紧急治疗及一线治疗有哪些?
4. ITP 的二线治疗有哪些?

推荐阅读文献

［1］中华医学会血液学分会血栓与止血学组．成人原发免疫性血小板减少症诊断与治疗中国专家共识 (2016 年版)．中华血液学杂志, 2016, 37 (2): 89-93.

［2］PROVAN D, STASI R, NEWLAND A C, et al. International consensus report on the investigation and management of primary immune thrombocytopenia. Blood, 2009, 115 (2): 168-186.

［3］NEUNERT C, LIM W, CROWTHER M, et al. The American Society of Hematology 2011 evidence-based practice guideline for immune thrombocytopenia. Blood, 2011, 117 (16): 4190-4207.

［4］NEUNERT C E. Current management of immune thrombocytopenia. Hematology, 2013 (1): 276-282.

第三节　过敏性紫癜

知识要点

1. 过敏性紫癜的皮疹特点。
2. 过敏性紫癜的临床分型。
3. 过敏性紫癜的治疗。

过敏性紫癜（allergic purpura）又称 Schonlein-Henoch 综合征，多见于青少年，春、秋季发病较多。该病为一种血管变态反应性出血性疾病，因机体对某些致敏物质产生变态反应，导致毛细血管脆性及通透性增加，血液外渗，产生皮肤紫癜、黏膜及脏器出血。可同时伴有荨麻疹、血管神经性水肿等其他过敏表现。病程一般 2 周左右，可反复发作，预后大多良好，少数患者可转为肾病综合征或慢性肾炎。其发病机制不明，考虑与免疫异常有关，各种刺激因子如感染源、过敏原等，激活具有遗传易感性患者的 T 细胞，使其功能紊乱，致 B 细胞多克隆活化，分泌大量 IgA、IgE 和 TNF-α、IL-6 等炎症因子，形成 IgA 免疫复合物，引发异常免疫应答，导致系统性血管炎，造成组织和脏器损伤。病理改变主要为全身性小血管炎。皮肤小血管周围中性粒细胞、嗜酸性粒细胞浸润，间质水肿，血管壁纤维素样坏死；肠道黏膜可因微血管血栓出血坏死；肾小球毛细血管内皮增生，局部纤维化和血栓形成，免疫荧光检查可见 IgA 为主的免疫复合物沉积。

知识点

过敏性紫癜的病因

1. 感染　细菌感染以乙型溶血性链球菌多见，多为呼吸道感染；病毒感染多见于发疹性病毒感染，如麻疹、水痘、风疹等；寄生虫感染以蛔虫感染最为多见。
2. 食物　主要是人体对动物异体蛋白过敏所致。如鱼、虾、蟹、蛋、鸡、牛奶等。
3. 药物　主要包括抗生素类（青霉素、头孢菌素、磺胺等）、解热镇痛药（水杨酸类、保泰松、吲哚美辛及奎宁类等）及其他药物（阿托品、异烟肼及噻嗪类利尿药等）。
4. 其他　如寒冷、花粉、尘埃、虫咬等。

首次门诊记录

患者，男性，19 岁。1 周前曾有"感冒"症状：头痛、鼻塞、流涕、咽痛等。3d 前出现四肢散在分布的瘀点、紫癜，以双下肢远端为主；伴双下肢关节痛，以左侧踝关节为重。查血常规：白细胞计数 10.4×10^9/L，中性粒细胞百分比 61.5%，红细胞计数 5.0×10^{12}/L，血红蛋白浓度 151g/L，血小板计数 242×10^9/L。自服云南白药、布洛芬后，关节疼痛略好转，但皮肤紫癜无改善。昨日患者出现腹痛，呕吐一次，为胃内容物，无咖啡样物质，今晨出现黑便，为黑色软便，共 1 次。

【问题 1】根据上述病史，该患者怀疑的诊断有哪些？

根据患者主诉、病史及症状，该患者皮下出血明确存在，因此诊断为出血性疾病，但需要进一步鉴别是哪种因素导致的出血性疾病。

思路 1　①青年男性；②四肢皮下出血伴腹痛、黑便；③发病前有上呼吸道感染症状；④血常规中白细胞总数略高，红细胞及血小板正常。患者血小板计数正常，排除血小板减少性紫癜，需要鉴别血管性紫癜、血小板功能异常所致紫癜，以及凝血机制异常所致紫癜。

思路 2　问诊时应着重询问哪些病史？

问诊时应着重询问既往是否有出血史，出血的症状及诱因，家族成员中有无类似症状者，有无慢性疾病，如肝病史。除腹痛外，有无其他消化系统症状，既往有无慢性腹痛病史，既往有无关节痛病史，是否接触可疑的食物、药物、花粉等过敏原。

思路 3　体格检查注意皮下出血的特点；明确腹痛的部位，有无压痛、反跳痛等；关节有无肿胀、变形。

患者无出血性疾病家族史，无慢性腹痛及关节痛病史，无其他病史，无服药史。体格检查发现患者双上肢、双下肢及足背散在对称分布瘀点、紫癜，以双下肢远端为主，呈暗红色，略高于皮肤，压之不褪色，部分紫癜融合。浅表淋巴结无肿大。胸骨无压痛，心肺体格检查未见异常。腹平软，全腹轻度压痛，无反跳痛。肝脾未触及。四肢关节无畸形。

知识点

过敏性紫癜皮疹的特点

不同发病机制所致出血性疾病的临床表现存在不同的特点：血管性紫癜、血小板（数量或功能）异常的出血症状以皮肤和黏膜的瘀点和紫癜为特点，凝血障碍的出血则以大片瘀斑、关节出血和肌肉血肿等深部出血为主。过敏性紫癜典型的皮肤表现为对称性分布的出血点或紫癜，主要分布在四肢，尤其双下肢的伸面和臀部，足背、膝关节、踝关节最常见。紫癜可高于皮肤，融合成片，可伴痒感（图 9-3-1）。

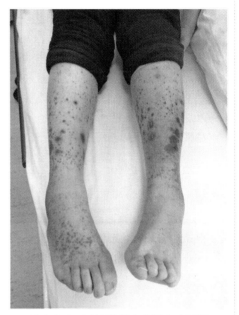

图 9-3-1　过敏性紫癜典型皮疹图片

【问题 2】为明确诊断，需进行哪些检查？

思路 1　出血性疾病的筛选实验。包括血常规、出血时间、PT、APTT、TT 及血小板功能等。患者血常规已做，血小板计数正常，排除血小板减少所致出血，但仍需排除因凝血功能、血小板功能异常引起的出血。该患者凝血功能正常，血小板聚集功能正常。

思路 2　其他检查。为排除自身免疫性疾病所致的出血及关节疼痛，应行免疫学检查包括抗核抗体、ENA 系列及类风湿因子等；肝肾功能检查，以排除肝病及肾功能不全所致的出血；腹部彩超及腹部 X 线片检查，排除腹部各脏器疾病所致的腹痛、出血，了解有无肠梗阻的情况；尿常规、大便常规及隐血检查。该患者除大便隐血阳性（++）外，其他检查均无异常发现。

知识点

过敏性紫癜的诊断与鉴别诊断

过敏性紫癜的诊断要点：①发病前 1~3 周有低热、咽痛、乏力等感冒症状或上呼吸道感染病史；②典型四肢皮肤紫癜，可伴腹痛、关节肿痛和 / 或血尿；③血小板计数、功能及凝血相关检查正常；④排除其他原因所致的血管炎及紫癜。

过敏性紫癜的鉴别诊断：①遗传性出血性毛细血管扩张症；②单纯性紫癜；③血小板减少性紫癜；④风湿性关节炎；⑤肾小球肾炎；⑥系统性红斑狼疮；⑦外科急腹症等。

知识点

过敏性紫癜的分型

1. 单纯型(紫癜型)　最常见,主要表现为皮肤紫癜,局限于四肢,尤其是下肢及臀部。紫癜常成批反复发生、对称分布,可伴皮肤水肿、荨麻疹。紫癜大小不等,呈深红色,压之不褪色,可融合成片,数天内渐变成紫色、黄褐色、淡黄色。

2. 腹型(Henoch 型)　除皮肤紫癜外,因消化道黏膜及脏腹膜毛细血管受累,患者出现腹痛、呕吐、腹泻及便血等症状。其中腹痛最为常见,常为阵发性绞痛,多位于脐周、下腹或全腹,呈症状与体征分离现象,可并发肠套叠、肠梗阻、肠穿孔及出血性小肠炎。腹部症状与紫癜多同时发生,偶可发生于紫癜之前,易误诊为急腹症。

3. 关节型(Schonlein 型)　除皮肤紫癜外,因关节部位血管受累出现关节肿胀、疼痛、压痛及功能障碍等表现。多发生于膝、踝、肘、腕等大关节,呈游走性、反复性发作,经数日而愈,不遗留关节畸形,多发生在紫癜之后。

4. 肾型　过敏性紫癜肾炎的病情最为严重。在皮肤紫癜的基础上,出现血尿、蛋白尿及管型尿,偶见水肿、高血压及肾衰竭等表现。肾损害多发生于紫癜出现后 1 周,亦可延迟出现。多在 3~4 周内恢复,少数病例反复发作演变为慢性肾炎或肾病综合征。

5. 混合型　皮肤紫癜合并上述两种以上临床表现。

6. 少见类型　少数患者病变可累及眼部、脑及脑膜血管而出现视神经萎缩、虹膜炎、视网膜出血及水肿,以及中枢神经系统相关症状、体征。

根据患者病史、临床表现及实验室检查,该患者诊断为过敏性紫癜,因合并有消化道症状(腹痛、黑便)及关节疼痛,最终诊断为混合型过敏性紫癜。

知识点

过敏性紫癜的治疗

1. 病因治疗　防治感染,清除局部病灶(如扁桃体炎等),驱除肠道寄生虫,避免可能致敏的食物及药物等。

2. 一般治疗

(1)一般处理:急性期卧床休息,消化道出血时禁食。

(2)抗组胺药:如盐酸异丙嗪、氯苯那敏、阿司咪唑、氯雷他定、西咪替丁及静脉注射钙剂等。

(3)改善血管通透性药物:维生素 C、曲克芦丁、卡巴克络等。

3. 糖皮质激素　糖皮质激素有抗过敏、减轻炎症渗出、改善血管通透性等作用,主要用于关节肿痛、严重腹痛合并消化道出血及有急进性肾炎或肾病综合征等严重肾脏病变者。常用泼尼松 1~2mg/(kg·d),顿服或分次口服。重症者可用甲泼尼龙 5~10mg/(kg·d)或地塞米松 10~15mg/d,静脉滴注,症状减轻后改口服,疗程一般不超过 30d,肾型者可酌情延长。

4. 免疫抑制剂　如硫唑嘌呤、环孢素 A、环磷酰胺等;用于肾型、激素无效的患者。

5. 抗凝疗法　用于肾型患者,可选用肝素或低分子量肝素,4 周后改用华法林。

6. 对症治疗　腹痛较重者可予阿托品或山莨菪碱(654-2)口服或皮下注射;关节痛可酌情用止疼药;呕吐严重者可用止吐药;伴发呕血、血便者可用质子泵抑制剂如奥美拉唑等治疗。

7. 中医中药　以凉血、解毒、活血化瘀为主,适用于慢性反复发作或肾型患者。

【问题 3】如何治疗?

思路 1　向患者介绍病情及注意事项。

此病与感染或接触致敏物质有关,让患者注意并尽可能避免接触引起过敏的物质、食物、药物等。本病病程一般在 2 周左右,除少数肾型患者预后较差,多数预后良好。鼓励患者正确面对疾病,积极配合治疗,树立战胜疾病的信心。

思路 2 清除病因及一般治疗。

该患者起病的诱因为上呼吸道感染,目前上呼吸道感染已治愈。患者有呕吐、消化道出血,给予禁饮食、补液及补充营养等对症支持治疗,并密切观察出血情况及检测血常规,必要时输注红细胞。

患者除皮肤紫癜外,合并有腹痛、便血,在给予氯雷他定 10mg 每日 1 次口服,维生素 C 3g 每日 1 次静脉滴注,芦丁片 40mg 每日 3 次口服的基础上,给予地塞米松 10mg 静脉滴注,每日 1 次及奥美拉唑镁 40mg 静脉滴注,2 次 /d 治疗,3d 后皮肤紫癜变浅,腹痛消失,关节痛明显减轻。一周后大便隐血阴性,关节疼痛基本消失,遂停用地塞米松静脉滴注,改为泼尼松 50mg 每日 1 次口服,出院,嘱其院外泼尼松逐渐减停。

【过敏性紫癜诊治流程】(图 9-3-2)

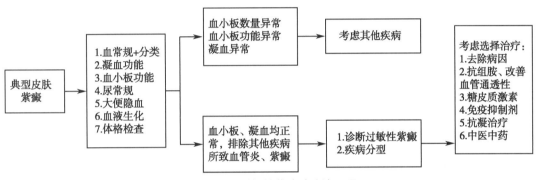

图 9-3-2 过敏性紫癜诊治流程图

(侯 明)

问 答 题

1. 过敏性紫癜的皮疹有什么特点?
2. 过敏性紫癜有哪些类型?
3. 如何治疗过敏性紫癜?

推荐阅读文献

KAWASAKI Y, ONO A, OHARA S, et al. Henoch-Schonlein putpura nephritis in childhood; pathogenesis, prognostic factors and treatment. J Med Sci (Fukushima), 2013, 59 (1): 15-26.

第四节 血栓性血小板减少性紫癜

> **知识要点**
>
> 1. TTP 的诊断及鉴别诊断。
> 2. TTP 的发病机制。
> 3. TTP 的治疗。

血栓性血小板减少性紫癜(thrombotic thrombocytopenic purpura,TTP)是由于先天性或获得性血管性血友病因子(von Willebrand factor,vWF)裂解蛋白酶 ADAMTS13 活性缺乏导致的以微血管病性溶血性贫血、血小板消耗性减少,以及广泛的微血栓形成造成器官损害为特征的一种弥漫性血栓性微血管病(thrombotic microangiopathy,TMA)。最先由 Moschcowi 于 1924 年提出。临床上以典型的三联征为多见,即血小板减少、微血管病性溶血性贫血、神经精神症状,如果同时伴有肾功能受损和发热,即为 TTP 传统的临床五联征。根据 TTP 的发病原因可以分为遗传性和获得性,获得性又根据是否有原因分为特发性和继发性(图 9-4-1)。

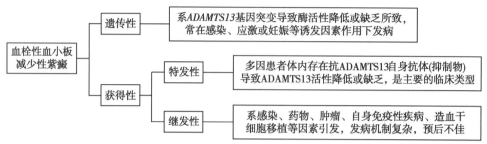

图 9-4-1 血栓性血小板减少性紫癜分型

TTP 在人群中的年发病率约为 4.5/100 万,男女比例约为 1:2;未经治疗的 TTP 患者病死率高达 90% 以上,采用血浆置换治疗后,病死率下降至 8%~30%。

临 床 病 例

患者,女性,27 岁,因"头痛、皮肤散在出血点 1 周,加重伴神志不清 2d"入院。患者入院前 1 周饮少量啤酒后出现阵发性头痛,偶有呕吐,自己发现双下肢有散在出血点。2d 前感头痛加重,伴呕吐 6~7 次/d,当地医院查血常规:白细胞计数正常,血小板计数 15×10^9/L,血红蛋白浓度 50g/L,随后出现烦躁不安,神志恍惚,吐字不清,为进一步诊治收入院。既往否认高血压、糖尿病史,月经正常。体格检查:体温 37.2℃,脉搏 100 次/min,呼吸 18 次/min,血压 94/60mmHg;嗜睡状态,皮肤苍白,巩膜轻度黄染,心肺无异常,肝脾及淋巴结均不大,双下肢有散在出血点,病理征未引出。

【问题 1】根据上述病史,该患者怀疑的诊断有哪些?

思路 1 患者青年女性,饮酒后出现头痛、皮肤出血点,后进行性加重出现神志不清,化验显示贫血及血小板减少。需要追问其发病前有无特殊药物毒物接触史,有无疫区疫水接触史,有无发热。既往病史中有无自身免疫病史,有无皮疹、光过敏及关节痛,饮食习惯。

思路 2 患者青年女性,有贫血及血小板减少,伴神经系统异常。需要考虑以下疾病可能:

(1)TTP:患者具备贫血、血小板减少及中枢神经系统病变,需要考虑该诊断,需要完善外周血涂片检查、凝血功能及生化检查、头部 CT 检查。如果有条件可以行 ADAMTS13 酶解能力检查。

(2)自身免疫病:青年女性,系统性红斑狼疮高发,如果累及血液系统和中枢神经系统,可出现相应的血小板减少、贫血及系统性红斑狼疮脑病改变。需了解既往有无皮疹、光过敏等系统性疾病的全身其他表现,完善自身抗体谱的检测。

(3)Evans 综合征:自身免疫性溶血性贫血合并免疫性血小板减少症,临床也表现为血小板减少及贫血,但一般少有中枢神经系统症状,需行 Coombs 试验、外周血涂片检查。

(4)弥散性血管内凝血:多数为血小板减少明显,凝血功能检查常常明显异常,一般血红蛋白下降不明显,合并脑出血可出现神经系统症状。需完善外周血涂片、检查凝血功能检查及头部 CT 检查(表 9-4-1)。

(5)其他:如急性白血病、再生障碍性贫血、药物或感染诱发的急性造血停滞等。一般不合并中枢神经系统症状,通过病史询问、骨髓穿刺检查等有助于鉴别。严重的巨幼细胞贫血也可表现为贫血合并血小板减少,也可有神经系统症状,多表现为周围神经系统症状,血叶酸、维生素 B_{12} 检测有助于鉴别。

表 9-4-1　血栓性血小板减少性紫癜与弥散性血管内凝血的鉴别

项目	血栓性血小板减少性紫癜	弥散性血管内凝血
性别	男：女 =2：3	无差别
遗传因素	可以有	无
溶血性贫血	严重	无
神经精神症状	多见,一过性和多变性	可见
肾功能损伤	轻中度受损	程度不一
出血	常见	严重
破碎红细胞	明显	少见
凝血酶原时间和活化部分凝血活酶时间	正常	延长
凝血因子减少	无	明显
继发纤溶亢进	无	常有
ADAMTS13 活性检测	重度降低	正常或轻度减低
血栓成分	以血小板和血管性血友病因子为主	以纤维蛋白为主

知识点

血栓性血小板减少性紫癜的临床表现

1. 出血　血小板减少引起出血,以皮肤、黏膜为主,表现为瘀点、瘀斑或紫癜,可有鼻出血、牙龈出血等,严重者可有内脏或颅内出血,其程度视血小板减少程度而不一。

2. 微血管病性溶血性贫血　可表现为不同程度的贫血,约 1/2 病例可伴黄疸,反复发作者可有脾大。

3. 神经精神症状　典型病例的临床表现首先见于神经系统,其严重程度常决定 TTP 患者的预后。主要表现为意识紊乱、头痛、失语、惊厥、视力障碍、谵妄、偏瘫及局灶性感觉或运动障碍等,以发作性、多变性为特点。

4. 肾功能损害　可出现蛋白尿、血尿、管型尿,血尿素氮及肌酐升高。严重者可发生急性肾衰竭。

5. 发热　90% 以上患者有发热,多属中等程度发热。

6. 其他　心肌多灶性出血性坏死、肺功能不全等。

三联征:血小板减少 + 微血管病性溶血性贫血 + 神经精神症状。

五联征:血小板减少 + 微血管病性溶血性贫血 + 神经精神症状 + 发热 + 肾功能损害。

【问题 2】为进一步明确诊断,需要进行何种检查?

思路 1　需要完善外周血涂片检查。95% 的 TTP 患者外周血涂片可见变形红细胞及红细胞碎片,可见球形红细胞,有核红细胞和网织红细胞常增高;92% 可出现持续性血小板减少。

思路 2　需要完善溶血相关的化验检查。TTP 以血管内溶血为特征,血乳酸脱氢酶(LDH)可增高,结合珠蛋白降低,间接胆红素增高。生化检查可以有肝功能异常、轻度氮质血症等。Evans 综合征或自身免疫病合并溶血性贫血时,也可出现溶血相关表现,但以血管外溶血特征为主,查 Coombs 试验阳性有助于鉴别。

思路 3　凝血功能检查。TTP 患者凝血功能检测常常大致正常,纤维蛋白降解产物可有轻度升高。弥散性血管内凝血时凝血功能检测常常明显异常。

思路 4　骨髓穿刺。TTP 时骨髓象常常提示增生性骨髓象,巨核细胞数目可正常或增多,可伴成熟障碍。急性白血病骨髓中可见明显增多的原始细胞,再生障碍性贫血和急性造血停滞常常为三系均受累,骨髓穿刺可见骨髓增生低下。

思路 5　血中 vWF 裂解蛋白酶 ADAMTS13 酶解活性及 ADAMTS13 抑制物检测。用于 TTP 诊断特异性及敏感性均较高。血浆 ADAMTS13 活性检查多采用残余胶原结合试验或 FRET-vWF 荧光底物试验方法。遗传性 TTP 患者 ADAMTS13 活性明显缺乏(活性 <5%);特发性 TTP 患者 ADAMTS13 活性多缺乏且抑制物阳性;继发性 TTP 患者 ADAMTS13 活性多无明显变化。弥散性血管内凝血时活性无明显变化。

患者进一步辅助化验检查结果

血常规:白细胞计数 7.4×10^9/L,血红蛋白浓度 53g/L,血小板计数 14×10^9/L,红细胞计数 1.76×10^{12}/L,网织红细胞百分率 9%,红细胞大小不等,可见三角形、盔形红细胞。血尿素氮 4.5mmol/L,肌酐 94μmol/L,尿酸 239μmol/L,LDH 1 125IU/L,总胆红素 48.3μmol/L,直接胆红素 9.2μmol/L。PT 12.8s,APTT 34s,TT 12.2s,纤维蛋白原 3.1g/L,D- 二聚体升高,3P 试验(-)。骨髓象:红系增生活跃,以中、晚幼红细胞增多为主,可见破碎红细胞;巨核细胞 45 个,颗粒巨核细胞 40 个,产板巨核细胞 0 个,血小板罕见。Coombs 试验(-);自身抗体谱检测均阴性。头颅 CT 未见异常。ADAMTS13 活性重度减低,<10%。

【问题 3】根据以上化验检查结果,该患者诊断是什么?

思路 1　患者贫血,外周血破碎及变形红细胞增多,LDH 升高,总胆红素升高,以间接胆红素升高为主,骨髓红系增生活跃,Coombs 试验(-),支持存在微血管病性溶血。

思路 2　患者血小板明显减少,骨髓增生活跃,巨核细胞不少,不支持再生障碍性贫血;凝血功能大致正常,不支持弥散性血管内凝血;Coombs 试验(-),不支持 Evans 综合征;自身抗体谱均阴性,不支持自身免疫病合并血细胞减少。

思路 3　患者伴有神经系统症状,体格检查无明确定位体征,头颅 CT 正常,不支持血小板减少合并颅内出血。

思路 4　结合患者临床表现具有典型的 TTP 三联征,并且 ADAMTS13 活性重度减低,考虑诊断 TTP 成立。

知识点

血栓性血小板减少性紫癜的诊断要点

1. 具备 TTP 临床表现,如微血管病性溶血性贫血、血小板减少、神经精神症状"三联征"或具备"五联征"。

2. 典型的血细胞计数变化和血生化改变。贫血、血小板计数显著降低,尤其是外周血涂片中红细胞碎片明显增高;血清游离血红蛋白增高,血清 LDH 明显升高。凝血功能检查基本正常。

3. 血浆 ADAMTS13 活性显著降低,在特发性 TTP 患者中常检出 ADAMTS13 抑制物,部分患者此项检查正常。

4. 排除溶血尿毒综合征(HUS)、弥散性血管内凝血、HELLP 综合征、Evans 综合征、子痫等疾病。

【问题 4】患者可采取的治疗方案(图 9-4-2)。

思路 1　血浆置换是本例患者首选的治疗方法。患者 ADAMTS13 酶活性明显减低,血浆置换可纠正酶缺乏,去除导致内皮细胞损伤和血小板聚集的不利因子和自身抗体。如果有条件,每日置换血浆 2 000ml,宜选用新鲜冰冻血浆,直至血小板减少和神经系统症状缓解,血红蛋白稳定,血清 LDH 水平正常。

思路 2　糖皮质激素可与血浆置换同时应用。糖皮质激素可稳定血小板和内皮细胞膜,抑制 IgG 产生。一般选用甲泼尼龙(200mg/d)或地塞米松(10~15mg/d)静脉注射,3~5d 后过渡至泼尼松 1mg/(kg·d);也可以选择大剂量甲泼尼龙 1g/d×(3~5)d,随后减至标准量泼尼松。

思路 3　大剂量静脉注射免疫球蛋白也可与血浆置换联用于本例患者治疗。剂量为 1g/(kg·d),连用 5d。

思路 4　血小板输注在本例患者禁用或慎用。血小板输注有可能会加重微血管血栓病变,仅在严重出血危及生命时才考虑选用。

TTP 病情凶险,病死率高,在诊断明确或高度怀疑本病时,不论轻型或重型都应尽快开始积极治疗。TTP 治疗首选血浆置换,其次可选用新鲜(冰冻)血浆输注和药物治疗。对高度疑似和确诊病例,输注血小板需十分谨慎,仅在出现危及生命的严重出血时才考虑使用。

TTP 的治疗方案为:

(1)血浆置换:为首选治疗,采用新鲜血浆或新鲜冰冻血浆,血浆置换量推荐为每次 2 000ml(或 40~60ml/kg),每日 1~2 次,直至症状缓解,血小板计数及 LDH 恢复正常,以后可逐渐延长置换间隔。对暂时无条件行血浆置换治疗或遗传性 TTP 患者,可输注新鲜血浆或新鲜冰冻血浆,推荐剂量为 20~40ml/(kg·d),注意液体量平衡。当严重肾衰竭时,可与血液透析联合应用。对继发性 TTP 患者血浆置换常无效。

(2)免疫抑制治疗:发作期 TTP 患者辅助使用甲泼尼龙(200mg/d)或地塞米松(10~15mg/d)静脉输注 3~5d 后过渡至泼尼松 1mg/(kg·d),病情缓解后减量至停用。伴 ADAMTS13 抑制物的特发性 TTP 患者也可加用长春新碱或其他免疫抑制剂,减少自身抗体产生。复发和难治性 TTP 患者可加用抗 CD20 单克隆抗体,清除患者体内抗 ADAMTS13 抗体,减少复发。推荐剂量为每周 375mg/m²,连用 4 周。

(3)静脉注射免疫球蛋白:效果不及血浆置换,适用于血浆置换无效或多次复发的病例。

(4)贫血症状严重者可以输注红细胞。

(5)抗血小板药物:病情稳定后可选用双嘧达莫和 / 或阿司匹林,对减少复发有一定作用。

【问题5】本例患者经血浆置换及糖皮质激素治疗,病情好转,神志恢复,血小板升至正常,泼尼松逐渐减量至 30mg/d。约 20d 后,监测患者再次血小板下降至 14×10⁹/L,LDH 再次升高。应该考虑如何诊治?

思路 1　患者 TTP 诊断明确,并且 ADAMTS13 酶活性明显减低,复发风险较酶活性降低不明显的患者高。患者治疗好转后 20d 再次出现血小板下降,LDH 升高,应首先考虑 TTP 复发。

思路 2　治疗依然首选血浆置换或新鲜(冰冻)血浆输注。

思路 3　可考虑利妥昔单抗、免疫抑制剂如环孢素 A、长春新碱或某些细胞毒性药物如环磷酰胺、硫唑嘌呤等治疗。一般需要与血浆置换联合应用,多用于难治性或复发性 TTP。

思路 4　本例患者 TTP 缓解后复发,血小板恢复再次缓解后可考虑应用抗血小板药物维持治疗。可选择阿司匹林或双嘧达莫,但不宜在血小板减少的急性期选用。

TTP 预后差,病程短,如果不及时治疗,死亡率可达 80%~90%;早期应用血浆置换,死亡率可降至 10%~20%。TTP 疾病复发率约为 30%,多出现在疾病首次发作后的 1 年内。遗传性 TTP 及抑制物阳性的特发性 TTP 患者易复发。定期检测血小板和 ADAMTS13 活性有助于判断复发及预后,对抑制物检测持续阳性者需注意疾病复发。

【血栓性血小板减少性紫癜诊治流程图】(图 9-4-2)

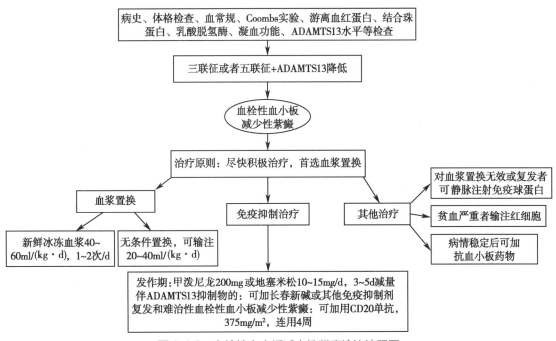

图 9-4-2　血栓性血小板减少性紫癜诊治流程图

(张晓辉)

问　答　题

1. TTP 的三联征和五联征分别是什么？
2. ADAMTS13 的意义是什么？
3. TTP 的分型有哪些？
4. TTP 的治疗措施有哪些？

推荐阅读文献

［1］ CRAWLEY J T, SCULLY M A. Thrombotic thrombocytopenic purpura: basic pathophysiology and therapeutic strategies. Hematology, 2013 (1): 292-299.
［2］ BLOMBERY P, SCULLY M. Management of thrombotic thrombocytopenic purpura: current perspectives. J Blood Med, 2014, 5: 15-23.
［3］ 中华医学会血液学分会血栓与止血学组 . 血栓性血小板减少性紫癜诊断与治疗中国专家共识 (2012 年版). 中华血液学杂志 , 2012, 11 (33): 983-984.

第五节　凝血功能障碍性疾病

一、血友病及其他先天性凝血因子缺乏症

> **知识要点**
>
> 1. 血友病类型、遗传方式和临床表现。
> 2. 血友病的诊断、临床分型和鉴别诊断。
> 3. 血友病的标准治疗。
> 4. 血友病的常见并发症。

(一) 血友病

凝血因子Ⅷ(FⅧ)和Ⅸ(FⅨ)是内源性凝血途径中重要的凝血因子辅因子,参与内源性凝血活酶的生成。血友病(hemophilia)则是由遗传因素导致 FⅧ 或 FⅨ 分子水平缺乏或分子结构异常,使血浆中 FⅧ 或 FⅨ 活性降低或缺如而引起的出血性疾病。FⅧ缺乏者称为血友病 A(HA),FⅨ缺乏者称为血友病 B(HB),其中以血友病 A 常见,大约占 85%。血友病的发病率无种族和地区差异,在男性人群中,血友病 A 的发病率为 1/5 000,血友病 B 的发病率为 1/25 000。约 2/3 患者具有阳性家族史,但 1/3 患者无家族史,系自发性基因突变所致。

血友病 A 和血友病 B 的遗传方式及临床表现都相同。F Ⅷ和 F Ⅸ基因均位于 X 染色体长臂末端(分别在 Xq28 和 Xq27.1),其遗传方式为 X 染色体连锁的隐性遗传,男性发病,女性为携带者。血友病的临床特征是自幼发病,反复发作关节、肌肉出血,或外伤、手术后出血不止,出血特点是延迟、持续而缓慢的渗血,也可出现急性大出血,但甚为少见。

以往血友病曾是最致命的遗传性出血性疾病。但随着替代治疗产品的出现和不断改进,以血友病中心为基础的综合治疗模式的建立及预防性治疗理念的深入,目前血友病已成为遗传性疾病中治疗最成功的范例。

首次门诊记录

患者,男性,14 岁,因"反复皮肤瘀斑、关节肿胀近 14 年,右侧大腿肿胀 5d"就诊。患者自出生后 8 个月开始经常出现不明原因皮肤瘀斑、打针后针眼持续出血;1 岁左右开始走路后间断出现右踝关节肿胀和右腿不适,一般可在 7~15d 消失,但皮肤青紫时有发生;5 岁后出现双侧踝关节肿胀、疼痛,有时双膝关节肿痛,

症状时轻时重,休息后可减轻,外院曾怀疑"关节炎"。偶有鼻出血,换牙时常有牙龈出血。5d前,右大腿磕碰后出现疼痛并逐渐肿胀。在外院就诊时化验:血常规白细胞计数 9.8×10^9/L,血红蛋白浓度102g/L,血小板计数 345×10^9/L;凝血功能APTT 68s,其余指标正常。患者无毒物、放射线接触史,无手术史,否认家族中有类似病患者。体格检查:一般情况可,睑结膜稍苍白,右大腿外侧片状青紫、张力较高、肢围较对侧约增加3cm,右膝关节略有肿胀。其余体格检查未见异常。

【问题1】根据上述病史,如何考虑该患者的诊断?

思路1 患者发病特点是自幼反复出现皮肤瘀斑、关节和软组织肿胀等出血倾向,考虑可能患有某种先天性出血性疾病。临床上引起出血性疾病的因素较多,应注意鉴别,按病因和发病机制可分为:①血管壁异常;②血小板异常;③凝血因子异常;④纤溶系统异常;⑤多种止血机制异常。出血性疾病又分为先天遗传性和获得性因素所致,以获得性出血性疾病最为常见,但凝血因子异常多见于先天遗传因素所致。

思路2 对出血性疾病患者,问诊时应着重询问几方面内容。①出血的特征:如年龄、部位、持续时间、是否为同一部位反复出血等;②出血的诱因:是自发性还是与手术、创伤相关,是否与接触和使用药物相关;③基础疾病情况;④家族史:父系、母系及近亲家族有无出血性疾病史等。

思路3 就不同原因引起出血的特点而言,皮肤、黏膜瘀点和紫癜多为血管、血小板异常所致,而深部血肿、关节出血等则提示与凝血障碍有关。

综上分析,本例患者应考虑存在凝血功能障碍;由于是自幼发病,很可能属于某种先天遗传性疾病。

【问题2】为明确诊断,需进行哪些检查?

思路 针对出血性疾病,一般选择以下检查帮助诊断:

1. **常规筛查** ①血常规+血涂片分类(着重观察血小板的大小和形态);②凝血功能筛查:包括凝血酶原时间(PT)、活化部分凝血活酶时间(APTT)、纤维蛋白原及凝血酶时间(TT)。本例患者就诊前曾在外院查APTT明显延长,门诊复查凝血功能结果相似(APTT 78.3s,其余指标正常),可进一步完善以下检查。

2. **确诊试验** APTT是反映内源性和共同通路途径凝血因子活性的指标。单一APTT延长可见于内源性凝血因子(F Ⅷ、F Ⅸ、F Ⅺ、F Ⅻ)、血管性血友病因子(von Willebrand factor,vWF)缺乏,或特异性凝血因子抑制物、狼疮抗凝物(lupus anticoagulant,LA)。但F Ⅻ缺乏和LA一般不会导出出血倾向,反而可能引起血栓形成。本例患者的出血和APTT延长显然与F Ⅻ缺乏或LA无关,而可能由于内源性凝血因子(除F Ⅻ外)或vWF缺乏或特异性抑制物所致。

在凝血筛查试验中若APTT延长,应进一步行正常血浆纠正(混合)试验和凝血因子定量(和抑制物)检测(图9-5-1)。①APTT正常血浆纠正(混合)试验:患者血浆和正常混合血浆1:1等量混合后,即刻及在

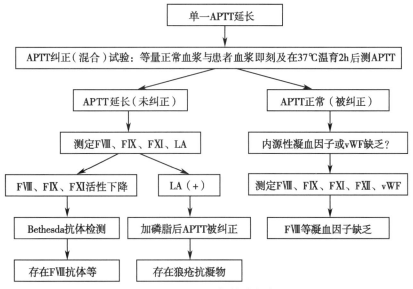

图9-5-1 APTT延长的诊断流程图

APTT. 活化部分凝血活酶时间;vWF 血管性血友病因子;

LA. 狼疮抗凝物;图中罗马数字前的F表示因子。

37℃孵育2h后检测APTT。若即刻和2h APTT均能够纠正,提示有凝血因子缺乏;若APTT不能纠正,则提示有抑制物的存在,其中LA在即刻和2h均不能被纠正,特异性抑制物(如FⅧ抑制物)通常是即刻纠正或部分纠正,而2h不能纠正。②凝血因子定量(和抑制物)检测:怀疑有凝血因子缺乏时,应定量检测凝血因子水平;如果怀疑有特异性凝血因子抑制物存在,可用Bethesda方法进行测定。由此可以明确患者是何种凝血因子缺乏,以及是否存在获得性因素(抑制物)。

第二次门诊记录

患者在首次门诊后进行了相关实验室检查,结果如下:

1. 血常规＋血涂片分类　白细胞计数$7.8×10^9$/L,血红蛋白浓度100g/L,血小板计数$236×10^9$/L。血小板数量及形态正常。

2. 凝血功能(括号内为正常范围)　PT 11.9s(10.4~12.6s),APTT 78.3s(22.7~31.8s),纤维蛋白原2.64g/L(1.8~3.5g/L),TT 19.5s(14.0~21.0s)。

3. APTT纠正试验　即刻30.1s,2h 31.3s。

4. FⅧ:C 0.6%(正常50%~150%),FⅧ抑制物0BU/ml。

5. 超声检查　右大腿偏外侧至右膝上端的液性暗区,大小23.0cm×7.3cm,最深3.6cm,距体表2.7cm。

【问题3】是否可以明确诊断? 需要与哪些疾病鉴别?

思路1　根据患者自幼出现反复皮肤瘀斑、关节和软组织出血,凝血筛查APTT延长,测定FⅧ活性降低(0.6%)、FⅧ抑制物阴性,可以明确诊断为血友病A。

思路2　除血友病A外,尚需与以下存在FⅧ活性降低的疾病鉴别:

1. 血管性血友病(vWD) vWD是一种常染色体遗传出血性疾病。vWF在血浆中的作用之一是作为FⅧ的载体,当vWF中、重度缺乏或与FⅧ结合的位点发生变化,可导致血浆中FⅧ的半衰期缩短,因此FⅧ:C降低,APTT延长,易与血友病A混淆。vWD多为显性遗传,男、女均可发病,自幼发生以皮肤黏膜为主的出血倾向,出血时间延长,瑞斯托霉素诱导的血小板聚集缺陷,血浆vWF抗原和/或活性缺乏或结构异常。检测血浆vWF抗原和/或活性或进行vWF多聚物分析可与血友病A鉴别。

2. 获得性血友病A(AHA) 系指既往凝血功能正常的患者(非血病患者)自发性或在不同的诱因下,产生抗FⅧ自身抗体而引起的一种凝血缺陷性疾病。AHA发病平均年龄约为65岁,男、女均可发病。引起AHA的基础疾病有自身免疫性疾病、恶性肿瘤、妊娠和产后、手术、糖尿病、肝炎、皮肤病、反复输血,以及药物如青霉素、干扰素、磺胺类药物等;但也有50%的患者原因不明。有时,抗体出现及出血可以作为肿瘤或自身免疫性疾病的首发表现。AHA出血的特点:①既往没有出血性疾病史;②通常以突发的严重(弥漫性)出血为主要表现(>85%患者);③出血往往是自发的,或轻微损伤后发生;④多个部位出血,如广泛皮肤瘀斑、肌肉出血、血尿、胃肠道出血、脑出血及咽后出血、外科手术后出血,且出血程度通常比抑制物阳性的遗传性血友病严重,但较少见有关节出血。AHA的诊断有赖于实验室检查,其特点:① APTT延长,且不能为正常血浆纠正;② FⅧ活性降低;③ Bethesda方法可检测到FⅧ抗体。

思路3　关于血友病的临床分型见表9-5-1。国际止血和血栓学会(ISTH)按照血友病患者血浆凝血因子(FⅧ或FⅨ)活性水平将血友病(A或B)分为重型、中间型和轻型。绝大多数患者的出血程度与其凝血因子的血浆水平正相关,但也有10%的患者例外。本例患者FⅧ:C 0.6%,属于重型血友病A。

表9-5-1　血友病的国际止血和血栓学会(ISTH)临床分型

严重程度	因子Ⅷ或因子Ⅸ活性/%	出血发作
重型	<1	易自发性出血,多见于关节、肌肉、内脏、皮肤黏膜等
中间型	1~5	偶有自发性出血,轻微创伤或手术后严重出血
轻型	>5~40	罕见自发性出血,手术或创伤后异常出血

【问题4】血友病对患者会造成哪些危害?

思路1　血友病急性出血时可能危及患者生命。致命性出血主要见于神经系统出血、消化道出血、颈部和喉部出血、严重外伤后大出血,这些都属于血友病的急症,若不能得到紧急处理,可能造成患者死亡。

思路 2　血友病是一种终身罹患的慢性病,由于反复出血发作,可造成一些慢性并发症的发生,严重影响患者的生活质量。常见的慢性并发症有关节畸形和活动障碍,血肿造成周围组织、神经、血管的压迫症状,以及形成血友病假瘤等。

【问题 5】对血友病患者如何进行治疗?

思路 1　一般性措施:避免剧烈运动和重体力劳动;避免肌内注射等创伤;注意口腔卫生;避免应用含阿司匹林等影响血小板功能的药物。

思路 2　凝血因子替代疗法:替代疗法是目前治疗血友病的主要手段,可分为按需治疗和预防性治疗两种。按需治疗是指在出血发作时输注凝血因子以止血,而预防性治疗则是定期规律地输注凝血因子,预防出血的发生。

1. 常用制剂　①血友病 A:主要应用血浆源性 FⅧ浓缩剂或基因重组 FⅧ,而新鲜血浆或新鲜冰冻血浆(FFP)、冷沉淀物所含 FⅧ浓度较低,只在无 FⅧ浓缩物情况下使用。②血友病 B:主要应用凝血酶原复合物(prothrombin complex,PCC,含有 FⅡ、FⅦ、FⅨ、FⅩ)及重组因子 FⅨ;如无凝血酶原复合物或 FⅨ,也可以应用新鲜冰冻血浆。另外,一些半衰期更长的长效凝血因子(long acting F Ⅷ/F Ⅸ)可望进入临床,为患者提供更多的治疗选择。

2. 给药剂量　取决于患者体重、因子在血浆中的半衰期及获得足够止血或预防所需的因子活性水平。①血友病 A:由于输注 1IU/kg 体重的 FⅧ能够使血浆 FⅧ:C 升高大约 0.02IU/ml(2%),需输注 FⅧ浓缩物的量(IU)=0.5×(FⅧ:C 目标水平 - 患者实测血浆 FⅧ:C 水平)%×kg 体重,由于 FⅧ的半衰期为 8~12h,可以每 8~12h 给药。②血友病 B:因 FⅨ分布体积大,1IU/kg 体重的 FⅨ浓缩物仅能够提升 FⅨ血浆活性约 0.01IU/ml(1%),需输注 FⅨ浓缩物的量(IU)=(FⅨ目标水平 – 患者实测血浆 FⅨ水平)%×kg 体重,由于 FⅨ的半衰期为 18~24h,可以每日 1 次给药。替代治疗的剂量和时限取决于出血部位、严重程度或手术的大小。表 9-5-2 列出了不同部位出血或手术所需要达到的因子活性水平,给药剂量可依照上述公式计算出来。

表 9-5-2　推荐的给药方案

出血部位或手术	治疗目标(因子Ⅷ或因子Ⅸ活性 /%)
关节、牙科	>30~50
胃肠道或泌尿生殖道	50
肌肉	60~80
危及生命的出血或大手术	100

本例患者血浆 FⅧ:C 水平 0.6%,体重 45kg,5d 前出现右侧大腿肌肉出血和可疑右膝关节出血,应该输注 F Ⅷ的剂量大约是 1 500IU,每 12h 一次,根据止血疗效(血肿吸收程度)在 3d 后可考虑减半量(约 800IU,每 12h 一次)维持 3~5d 或直至痊愈。

思路 3　辅助治疗。除了因子替代治疗外,对血友病患者的辅助治疗也应给予重视。

1. PRICE 方法　PRICE 是由 protection、rest、ice、compression、elevation 的首字母组成,是指保护、休息、冷 / 冰敷、加压和抬高患肢 5 种方法,是发生关节和肌肉出血时一组重要的辅助治疗措施,一般在出血后的 24h 内使用。冰敷每次 20min,每 3~4h 一次。一般不提倡对血友病患者进行关节抽液,但在关节大量出血、持续疼痛或需除外感染性关节炎时可以考虑,但需要在足量的凝血因子替代保护下进行。

2. 糖皮质激素　激素本身并无降低出血频率的作用,仅对缓解出血导致的关节肿胀和疼痛有益,必要时可短期使用。常用泼尼松 1mg/(kg·d),4~5d。

3. 1- 去氨基 -8-D- 精氨酸加压素(DDAVP)　对部分轻型血友病 A 患者有效。DDAVP 通常可使轻型血友病 A 患者 F Ⅷ:C 水平提升 3~4 倍,达 30% 左右或更高。中型患者一般很少能达到止血水平。患者应用 DDAVP 时,可先进行"DDAVP 预试验(DDAVP challenge)"以判断其对 DDAVP 的反应性。DDAVP 的具体剂量、使用方法、不良反应等内容详见本节下文"二、血管性血友病"部分。

4. 抗纤溶药物　常用药物有 6- 氨基己酸和氨甲环酸等,对口咽部、鼻腔等部位黏膜出血的止血效果较好。该类药物禁用于血尿患者。

5. 止痛药物 禁用阿司匹林和多数非甾体抗炎药,如萘普生、吲哚美辛、吡罗昔康等。但对乙酰氨基酚是安全的;必要时可选择环氧化酶-2抑制剂,对血友病患者可能更为安全。

6. 物理治疗和康复锻炼 可促进肌肉血肿和关节积血的吸收、消炎消肿、维持和增强肌肉力量及改善关节活动范围等。但需由经过专业培训的康复科医师和物理治疗师完成。

思路4 针对血友病并发症的处理,主要包括以下几点:

1. 慢性并发症的处理 ①对慢性滑膜炎患者,可考虑通过手术、关节镜、药物(化学药物或放射性同位素)进行滑膜切除;②对已出现关节活动障碍的患者,可进行理疗及功能康复训练;③对已有关节强直、畸形患者,可考虑在替代治疗下行关节置换或成形术。

2. 替代治疗并发症的处理 凝血因子抑制物的产生是替代治疗主要和严重的并发症,在重型血友病A患者中发生率可达25%~30%,其实质为患者体内异源性抗FⅧ抗体的生成。当患者输注以往有效剂量的凝血因子后不再有效,或明显不能达到预期的凝血因子活性时,需警惕凝血因子抑制物的存在,应及早进行抑制物定量检测(Bethesda法)。血友病B发生抑制物者相对少见。凝血因子抑制物的处理主要包括两个方面:①紧急处理,主要是控制急性出血,可以使用凝血酶原复合物或重组活化FⅦ(rFⅦa)等旁路途径的凝血制剂;②远期处理,重点在于清除或降低抑制物水平,主要方法有免疫耐受诱导(immune tolerance induction,ITI)、使用免疫抑制剂和抗CD20单克隆抗体。

【问题6】:血友病的现代治疗理念和现状如何?

血友病已成为一种可控制的疾病,经过治疗大多数患者的寿命和正常人并无差别,目前的治疗重点应该放在提高患者的生活质量、减少并发症的发生。

思路1 血友病治疗中心(hemophilia treatment center,HTC)。血友病治疗中心通常是以血液科医生为主的各专业的医生、护士、心理学家、检验技术人员组成的多学科团队,可为患者提供国际通行和推荐的综合治疗模式。目前,国内各省都已经设立省级血友病治疗中心。

思路2 预防性治疗。即定期规律地输注凝血因子,预防出血的发生。因其可明显减少后期并发症、提高患者生活质量,目前世界血友病联盟(WFH)和世界卫生组织(WHO)均推荐预防治疗作为重型血友病患者的最佳治疗策略。根据不同目的,预防治疗可分几种。①临时预防治疗:在估计可能发生出血事件之前采用预防性单一剂量注射,如在剧烈活动前。②短期预防治疗:即在一段时间内(数周至数月)预防性注射凝血因子,可用于阻断"靶关节"的恶性循环或用于短期运动期间等。③长期预防:即患者在确诊血友病后即开始长期预防,以保证接近正常人的健康生活。长期预防又分为一级预防(primary prophylaxis)和二级预防(secondary prophylaxis)两种,前者是指在未出血或首次出血后即开始进行的预防治疗,通常是在患儿学习走路时开始,主要目的是防止关节出血和关节病的发生,二级预防是指在≥2个关节发生规律性出血后开始的预防治疗。

思路3 艾美赛珠单抗(emicizumab)。是一种人源化单克隆抗体,具有双特异性抗体结构,可桥接FⅨa和FX,模拟活化的FⅧ作用,使FX激活。该药半衰期较长(4~5周),皮下注射吸收较好,可依情况每1~4周用药一次。该药已于2017年11月在美国上市,适用于成人血友病A伴抑制物或儿童血友病A的预防性治疗。

思路4 基因治疗。自2017年以来,血友病A和B的基因治疗都取得较大进展,有望成为今后治愈血友病(至少部分患者)的新手段。

知识点

血友病的临床要点

1. 血友病A(FⅧ缺乏)和血友病B(FⅨ缺乏)都属于X染色体连锁隐性遗传性疾病,血友病A常见,约占85%,2/3患者有阳性家族史,男性发病,女性为携带者。

2. 血友病临床分型 因子水平<1%属重型 >1%~5%属中型,>5%~40%属轻型。

3. 血友病的典型临床表现 自幼发病,反复关节、肌肉出血,或外伤、手术后出血不止。

4. 实验室特点 单一APTT延长、可被1:1正常血浆纠正,FⅧ(血友病A)或FⅨ(血友病B)活性降低。

5. 凝血因子替代疗法是血友病的主要治疗手段,可分为按需治疗和预防性治疗。

（二）其他先天性凝血因子缺乏症

除上述常见的血友病 A 和血友病 B 外，其他凝血因子也可有先天性缺乏，如纤维蛋白原（FⅠ）、凝血酶原（FⅡ）、FⅤ、FⅦ、FⅩ、FⅪ、FⅫ、FⅩⅢ 缺乏，这些凝血因子缺乏症的遗传规律、临床表现、实验室筛查详见表9-5-3，最终确诊需要进一步测定有关凝血因子含量。与血友病的治疗策略类似，这些凝血因子缺乏症的治疗主要是因子替代治疗（表9-5-4）。另外，抗纤溶药物可用于大多数凝血因子缺乏症患者的止血治疗。

表 9-5-3　其他少见先天性凝血因子缺乏症

缺乏因子	生物半衰期	遗传规律	出血程度	筛查试验异常
Ⅰ	2~4d	AR 或 AD	无 ~ 严重	BT、TT（严重时 PT、APTT）
Ⅱ	3d	AR	轻 ~ 中度	PT、APTT
Ⅴ	36h	AR	中度	PT、APTT、BT
Ⅶ	3~6h	AR	轻 ~ 重度	PT
Ⅹ	40h	AR	轻 ~ 重度	PT、APTT
Ⅺ	80h	AR	轻 ~ 中度	APTT
Ⅻ	50~70h	AR 或 AD	无	APTT
ⅩⅢ	9d	AR	中 ~ 重度	无

注：AR，常染色体隐性遗传；AD，常染色体显性遗传；BT，出血时间；PT，凝血酶原时间；APTT，活化部分凝血活酶时间；TT，凝血酶时间。

表 9-5-4　其他少见先天性凝血因子缺乏症的治疗

缺乏因子	治疗	止血目标水平
Ⅰ	纤维蛋白原、冷沉淀、新鲜冰冻血浆	>1g/L
Ⅱ	新鲜冰冻血浆、凝血酶原复合物	20%~40%
Ⅴ	新鲜冰冻血浆	20%~25%
Ⅶ	重组活化因子Ⅶ、凝血酶原复合物、新鲜冰冻血浆	15%~20%
Ⅹ	凝血酶原复合物、新鲜冰冻血浆	10%~15%
Ⅺ	新鲜冰冻血浆、重组活化因子Ⅶ、因子Ⅺ浓缩物	30%~40%
Ⅻ	无须治疗	
ⅩⅢ	冷沉淀、新鲜冰冻血浆、因子ⅩⅢ浓缩物	2%~5%

问 答 题

1. 血友病分为哪些类型，其遗传方式如何？
2. 血友病的临床特征和并发症有哪些？
3. 如何诊断血友病？血友病需要与哪些疾病相鉴别？
4. 如何治疗血友病？目前有哪些治疗进展？

推荐阅读文献

［1］中华医学会血液学分会血栓与止血学组，中国血友病协作组 . 血友病诊断与治疗中国专家共识 . 中华血液学杂志，2017, 38 (5): 364-370.

［2］SRIVASTAVA A, BREWER A K, MAUSER-BUNSCHOTEN E P, et al. Guidelines for the management of hemophilia. Haemophilia, 2013, 19 (1): 1-47.

［3］KITCHENS C S, KESSLER C M, KONKLE B A. Consultative hemostasis and thrombosis. 3th ed. Philadelphia: Elsvier Saunders, 2013: 45-89.

［4］OLDENBURG J, MAHLANGU J N, KIM B, et al. Emicizumab prophylaxis in hemophilia A with inhibitors. N Engl J Med, 2017, 377 (9): 809-818.

二、血管性血友病

知识要点

1. vWD 的遗传方式和临床表现。
2. vWD 的诊断和鉴别诊断。
3. vWD 的治疗。

血管性血友病（vWD）是由血管性血友病因子（vWF）的数量或功能异常引起的一组遗传性出血性疾病。多数患者属常染色体显性遗传，少数为常染色体隐性遗传（2N 型和 3 型，部分 2A 型和 2M 型）。vWD 在人群中的患病率接近 1/1 000，是最常见的遗传性出血性疾病。

vWF 基因位于 12p13.3，在内皮细胞和巨核细胞中合成。vWF 既可连接受损血管内皮暴露的胶原与血小板的黏附，又是血浆中 F Ⅷ 的辅因子。正常人群中血浆 vWF 水平变异较大（50%~200%），其中血型为 "O 型" 的个体比其他血型者的 vWF 平均水平约降低 30%，因此在诊断 vWD 时需引起注意。vWD 患者的出血时间（BT）和 APTT 同时延长，常见临床表现为轻到重不一的黏膜出血，如鼻出血、牙龈出血、月经过多、胃肠道出血，或者外伤后皮肤出血。

vWD 可分为 3 型。1 型占所有 vWD 的 70%~80%，其特征是 vWF 数量减少（正常范围的 20%~50%），但结构和功能正常。2 型占所有 vWD 患者的 20%，又进一步分为 2A、2B、2M 和 2N 四个亚型，其中 2A 型占所有 vWD 的 15%。2 型 vWD 都存在 vWF 功能异常，其中 2A、2M 和 2N 亚型是由于不同结构域的基因突变造成 vWF 的功能丢失，2B 亚型则是由于 *vWF* A1 结构域内的突变造成 vWF 与血小板膜糖蛋白Ⅰb 的结合能力增强、vWF- 血小板复合体的清除增加，从而可引起血小板减少和 vWF 多聚体丢失。2N 型 vWD 的突变发生在 vWF 的 F Ⅷ结合区域，因此也造成 F Ⅷ的清除增加和血浆水平异常减少。3 型 vWD 十分罕见（不到 5%），其特征是患者 vWF 几乎完全缺乏，属于 vWD 最严重的类型，通常有严重的出血倾向。

目前对 vWD 尚无治愈的办法。治疗 vWD 的一线药物主要有 DDAVP（1- 去氨基 -8-D- 精氨酸加压素）和 vWF/F Ⅷ浓缩物或重组人 vWF 制剂。

首次门诊记录

患者，女性，18 岁，月经初潮后月经量过多 4 年。既往无其他病史。患者父亲（40 岁）有时牙龈出血，1 年前拔牙后出血较多、持续时间较长，多次纱球压迫止血和服用氨甲环酸后止血。患者首先就诊于妇科门诊，化验血常规：白细胞计数 $5.1×10^9$/L，血红蛋白浓度 101g/L，MCV 79fl，MCH 24pg，MCHC 297g/L，血小板计数 $198×10^9$/L。妇科超声显示 "子宫、双附件未见异常"。

【问题 1】根据上述病史，应如何考虑该患者的诊断？

思路 1　患者的发病特点是月经初潮后即有月经量过多症状，妇科超声未发现异常，患者父亲也有异常出血的病史，考虑可能存在某种遗传性出血性疾病。

思路 2　患者的出血部位在子宫内膜，患者父亲的出血部位主要在牙龈，都属于黏膜部位出血。黏膜出血多由血管或血小板异常所致。由于本例患者血小板数量正常，出血的原因应着重考虑血管疾病或血小板功能障碍。

【问题 2】为明确诊断，首先需要进行哪些筛查试验？

思路　由于患者血常规结果显示血小板数量正常，存在轻度贫血（小细胞低色素性），可先完善常规检查。①血涂片;②铁代谢试验;③出血时间(BT);④凝血功能筛查:PT、APTT、纤维蛋白原和TT。

第二次门诊记录

患者在首次血液科门诊后进行了上述实验室检查,结果如下:

1. 血涂片 部分红细胞中心淡染区扩大,血小板数量及形态正常。

2. 血清铁代谢试验 结果支持缺铁性贫血。

3. BT 16min(正常3~8min)。

4. 凝血功能(括号内为正常范围) PT 10.8s(10.4~12.6s),APTT 42.1s(22.7~31.8s),纤维蛋白原2.83g/L(1.8~3.5g/L),TT 17.2s(14.0~21.0s)。

【问题3】根据以上结果,如何考虑该患者的诊断?

思路 患者BT和APTT同时延长,血小板数量和形态正常,高度怀疑vWD;患者存在轻度缺铁性贫血,可能与月经量过多(失血)相关,应给予补铁治疗。

【问题4】为明确诊断,尚需完善哪些检查?

思路 根据首次门诊化验结果和初步的诊断思路,考虑应完善以下检查(包括患者父亲)。① APTT正常血浆纠正试验:可初步鉴别是否存在vWF或内源性凝血因子缺乏或抑制物;②vWF:Ag和FⅧ、FⅨ、FⅪ活性(定量),必要时测定缺乏因子的抑制物;③瑞斯托霉素诱导的血小板聚集(RIPA)。

第三次门诊记录

患者检查结果回报:① APTT 40.8s,即刻(0h)和2h正常血浆纠正试验均可完全纠正。② vWF:Ag 18.4%,FⅧ 17.1%,FⅨ 75.2%,FⅪ 89.1%。③ RIPA:瑞斯托霉素浓度0.6mg/ml时0、1.2mg/ml时64%(正常值87%~102%)。

患者父亲检查结果显示:① APTT 37.3s,即刻(0h)和2h正常血浆纠正试验均可完全纠正。② vWF:Ag 21.7%,FⅧ 30.2%,FⅨ 91.4%,FⅪ 92.8%。③ RIPA:瑞斯托霉素浓度0.6mg/ml时0、1.2mg/ml时75%(正常值87%~102%)。

【问题5】根据以上结果,是否可以明确该患者的诊断?

思路 患者APTT延长,可被正常血浆完全纠正,说明可能存在vWF或内源性凝血因子缺乏,但没有抑制物;患者及其父亲的血浆vWF:Ag和FⅧ活性同时减少,因此可明确诊断为vWD。

【问题6】如何判断该患者vWD的分型?

思路 vWD的分型诊断比较复杂,可参考表9-5-5。从现有结果分析,本例诊断为1型vWD可能性最大。但要进一步明确分型,尚需进行vWF:Rco、vWF:CB、vWF多聚体和基因突变检测,但目前这些检查在临床上尚不普及。

表9-5-5 血管性血友病的分型

项目		1型	2A型	2B型	2M型	2N型	3型
遗传方式		AD	AD/AR	AD	AD/AR	AR	AR
出血时间		↑	↑	↑	N	↑	↑↑
vWF:Ag		↓	↓	↓	N/↓	N/↓	<5%
FⅧ:C		↓	↓/N	↓/N	↓/N	↓↓	<10%
FⅧ:C/vWF:Ag		>0.7	>0.7	>0.7	>0.7	<0.7	–
vWF:Rco		↓	↓↓	↓↓	↓	N/↓	~0
vWF:Rco/vWF:Ag		>0.6	<0.6	<0.6	<0.6	>0.6	–
RIPA	0.6mg/ml	0	0	↑	0	0	0
	1.2mg/ml	N/↓	↓	↑	↓	N	~0

续表

项目	1 型	2A 型	2B 型	2M 型	2N 型	3 型
血小板计数	N	N	↓ / N	N	N	N
vWF 多聚体	N	异常	异常	N	N	~0
DDAVP	+	±	×	±	±	×

注：vWF，血管性血友病因子；vWF:Ag，血管性血友病因子抗原；F Ⅷ:C，因子Ⅷ活性；vWF:Rco，vWF 瑞斯托霉素辅因子活性；RIPA，瑞斯托霉素诱导的血小板聚集；DDAVP，1- 去氨基 -8-D- 精氨酸加压素；AD，常染色体显性遗传；AR，常染色体隐性遗传。N，正常；↑，延长；↓，减少 / 下降；↓↓，明显减少 / 下降；-，不适用；+，有效；±，部分有效；×，无效。

【问题 7】如何治疗 vWD ？

思路 1　日常预防出血的措施。患者应注意避免外伤，避免使用阿司匹林或非甾体抗炎药等影响血小板功能的药物。如果进行拔牙或其他手术操作，应给予下述一线药物治疗、预防围手术期出血。

思路 2　一线治疗药物的选择。

1. DDAVP　DDAVP 通常对 1 型和多数 2 型 vWD 有效，可使患者血浆 vWF 水平增加 2~3 倍，但对 3 型和部分 2 型 vWD 反应较差。DDAVP 应禁用于 2B 型，因有可能引起患者血小板的下降。DDAVP 可以静脉、皮下或喷鼻使用（表 9-5-6）。应用 DDAVP 时，可先进行 "DDAVP 预试验（DDAVP challenge）" 以判断其对 DDAVP 的反应性，即在输注后的 1h 和 4h 检测 vWF 和 F Ⅷ:C 水平。静脉应用时，通常剂量是 0.3 μg/kg 溶于 50ml 生理盐水中，输注 30min 以上。应用喷鼻制剂时，若体重 <50kg，剂量为 150μg/d；体重 >50kg 者，300 μg/d（150 μg/ 喷，两鼻孔各 1 次）。DDAVP 的最大效应出现在静脉或喷鼻给药后 1h，作用可持续 8~12h，一般用药不超过 3d。

使用 DDAVP 时需注意其药物不良反应，如面色潮红、头痛、一过性血压下降、心动过速、水潴留、血钠降低等，不良反应一般轻微且短暂。为预防水潴留和低钠血症的发生，可限制患者的入量，只使用等渗溶液如生理盐水。

2. vWF/F Ⅷ浓缩物或重组人 vWF 制剂　对 DDAVP 无效或接受手术的患者，需输注 vWF/F Ⅷ浓缩物或纯化的 vWF 制剂（表 9-5-7）。通常根据患者出血的严重程度或接受手术的大小，来决定 vWF/F Ⅷ或 vWF 的输注剂量。如果没有 vWF/F Ⅷ浓缩物或纯化的 vWF 制剂，亦可输注冷沉淀或新鲜血浆。

思路 3　其他止血药物，如氨甲环酸等抗纤溶药，对鼻出血、牙龈出血、月经过多等常有较好的止血效果。氨甲环酸可单用于轻度出血，或用于严重出血患者的辅助止血，但禁用于泌尿道出血。

表 9-5-6　血管性血友病的治疗选择

类型	治疗	其他治疗
1 型	DDAVP：静脉或皮下注射（0.3 μg/kg），经鼻（体重 >50kg 者 300 μg/d；体重 <50kg 者 150 μg/d）	氨甲环酸 1g，3~4 次 /d 可用于各型血管性血友病
2 型	• DDAVP：用于 2A 和 2N 型，2M 型效果差，2B 型禁用 • 或 vWF/F Ⅷ或 vWF 浓缩物	
3 型	vWF/F Ⅷ或 vWF 浓缩物	

注：vWF，血管性血友病因子；DDAVP，1- 去氨基 -8-D- 精氨酸加压素。

表 9-5-7　血管性血友病的因子替代治疗

适用情况	vWF 剂量	用药时间 /d	监测指标 /%
一般出血 / 小手术	初次：30~60IU/kg vWF:Rco 维持：20~40IU/kg vWF:Rco，每 12~24h 一次	1~5	vWF:Rco 和 F Ⅷ>50
大出血 / 大手术	初次：40~60IU/kg vWF:Rco 维持：20~40IU/kg vWF:Rco，每 8~12h 一次	7~14	vWF:Rco 和 F Ⅷ>50

注：vWF，血管性血友病因子；vWF:Rco，vWF 瑞斯托霉素辅因子活性。

思路 4　就本例患者,如何治疗?

本例主要表现为月经期出血过多,可先尝试在月经期间给予氨甲环酸口服(0.5~1.0g,3 次 /d)至月经结束;如果无效,则可给予 DDAVP 治疗,首次应用 DDAVP 时可先进行一次预试验,监测用药前后 vWF:Ag、vWF:Rco 和 F Ⅷ:C 水平的变化,预测患者对 DDAVP 的疗效反应。如果对 DDAVP 反应良好,患者在今后接受手术时,也可考虑围手术期给予 DDAVP 预防出血;如果 DDAVP 不足以使 vWF:Ag、vWF:Rco 和 FⅧ:C 水平提高至满足手术所需水平,则在围手术期应输注 vWF/F Ⅷ浓缩物。

知识点

血管性血友病的临床要点

1. vWD 是最常见的遗传性出血性疾病,遗传方式多属于常染色体显性遗传,少数为常染色体隐性遗传。

2. vWD 临床分型比较复杂,1 型占 70%~80%,2 型占 15%~20%,3 型罕见。

3. vWD 在临床上主要表现为黏膜出血或外伤、手术后出血。

4. DDAVP 和 vWF/F Ⅷ浓缩物是治疗 vWD 的主要药物,氨甲环酸可作为辅助止血药物。

问 答 题

1. vWD 的遗传方式和临床表现有哪些?

2. 如何鉴别 vWD 和血友病?

3. vWD 有哪些治疗措施?

推荐阅读文献

[1] 沈悌,赵永强. 血液病诊断及疗效标准. 4 版. 北京:科学出版社,2018: 218-221.

[2] JOHNSEN J, GINSBURG D. Von Willebrand disease//KAUSHANSKY K. Williams hematology. 9th ed. New York: McGraw-Hill, 2016: 2163-2182.

[3] KITCHENS C S, KESSLER C M, KONKLE B A. Consultative hemostasis and thrombosis. 3rd ed. Philadelphia: Elsvier Saunders, 2013: 90-102.

[4] KEESLER D A, FLOOD V H. Current issues in diagnosis and treatment of von Willebrand disease. Res Pract Thromb Haemost, 2018, 2: 34-41.

三、维生素 K 缺乏

知识要点

1. 引起维生素 K 缺乏的常见原因。

2. 维生素 K 缺乏的诊断。

3. 维生素 K 拮抗剂所致维生素 K 缺乏的治疗。

维生素 K 是一种脂溶性维生素,是肝细胞内 γ- 谷氨酰基羧化酶重要的辅因子。在肝脏合成的凝血因子中,F Ⅱ、FⅦ、FⅨ、FⅩ都含有羧基谷氨酸残端,被称为维生素 K 依赖性凝血因子。只有被维生素 K 依赖性 γ- 谷氨酰基羧化酶羧化后,维生素 K 依赖性凝血因子才能与血小板表面带负电荷的磷脂产生亲和力,从而具有凝血活性、促进血液凝固。另外,3 种生理性抗凝蛋白,蛋白 C、蛋白 S 和蛋白 Z 的活化也需要维生素 K 参与。

如果维生素 K 缺乏或存在维生素 K 拮抗剂(vitamin K antagonist,VKA),可引起患者维生素 K 依赖性凝血因子缺乏,使 PT 和 APTT 同时延长,造成临床出血症状。引起维生素 K 缺乏的原因有多种情况,常见的有新生儿维生素 K 缺乏、先天性维生素 K 缺乏、吸收不良性维生素 K 缺乏和维生素 K 拮抗剂所致维生素 K 缺乏。

<h3 style="text-align:center">首次门诊记录</h3>

患者,男性,14 岁,因"黑便伴皮肤瘀斑、牙龈出血 2 周"就诊。患者最近 2 周无明显诱因出现大便发黑、有时呈暗红色,伴上肢及躯干部位皮肤瘀斑,有时牙龈自发性出血。不伴发热、乏力、头晕,无腹痛、腹泻等症状,食欲、精神正常。患者居住于北京郊区,初二学生,既往体健。家族中无类似发病患者。体格检查:一般情况可,营养中等,睑结膜、皮肤无苍白,巩膜、皮肤无黄染,右上臂、腹部、右臀部皮肤可见多处瘀斑。胸骨压痛(-),心、肺体格检查无异常。腹软,无压痛,肝、脾不大。

【问题 1】根据上述病史,如何考虑造成该患者出血的可能原因?

思路 1 患者发病特点是既往体健,最近 2 周无明显诱因反复出现消化道、皮肤、牙龈部位出血,但无明显感染和贫血的症状和体征,考虑后天获得性出血性疾病可能性较大,但急性白血病、急性再生障碍性贫血等疾病也不能除外。

思路 2 患者同时有消化道出血、多处皮肤瘀斑和牙龈出血,不符合临床常见的原发免疫性血小板减少症和过敏性紫癜的出血特点,首先考虑出血原因可能由凝血功能异常所致,但也需除外血小板功能障碍性疾病。

【问题 2】患者首次就诊需做哪些基本检查?

思路 需常规检查血常规、血涂片、凝血功能、肝肾功能、血型、Rh 因子、肝炎病毒、大便常规 + 隐血等指标。

<h3 style="text-align:center">第二次门诊记录</h3>

患者首次门诊后进行的实验室检查主要结果如下:

1. 血常规、血涂片均无异常,肝肾功能正常,HBsAg、HCV-Ab 均阴性。

2. 凝血功能(括号内为正常范围) PT 90.2s(10.4~12.6s),APTT 74.3s(22.7~31.8s),纤维蛋白原 3.3g/L(1.8~3.5g/L),TT 14.5s(14.0~21.0s)。

3. 大便 白细胞 0/HP,红细胞 2~3 个 /HP,隐血试验(+)。

【问题 3】根据这些结果,如何初步考虑该患者的诊断?

思路 患者血常规、血涂片正常,基本可以排除急性白血病、再生障碍性贫血等其他血液病。ATPP 和 PT 均明显延长,而 TT 和纤维蛋白原正常,提示患者存在 2 种可能性:①凝血途径共同通路中 F Ⅱ、F V、F X 某个因子的缺乏或存在抑制物;②内、外源性凝血途径中有多个凝血因子缺乏(例如,维生素 K 依赖性 F Ⅱ、F Ⅶ、F IX、F X 缺乏)。

【问题 4】为进一步确诊,尚需完善哪些实验室检查?

思路 1 ①诊对患者 PT、APTT 明显延长,可进行 PT、APTT 正常血浆纠正试验(即刻和 37℃孵育 2h)。②由于患者有明显出血症状,包括有消化道出血,为尽快确诊病因和实施治疗,可同时检测共同通路的 F Ⅱ、F V、F X,外源性凝血因子 F Ⅶ,内源性凝血因子 F Ⅷ、F IX、F XI(F XII 缺乏不引起出血,无须检测)和 vWF:Ag。③如果患者 PT 和 / 或 APTT 正常血浆纠正试验显示可以完全纠正,提示为凝血因子缺乏所致;否则,提示存在凝血因子抑制物,可结合凝血因子检测结果,再针对性进行缺乏凝血因子的抑制物检测。

思路 2 狼疮抗凝物(LA)常引起 APTT 延长、有时也同时引起 PT 延长,但由于 LA 一般不会引起临床出血症状,因此可不考虑 LA 检测。另外,通过 APTT 正常血浆纠正试验(通常即刻和 2h 均不纠正)也能够初步排除 LA 存在的可能性。

<h3 style="text-align:center">第三次门诊记录</h3>

结果回报:

1. PT、APTT 正常血浆纠正试验 即刻和 37℃孵育 2h 后患者 PT、APTT 均可完全纠正。

2. 凝血因子活性 F Ⅱ 8.1%,F V 103%,F Ⅶ 5.1%,F Ⅷ 156%,F IX 6%,F X 7.4%,F XI 172%,vWF:Ag 150%。

【问题 5】根据上述结果,能否明确诊断和给予治疗?

思路 1 ①患者 PT 和 APTT 均可完全纠正,说明患者 PT 和 APTT 延长不是凝血因子抑制物或 LA 所致;②凝血因子活性结果显示 F Ⅱ、F Ⅶ、F IX 和 F X 同时缺乏,可以确定患者存在维生素 K 缺乏;③基于现有结果,可给予新鲜冰冻血浆(fresh frozen plasma,FFP)或凝血酶原复合物(prothrombin complex,PCC)止血,同时补充维生素 K 治疗。

思路 2 在给予止血治疗的同时,需进一步明确患者维生素 K 缺乏的原因。

【问题 6】哪些原因会造成患者维生素 K 缺乏?

思路 1 临床上引起维生素 K 缺乏的常见原因。

1. **新生儿维生素 K 缺乏** 又称维生素 K 缺乏性出血(VKDB),在未接受维生素 K 预防的新生儿中发生率为 0.01%~0.44%,原因是新生儿肝脏发育不成熟、无法有效利用维生素 K、维生素 K 经胎盘转运较差、胎儿肠道无菌及母乳中维生素 K 含量较低。新生儿体内维生素 K 依赖性凝血因子的血浆浓度仅为成人的 50%,通常在出生后 1 个月才升至正常范围。典型的 VKDB 发生在出生后第 2~7 日,最常见表现是胃肠道出血,也会出现皮肤瘀青、包皮环切手术时出血或颅内出血。

2. **先天性维生素 K 缺乏** 极为罕见,属常染色体隐性遗传性疾病,因编码 γ- 谷氨酰基羧化酶或维生素 K 氧化还原酶(vitamin K oxidoreductase,VKOR)的基因突变造成维生素 K 依赖性凝血因子缺乏。新生儿通常会发生严重出血,包括颅内出血,死亡率较高。

3. **吸收不良性维生素 K 缺乏** 原因包括长期使用广谱抗生素破坏肠道菌群,严重腹泻型肠病,胆道闭锁等疾病引起胆汁分泌缺乏,严重肝病等。

4. **维生素 K 拮抗剂所致维生素 K 缺乏** 由于患者服用过量香豆素类抗凝药(华法林等)或误服灭鼠药引起维生素 K 缺乏。维生素 K 拮抗剂是目前引起维生素 K 缺乏的最常见原因。据报道,2012 年美国毒物控制中心登记华法林中毒病例 3 777 例、灭鼠药中毒病例 9 555 例。

思路 2 本例患者为青少年发病,无长期抗生素和华法林用药史,无肠道、胆道和严重肝病史,应高度怀疑灭鼠药中毒引起的维生素 K 缺乏。进一步追问病史,患者最近 3 个月几乎每日都在学校附近一家小饭馆进食早餐和午餐。患者描述该饭馆卫生条件较差,可能会经常使用灭鼠药而使食物受到污染,如果经常在此进餐有可能引起灭鼠药中毒。事实上,送检患者血样进行毒物检测,结果证实为"溴敌隆"中毒。

【问题 7】如何诊断维生素 K 缺乏?

思路 1 诊断维生素 K 缺乏需要结合临床表现和实验室检查结果。

1. **临床表现** 患者存在不同程度的皮肤、黏膜、肌肉或内脏出血。

2. **实验室** ①轻度维生素 K 缺乏时,可能仅有 PT 延长;重度维生素 K 缺乏时,PT 和 APTT 同时延长。②延长的 PT 和 APTT 可被正常血浆(1∶1)完全纠正。③凝血因子检测显示 F Ⅱ、F Ⅶ、F Ⅸ 和 F Ⅹ 缺乏,而其他凝血因子水平正常。

思路 2 对诊断为维生素 K 缺乏的患者,需进一步明确引起维生素 K 缺乏的原因(见前)。如果怀疑为灭鼠药中毒,需送检患者血样进行毒物鉴定。

【问题 8】如何治疗维生素 K 拮抗剂引起的维生素 K 缺乏?

思路 1 首先要明确维生素 K 拮抗剂中毒的原因,这对于防止中毒事件的再次发生十分必要。①如果发生在服用华法林抗凝治疗的患者或家属,原因相对容易弄清,如患者服用华法林过量、药物或食物对华法林代谢的影响、疏于监测国际标准化比值(INR),或家人误服华法林。②灭鼠药中毒的原因则比较复杂,需仔细问诊和甄别,常见原因有食物和生活环境被灭鼠药污染、反复进食后引起,或因自杀或罪犯下毒所致。

思路 2 无论是华法林过量或灭鼠药中毒,如果患者有明显出血症状,都应首先给予维生素 K,同时给予凝血酶原复合物或新鲜冰冻血浆止血治疗。但在应用维生素 K 治疗方面,华法林过量与灭鼠药中毒患者存在较大区别。一般情况下,静脉注射维生素 K 1mg 与口服维生素 K 5mg 的效果相当,但静脉用药的疗效更快,尤其适用于出血或需要紧急干预的患者。

1. **华法林过量** 对应用华法林抗凝治疗的患者,可暂时停用华法林,并给予维生素 K 使患者 INR 恢复至治疗水平(2~3)即可。①如果没有明显出血症状、INR 介于 5~9 时,一次性给予口服维生素 K 1~2.5mg,或仅停用华法林观察,直至 INR 恢复至治疗水平。②如果 INR>9,可一次性口服维生素 K 5~10mg;有明显出血表现者,可输注凝血酶原复合物或新鲜冰冻血浆。

2. **灭鼠药中毒** 灭鼠药又称为"超级华法林",作用强度通常是华法林的 100 倍以上,血浆半衰期较长(可超过 1 个月);另外,由于灭鼠药的脂溶性特点,可分布在体内许多组织中,其消除半衰期更长。因此,针对灭鼠药中毒患者,通常需要使用大剂量维生素 K,用药时间也较长。一般情况下,需静脉注射维生素 K 50mg/d,在取得治疗反应、INR 接近正常后,可改为口服维生素 K 100mg/d,最低剂量也要 25mg/d,待 INR 稳定后逐渐减小剂量,用药时间通常需要 3~6 个月,个别患者可能需要 1 年时间。对伴有出血的患者,需输注凝血酶原复合物或新鲜冰冻血浆治疗,必要时也可给予重组活化 F Ⅶ(rF Ⅶa)止血。

（王书杰）

问　答　题

1. 常见引起维生素 K 缺乏的原因有哪些?
2. 如何诊断维生素 K 缺乏?
3. 灭鼠药引起的维生素 K 缺乏有哪些特点? 如何治疗?

推荐阅读文献

［1］HOFFMAN R, BENZ E J, SILBERSTEIN L E, et al. Hematology: basic principles and practice. 6th ed. Philadelphia: Elsevier, 2018: 2189-2200.

［2］SCHULMAN S, FURIE B. How I treat poisoning with vitamin K antagonists. Blood, 2015, 125 (3): 438-442.

［3］SHEHAB N, LOVEGROVE M C, GELLER A I, et al. US emergency department visits for outpatient adverse drug events, 2013-2014. JAMA, 2016, 316 (20): 2115-2125.

第六节　弥散性血管内凝血

> **知识要点**
>
> 1. DIC 的定义。
> 2. DIC 的临床表现。
> 3. 中国弥散性血管内凝血诊断积分系统(CDSS)的临床应用。
> 4. DIC 的治疗原则和主要治疗措施。

弥散性血管内凝血(disseminated intravascular coagulation,DIC)的第一例临床病例早在 19 世纪就被报道,这种凝血的病理状态广泛存在于多种疾病。DIC 多病情凶险,进展迅速,不仅是多种危重疾病的严重并发症,而且是多器官功能障碍综合征(multiple organ dysfunction syndrome,MODS)的重要发病环节。国外学者把 DIC 看作是死亡即将来临(death is coming)的代名词。

弥散性血管内凝血
诊断与治疗(微课)

弥散性血管内凝血
(PPT)

> 知识点
>
> ### 弥散性血管内凝血的定义
>
> 《弥散性血管内凝血诊断中国专家共识(2017 年版)》提出,DIC 是在多种疾病基础上,致病因素损伤微血管体系,导致凝血活化,全身微血管血栓形成、凝血因子大量消耗并继发纤溶亢进,引起以出血及微循环衰竭为特征的临床综合征。此定义指出 DIC 发生发展的过程中涉及凝血、抗凝、纤溶等多个系统,临床表现也多样化,容易与其他引起出凝血异常的疾病相混淆,因此 DIC 的诊断仍然是一项需要丰富专业经验和具有挑战性的工作。

临床病例

患者,男性,学生,21 岁,主因"腹泻伴发热 6d,昏倒 10min"入院。

【问题1】通过上述病史,该患者可能的诊断有哪些?

思路 1 患者为年轻男性,急性起病,腹泻伴随发热,"急性感染性腹泻"诊断应首先考虑,且患者突发昏倒,病因何在?休克导致的可能性大,亦不排除感染中毒性脑病及神经系统疾病的可能。因此,问诊应主要围绕感染性腹泻的原因(发病前是否有受凉、不洁饮食或周围是否有类似患者)、发病时主要症状及特点(大便性状、次数、量,发热特点)、伴随症状、是否曾抗感染治疗及效果如何、既往疾病等问题展开。

思路 2 患者因昏倒急诊入院,首先应积极维持生命体征平稳,实时监测生命体征,同时进一步开展相关检查,分析病情,明确诊断。

病史询问

6d 前,患者无明确诱因解稀水样便,偶带有黄色粪渣,后均为稀水样,无黑便、血便,每日十余次。无明显腹痛,无里急后重,伴发热,体温最高达 39.6℃,无畏寒寒战。后腹泻稍有减轻,但仍有发热,体温38.0~39.0℃。10min 前,突然出现昏倒,全身出冷汗,无抽搐,无呕吐,遂急诊就诊。院外查血常规提示三系均正常,曾口服中药(具体不详),未用其他治疗,症状无明显缓解。起病以来,食欲、精神差。既往身体健康,无系统性疾病。

【问题2】为明确诊断,需进行哪些检查?

思路 1 通过问诊可明确,患者既往无基础疾病,本次起病急,腹泻伴发热,符合感染性腹泻的特点,应在体格检查时重点注意心率、血压等生命体征,腹部体征及病理征等。

思路 2 通过实验室检查和影像学检查寻找诊断依据。血常规、凝血功能、肝肾功能、电解质、血糖等进一步明确患者的基本生理状况;大便常规 + 大便培养、血培养等检查明确感染和病原;腹部影像学,了解是否存在器质性病变及病变部位和累及范围;动脉血气分析等,评价病情。

体格检查和实验室检查结果

体格检查:体温 36.9℃,呼吸 12 次 /min,脉搏 140 次 /min,血压 80/40mmHg。反应迟钝,无法对答。双侧瞳孔等大等圆,对光反射灵敏。口唇苍白,全身皮肤湿冷,无黄染,双上肢及胸前可见散在出血点,浅表淋巴结无肿大。气管居中,无三凹征。胸廓对称,双侧呼吸运动一致,双肺叩诊呈清音。双肺听诊呼吸音弱,未闻及明显干、湿性啰音。心界不大,心率 140 次 /min,心音较弱,律齐,未闻及奔马律和各瓣膜区杂音。腹部平软,无压痛,未触及包块,肝脾肋下未及,腹部叩诊呈鼓音,肠鸣音 8 次 /min。双下肢无水肿。颈抵抗阴性,病理征阴性。

血常规:白细胞计数 12.4×10^9/L,中性粒细胞百分比 82.9%,淋巴细胞百分比 15.4%,血红蛋白浓度102g/L,血小板计数 45×10^9/L。大便常规:隐血(+),白细胞(+);C 反应蛋白 106mg/L,血沉 27mm/min。肝功能:总胆红素 38.9 μmol/L,直接胆红素 8.1 μmol/L,ALT 113IU/L,AST 514IU/L,碱性磷酸酶 408IU/L,白蛋白 29.0g/L,血淀粉酶 52IU/L。肾功能:血尿素氮 9.75mmol/L,肌酐 126.6 μmol/L。电解质:血钠 130mmol/L,血钾 7.6mmol/L;肌酸激酶 2 126IU/L,LDH 2 011IU/L。凝血功能:PT 19.1s(正常值 11.0~16.0s),APTT 61.0s(正常值 28.0~43.5s),INR 1.64。血培养:革兰氏阴性杆菌生长。动脉血气分析(未吸氧):pH 7.44,PaO$_2$ 55mmHg,PaCO$_2$ 40mmHg。超声:肝胆脾胰未见异常,腹腔少量积液。

【问题3】该患者的初步诊断和进一步处理是什么?

思路 1 上述检查项目中重要的检查结果有如下几项。

①外周血白细胞增高,中性粒细胞比例增高,血红蛋白轻度降低,血小板降低;②C 反应蛋白、血沉均明显升高;③大便常规:隐血(+),白细胞(+);④血培养:革兰氏阴性杆菌生长;⑤肝肾功能受损,电解质明显异常,高钾血症,肌酸激酶与 LDH 均明显升高;⑥患者 PT、APTT 均延长;⑦动脉血氧分压降低,出现 I 型呼吸衰竭。结合患者的病史和体格检查结果,以及白细胞和中性粒细胞上升、C 反应蛋白异常增高以及血培养等的实验室检查结果,感染性腹泻、革兰氏阴性杆菌败血症的诊断成立,并且具有休克的证据,如低血压、四肢湿冷、肾功能不全、肝功能异常等。休克原因可能为大量腹泻致循环血量不足,亦可能为感染中毒导致的感染性休克。

思路 2 患者的临床表现和实验室检查结果尚有数项不能完全用血容量不足和感染性休克解释。患者具有多发的皮肤出血点,动脉血氧分压降低,存在Ⅰ型呼吸衰竭,本院复查血常规提示血小板进行性下降(外院血常规提示三系均正常),PT、APTT 均延长,血钾、肌酸激酶及 LDH 均明显升高,表明可能存在血小板消耗和组织损伤等。综合上述这些不能完全用感染性休克解释的表现,加上患者重症感染的基础疾病,DIC 这种在重症感染时极易发生的综合征是临床医生一定不能忽略的严重并发症。对于这名患者,已经具有出血、休克等临床表现,实验室指标已发现两项异常(APTT+PT 延长、血小板进行性下降),高度怀疑 DIC 的诊断。

思路 3 首先处理急症情况,立即予以高流量给氧,多巴胺升压,低分子右旋糖酐扩容,以及纠正电解质紊乱治疗。同时追踪检查结果,检查 DIC 全套,监测血常规变化,密切观察病情变化。DIC 的处理措施首先应该是治疗基础疾病,对该患者应积极抗感染治疗,给予亚胺培南西司他丁钠 1.0g 静脉滴注,每 8h 一次。尽早给予促进微循环药物及输入血制品:丹参酮 10ml 加入生理盐水 250ml 静脉滴注,申请冷沉淀和血小板输注,并给予低分子量肝素抗凝治疗。

知识点

弥散性血管内凝血的临床表现

DIC 的临床表现因原发病不同而差异较大,DIC 病理生理过程相关的临床表现如下:

1. 出血倾向 特点为自发性、多发性出血,部位可遍及全身,多见于皮肤、黏膜、伤口及穿刺部位;其次为某些内脏出血,严重者可发生颅内出血。

2. 休克或微循环衰竭 为一过性或持续性血压下降,早期即出现肾、肺、大脑等器官功能不全,表现为肢体湿冷、少尿、呼吸困难、发绀及神志改变等。休克程度与出血量常不成比例。顽固性休克是 DIC 病情严重、预后不良的征兆。

3. 微血管栓塞 可发生在浅层的皮肤、消化道黏膜的微血管,但临床上较少出现局部坏死和溃疡。而由深部器官微血管栓塞导致的器官功能衰竭在临床上却更为常见,可表现为顽固性的休克、呼吸衰竭、意识障碍、颅内高压和肾衰竭等。

4. 微血管病性溶血 表现为进行性贫血,贫血程度与出血量不成比例,偶见皮肤、巩膜黄染。

5. 原发病的临床表现。

【问题 4】患者在疾病状态下诱发 DIC 的病理机制如何?感染性 DIC 又有哪些特点?

思路 1 不同疾病的 DIC 发病机制虽不相同,但一般认为是在内毒素、革兰氏阴性细菌感染、抗原抗体复合物、血管炎性病变等致病因素作用下,激活机体单核/巨噬细胞和血管内皮细胞等表达释放组织因子(TF),启动外源性凝血系统;持续的凝血激活使得体内抗凝因子如抗凝血酶(AT)、蛋白 C 及蛋白 S 消耗,致使生理抗凝作用的减弱;纤溶活性的异常及细胞因子(促炎因子、抗炎因子、促炎因子抑制剂)的共同作用导致凝血功能失衡,凝血酶过度形成,从而在毛细血管和小血管内形成广泛的微血栓。与此同时,凝血过程消耗大量的凝血因子(包括纤维蛋白原)和血小板,并激活纤溶系统,引起继发性纤溶亢进,从而导致广泛出血、微循环障碍和休克等一系列临床表现。

知识点

凝血学说的现代概念

"两条途径"向"一条途径两个阶段"转变:

现认为凝血过程分为两个阶段。首先是启动阶段,这是通过组织因子途径(外在途径)实现的,由此生成少量凝血酶;然后是放大阶段,即少量凝血酶发挥正反馈。①激活血小板,磷脂酰丝氨酸由膜内移向膜外发挥血小板 3 因子(PF3)作用;②激活 F Ⅴ(F Ⅴa 为 F Ⅹa 的辅因子);③激活 F Ⅷ(F Ⅷa 为 F Ⅸa 的辅因子);④在磷脂与 F Ⅱ存在条件下激活 F Ⅺ(F Ⅺ作为组织因子途径与内在途径连接点)。从而通过"截短的"内在途径生成足量凝血酶,以完成正常的凝血过程(图 9-6-1)。

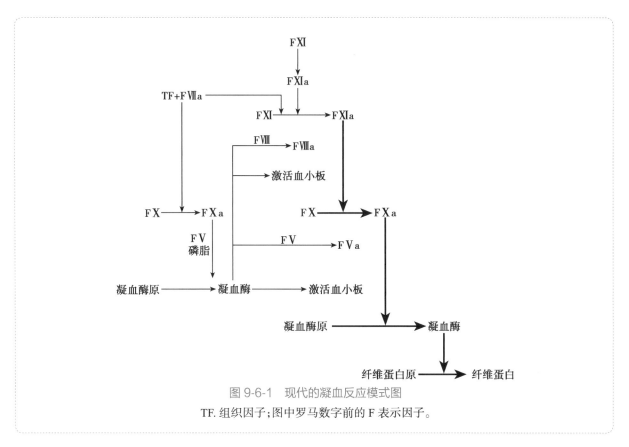

图 9-6-1　现代的凝血反应模式图

TF. 组织因子；图中罗马数字前的 F 表示因子。

思路 2　易于发生 DIC 的基础疾病甚多，几乎遍及临床各科，其中以感染性疾病最为常见，其次为恶性肿瘤、严重创伤和病理产科，约占 DIC 发病总数的 80% 以上。感染为 DIC 的首位病因，但并非每一位感染的患者均会出现 DIC 的病理与临床过程。正常情况下，微血管体系可调节炎症反应，降低宿主对外来微生物的防御反应而不至于过激。在严重感染如败血症时，由于其毒素引起单核 / 巨噬细胞产生的细胞因子释放，损伤微血管内皮，从而使微血管体系的保护功能受到抑制或破坏。

在感染性 DIC 的发病机制中，内毒素导致的炎症因子的释放起到了至关重要的作用。内毒素可损伤血管内皮细胞，引起组织因子表达和释放增加，启动外源性凝血系统。内毒素还可促进血小板聚集及活化。另外，病原体可以通过炎症因子网络直接与凝血系统作用，肿瘤坏死因子、血小板活化因子、IL-1、花生四烯酸代谢产物、IL-6、IL-8 等均参与作用，从而使得微血管内广泛血栓形成，导致休克及多器官功能衰竭（MOF）。本例患者就出现了低血压休克和肝肾功能障碍的临床表现。

检 查 结 果

复查 DIC 全套检测提示：PT 19.8s（正常值 11.0~16.0s），APTT 81.0s（正常值 28.0~43.5s），纤维蛋白原 1.544g/L（正常值 2.0~4.0g/L），D- 二聚体 1.98mg/L（正常值 <0.5mg/L）。复查血常规提示白细胞计数 1.7×10^9/L，血红蛋白浓度 58g/L，血小板计数 25×10^9/L，三系均较前明显下降；尿隐血（+++）；复查肝功能提示患者肝功能进行性恶化（ALT 132IU/L，AST 780IU/L，清蛋白 16.8g/L），肌酸激酶（7 115IU/L）进一步升高。

【问题 5】如何确立 DIC 的诊断？

思路 1　DIC 必须存在基础疾病，结合临床表现和实验室检查才能作出正确诊断。由于 DIC 是一个复杂和动态的病理变化过程，不能仅依靠单一的实验室检测指标及一次检查结果作出结论，往往需首先想到 DIC 的可能，再结合实验室检查综合分析和动态监测才能作出正确的诊断。DIC 的实验室检查包括两个方面：一是反映止血功能的变化，如 PT、APTT 和血小板计数，这些信息可反映凝血因子消耗程度和活化程度。二是纤溶系统的活化，其可通过纤维蛋白降解产物（如 D- 二聚体）来间接评价。

知识点

为进一步推进中国 DIC 诊断的科学化、规范化,中华医学会血液学分会血栓与止血学组于 2014 年起通过多中心、大样本的回顾性与前瞻性研究,建立了中国弥散性血管内凝血诊断积分系统(Chinese DIC Scoring System,CDSS)(表 9-6-1),该系统突出基础疾病和临床表现的重要性,强化动态监测原则,简单可行、易于推广,使得有关 DIC 诊断标准更加符合我国国情。此外,DIC 是一个动态的病理过程,检测结果只反映这一过程的某一瞬间,利用该积分系统动态评分将更有利于 DIC 的诊断。

表 9-6-1 中国弥散性血管内凝血诊断积分系统(CDSS)

积分项	分数/分
基础疾病	
存在导致 DIC 的原发病	2
临床表现	
不能用原发病解释的严重或多发出血倾向	1
不能用原发病解释的微循环障碍或休克	1
广泛性皮肤、黏膜栓塞,灶性缺血性坏死、脱落及溃疡形成,或不明原因的肺、肾、脑等脏器功能衰竭	1
实验室指标	
血小板计数	
非恶性血液病[①]	
$\geqslant 100 \times 10^9/\text{L}$	0
$(80\sim100) \times 10^9/\text{L}$	1
$<80 \times 10^9/\text{L}$	2
24h 内下降$\geqslant 50\%$	1
恶性血液病[②]	
$<50 \times 10^9/\text{L}$	1
24h 内下降$\geqslant 50\%$	1
D- 二聚体 /$(\text{mg}\cdot\text{L}^{-1})$	
<5	0
$5\sim9$	2
$\geqslant 9$	3
PT 及 APTT 延长	
PT 延长 $<3\text{s}$ 且 APTT 延长 $<10\text{s}$	0
PT 延长 $\geqslant 3\text{s}$ 或 APTT 延长 $\geqslant 10\text{s}$	1
PT 延长 $\geqslant 6\text{s}$	2
纤维蛋白原 /$(\text{g}\cdot\text{L}^{-1})$	
$\geqslant 1.0$	0
<1.0	1

注:DIC,弥散性血管内凝血;PT,凝血酶原时间;APTT,活化部分凝血活酶时间。
①非恶性血液病:每日计分 1 次,$\geqslant 7$ 分时可诊断为 DIC。
②恶性血液病:临床表现第一项不参与评分,每日计分 1 次,$\geqslant 6$ 分时可诊断为 DIC。

思路 2 综合患者临床表现及实验室检查,可明确诊断为 DIC。患者存在感染的基础疾病,具有多发出血倾向、不易用原发病解释的休克及脏器功能衰竭等临床表现,实验室检查提示血小板进行性下降、血浆纤维蛋白原含量下降及纤溶亢进,根据 CDSS,具体评分如下:

1. 存在导致 DIC 的原发病,即感染性腹泻、革兰氏阴性杆菌败血症,积 2 分。

2. 存在多发出血倾向,有便血、尿血及皮肤出血点,积 1 分。

3. 存在微循环障碍或休克表现,包括低血压、四肢湿冷,积 1 分。

4. 存在肾功能不全、肝功能异常、低氧血症等肺、肾、肝等脏器功能衰竭,积 1 分。

5. 非恶性血液病,血小板计数 25×10^9/L($<80 \times 10^9$/L),积 2 分。

6. D- 二聚体 1.98mg/L(<5mg/L),积 0 分。

7. PT 19.8s(延长 $\geq$ 3s)且 APTT 81s(延长 $\geq$ 10s),积 1 分。

8. 纤维蛋白原 1.544g/L($\geq$ 1.0g/L),积 0 分。

因此,CDSS 总积分为 8 分,DIC 的诊断成立。患者可诊断为:肠道感染、革兰氏阴性杆菌败血症、DIC。

治疗及预后

在积极抗感染、对症支持治疗的基础上,给予丹参酮注射液改善微循环,低分子量肝素 4 000IU 皮下注射抗凝治疗,同时输注血小板 1 人份、新鲜血浆 400ml 及冷沉淀 8IU,患者血压、血氧饱和度尚可维持在正常范围,但患者始终烦躁不安。很快出现穿刺部位大片瘀青,少尿,血尿,再次 DIC 全套结果提示:PT 23.7s(正常值 11.0~16.0s),APTT 80.3s(正常值 28.0~43.5s),纤维蛋白原 1.35g/L(正常值 2.0~4.0g/L),D- 二聚体 5.72mg/L(正常值 <0.5mg/L)。复查血常规提示:白细胞计数 1.61×10^9/L,血红蛋白浓度 52g/L,血小板计数 21×10^9/L,此时 CDSS 总积分为 11 分。继续给予血小板和凝血因子输注,并停用低分子量肝素。2d 后,患者发生消化道出血(血便),肝肾功能进行性恶化,并出现多器官功能衰竭,最终死亡。

【问题 6】如何治疗 DIC?

思路 DIC 的治疗原则是序贯性、及时性、个体性和动态性。该患者主要治疗包括:①生命支持措施(维持血容量、血压、呼吸等生命基本参数正常);②去除产生 DIC 的基础疾病的诱因(抗感染);③阻断血管内凝血过程(肝素抗凝);④恢复正常血小板和血浆凝血因子水平(补充血小板和凝血因子);⑤对症和支持治疗。其中,原发病的治疗是终止 DIC 病理过程最关键的措施。临床实践表明,凡是病因能迅速去除或控制的 DIC 患者,其治疗较易获得疗效,相反,DIC 基础疾病未予以去除或难以去除者,DIC 的治疗甚为棘手或易于反复。重症感染诱发的 DIC 患者,主张“重锤出击”的抗感染策略,抗生素应用宜早期、广谱、足量,经验性用药则应采取“降阶梯”原则,尽早减轻感染对微血管系统的损害。该患者就诊时已经发生了感染性 DIC 导致的休克和脏器功能不全,尽管给予了积极治疗,但病情进展极快,迅速发生严重出血及多器官功能衰竭,丧失了治疗机会。

知识点

弥散性血管内凝血的治疗

DIC 的主要治疗措施:①去除诱因;②抗凝治疗;③替代治疗;④其他治疗。

1. 治疗基础疾病及去除诱因 根据基础疾病分别采取控制感染,治疗肿瘤、病理产科及外伤等措施,是终止 DIC 病理过程的最为关键和根本的治疗措施。

2. 抗凝治疗 目的是阻止凝血过度活化、重建凝血 - 抗凝平衡、中断 DIC 病理过程。一般认为,DIC 的抗凝治疗应在处理基础疾病的前提下,与凝血因子补充同步进行。临床上常用的抗凝药物为肝素,主要包括普通肝素和低分子量肝素。

(1)使用方法

1)普通肝素:一般不超过 12 500IU/d,每 6h 用量不超过 2 500IU,静脉或皮下注射,根据病情决定疗程,一般连用 3~5d。

2)低分子量肝素:剂量为 3 000~5 000IU/d,皮下注射,根据病情决定疗程,一般连用 3~5d。

(2)适应证:①DIC早期(高凝期);②血小板及凝血因子呈进行性下降,微血管栓塞表现(如器官功能衰竭)明显的患者;③消耗性低凝期但病因短期内不能去除者,在补充凝血因子情况下使用;④除外原发病因素,顽固性休克不能纠正者。

(3)禁忌证:①手术后或损伤创面未经良好止血者;②近期有严重的活动性出血;③蛇毒所致DIC;④严重凝血因子缺乏及明显纤溶亢进。

(4)监测:普通肝素使用的血液学监测指标最常用者为APTT,肝素治疗使其延长为正常值的1.5~2.0倍时即为合适剂量。普通肝素过量可用鱼精蛋白中和,鱼精蛋白1mg可中和肝素100IU。低分子量肝素常规剂量下无须严格血液学监测。

3. 替代治疗　替代治疗以控制出血风险和临床活动性出血为目的。适用于有明显血小板或凝血因子减少证据且已进行病因及抗凝治疗、DIC未能得到良好控制、有明显出血表现者。

(1)新鲜冷冻血浆等血液制品:每次10~15ml/kg,也可使用冷沉淀。纤维蛋白原水平较低时,可输入纤维蛋白原:首次剂量2.0~4.0g,静脉滴注。24h内给予8.0~12.0g,可使血浆纤维蛋白原升至1.0g/L。

(2)血小板悬液:未出血的患者血小板计数低于20×10^9/L,或者存在活动性出血且血小板计数低于50×10^9/L的DIC患者,需紧急输注血小板悬液。

(3)FⅧ及凝血酶原复合物:偶在严重肝病合并DIC时考虑应用。

4. 其他治疗

(1)支持对症治疗:抗休克治疗,纠正缺氧、酸中毒及水电解质平衡紊乱。

(2)纤溶抑制药物:临床上一般不使用,仅适用于DIC的基础病因及诱发因素已经去除或控制,并有明显纤溶亢进的临床及实验证据,继发性纤溶亢进已成为迟发性出血主要或唯一原因的患者。

(3)糖皮质激素:不作常规应用。但下列情况可予以考虑:①基础疾病需糖皮质激素治疗者;②感染-中毒性休克并DIC已经开始有效抗感染治疗者;③并发肾上腺皮质功能不全者。

【问题7】该患者DIC的病理过程是怎样变化的,如何对DIC实施分层治疗?

思路1　DIC病理过程主要分为DIC早期(弥散性微血栓形成期)、DIC中期(消耗性低凝血期)和DIC晚期(继发性纤溶亢进期)。临床所见DIC患者分期多存在一定重叠。该患者就诊时存在休克及微循环障碍,伴轻度的出血表现,实验室检查显示血小板和凝血因子消耗,因此患者的病理状态处于DIC早期和中期的过程中;后来患者的出血症状加重,发生消化道出血,多器官功能衰竭,实验室检查显示在凝血因子、血小板进一步消耗的基础上,纤溶指标(D-二聚体、纤维蛋白降解产物)显著升高,提示患者已处于DIC晚期。

思路2　DIC是一种处于不断发展变化中的病理过程,治疗方法即使是对同一病例,亦必须根据DIC不同类型、时期及其变化进行分层治疗,同时需紧密结合患者的临床过程及实验室结果变化采取综合措施。

(1)DIC早期以微血栓形成为主,此期治疗目的在于抑制广泛性微血栓形成,防止血小板及各种凝血因子进一步消耗,因此治疗以抗凝为主。未进行充分抗凝治疗的DIC患者,不宜单纯补充血小板和凝血因子。无明显继发性纤溶亢进者,不论是否已进行肝素或其他抗凝治疗,不宜应用抗纤溶药物。

(2)DIC中期时微血栓形成仍在进行,抗凝治疗仍然必不可少,但因凝血因子进行性消耗,临床中易引发出血情况,故在充分抗凝基础上,应进行补充血小板和凝血因子的替代治疗。目前推荐的替代治疗制剂包括输注血浆(包括新鲜血浆、新鲜冷冻血浆、冷沉淀、凝血酶原复合物)和血小板等。

(3)DIC晚期时微血栓形成已基本停止,继发性纤溶亢进为主要矛盾。若临床确认纤溶亢进是出血首要原因,则可适量应用抗纤溶药物,同时,由于凝血因子和血小板消耗,也应积极补充。

问 答 题

1. DIC具备哪些临床表现?
2. DIC的治疗原则和主要治疗措施是什么?
3. 凝血学说的现代概念认为凝血过程分为哪几个阶段?

(胡　豫)

推荐阅读文献

［1］中华医学会血液学分会血栓与止血学组. 弥散性血管内凝血诊断中国专家共识 (2017 年版). 中华血液学杂志, 2017, 38 (5): 361-363.

［2］LUO L, MEI H, HU Y, et al. A multicenter, prospective evaluation of the Chinese Society of Thrombosis and Hemostasis Scoring System for disseminated intravascular coagulation. Thromb Res, 2019, 173: 131-140.

［3］MEI H, JIANG Y, HU Y, et al. Evaluation the combined diagnostic value of TAT, PIC, tPAIC, and sTM in disseminated intravascular coagulation: a multi-center prospective observational study. Thromb Res, 2019, 173: 20-26.

［4］梅恒, 胡豫.《中国弥散性血管内凝血诊断积分系统》解读. 临床血液学杂志, 2017, 15 (04): 495-498.

［5］沈悌, 赵永强. 血液病诊断及疗效标准. 4 版. 北京: 科学出版社, 2018: 224-227.

［6］WU Y, MEI H, HU Y, et al. Evaluation of the new Chinese Disseminated Intravascular Coagulation Scoring System in critically ill patients: A multicenter prospective study. Sci Rep, 2017, 22, 7 (1): 9057.

［7］WANG M, MEI H, HU Y, et al. Retrospective evaluation of new Chinese diagnostic scoring system for disseminated intravascular coagulation. PLoS One, 2015, 10 (6): e0129170.

第十章 血栓性疾病——易栓症

知识要点

1. 易栓症的定义、常见病因或危险因素。
2. 遗传性易栓症的临床特点。
3. 深静脉血栓形成和肺栓塞的诊断要点。
4. VTE 的治疗与监测。

易栓症(thrombophilia)是指易于发生血栓的一种高凝状态,即患者血栓形成(thrombosis)的易感性增加。易栓症患者通常存在遗传性(先天性)或获得性易栓危险因素,其中部分患者有临床血栓事件发生,有些患者可能只存在易栓危险因素,不一定发生血栓事件。

易栓症患者的血栓形成,既可表现为静脉血栓形成,也可表现为动脉血栓形成。其中以静脉血栓形成最为常见,也称为静脉血栓栓塞(venous thromboembolism,VTE),主要包括深静脉血栓形成(deep venous thrombosis,DVT)和肺栓塞(pulmonary embolism,PE)。DVT 发生的部位,以下肢深静脉最为常见,也可发生于其他部位的深静脉。DVT(尤其近端 DVT)发生后,如果不及时治疗,可进一步引起 PE。PE 是一种致命性疾病,有报道其致死率可高达 30%。

在欧美国家,VTE 的年发生率高达(1~1.5)/1 000 人,发病率随年龄而增加。一旦患者发生过一次 VTE,在停止抗凝治疗后易于复发,而且会造成慢性血栓后综合征、慢性肺动脉高压等并发症,影响患者生活质量。在我国,尽管缺乏准确的 VTE 流行病学资料,但有资料显示其发病率呈上升趋势。

临床病例

患者,男性,35 岁,因"左下肢肿胀 2 周"入院。患者 2 周前与朋友打麻将 3h 后出现左下肢肿胀和发沉感,就诊于当地医院,血管超声显示"左下肢股总、股深、腘静脉、小腿肌间静脉内见中低回声,压闭试验阳性(不能压闭)",给予低分子量肝素(药名、剂量不详)治疗 3d 后转入本院血管外科病房。发病以来无胸痛、咳嗽、憋气等症状。既往体健,母亲去世、死因不详,去世前曾有下肢水肿,一个姐姐曾患下肢血栓(具体不详),另一姐姐无血栓病史。体格检查:血压 120/80mmHg,呼吸 27 次/min,体温 37.3℃。一般情况可,各浅表淋巴结未扪及肿大。双肺未闻及啰音;心率 84 次/min、律齐,未闻及心脏杂音;腹平软,无压痛、反跳痛,肝、脾不大。左下肢大腿及以下部位可见凹陷性水肿,肢围较右侧明显增粗。实验室检查:白细胞计数 10.5×10^9/L,中性粒细胞百分比 80%,血红蛋白浓度 123g/L,血小板计数 130×10^9/L;PT、APTT、TT、纤维蛋白原水平正常,D-二聚体 1.76mg/L;肝肾功能正常。

【问题1】根据上述病史资料,该患者可能的诊断是什么?

思路1 本例患者在长时间坐位打麻将后出现左下肢肿胀和发沉感,D-二聚体明显升高,外院血管超声提示左下肢深静脉血栓形成(DVT),因此该患者左下肢 DVT 诊断明确。

思路2 DVT 患者会出现哪些临床表现?

DVT 最常见的部位在下肢深静脉,常起始于腓肠静脉,有症状者约 80% 已累及腘窝以上静脉。常见症状有患肢发红、疼痛、肿胀、发沉。部分患者可无明显症状或表现不典型,因而容易漏诊。体格检查可发现患肢凹陷性水肿、局部压痛和皮温升高,血栓发生在小腿腓肠肌静脉时,Homans 征(直腿伸踝试验)和 Neuhof 征(腓肠肌压迫试验)阳性。如果治疗延误或不彻底,可出现浅表静脉曲张或血栓后综合征,如局部瘙痒、色素沉着、脂溢样皮肤硬化或皮肤溃疡等。下肢 DVT 进一步向近端延伸,可引起髂静脉、下腔静脉血栓形成,若血栓栓子脱落可引起肺栓塞(PE)。

少数患者 DVT 发生在上肢静脉、门静脉系统(包括门静脉、脾静脉、肠系膜上下腔静脉)、肝静脉、肾静脉、腋 - 锁骨下静脉、脑静脉窦等部位,分别引起相应部位的临床症状和体征。例如,门静脉血栓形成患者可出现腹痛、腹胀、便血等症状,脑静脉窦血栓形成可引起头痛、视力下降等症状。

【问题 2】该患者发生下肢 DVT 的原因?

思路 1 多数 VTE 患者都存在相关的易栓危险因素,包括获得性或遗传性易栓因素,有些患者可能存在两种或以上易栓因素。因此,在病史问诊时要注意患者发病前是否存在可能的诱发因素,患者的既往史、用药史和家族史,体格检查时除了注意 VTE 体征外,需注意是否还有提示其他疾病存在的表现,然后选择性进行相关检查予以证实或排除。

对获得性或遗传性易栓症的鉴别是必要的,因为二者在处理上有所区别:如果患者存在获得性易栓因素,除抗栓治疗外,原发病的治疗或易栓因素的消除同样重要,如果能够消除原发病或易栓因素,患者也许不需要长期抗凝;如果患者存在遗传性易栓因素,如抗凝血酶 - Ⅲ(AT- Ⅲ)缺乏、蛋白 C(PC)缺乏、蛋白 S(PS)缺乏等,或存在难以消除的获得性易栓因素(如恶性肿瘤、阵发性睡眠性血红蛋白尿等),则可能需要终身抗凝治疗。

思路 2 本例患者下肢 DVT 的发生可能存在两方面因素。①发病前有久坐不动的诱发因素(下肢制动);②发病年龄较年轻,具有血栓形成家族史,不排除有某种遗传性易栓因素。是否还存在其他获得性易栓因素,住院后可进一步排查。

思路 3 遗传性易栓症的特点包括六方面:①有血栓形成家族史;②首次 VTE 发生年龄常 <45 岁,或发生动脉血栓的年龄 <30 岁;③自发性血栓形成;④ VTE 反复发生,或出现在少见部位如门静脉系统、脑静脉窦等;⑤妊娠妇女反复发生自发性流产或死胎;⑥口服维生素 K 拮抗剂(VKA)后发生皮肤坏死。如果患者具备一项以上这些特点,应常规筛查遗传性易栓因素。

本例患者入院后进行了蛋白 C、蛋白 S、AT- Ⅲ 等易栓因素测定,发现 AT- Ⅲ 水平为 32%,其他指标均正常,也排除了肿瘤等获得性易栓因素。另外,对患者 2 个姐姐也进行了 AT- Ⅲ 测定,结果分别为 36% 和 45%。因此,该患者可明确诊断为遗传性 AT- Ⅲ 缺乏症,这是其发生 DVT 的基本原因。3 年后,该患者 1 个姐姐(AT- Ⅲ 水平 45%,当时尚未发病)同样发生了左下肢 DVT,来到本院血液内科诊治。

知识点

易栓症的病因或危险因素

1. 遗传性易栓因素 多属常染色体显性遗传。

(1)活化蛋白 C 抵抗(APC-R):*FV* Leiden 突变。

(2)凝血酶原基因 20210A 突变。

(3)AT- Ⅲ 缺乏。

(4)蛋白 C 缺乏。

(5)蛋白 S 缺乏。

(6)*F X Ⅲ* 34val 突变。

(7)遗传性同型半胱氨酸血症:*MTFR* 基因 C677T 突变。

(8)FⅧ、FⅨ 或 FⅪ 活性水平升高。

2. 获得性易栓因素

(1)制动。

(2)恶性肿瘤:骨髓增殖性肿瘤、白血病、淋巴瘤、其他实体肿瘤。

(3)阵发性睡眠性血红蛋白尿。

(4)抗磷脂抗体综合征(APS)。

(5)手术或创伤后。

（6）妊娠或围产期。

（7）药物：口服避孕药、沙利度胺、来那度胺、凝血酶原复合物、肝素类制剂。

（8）高同型半胱氨酸血症（获得性）。

（9）其他因素：高龄、中心静脉置管、肾病综合征等。

【问题3】确诊DVT时应选择哪些检查？

尽管国际上提出可用Wells评分系统预测DVT发生的危险度，但该评分系统较为繁琐，也不足以确诊患者是否具有DVT。对于临床怀疑VTE的患者，需进行相关实验室和影像学检查予以确诊。

思路1 关于VTE的实验室检测，目前尚无特异性指标。血浆D-二聚体测定是目前唯一可用于VTE诊断的实验室指标。D-二聚体是血栓栓子中交联的纤维蛋白裂解后释放到循环中的降解产物。测定血浆D-二聚体水平可以初步判断患者是否有急性血栓形成的可能性。但由于D-二聚体测定十分敏感，除了血栓形成外，在感染、肿瘤、妊娠、创伤和出血等状态下，循环中D-二聚体水平也常升高。荟萃分析表明，D-二聚体对VTE的敏感性和特异性分别为90%和40%，因此，D-二聚体水平升高并不能确诊VTE，但D-二聚体水平正常却有助于除外急性VTE。本例患者血浆D-二聚体水平明显升高，因此存在左下肢DVT的可能性。

思路2 关于VTE的影像学检查，目前比较推荐应用静脉血管超声和CT扫描静脉成像。尽管静脉血管造影一直是诊断VTE的金标准，但由于属创伤性检查及照射剂量较大，目前已极少应用。静脉血管超声+压闭试验对于近端和远端DVT的敏感性分别为95%和73%，特异性达96%。CT扫描静脉成像实际上包括CT肺血管显像（CTPA）和CT静脉成像（CTV），其中CTV诊断DVT的敏感性为71%、特异性达93%。

本例患者在外院已做下肢静脉血管超声和压闭试验，发现有左下肢多部位DVT，结果应该较为可靠。入院后复查结果与外院基本一致，且未发现其他部位（髂静脉、下腔静脉）DVT，证实了左下肢DVT的诊断。

知识点

深静脉血栓形成的诊断要点

1. 临床表现 有肢体疼痛、肿胀或特殊部位DVT的临床表现。
2. 实验室检查 血浆D-二聚体，结果阴性者可基本除外急性DVT。
3. 影像学检查 静脉超声+压闭试验，和/或CTV检查阳性。
4. 易栓因素的筛查 确诊DVT的同时需除外有关易栓因素。年轻患者等可筛查蛋白C、蛋白S、AT-Ⅲ等遗传性易栓指标。

【问题4】针对该患者，如何进行治疗？如何评价疗效？

思路1 VTE一旦确诊，应该立即给予患者抗栓治疗（antithrombotic therapy）。VTE的抗栓治疗主要包括抗凝治疗（anticoagulation therapy）和溶栓治疗（thrombolytic therapy），伴有动脉血栓形成者还需给予抗血小板治疗（antiplatelet therapy）。

DVT的治疗首选抗凝治疗。初始抗凝治疗可选择普通肝素（非组分肝素，UFH）、低分子量肝素（LMWH）或磺达肝癸钠。一般首选LMWH抗凝，剂量100IU/kg，皮下注射，每12h一次。如选择使用UFH抗凝，首剂先给予80IU/kg静脉推注，继而18IU/(kg·h)静脉泵入，调整APTT至基础值的1.5~2.5倍。DVT症状好转后可过渡至口服华法林（初始剂量3~6mg/d）抗凝，也可开始即同时LMWH与华法林重叠用药，5d后停用LMWH，依PT-INR水平调整华法林剂量，使PT-INR调整至2~3之间为宜。DVT的初始抗凝治疗不提倡单独使用华法林等维生素K拮抗剂，也不主张使用溶栓治疗。

思路2 治疗选择。该患者在外院已接受LMWH治疗3d，但剂量不详。入院后继续给予LMWH，患者体重为 65kg,给予那屈肝素钙(一种 LMWH)6 000IU,皮下注射,每 12h 一次。尽管入院后 3d 患者诊断为遗传性 AT-Ⅲ缺乏症,但仍可继续使用 LMWH。因为 LMWH 在作用机制上与 UFH 有所不同。UFH 需依赖于与 AT-Ⅲ的结合才能发挥抗凝作用,以抗凝血酶(FⅡa)作用为主,当患者循环中缺乏 AT-Ⅲ时,UFH 就失去了抗凝功效;而 LMWH 则不依赖于 AT-Ⅲ起作用,抗 FXa 作用较强、抗 FⅡa 作用弱。另外,LMWH 还具备以下优势:皮下注射吸收好、生物利用度高,半衰期较 UFH 长,出血副作用较少,无须监测 APTT 等凝血指标,肝素诱导的血小板减少症(HIT)的发生率也低于 UFH。

　　思路 3　对 DVT 患者初始抗凝治疗的疗效评估和监测:①患者血栓症状和体征的变化、D-二聚体水平变化,必要时复查静脉超声观察血栓消退和血管再通情况。②皮下注射标准剂量 LMWH,一般不需要监测凝血指标(APTT),必要时可监测抗 FXa 活性;而 UFH 静脉注射则需要监测 APTT,调整 UFH 剂量,使 APTT 延长到基础值的 1.5~2.5 倍。③在初始抗凝过程中,还需要监测肝素类药物的不良反应,如出血、过敏反应、血小板减少症等。

初始抗凝治疗后的病情变化

　　患者住院后给予那屈肝素钙(6 000IU,皮下注射,每 12h 一次)抗凝治疗,患者左下肢肿胀一度减轻,但在治疗的第 5 日(加上外院用药时间为第 8 日),患者突发胸闷、憋气,左下肢肿胀未进一步减轻,而且出现右下肢疼痛和肿胀。体格检查:血压 100/70mmHg,呼吸 22 次/min;双下肺呼吸音略低,未闻及干湿性啰音;心率 100 次/min,未闻及心脏杂音;双下肢均有凹陷性水肿。急查血气显示 PaO$_2$ 30.6mmHg。血常规:白细胞计数 12.7×10^9/L,中性粒细胞百分比 84%,血红蛋白浓度 120g/L,血小板计数 55×10^9/L。D-二聚体 3.6mg/L。

　　【问题 5】患者病情发生了何种变化?

　　思路 1　患者在 LMWH 抗凝过程中出现胸闷、憋气、低氧血症,同时右侧下肢也出现疼痛和肿胀症状,D-二聚体较前明显升高,说明治疗效果并不理想,需要高度警惕新发生了 PE 和右下肢 DVT。对患者紧急进行 CTPA(图 10-0-1)+CTV 和下肢静脉彩超检查,结果显示"双侧肺动脉栓塞,左下肢血栓基本如前,新出现右下肢血栓形成",与临床考虑相吻合。

　　思路 2　关于 PE 的诊断,首先应该对高危患者保持高度的警惕性。咯血、胸痛、呼吸困难三联症曾被认为是诊断 PE 的主要临床线索,但实际上多数患者的临床表现并不典型,因此容易漏诊或误诊。由于近端 DVT 易于引起 PE,而且约有 70% 的症状性 PE 患者同时存在 DVT,临床上对已有近端 DVT 的患者,一旦出现胸闷、气促、胸痛、咯血或突发晕厥等症状,应高度怀疑 PE 的可能性。

　　如同 DVT,尽管国际上提出可用 Wells 等评分系统预测 PE 发生的危险度,但这些评分系统较为繁琐,也不足以确诊患者是否具有 PE,其确诊最终仍需要借助于影像学检查,可根据条件选择如下检查:

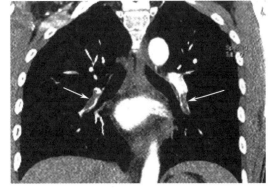

图 10-0-1　患者 CT 肺血管显像
箭头所示双肺下叶肺动脉充盈缺损为血栓形成。

　　(1)CTPA:是目前诊断 PE 的首选检查。CTPA 可显示段以上 PE,敏感性 83%~90%、特异性 95%。而且 CTPA 和 CTV 可以一次性完成,PE 的发生又常常与 DVT 密切相关,因此对 PE 和 DVT 的诊断都适用。

　　(2)磁共振肺动脉成像(MRPA):对亚段级 PE 也有较好显示,诊断 PE 的敏感性为 87%~100%、特异性达95%~96%。

　　(3)肺核素 V/Q 显像:具有较高的阴性预测值,可应用于希望接受低剂量辐射的患者,如年轻患者或孕妇。也有研究表明,肺核素 V/Q 显像和 CTPA 在排除 PE 诊断上具有同等价值。但由于较高的敏感性,CTPA 更受临床医师的青睐。D-二聚体在 PE 诊断中的意义如同 DVT,主要体现在作为阴性预测指标可用于除外急性 PE。

知识点

肺栓塞的诊断要点

1. 临床表现　咳嗽、咯血、胸痛、呼吸困难等,尤其在已有 DVT 情况下发生。
2. 实验室检查　血浆 D- 二聚体,阴性者可除外急性 PE。
3. 影像学检查　CTPA 或 MRPA 检查阳性。
4. 易栓因素的筛查　确诊 PE 的同时需除外有关易栓因素。对年轻患者可筛查蛋白 C、蛋白 S、AT- III 等遗传性易栓指标。

【问题 6】如何解释该患者在抗凝过程中新出现 PE 和右下肢 DVT ?

思路　一般而言,绝大多数 VTE 患者接受标准剂量的肝素类制剂(LMWH 或 UFH)抗凝治疗后疗效都比较满意。如果抗凝治疗效果不佳,应该考虑患者是否存在肝素诱导的血小板减少症(HIT)、肿瘤等特殊情况。HIT 是肝素类药物应用过程中发生的一种少见的不良反应,多发生在肝素类药物应用的 5~14d。这是一种通过免疫机制诱导的血小板减少症,造成的后果是引起血小板活化和血栓高危倾向。HIT 患者的血栓发生率高达 30%~60%,其中静脉和动脉血栓事件分别占 70% 和 30%。即使最初仅表现为血小板减少的血小板减少症(孤立性血小板减少症),其血栓事件的发生率也有 17%~53%。尽管 LMWH 引起血小板减少症的风险比 UFH 降低 10 倍,发生率仅为 0.1%~1%,但随着临床上应用 LMWH 越来越多,在实际工作中仍需高度重视。HIT 的临床诊断可借助于"4T"评分系统(表 10-0-1),此系统简便易行、具有较高的敏感性和特异性,如能结合抗血小板减少症抗体检测则更有助于 HIT 诊断。

本例患者在 LMWH 治疗的第 8 日新发生 PE 和右下肢 DVT,当日血小板计数 55×10^9/L(较入院当日下降 50% 以上),而且入院后已除外肿瘤和其他引起血小板下降的因素,按照 HIT 的"4T"评分系统属于高危(8 分),基本上可以肯定患者 HIT 诊断成立。

表 10-0-1　肝素诱导的血小板减少症(HIT)临床诊断的"4T"预测评分系统

4T	2分	1分	0分
血小板减少	血小板计数下降 >50%,但不低于 20×10^9/L	血小板计数下降 30%~50%,或降至 $(10~19) \times 10^9$/L	血小板计数下降 <30%,或降至 $<10 \times 10^9$/L
血小板减少发生的时间	5~10d,或 ≤ 1d(近 30d 内有肝素应用史)	5~10d 但不太确定,或 ≤ 1d(30~100d 内有肝素应用史)	≤ 4d 且无近期肝素应用史
血栓形成或其他并发症	新发血栓形成(确诊),注射部位皮肤坏死,静脉普通肝素注射后急性全身反应	进展性、复发性或无症状血栓形成,非坏死性皮肤损害(红斑),可疑血栓形成(未证实)	无血栓形成
引起血小板减少的其他原因	无	可能	有

注:临床可能性评分分为高可能性(6~8 分)、中可能性(4~5 分)、低可能性(0~3 分)。

【问题 7】针对目前患者的病情变化,需做如何处理?

思路 1　PE 是一种致命性疾病,应该及时处理。对于非血小板减少症引起的初治 PE 患者,其初始治疗通常与 DVT 相同,首选抗凝治疗。初始抗凝治疗可选择普通肝素(非组分肝素,UFH)、低分子量肝素(LMWH)或磺达肝癸钠。

但本例患者是在 LMWH 治疗 DVT 的过程中发生了 HIT,并且进一步引起 PE 和右下肢 DVT,应该立即停用 LMWH,而且今后也可能要终生禁用肝素类药物;同时,必须立即给予非肝素类药物替代抗凝,如阿加曲班、比伐芦丁、磺达肝癸钠等,而不能直接给予口服华法林。在 HIT 急性期不能直接使用华法林治疗的主要原因在于,华法林会首先引起抗凝蛋白 C 和蛋白 S 缺乏,由此可能加重血栓形成或引起静脉性肢体坏疽。

对 HIT 患者即使血小板计数明显下降,由于极少发生出血并发症,因此也不建议输注血小板。

针对本例患者,考虑到发生 HIT 后立即停用 LMWH,同时给予阿加曲班持续静脉抗凝。阿加曲班是一种直接凝血酶抑制剂,其常用剂量为 $2\sim10\mu g/(kg\cdot min)$,调整 APTT 至 1.5~3 倍为宜;待患者病情缓解后,可改为阿加曲班 10mg,静脉滴注 3h,每 12h 一次。当患者血小板计数恢复正常后,即可加用华法林(3~6mg/d)、重叠使用 5d 后停用阿加曲班,阿加曲班的用药时间一般不超过 4 周。

思路 2 　疗效监测。由于患者发生 HIT 后引起 PE 和低氧血症,在阿加曲班替代抗凝的同时,需要密切观察病情变化,给予吸氧、心电监护,每日监测血常规。如果阿加曲班治疗有效,患者血小板计数将逐渐恢复正常、血栓症状减轻,复查下肢静脉超声和 CTPA+CTV 将显示原有血栓消退和血管再通。

【问题 8】本例是否需要给予溶栓治疗和 / 或放置下腔静脉滤器?

思路 1 　对于多数 PE 患者,无须溶栓治疗,仅给予抗凝治疗即可。溶栓治疗仅用于急性巨大型 PE 伴有低血压且出血风险较低的患者。常用溶栓药物的用法:组织型纤溶酶原激活剂 50mg,静脉输注 15min 或 2h;或尿激酶 100~240 万 IU,静脉输注 2h。对接受溶栓治疗的患者需要密切注意出血并发症。溶栓治疗后,只要患者没有出血倾向,都应继续给予抗凝治疗。

思路 2 　下腔静脉滤器(IVCF)尽管可以预防 PE 的发生,但可能会导致 DVT 的复发。因此,对于无抗凝禁忌的 VTE 患者,一般不提倡置入 IVCF。IVCF 的置入仅适用于急性 PE 或近端 DVT 伴有抗凝治疗禁忌证的患者(如有出血或即将手术),而且首选临时滤器。一旦患者的出血得到控制,应常规给予抗凝治疗。

病情转归和今后治疗

患者接受阿加曲班抗凝治疗后,第 2 日胸闷、憋气症状即明显缓解,双下肢肿胀略有减轻,复查血气 PaO_2 90mmHg。监测血常规显示血小板计数逐渐上升。阿加曲班治疗的第 7 日,患者双下肢肿胀明显减轻。白细胞计数 $8.4\times10^9/L$,中性粒细胞百分比 63%,血红蛋白浓度 127g/L,血小板计数 $185\times10^9/L$。D-二聚体 $640\mu g/L$。

【问题 9】对该患者如何考虑下一步治疗?

思路 1 　阿加曲班抗凝治疗后,患者病情(双下肢 DVT 和 PE)得到明显改善,而且血小板恢复正常,说明 HIT 已得到较好控制。此时应该过渡到口服华法林抗凝,初始剂量给予 4.5mg/d,与阿加曲班重叠 5d 后测定患者 PT-INR 为 2.3,遂停用阿加曲班,继续口服华法林 4.5mg/d。考虑到患者诊断为遗传性 AT-Ⅲ缺乏症,有明确的血栓家族史,已经发生一次严重 VTE,即使经过治疗后血栓完全消除,如果停止抗凝治疗,今后复发 VTE 的可能性较大,因此建议患者终生口服华法林治疗。

思路 2 　关于 VTE 的抗凝期限。依据 ACCP 指南,可根据患者血栓复发的危险因素决定长期用药的维持时间:

(1)初次发作的 VTE 伴有一过性危险因素(如外伤、手术),复发率较低,抗凝维持 3 个月。

(2)恶性肿瘤患者,建议 LMWH 代替华法林,对于活动期肿瘤抗凝至少 6 个月,直到肿瘤不再活动或出血风险较高;一般在肿瘤治愈或者完全缓解后 6 个月停药。

(3)以下情况建议长期抗凝:FV Leiden 突变,凝血酶原基因突变,蛋白 C、蛋白 S、AT-Ⅲ缺乏纯合子,存在两种以上基因异常,或者具有严重血栓形成家族史的患者。抗磷脂抗体持续阳性的患者也需要长期抗凝。

(4)VTE 第 2 次发作后,建议长期持续抗凝,每年对出血风险进行评估,根据利弊来决定是否继续抗凝。如果出血风险较小,建议继续维持抗凝;如果出血风险极高,终身抗凝并非理想选择,3~6 个月的短暂抗凝也许足够。

(5)对于没有明显诱因的初发 VTE,建议长期抗凝。

思路 3 　长期抗凝药物的选择。对大多数患者,口服华法林使用方便、疗效可靠,如果定期监测 PT-INR、出血并发症并非很高,即使用药过量和 / 或引起出血并发症,尚可通过给予维生素 K 等措施进行解救。华法林仍可作为长期抗凝的首选药物。在妊娠、肿瘤等特殊情况下,长期抗凝一般仍首选 LMWH。近年来,随着利伐沙班、阿哌沙班等新型口服抗凝药(NOAC)的研究进展,由于其口服用药、无须监测、疗效肯定、出血发生率较低等优点,有些抗凝指南倾向于应用 NOAC 长期抗凝,但 NOAC 也存在临床应用时间尚短、价格昂贵、缺乏特异性拮抗剂等缺点,建议可根据患者实际情况使用。

(王书杰)

问　答　题

1. 易栓症常见的病因和危险因素有哪些？
2. 遗传性易栓症有哪些临床特点？
3. VTE 的治疗原则是什么？有哪些注意事项？

推荐阅读文献

［1］WELLS P, ANDERSON D. The diagnosis and treatment of venous thromboembolism. Hematology, 2013 (1): 457-463.

［2］LINKINS L A, DANS A L, MOORES L K. Treatment and prevention of heparin-induced thrombocytopenia: antithrombotic therapy and prevention of thrombosis: ACCP evidence-based clinical practice guidelines (9th ed). CHEST, 2012, 141 (2): 495-530.

［3］KEARON C, AKL E A, ORNELAS J, et al. Antithrombotic therapy for VTE disease: CHEST guideline and expert panel report. CHEST, 2016, 149 (2): 315-352.

第十一章 脾功能亢进

1. 脾功能亢进的病因。
2. 脾功能亢进的临床表现、实验室检查。
3. 脾功能亢进的诊断标准。
4. 脾功能亢进的治疗原则。

脾功能亢进（hypersplenism），是以脾大、一系或多系血细胞减少为主要临床表现的一种综合征，骨髓中造血细胞相应增生，脾切除后症状缓解，血象基本恢复。

早在1898年Banti就将脾大、血细胞减少归类为一种病理综合征。1907年Chauffard首次用"脾功能亢进"这一概念描述了该综合征。1955年Dameshek进一步系统阐明了脾功能亢进的概念：脾大、外周血一系或多系血细胞减少、骨髓对减少的细胞代偿性增生、脾切术后能纠正。

病例分析

患者，男性，58岁，因"发现白细胞、血小板减少5年，血尿2d"入院。5年前，患者无明显诱因出现鼻出血、牙龈出血，于当地医院就诊，查血常规：白细胞计数 $3.28 \times 10^9/L$，血红蛋白浓度136g/L，血小板计数 $65 \times 10^9/L$。凝血功能正常。肝功能：ALT 65IU/L，AST 60IU/L。乙肝标志物："大三阳"。腹部超声示"脾大"（具体不详）。骨髓细胞学未见异常（具体不详）。诊断"慢性乙型病毒性肝炎，早期肝硬化"，予以保肝、止血治疗好转出院。院外未再治疗。不定期查血常规：白细胞 $(3.2\sim4) \times 10^9/L$，血小板 $(40\sim60) \times 10^9/L$。入院前2d患者饮酒后出现排尿困难，予以留置导尿后引流出血性尿液约400ml，查血常规：白细胞计数 $2.06 \times 10^9/L$，红细胞计数 $3.28 \times 10^{12}/L$，血红蛋白浓度107g/L，血小板计数 $28 \times 10^9/L$。凝血功能：APTT 61.0s，TT 21.2s，PT 17.6s，纤维蛋白原0.88g/L。肝功能：总胆红素78.5μmol/L，直接胆红素33.3μmol/L，间接胆红素45.2μmol/L，总蛋白47.6g/L，白蛋白28.5g/L，球蛋白19.1g/L。予以输注红细胞、新鲜冰冻血浆治疗，同时予以护肝、退黄治疗，患者血尿症状无好转。为进一步治疗于门诊就诊。门诊体格检查：轻度贫血貌，皮肤巩膜黄染，肝脏肋下2cm，巨脾（Ⅰ线9cm，Ⅱ线13cm，Ⅲ线+1cm）。既往有乙肝病史，无结核病史。无毒物、放射线接触史，不抽烟，时有饮酒。

【问题1】根据上述病史，该患者怀疑的诊断有哪些？

思路1 患者全血细胞减少，同时有脾大，可能原因有哪些？

全血细胞减少常见的原因也有很多，血液病最为常见，其他继发因素也有可能，如自身免疫性疾病、感染性疾病、其他恶性肿瘤。根据患者目前病史，无自身免疫性疾病、感染性疾病、其他恶性肿瘤的临床表现及依据，需进一步完善病史收集及相关体格检查、辅助检查。

血液病有以下考虑：

1. 急性白血病 急性白血病可引起全血细胞减少、肝脾大、凝血功能障碍，但患者病史已经5年，病程较长，既往骨髓穿刺未见异常，故可能性较小。

2. 骨髓增生异常综合征（MDS） 患者系中老年男性，病史长，全血细胞减少，需考虑MDS，但MDS很少出现肝大、巨脾、凝血功能异常，且患者既往骨髓穿刺未见异常，故诊断需要进一步复查骨髓检查以排除。

3. 再生障碍性贫血（AA） 患者病程长，长期白细胞、血小板减少，需考虑，但AA患者很少出现肝脾大、凝血功能障碍,需进一步完善网织红细胞计数、骨髓穿刺 + 活检以明确。

4. 原发免疫性血小板减少症(ITP) 患者病史长,有出血症状,血小板减少明显,白细胞、红细胞仅轻度减低,故需考虑该诊断,但患者巨脾、肝大不支持,需完善骨髓穿刺、血小板抗体检查以明确。

5. 巨幼细胞贫血 患者病程长,有全血细胞减少需要考虑,但是红细胞形态及 MCV、MCH、MCHC 并没有异常,巨脾等不太支持,可以通过骨髓检查和叶酸、维生素 B_{12} 血清浓度检测予以鉴别。

6. 骨髓纤维化(MF) 患者病程长,全血细胞减少伴有脾大,需要考虑骨髓纤维化。需进一步明确外周血中有没有幼红幼粒细胞,完善骨髓穿刺、骨髓活检等确诊。

7. 脾功能亢进 患者病程长,有慢性乙型病毒性肝炎病史,巨脾,故需考虑系肝硬化、脾功能亢进引起的全血细胞减少。需进一步完善骨髓穿刺、腹部超声、肝炎标志物、甲胎蛋白等检查明确。

脾大常见的原因可以分为几类,有感染性疾病、门静脉高压引起的充血性脾大、恶性肿瘤(特别是血液系统恶性肿瘤)、慢性溶血性贫血、自身免疫性疾病、传染病等。患者既往有乙型病毒性肝炎病史,外院曾诊断过"肝硬化",虽然目前尚无"肝硬化"的影像学依据,但结合患者病史,脾大首先考虑的原因就是肝硬化失代偿期,门静脉高压引起的充血性脾大,由于脾大的原因较多,仍需要结合进一步的询问病史及体格检查、辅助检查来排除其他原因,如寄生虫、自身免疫性疾病、慢性溶血性贫血、血液恶性肿瘤等。

患者同时有黄疸,黄疸常见的原因有肝病、溶血、胆道梗阻。肝细胞性黄疸常表现为直接胆红素、间接胆红素均增高。胆道梗阻引起的黄疸主要是直接胆红素增高。溶血性黄疸表现为间接胆红素升高。患者系直接及间接胆红素均升高,结合患者乙肝病史,故考虑为肝病引起的黄疸。

患者有凝血功能障碍。可分为先天性和获得性,前者系与生俱来,多为单一性凝血因子缺损,患者年幼时无出血病史,系近 5 年发病,故可排除先天性凝血功能障碍,考虑系获得性。获得性凝血功能障碍常存在明显基础疾病,患者有慢性乙型病毒性肝炎病史,既往外院曾诊断"肝硬化",且一直未治疗,目前凝血功能障碍应考虑系肝硬化失代偿所致,但需排除是否合并弥散性血管内凝血、是否有血液恶性肿瘤。

综上所述,通过患者既往病史,首先考虑患者系慢性乙型病毒性肝炎、肝硬化失代偿引起的脾大可能性大,但仍需排除其他原因引起的脾大、脾功能亢进,全血细胞减少是否由脾功能亢进所致,还需进一步完善病史及辅助检查排除血液病(如 AA、MDS、ITP、MF)及其他相关疾病,如自身免疫性疾病、感染性疾病(尤其是寄生虫感染)、其他恶性肿瘤(尤其是肝癌)。

思路 2 根据可能的病因,重点询问哪些病史?不能忽视哪些重要体征和常规检查?

问诊时应着重询问是否有感染性疾病史,是否有寄生虫接触感染史。是否有发热、盗汗、咳嗽、咳痰、腹泻、消瘦、关节疼痛、脱发、反复口腔溃疡、呕血、黑便等症状。体格检查时应注意有无颜面部红斑、口腔溃疡、皮疹、淋巴结肿大等体征。

【问题 2】为明确诊断,应实施哪些必要的检查?

思路 1 追问病史。无发热、盗汗、咳嗽、咳痰、腹泻、消瘦、关节疼痛、脱发、反复口腔溃疡、呕血、黑便。否认疫区接触史,否认生吃食物。

思路 2 体格检查。一般情况好,全身浅表淋巴结未及肿大。胸骨无压痛。未发现其他阳性体征。

思路 3 检验。

1. 常规检查 复查血常规 + 网织红细胞计数、血生化、凝血功能。

2. 肝炎、肝硬化相关检查 肝炎标志物、甲胎蛋白、肝纤维化指标、腹部 CT。

3. 感染相关检查 肥达反应、C 反应蛋白、结核菌素试验、胸部 CT。

4. 免疫相关检查 抗核抗体谱、免疫球蛋白、风湿系列、自身免疫性肝炎抗体。

5. 传染病相关检查 HIV、梅毒。

6. 骨髓形态学检查和骨髓活检

7. 血小板抗体检查

8. 肿瘤相关检查 肿瘤标志物检测、影像学检查。

检查结果分析

1. **血常规** 白细胞计数 2.86×10^9/L,红细胞计数 3.28×10^{12}/L,血红蛋白浓度 114g/L,血小板计数 21×10^9/L。

2. **肝功能** 总胆红素 83 μmol/L,直接胆红素 23 μmol/L,间接胆红素 70 μmol/L,总蛋白 46.8g/L,白蛋白

26.2g/L,球蛋白 20.6g/L,总胆汁酸 22.3 μmol/L。

3. 肾功能正常,血糖正常,甲状腺功能正常。

4. 肝炎标志物　HBsAg(+),HBeAg(+),HBcAb(+),余均阴性。

5. 甲胎蛋白正常。

6. 肝纤维化指标　透明质酸酶 600μg/L,Ⅳ型胶原 107μg/L。

7. 抗核抗体谱正常,免疫球蛋白正常,风湿系列正常,抗核抗体、SMA、抗 -LKM1、抗 -SLA/LP 均阴性。

8. HIV、梅毒抗体均阴性。

9. 血小板抗体阴性。

10. 腹部 CT　肝硬化、脾大、腹腔少量积液、奇静脉明显扩张。

11. 胸部 CT　双侧胸腔少量积液。

12. 骨髓形态学　骨髓增生明显活跃,粒系细胞占 41.5%,红系细胞占 36.5%,粒系细胞增生活跃,各阶段可见,形态大致正常,红系细胞增生活跃(+),以中晚幼红细胞为主,形态未见异常,淋巴细胞占 12%,形态未见异常,巨核细胞 50 个,其中见到产板巨核细胞 18 个,血小板可见。外周血红细胞形态未见异常,未见幼红幼粒细胞,外周血血小板少见(图 11-0-1~ 图 11-0-3)。

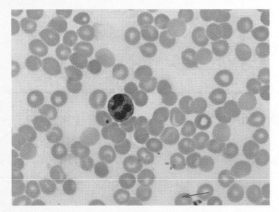

图 11-0-1　外周血涂片(×100)

白细胞比例形态正常、红细胞(箭头)形态正常,大小均一,可见血小板散在分布。

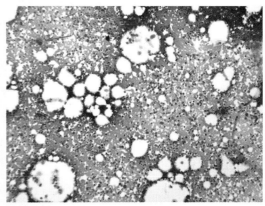

图 11-0-2　骨髓细胞形态学(×10)

红色箭头所指系颗粒巨核细胞,骨髓增生明显活跃,巨核细胞可见。

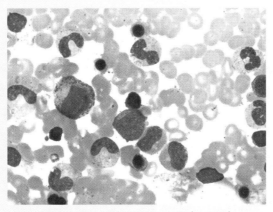

图 11-0-3　骨髓细胞形态学(×100)

骨髓增生明显活跃,粒系增生活跃,各阶段可见,形态大致正常,红系增生活跃,以中晚幼红细胞为主,形态未见异常,淋巴细胞形态未见,巨核细胞 50 个,其中见到产板巨核细胞 18 个,血小板可见。

【问题3】该患者的诊断是什么？

思路1　临床思维。

患者全血细胞减少、巨脾，骨髓形态学显示骨髓增生明显活跃，粒系、巨核系增生活跃，未见白血病细胞、未见病态造血、未见巨核细胞成熟障碍、外周血未见幼红幼粒细胞，可排除之前考虑的白血病、MDS、AA、ITP、MF；查免疫相关指标正常，可排除自身免疫性疾病；无其他感染及肿瘤证据，可排除结核、寄生虫感染，故明确诊断脾功能亢进。

知识点

脾功能亢进的诊断标准

1. 脾大　脾功能亢进均有不同程度的脾大，大部分患者通过触诊即可确定，肋下未触及者，可通过腹部超声和CT确定。脾功能亢进和脾大程度不一定成正比。

2. 外周血细胞减少　可一系或多系减少。早期一般为白细胞、血小板减少。

3. 骨髓造血细胞增生　骨髓增生活跃或明显活跃，部分病例有细胞成熟障碍。

4. 脾切除术后外周血细胞接近或恢复正常。

5. 放射性核素扫描　^{51}Cr标记的红细胞或血小板注入体内后体表扫描，脾区体表放射性系肝区2~3倍。

诊断时以前四项为主。脾功能亢进常为继发性，故诊断脾功能亢进后应继续明确其病因，找到原发病。而初诊患者常合并原发病的相应临床表现。

思路2　脾功能亢进的原因。

患者有慢性乙型病毒性肝炎病史，一直未治疗，肝纤维化标志升高，腹部CT提示肝硬化，患者还合并黄疸、白蛋白降低、凝血功能障碍、腹腔积液，而且之前通过相关病史的追问及检查，患者无急慢性感染的依据，无自身免疫性疾病、溶血性贫血、恶性肿瘤的依据，故明确脾功能亢进的原因系肝硬化失代偿、门静脉高压。

知识点

脾大、脾功能亢进的原因

脾功能亢进根据病因分为原发性和继发性两大类。原发性脾功能亢进病因未明，临床上较为少见。继发性脾功能亢进按病因分为以下几类：

1. 感染性疾病　包括急性感染和慢性感染。急性感染常伴脾大，包括败血症、传染性单核细胞增多症、病毒性肝炎、急性心内膜炎等。慢性感染包括结核、疟疾、寄生虫感染、布鲁氏菌病等。

2. 充血性脾大　系门静脉高压所致，肝内阻塞和肝外阻塞均可引起门静脉高压。肝内阻塞常见于肝硬化、肝癌、结节病、含铁血黄素沉着、充血性心力衰竭、Budd-Chari综合征等。肝外阻塞常见于门静脉、脾静脉阻塞，如血栓、癌栓、肿瘤压迫等。

3. 炎症性肉芽肿　常和免疫性疾病相关，包括系统性红斑狼疮、Felty综合征、结节病等。

4. 恶性肿瘤浸润脾脏　包括血液病（急性白血病、慢性白血病、淋巴瘤、恶性组织细胞病）及其他肿瘤脾脏转移（肺癌、乳腺癌等）。

5. 慢性溶血性贫血　多见于各种遗传性疾病，如地中海贫血、遗传性球形红细胞增多症、遗传性椭圆形红细胞增多症、葡萄-6-磷酸脱氢酶缺乏症。

6. 髓外造血引起脾大　常见于原发性骨髓纤维化（PMF）、真性红细胞增多症/原发性血小板增多症晚期。

7. 脂质沉积症　包括戈谢病、尼曼-皮克病、α-半乳糖苷酶A缺乏病等。

8. 原发于脾脏的肿瘤及囊肿。

【问题 4】如何治疗?

思路　继发性脾功能亢进以治疗原发疾病为主,随着原发疾病好转或痊愈,脾大及血细胞减少均能获得明显改善。若原发性疾病治疗困难,难以获得较好疗效,且引起较严重的血细胞减少,则在积极治疗原发病的同时,需要行脾切除术改善症状。髓外造血系切脾的相对禁忌证,在脾脏承担髓外造血功能情况下,切除脾脏会引起肝脏进行性肿大,因此脾切除需严格掌握手术适应证。

知识点

继发性脾功能亢进切脾指征

1. 脾脏明显肿大,引起压迫症状。

2. 严重贫血,尤其是有溶血性贫血时。

3. 粒细胞缺乏伴反复感染。

4. 严重血小板减少且引起出血症状。

5. 年龄最好 >10 岁,对于某些症状严重者,可放宽至 >5 岁。

若能经内科治疗获得缓解的疾病,则不推荐做脾切除术,如白血病、淋巴瘤、感染等。

(张　曦)

问 答 题

1. 继发性脾功能亢进的常见原因有哪些?

2. 如何诊断脾功能亢进?

3. 哪些情况可以通过切脾治疗脾功能亢进?

第十二章 全血细胞减少

1. 全血细胞减少的概念。
2. 全血细胞减少的诊断思路。
3. 全血细胞减少的鉴别诊断分类和要点。

首次门诊记录

患者,女性,51岁,3年前因"上腹部不适"在当地医院查胃镜提示"息肉",血常规示"贫血",输注红细胞后内镜下切除息肉,病理结果不详,之后未再诊治。6个月前无明显诱因出现乏力,伴舌痛及手足麻木,食欲减退,偶有上腹部胀痛、恶心。1周前因上腹部不适于当地医院查胃镜提示"胃黏膜贫血",近3d咽痛、发热(体温38℃),无寒战,无流涕,无咳嗽、咳痰,无腹痛、腹泻,无出血现象,行血常规检查示红细胞计数 $2.06 \times 10^{12}/L$,血红蛋白浓度52g/L,MCV 60fl,白细胞计数 $2.0 \times 10^9/L$,中性粒细胞计数 $0.4 \times 10^9/L$,血小板计数 $78 \times 10^9/L$,胸部CT未见异常。大小便如常,近6个月体重下降约10kg。既往体健,近10年素食。无毒物、放射线接触史,无烟酒嗜好,无家族病史,否认肝病史,无特殊药物应用史。

【问题1】什么是全血细胞减少?其常见原因、发病机制是什么?

思路1 确认是否存在全血细胞减少。

全血细胞减少(pancytopenia,PCP)是指检查外周血常规时,发现白细胞、血红蛋白及血小板计数均低于正常值下限。

思路2 病史采集时应注意询问常见全血细胞减少疾病相关病因。

依据细胞动力学,全血细胞减少的病因和发病机制分为三大类:①造血原料不足或利用障碍;②骨髓造血功能低下或异常;③破坏或消耗过多。

> **知识点**
>
> ### 全血细胞减少的鉴别诊断
>
> 1. 造血原料不足或利用障碍所致重度营养性贫血,特别是神经性厌食或长期饥饿可以引起,可表现为全血细胞减少。
>
> (1)叶酸或维生素 B_{12} 缺乏或利用障碍所致贫血:由于各种生理或病理因素导致机体叶酸和或维生素 B_{12} 绝对或相对缺乏或利用障碍所引起的巨幼细胞贫血。
>
> (2)缺铁和铁利用障碍性贫血:缺铁和铁利用障碍影响血红素合成,故有学者称该类贫血为血红素合成异常性贫血。该类贫血的红细胞体积变小,中央淡染区扩大,属于小细胞低色素性贫血。严重铁缺乏,特别是合并多种造血原料缺乏时,也可影响白细胞和血小板生成。
>
> 2. 骨髓造血功能低下或异常
>
> (1)先天性骨髓造血功能低下:范科尼贫血(Fanconi anemia,FA)是一种先天性干祖细胞质异常性疾病,该病多见于儿童,有阳性家族史,常有器官和组织的发育异常,如骨骼畸形、脏器发育不全或缺

失、色素沉着等。双花扁豆凝集素(DBA)或丝裂霉素试验阳性,可检出范科尼基因。

(2)重型再生障碍性贫血Ⅰ型(severe aplastic anemia,SAA-Ⅰ):以感染、出血为主要表现,进行性贫血,病情重,重度全血细胞减少,中性粒细胞和网织红细胞比例、绝对值下降。骨髓增生极度低下,骨髓小粒呈空架状,造血细胞明显减少(包括粒系、红系、巨核系,尤其是巨核细胞数显著减少),非造血细胞比例相对增高。

(3)急性造血功能停滞(acute arrest of hemopoiesis,AAH):是一种良性、获得性、自限性造血功能衰竭症,发病时表现为急剧、重度全血细胞减少伴骨髓衰竭(骨髓片尾可见大红细胞或大粒细胞)。多数患者有一定诱因,如重症感染(病毒和某些细菌、真菌)、抗精神病等药物、苯接触等化学中毒、接触射线、疫苗接种等。常见明显诱因如微小病毒B19感染,去除诱因并予充足支持治疗后血象和骨髓可在6周内完全恢复正常且不复发。比如结核分枝杆菌感染,有时表现为全血细胞减少和骨髓增生减低,可见肉芽肿、纤维化、骨髓坏死和噬血细胞现象。

(4)骨髓增生异常综合征(myelodysplastic syndrome,MDS):可表现为全血细胞减少,骨髓活检标本中,网状纤维、CD34$^+$细胞增加及较多的残存造血面积提示为低增生性MDS而非再生障碍性贫血。若存在前体细胞异常定位(ALIP)则更加提示MDS。大多数MDS骨髓红系、粒系或巨核系有病态造血现象,原始细胞比例增加,但不超过20%,典型的染色体异常包括5q−、20q−、+8、−7/7q−等,出现这些染色体核型异常有助于MDS诊断。

(5)急性白血病(acute leukemia,AL):早期肝、脾、淋巴结不肿大,外周血两系或三系血细胞减少。观察血象及多部位骨髓,可见大量幼稚细胞,原始粒、单或原(幼)淋巴细胞明显增多。

(6)毛细胞白血病(hairy cell leukemia,HCL)、大颗粒淋巴细胞白血病(large granular lymphocytic leukemia,LGLL)、多发性骨髓瘤(multiple myeloma,MM)等所致骨髓造血衰竭(bone marrow failure,BMF)综合征也可出现全血细胞减少,骨髓MICM检测及血液生化和免疫学检测等结果均有特征性改变。

(7)骨髓纤维化:脾大较为显著,骨髓常"干抽",骨髓活检病理示网硬蛋白或胶原纤维显著增生,网硬纤维染色(++)~(+++),外周血常见幼红、幼粒细胞和泪滴样红细胞,约50%患者JAK2 V617F阳性或具有其他克隆性标志(如MPL W515K/L),但Ph染色体和BCR-ABL融合基因均为阴性。

(8)霍奇金淋巴瘤或非霍奇金淋巴瘤:可表现为全血细胞减少、骨髓增生减低,骨髓涂片可见局部淋巴瘤细胞浸润。

(9)恶性组织细胞病:常有非感染性高热,进行性衰竭,肝、脾、淋巴结肿大,黄疸、出血较重,全血细胞减少。多部位骨髓检查可找到异常组织细胞。

(10)非造血系统肿瘤的浸润所致或放化疗所致的骨髓抑制或骨髓造血衰竭(BMF)综合征:也可出现全血细胞减少,病理活检和免疫学等检测结果均有特征性改变。

(11)自身免疫性疾病如类风湿关节炎、系统性红斑狼疮等所致全血细胞减少,可有皮疹、关节炎及关节肿胀等表现,类风湿因子、抗核抗体谱阳性。系统性红斑狼疮以女性多见,可有颜面部蝶形红斑,抗核抗体多项免疫性指标异常,肝、肾功能异常,血沉增快等有助于诊断。

(12)甲状腺功能减退所致全血细胞减少,伴随有甲状腺功能减退相应特点。

3. 破坏或消耗过多

(1)自身抗体介导的免疫相关性血细胞减少症:包括伊文综合征(Evans syndrome)和免疫相关性全血细胞减少。前者可测及外周成熟血细胞的自身抗体,后者骨髓粒系、红系、干系细胞膜上均可检测到自身抗体,骨髓中B细胞比例增高。这两类患者可有全血细胞减少并骨髓增生减低,但外周血网织红细胞或中性粒细胞比例往往不低甚或偏高,骨髓红系细胞比例不低且易见"红系造血岛"。

(2)阵发性睡眠性血红蛋白尿(PNH):典型患者有血红蛋白尿发作、外周血网织红细胞比例明显增加、骨髓红系明显增加。根据PNH患者骨髓或外周血红细胞、粒细胞膜上的CD55、CD59表达量明显下降可以明确诊断为PNH。流式细胞仪检测气单胞菌溶素前体变异体(Flaer)对发现微小PNH克隆更敏感、特异,且不受输血和溶血的影响。

(3)严重肝病如乙肝后肝硬化合并脾功能亢进,可有黄疸、腹胀等体征,HBV-DNA显著增高、超声示脾脏明显增大。

【问题2】全血细胞减少的临床表现是什么？为明确诊断,病史采集时应注意询问哪些内容？

思路 全血细胞减少最突出的表现是存在贫血、出血和容易发生感染。因此要结合病史、症状、体征及辅助检查,考虑可能的疾病。

询问病史时,应着重询问起病缓急及病程长短,确认全血细胞减少相对应的临床症候,如近期有无反复发热等感染倾向,有无头晕乏力、活动后气急,有无鼻出血、齿龈渗血、月经不净等皮肤黏膜的出血倾向,有无肉眼血尿、茶色或酱油色尿,有无脱发、关节疼痛、光过敏、口腔溃疡等。同时还需询问近期有无食欲缺乏、盗汗、体重下降等全身性症状。应注意有无长期偏食、饮酒史,有无胃部手术或胃肠及肝脏、脾脏、胰腺病史。有无化学物质、放射线暴露史及药物应用史,有无家族史。

【问题3】为明确诊断,体格检查需注意哪些？需进一步行哪些检查？

思路1 体格检查时应注意是否存在全血细胞减少相关体征。注意诱发全血细胞减少的原发病体征,有无贫血貌、皮肤黏膜瘀点、巩膜黄染、舌乳头萎缩、舌面光滑或呈牛肉舌。有无浅表淋巴结肿大、胸骨压痛、肝脾大等。

思路2 辅助检查。①外周血细胞形态检查;②骨髓MICM检查:了解骨髓造血功能、代偿和是否存在恶性疾病;③其他检查:常规检查、生化检查、免疫学检查、心电图及影像学检查,注意有无溶血相关胆红素、乳酸脱氢酶、尿胆原升高;测定血清叶酸及维生素B_{12}水平;胃镜检查排除胃部疾病。

【问题4】全血细胞减少是否为严重情况？如何尽快诊断？需要注意什么？

思路1 对于一个全血细胞减少的患者,如果患者急性起病,以反复牙龈出血为突出临床表现,继而出现乏力、发热等贫血、感染症状,临床上应当首先考虑重型再生障碍性贫血(SAA)、急性白血病等进展迅速的疾病,对以出血为突出表现的患者尤需警惕急性早幼粒细胞白血病(APL)。如果该患者进一步检查,外周血白细胞分类见早幼粒细胞,凝血常规显著异常,应当高度怀疑APL,如果抗感染治疗后仍然存在高热、进行性肝脾大等病情进展迅速,应考虑是否存在淋巴瘤合并噬血细胞综合征或感染合并弥散性血管内凝血(DIC)。如果病程2~6个月,以乏力、间断发热为主,抗贫血治疗无效,应考虑可能存在非重型再生障碍性贫血、阵发性血红蛋白尿相关性疾病、低增生性MDS或低增生性急性髓细胞性白血病。如果病程缓慢进展,有放射线、毒物接触史或感染病史等,或有胃肠道疾病或慢性失血病史,出现病情突然加重,应排除急性造血停滞、营养性贫血、原发性骨髓纤维化、自身免疫性疾病、非血液系统恶性肿瘤所致的全血细胞减少。

思路2 无论是SAA、APL,还是淋巴瘤合并噬血细胞综合征或感染合并DIC,患者常因严重凝血异常诱发致命性出血或感染性休克,早期死亡率极高,门诊疑诊SAA或APL患者除积极完善诊疗外,应尽早与家属沟通病情,告知相关风险及注意事项。立即通知住院病房绿色通道接收患者,完善血型、输血前全套等检查。签署知情同意书后行骨髓穿刺术。

思路3 通过学习采用信息(补充病史、重点体格检查、辅助检查)分步递呈的方式来进行临床分析和决策经过。按照细胞形态学(morphology)、免疫学(immunology)、细胞遗传学(cytogenetics)和分子生物学(molecular biology)分型来完善骨髓涂片、*PML/RARA* FISH、染色体、免疫分型、常见白血病基因多重聚合酶链反应(PCR)等检查,同时还需根据上述骨髓MICM提示,从常规检查入手,并加做血液生化、免疫学、心电图、胸部CT、腹部超声等相关检查以利于确诊。

全血细胞减少的对
比诊断思路
(知识拓展)

全血细胞减少的
常见疾病病例对
比(一)(知识拓展)

全血细胞减少的
常见疾病病例对
比(二)(知识拓展)

全血细胞减少的
常见疾病病例对
比(三)(知识拓展)

【问题5】该患者如何治疗？

思路1 确诊之前。

(1)有条件者,收住无菌层流病房,实施保护性隔离及高压灭菌软食和必要的心理护理。绝对卧床休息,杜绝接触危险因素,包括对骨髓有损伤作用和抑制血小板功能的药物。

（2）对症支持治疗

1）成分血输注：红细胞输注指征一般为血红蛋白浓度 <60g/L。血小板输注指征为血小板计数 <20×10⁹/L，病情稳定者为血小板计数 <10×10⁹/L。严重感染危及生命者在联合抗生素与 G-CSF 疗效欠佳时可以考虑输注粒细胞。

2）控制感染：如考虑感染性发热，应做细菌培养和药敏试验，并用广谱抗生素治疗；应按"中性粒细胞减少伴发热"的治疗原则来处理，待细菌培养和药敏试验有结果后应换用敏感窄谱的抗生素。

3）控制出血：用促凝血药（止血药），如酚磺乙胺等。合并血浆纤溶酶活性增高者可用抗纤溶药，如氨基己酸（泌尿生殖系统出血患者禁用）。女性子宫出血可肌内注射丙酸睾酮。

4）骨髓象提示无明显幼稚细胞和或异常形态造血，可立即应用促造血因子应用（G-CSF、EPO、TPO 等）。

思路 2 确诊之后，根据具体诊断给予如下相应治疗。

该患者门诊检查回报示叶酸 14.90 μg/L（正常值 5.31~24 μg/L），维生素 B_{12} 99.00pmol/L（正常值 211~911pmol/L），铁蛋白 4.50 μg/L（正常值 10~291 μg/L），诊断为"营养性贫血"，可予以如下治疗：

（1）对因治疗。

（2）对症治疗。

（3）支持治疗。

（4）针对性特殊治疗。

（刘华胜）

问 答 题

1. 全血细胞减少常见于哪些疾病？

2. 全血细胞减少的诊断思路是如何递进展开的？

3. 全血细胞减少的分类鉴别诊断要点是什么？

推荐阅读文献

［1］黄晓军，吴德沛 . 内科学 : 血液内科分册 . 北京 : 人民卫生出版社，2015: 9, 20-24, 39-40, 50, 67-68, 128, 159, 203.

［2］沈悌，赵永强 . 血液病诊断及疗效标准 . 4 版 . 北京 : 科学出版社，2018: 18-22.

［3］中华医学会血液学分会红细胞疾病（贫血）学组 . 再生障碍性贫血诊断与治疗中国专家共识 (2017 年版). 中华血液学杂志，2017, 38 (1): 1-5.

［4］中华医学会血液学分会红细胞疾病（贫血）学组 . 阵发性睡眠性血红蛋白尿症诊断与治疗中国专家共识 . 中华血液学杂志，2013, 34 (03): 276-279.

［5］中华医学会血液学分会 . 骨髓增生异常综合征诊断与治疗中国专家共识 (2014 年版). 中华血液学杂志，2014, 35 (11): 1042-1048.

［6］中华医学会血液学分会白血病淋巴瘤学组 . 原发性骨髓纤维化诊断与治疗中国指南 (2019 年版). 中华血液学杂志，2019, 40 (1): 1-7

［7］中华医学会血液学分会，中国医师协会血液科医师分会 . 中国急性早幼粒细胞白血病诊疗指南 (2018 年版). 中华血液学杂志，2018, 39 (3): 179-183.

［8］中华医学会血液学分会白血病淋巴瘤学组 . 成人急性髓系白血病（非急性早幼粒细胞白血病）中国诊疗指南 (2017 年版). 中华血液学杂志，2017, 38 (3): 177-182.

［9］中华医学会血液学分会血栓与止血学组 . 弥散性血管内凝血诊断中国专家共识 (2017 年版). 中华血液学杂志，2017, 38 (5): 361-363.

［10］中国抗癌协会淋巴瘤专业委员会 . 淋巴瘤相关噬血细胞综合征诊治中国专家共识 . 中华医学杂志，2018, 98 (18): 1389-1393.

［11］噬血细胞综合征中国专家联盟，中华医学会儿科学分会血液学组 . 噬血细胞综合征诊治中国专家共识 . 中华医学杂志，2018, 98 (2): 91-95.

第十三章　造血干细胞移植

第一节　造血干细胞移植的适应证、禁忌证

> **知识要点**
>
> 1. HSCT 适应证的本质是移植与非移植治疗措施利弊的权衡与比较。
> 2. 移植禁忌证并非绝对,包括脏器功能障碍、感染、精神疾患。

造血干细胞移植(HSCT)是将正常的造血干细胞(通常是供者来源)重新置于受者体内重建造血及免疫系统,以此治疗疾病的一种方法。20 世纪 60 年代开始逐渐发展用于临床,我国于 80 年代开始应用此技术,随后蓬勃发展,目前全国有 120 多个 HSCT 中心,广泛用于血液恶性肿瘤及某些非血液病的治疗,在单倍型移植等方向形成国际原创体系并全球推广,在移植合并症处理等方面形成中国解决方案,从而形成了有中国特色的治疗体系。

HSCT 不仅可以用于治疗血液病,重建正常造血及免疫;还广泛用于治疗许多免疫系统疾病及非恶性血液病。本节将主要探讨异基因造血干细胞移植(allo-HSCT)。

骨髓移植(动画)

造血干细胞移植(微课)

首次门诊记录

患者,男性,39 岁,因"发热 4d"就诊,伴乏力、盗汗,无腹泻、恶心、呕吐。既往体健,无毒物、放射线接触史,无烟酒嗜好,家族史无特殊。体格检查:胸骨压痛。血常规:白细胞计数 60.92×10^9/L,血红蛋白浓度 122g/L,血小板计数 30×10^9/L。外周血白细胞分类:可见大量幼稚细胞。骨髓:增生 I 级,原粒细胞占 70%,过氧化物酶染色(+)。*FLT3-ITD* 突变阳性(等位基因比率 >0.5),*NPM1* 突变阴性。染色体:46,XY[20]。明确诊断为 *FLT3-ITD* 阳性急性髓细胞性白血病(AML)。为明确治疗方案入院就诊。该患者通过柔红霉素联合阿糖胞苷的诱导化疗达到首次完全缓解(CR1),同时与其同胞哥哥进行了人白细胞抗原(HLA)配型,结果显示患者与其哥哥 HLA 10/10 相合。

【问题 1】该患者是否需要 allo-HSCT 治疗?

思路　AML 的治疗策略。

由于急性早幼粒细胞白血病(APL)的预后与治疗与其他成人 AML 明显不同,因此本节 AML 均指非 APL 的 AML。成人 AML 治疗包括诱导化疗及缓解后治疗。60%~70% 的成人 AML 可通过诱导化疗达到 CR1,缓解后治疗是预防复发的关键。目前主要的缓解后治疗策略包括巩固化疗或 allo-HSCT。迄今为止,allo-HSCT 介导的移植物抗白血病(GVL)作用能够最大限度地降低 AML 的复发率。与此同时,allo-HSCT 相关并发症(如移植物抗宿主病、感染等)所带来的治疗相关死亡又在很大程度上削减了 allo-HSCT 的益处,

因此,选择缓解后治疗策略,需要对 allo-HSCT 与非移植手段进行利弊权衡。

根据初诊时的染色体核型及某些基因突变结果,AML 可以分成预后良好型、预后中等型、预后不良型。目前认为,预后良好型可以选择巩固化疗或自体移植(auto-HSCT),预后中等型可选择 allo-HSCT、化疗或 auto-HSCT,而预后不良型优先选择 allo-HSCT。

该患者虽为正常核型,但基因型为 $NPM1^{wt}FLT3\text{-}ITD^{high}$,根据 AML NCCN 和 ELN 指南归为预后不良组,同时有合适的同胞相合供者,因此强烈建议该患者择期进行 allo-HSCT。

知识点

造血干细胞移植适应证的评估

HSCT 适应证是指适合接受 HSCT 的患者人群、疾病类型、疾病状态,在评估时还应考虑供受者身体与精神状态、HLA 配型、患者经济来源,甚至家庭成员与社会环境的支持等。由于 HSCT 适应证的本质是移植与非移植治疗措施利弊的比较与权衡,因此无论是移植还是非移植治疗技术的进步都有可能对现有的移植适应证带来挑战。目前列入中国造血干细胞移植共识的常见移植适应证有:

1. 血液系统恶性疾病
(1)AML,非 APL［中高危、高分子残留低危、二次完全缓解(CR2)期等］。
(2)急性淋巴细胞白血病(高危、高分子残留低危、CR2 等)。
(3)骨髓增生异常综合征(IPSS 中危 -2、高危等)。
(4)恶性淋巴瘤(复发、耐药)。
(5)CML(加速、急变期,T315I 突变阳性等)。
(6)多发性骨髓瘤(复发、耐药)。
2. 非恶性血液病
(1)再生障碍性贫血。
(2)阵发性睡眠性血红蛋白尿。
(3)血红蛋白病(地中海贫血、镰状细胞贫血等)。
(4)范科尼贫血。
(5)联合免疫缺陷综合征。
(6)脂质贮积病。
(7)巨噬细胞疾病。

造血干细胞移植的
适应证(PPT)

第二次门诊记录

患者顾虑移植相关风险,未选择 allo-HSCT,而是继续接受化疗。患者继续接受巩固 3 次化疗后复查骨髓:增生Ⅱ级,原粒细胞 21%。考虑 AML- 血液学复发,此次就诊为进一步治疗。

【问题2】该患者如何治疗?

思路 AML 一旦复发,获得 CR2 的概率仅 20% 左右。如果继续接受化疗,总体生存时间仅为 5~15 个月。尽管目前还没有前瞻性研究进行 AML 复发后单纯化疗与 HSCT 的比较,但回顾性研究的结果及 HSCT 为数不少的长期存活者均支持在 AML 复发后应接受 HSCT 治疗。若能达到 CR2,则在 CR 后尽快进行 allo-HSCT,3 年无病存活率为 40% 左右。如果无法再次获得 CR,allo-HSCT 可以作为挽救性治疗,3 年无病存活率为 20% 左右。

目前的回顾性研究结果显示,AML 第一次复发后,选择在 CR2 期移植较复发状态下直接移植具有更好的总体生存期和无病生存期。然而,问题在于,仅少数患者能够获得 CR2,同时考虑到继续化疗的毒性,因此直接在复发状态下进行 HSCT 也是一种合理的选择。

该患者早期复发也间接支持在 CR1 期即应接受 HSCT,因此该患者先给予化疗(可联合 FLT3-ITD 分子靶向药物),争取在 CR2 状态下接受 allo-HSCT 治疗。

第三次门诊记录

患者化疗后粒细胞缺乏期,出现发热,经广谱抗生素治疗体温仍无改善,查血清半乳甘露聚糖为 2.1μg/L,胸部高分辨 CT(图 13-1-1)提示右肺空洞,提示存在侵袭性肺部曲霉菌。给予伊曲康唑治疗后体温下降。4 周后复查 CT 提示病灶缩小(图 13-1-2)。

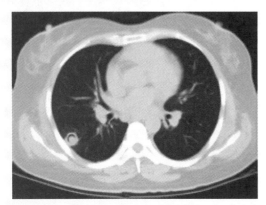

图 13-1-1　胸部 CT 提示右肺"空气新月征"病变

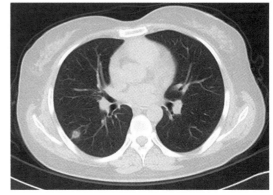

图 13-1-2　胸部 CT 提示经治疗后较 4 周前病灶明显缩小

【问题 3】肺部真菌感染是否影响进行 HSCT?

思路 1　该患者是否还能进行 HSCT?什么时机?

由于 allo-HSCT 后会经历长达 2~3 周的粒细胞缺乏期及随后数月乃至数年的免疫功能低下期,在 allo-HSCT 时如果存在未得到有效控制的感染,则在 allo-HSCT 时感染存在扩散、加重导致无法控制的风险;因此,目前认为未得到有效控制的感染是 allo-HSCT 的禁忌证。

对于肺部侵袭性真菌感染,即便是 HSCT 前侵袭性真菌感染(IFI)获得完全控制,HSCT 后发生复燃的概率高达 80% 以上,因此既往认为是 HSCT 的禁忌证,然而,随着二级预防治疗策略的应用、新的抗真菌药物的出现,目前侵袭性真菌感染已经不再是 HSCT 的绝对禁忌证。

我国多中心临床试验纳入 136 例合并侵袭性真菌感染的患者接受了 HSCT,HSCT 期间给予伊曲康唑或静脉脂质体两性霉素 B、卡泊芬净、伏立康唑进行二级预防,二级预防成功率 91.2%,HSCT 后侵袭性真菌感染累积复发率为 27.3%。提示既往 IFI 不是 allo-HSCT 的绝对禁忌证,再次预防能有效降低真菌感染的复发。

侵袭性真菌感染典型影像学表现(PPT)

知识点

造血干细胞移植的禁忌证

移植适应证与禁忌证之间并非不可融合。确定移植适应证,必须权衡移植早期死亡威胁与非移植方法治疗后的生存率及生存质量的利弊。

(1)脏器功能障碍。

(2)感染。

(3)精神疾患。

思路 2　移植前如何评估患者?

HSCT 评估实际上包括两个方面:获益与风险。前者即前述的狭义 HSCT 适应证,后者则主要是评估是否存在 HSCT 禁忌证,尽量减少移植相关死亡。

HSCT 过程不可避免地会带来移植相关的合并症,提高 HSCT 的安全性一直是移植领域重要的研究课题。HSCT 相关合并症:①对脏器的严重损伤,如胃肠道黏膜、心脏、肺脏、肝脏、肾脏、膀胱、中枢神经系统等;②粒细胞缺乏和免疫抑制可能导致严重的感染;③供受者免疫反应导致的急性和慢性移植物抗宿主病;④大剂量放化疗和长期的免疫抑制剂应用增加继发肿瘤和慢性疾病的风险;⑤对生育能力、生长发育方面的影响。

因此移植前需要对以下内容进行评估：①脏器功能评估。心脏收缩舒张功能的评估；移植前肺的弥散功能和用力呼气量／用力肺活量（FEV/FVC）降低可以预测移植后肺的合并症；如果患者患有肝硬化或肝脏纤维化，移植后肝窦阻塞综合征（sinusoidal obstruction syndrome，SOS）的发生率明显增加，所以肝脏硬化和纤维化是清髓性移植的禁忌；肌酐清除率的评估。②是否存在未经控制的活动性感染，特别要注意肺部、肛周等部位。③此外，还应评估患者的精神、心理状况及一般体力情况。

欧洲血液和骨髓移植工作组（EBMT）风险评分和 HSCT 合并症指数（HCT-CI）有助于预测 HSCT 后的非复发死亡。Karnofsky 积分系统应用于 HSCT 受者，一般认为在 70 分或 70 分以上适合移植。allo-HSCT 要求患者的 Kanofsky 积分不低于 70 分，否则移植相关死亡率增加。

该患者接受抗真菌治疗后肺部病灶明显缩小，同时骨髓评估达到 CR2，随后又在序贯抗真菌治疗情况下巩固化疗 1 次，评估骨髓仍为 CR 状态，肺部真菌感染达到 CR，随后接受同胞相合 HSCT，移植后随访 2 年无病存活。

（黄晓军）

问　答　题

恶性血液病的移植适应证有哪些？

推荐阅读文献

［1］XU L, CHEN H, CHEN J, et al. The consensus on indications, conditioning regimen, and donor selection of allogeneic hematopoietic cell transplantation for hematological diseases in China-recommendations from the Chinese Society of Hematology. J Hematol Oncol, 2018, 11 (1): 33.

［2］XU L P, WU D P, HAN M Z, et al. A review of hematopoietic cell transplantation in China: data and trends during 2008-2016. Bone Marrow Transplant, 2017, 52 (11): 1512-1518.

［3］WANG Y, CHEN H, CHEN J, et al. The consensus on the monitoring, treatment, and prevention of leukemia relapse after allogeneic hematopoietic stem cell transplantation in China. Cancer Lett, 2018, 438: 63-75.

［4］中国侵袭性真菌感染工作组 . 血液病／恶性肿瘤患者侵袭性真菌病的诊断标准与治疗原则（第五次修订版）. 中华内科杂志 , 2017, 56 (6): 453-458.

［5］DOHNER H, ESTEY E, GRIMWADE D, et al. Diagnosis and management of AML in adults: 2017 ELN recommendations from an international expert panel. Blood, 2017, 129 (4): 424-447.

［6］MAJHAIL N S, FARNIA S H, CARPENTER P A, et al. Indications for autologous and allogeneic hematopoietic cell transplantation: guidelines from the American Society for blood and marrow transplantation. Biol Blood Marrow Transplant, 2015, 21 (11): 1863-1869.

［7］ULLMANN A J, SCHMIDT-HIEBER M, BERTZ H, et al. Infectious diseases in allogeneic haematopoietic stem cell transplantation: prevention and prophylaxis strategy guidelines 2016. Ann Hematol, 2016, 95 (9): 1435-1455.

［8］GIRMENIA C, BAROSI G, PICIOCCHI A, et al. Primary prophylaxis of invasive fungal diseases in allogeneic stem cell transplantation: revised recommendations from a consensus process by Gruppo Italiano Trapianto Midollo Osseo (GITMO). Biol Blood Marrow Transplant, 2014, 20 (8): 1080-1088.

［9］SORROR M L, MARIS M B, STORB R, et al. Hematopoietic cell transplantation (HCT)-specific comorbidity index: a new tool for risk assessment before allogeneic HCT. Blood, 2005, 106 (8): 2912-2919.

［10］LIU Q, LIN R, SUN J, et al. Antifungal agents for secondary prophylaxis based on response to initial antifungal therapy in allogeneic hematopoietic stem cell transplant recipients with prior pulmonary aspergillosis. Biol Blood Marrow Transplant, 2014, 20 (8): 1198-1203.

第二节　造血干细胞移植供者的选择

HSCT 供者选择需要考虑 HLA 配型、DSA、供者有无禁忌证。

造血干细胞移植(HSCT)是血液恶性疾病的有效治疗手段,但其前提是找到合适的供者。随着非血缘移植、脐带血移植、单倍型移植的发展,供者来源呈现多样化,尤其是单倍型移植的发展使得几乎所有需要接受异基因 HSCT(allo-HSCT)的患者都能够找到供者。与此同时,如何选择最合适的供者也是目前供者多元化时代的一项课题。

首次门诊记录

患者,男性,20 岁,5 年前诊断 B 细胞性急性淋巴细胞白血病(ALL),确诊 4 个月后血液学复发,经化疗达到二次完全缓解(CR2)。有进行 HSCT 的意愿,咨询下一步该如何进行相关准备?如何选择供者?

【问题 1】如何进行移植的准备?

思路 1　接受 allo-HSCT 需要具备的条件。

接受 allo-HSCT 的患者必须要具备几个条件:具有移植适应证、没有明确的禁忌证、有合适的供者。如本章第一节所述,患者为儿童 ALL 第二次缓解期,具有接受 allo-HSCT 的适应证,同时没有明确的禁忌证。因此,是否有合适供者是该患者进行 allo-HSCT 前非常重要的条件。

思路 2　哪些人群可能是潜在的供者?

在探索移植的早期时代,移植物宿主病(GVHD)和排斥(rejection)是导致 allo-HSCT 失败的重要原因,随后人们在研究中发现,供受者主要组织相容性抗原是造成移植物排斥和 GVHD 的主要原因,甚至在主要组织相容性抗原相同时,仍可能发生由于次要组织相容性抗原差异导致免疫反应。人主要组织相容性抗原系统也称之为人白细胞抗原(human leukocyte antigen,HLA)系统,它是人体生物学"身份证",由父母遗传;能识别"自己"和"非己",并通过免疫反应排除"非己",从而保持个体完整性。因而 HLA 能决定实施 HSCT 的成败,实施 HSCT 要求捐献者和接受移植者进行 HLA 配型。

在寻找供者时,根据有无血缘关系,供者可以分为亲缘供者和非血缘供者,而亲缘供者根据 HLA 相合程度分为同基因供者、配型相合同胞供者、亲缘配型不合供者。因此潜在的供者包括同胞、父母、子女、表亲、骨髓库供者。脐带血富含造血干细胞,也可以作为一种干细胞来源。

单倍型造血干细胞
移植介绍(微课)

知识点

人白细胞抗原系统

现在免疫学已证实介导移植相关免疫的是位于第 6 号染色体短臂上的"主要组织相容性基因组",其表达的抗原系统称为"人白细胞抗原系统",即 HLA 系统。HLA 的化学本质为蛋白,由一条 α 重链和一条 β 轻链非共价结合而成。其肽链的氨基端向外,羧基端穿入细胞质,中间疏水部分在胞膜中。HLA 可分为 Ⅰ 类、Ⅱ 类及 Ⅲ 类抗原。HLA-Ⅰ 类抗原包括 HLA-A、HLA-B、HLA-C 位点,Ⅱ 类抗原包括 HLA-DR、HLA-DP、HLA-DQ 位点。

编码 HLA 的基因系统由多个紧密相邻的基因座位组成,包括 Ⅰ 类、Ⅱ 类、Ⅲ 类基因区。HLA 抗原系统具有高度的多态性,编码每个 HLA 抗原位点的基因都有多个等位基因。人类主要组织相容性抗原系统由两条单倍型组成,其等位基因通常是以完整的单倍型遗传而非个体等位基因遗传,即连锁遗传,因此,同胞兄弟姐妹间 HLA 完全一致的可能性约为 25%。

HLA-Ⅰ、HLA-Ⅱ 类抗原与移植免疫关系最密切。由于 HLA 具有高度多态性,为降低移植免疫反应,移植前必须选择 HLA 尽可能相同的供者。HLA 抗原的检测,包括血清学方法、混合淋巴细胞培养及分子生物学方法。随着高分辨 HLA 配型的要求越来越重要,现已广泛采用。

知识点

如何初步阅读人白细胞抗原配型报告?

如某位患者的某一个位点为 DRB1*13 :01 :02。DRB1 指 HLA 基因座,* 号后面的前两位是指这个等位基因相应的血清学特异性,后两位数则代表该等位基因序号,如果两个等位基因的 4 个数字不同,则这两个等位基因编码的蛋白不同。如果一个等位基因在不同个体间仅在非编码区不同表明出现无义突变,则在等位基因后再加一位或二位数字以示区别,如 02,但其所编码的蛋白分子不变。

因此对于该患者,应该首先进行 HLA 配型,包括其亲属及同时查询脐带血库和无关供者骨髓库。

第二次门诊记录(表 13-2-1)

表 13-2-1　配型结果

	性别	年龄/岁	血型	HLA-A	HLA-B	HLA-DRB1
患者	男	12	A(+)	01/11	35/15	13/08
父亲	男	37	A(+)	01/02	15/15	13/15
母亲	女	36	O(+)	02/11	13/35	08/12
哥哥	男	15	O(+)	1/02	13/15	12/13

注:HLA,人白细胞抗原。

【问题2】如何选择替代供者?

思路　供者选择的顺序。

总的来说,应该首选同胞相合供者。然而仅有大约 25% 的患者能找到 HLA 相合同胞供者。在我国,由于独生子女现状,HLA 相合同胞供者逐年减少,因此单倍型供者、非血缘供者、脐带血等替代供者日渐发挥重要作用(图 13-2-1)。

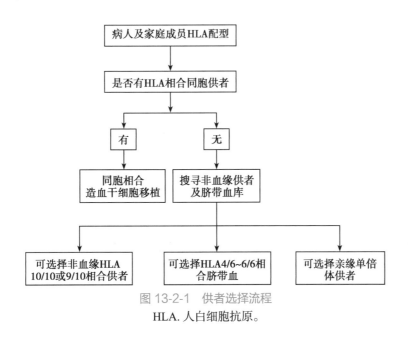

图 13-2-1　供者选择流程

HLA. 人白细胞抗原。

患者缺乏同胞相合供者,因此,建议患者继续寻找替代供者。然后综合考虑,选择合适供者。

第三次门诊记录

患者继续寻找脐带血及非血缘供者，查询结果见表13-2-2，再次就诊。

表13-2-2 查询结果

	性别	年龄	血型	HLA-A	HLA-B	HLA-DRB1
患者	男	12岁	A(+)	01/11	35/15	13/08
脐带血	女	-	A(+)	01/24	35/15	13/08
非血缘供者	男	25岁	A(+)	01/11	35/15	13/08

注：HLA，人白细胞抗原。

【问题3】脐带血、非血缘供者、单倍型供者该如何选择？

思路1 不同供者的优缺点。

(1)亲缘单倍型供者：找到1个位点不合的亲缘供者的机会约10%，1~3个位点不合的亲缘供者的机会约100%。近10年来，亲缘单倍型移植取得巨大进展，从而使得几乎所有患者均有至少一位HLA部分相合亲缘供者，包括父母、子女、同胞或表亲。20世纪80—90年代早期单倍型移植结果提示HLA 2个位点不合移植伴随着GVHD和排斥率显著升高，总体无病生存率下降。近年来，北京大学血液病研究所创建的全球首个非体外去除T细胞单倍型造血干细胞移植体系——"北京方案"，取得了与同胞相合移植及非血缘移植相同的疗效，目前已经在我国百余家中心应用，推广欧美发达国家应用占据全球单倍型一半以上。而且由于单倍型供者可在短期内获得并可再次利用，对于那些急需移植或可能需要再次输注供者淋巴细胞的患者，较非血缘供者和脐带血有优势。单倍型供者自2013年开始已成为我国第一大供者来源（目前占全部allo-HSCT的60%）。

(2)非血缘供者：随着HLA配型技术的进步及供者库的扩大，非血缘供者移植的疗效明显改善，非血缘HLA 10/10相合移植的疗效与同胞相合移植相似。然而，找到HLA完全相合供者的概率随骨髓库大小、民族及受者HLA基因及其在人群频度分布而有差异；另一方面，非血缘供者从查询到最终捐献干细胞的周期较长（平均大约3个月），而有些患者病情又不允许等待。

(3)脐带血：脐带血在儿童白血病HSCT治疗中具备一些优势。主要有以下几点：①对HLA相合程度的要求低，HLA-A/HLA-B/HLA-DRB1配型可允许4/6~6/6相合；②能快速获得：储存的脐带血随时可用，整个流程通常可在2周内完成，而非血缘的骨髓或外周血干细胞至少需要2个月时间；③发生GVHD的概率较低；④作为分娩过程中"废弃物"，利用收集起来的脐带血实则"变废为宝"，无须对供者再做任何处置。但同时也存在一些缺点：患者体重不能太大，因为细胞数必须足量（建议有核细胞数 $\geqslant 3 \times 10^7$/kg），因此成人患者应用受限；无法再次获得：如果植入失败或者白血病复发需要再次获取细胞时，脐带血没有备用细胞供使用；造血重建较慢。

有关单倍型、非血缘供者、脐带血供者选择的比较，目前还没有前瞻随机研究的结果。我国前瞻性研究显示，单倍型与非血缘移植后无病生存期基本一致，单倍型治疗儿童急性白血病无病生存期优于单份脐带血。因此对于这三种供者的选择，需要综合考虑包括年龄、疾病状态、细胞数、便利性、移植中心经验等多方面的因素。单倍型供者由于最佳可及性和最多的累积病例数成为许多中心的首选。

思路2 多个单倍型供者的选择。

单倍型移植技术的发展使得所有的患者都能找到供者。然而，新的问题是一个患者常常有多个单倍型供者可以选择，到底哪个供者应该作为最佳选择呢？目前认为应该考虑以下因素：①如果患者体内存在针对该供者的特异性抗体(DSA)，则应避免选择该供者，因为DSA会导致植入失败概率增大；②应选择年轻供者；③男性供者较女性供者在GVHD、非复发死亡及总体生存率方面均有优势，但如果供者不是母亲，则男女供者无差别；④父亲较母亲供者好；⑤子女较同胞好。

针对本例患者，尽管患者查询到一位HLA高分辨10/10相合的非血缘供者，但供者无捐献意愿；考虑到患者为儿童，可选择脐带血，进一步查询时，脐带血有核细胞总数为 10×10^8，而患儿体重较大(50kg)，脐带血细胞数量不足（有核细胞数量至少 $\geqslant 3 \times 10^7$）。因此，该患者只能选择单倍型供者。在患者父亲、母亲、哥哥之间,最终选择其同胞哥哥作为供者。

第四次门诊记录

供者(患者哥哥)进行了移植前评估,发现为乙型肝炎病毒表面抗原携带者,HBsAg(+),HBsAb(−),HBcAb(+),HBeAb(+),HBeAg(−),HBV-DNA 2×10^3 拷贝/ml。

【问题4】其哥哥是否适合继续作为供者?

思路1 乙型肝炎病毒携带者是否能够作为供者?

由于 HBV 可通过血液传播,因此乙肝供者可能给患者带来感染乙肝的风险,在移植后长期处于免疫缺陷的状态下,不能自身清除肝炎病毒,从而导致肝炎病毒慢性化。而随着抗肝炎病毒药物的出现及乙肝的规范化治疗、监测,在免疫抑制人群中预防性治疗的疗效,目前乙肝表面抗原携带已经不再是供者的绝对禁忌证。目前的研究显示,移植前供、受者 HBV 感染状态对患者总体生存率无明显影响,尽管有急性重型肝炎致患者死亡的病例,但比例较低。但为了减少患者被动感染乙肝的风险,在进行移植之前,应该尽量降低供者体内的病毒负荷,同时在移植时给予患者乙肝免疫球蛋白中和病毒抗原,在移植后给予患者预防性抗病毒治疗;并在移植后对患者进行定期病毒核酸监测。

思路2 移植前对供者进行的准备工作。

在确定作为供者之前,应对潜在的供者进行移植前的评估,评估内容应该包括:①该供者身体、精神、心理状况能否耐受干细胞采集及相关医疗处理;如存在心、肺或其他脏器的功能异常,应联合相应专科医师进行评估。②供者是否存在向患者传播某种疾病的风险,如是否存在某些严重的遗传性或先天性疾病,是否存在未得到有效控制的传染性疾病。对供者在移植前的常规评估项目见表 13-2-3。

表 13-2-3 供者移植前评估项目

序号	名称	序号	名称
1	详细病史询问	11	HBV-DNA
2	全面体格检查	12	HCV-RNA
3	ABO 及 Rh 血型(效价)	13	抗 HCV
4	血常规	14	抗 CMV-IgM、IgG
5	尿常规	15	抗 EBV-IgM、IgG
6	大便常规 + 隐血	16	抗 HIV
7	生化 20 项	17	康瓦反应
8	凝血分析	18	心电图
9	血沉	19	骨髓形态学检查
10	乙肝五项	20	X 线胸片

注:HBV,乙肝病毒;DNA,脱氧核糖核酸;HCV,丙肝病毒;RNA,核糖核酸;EBV,EB 病毒;CMV,巨细胞病毒;Ig,免疫球蛋白;HIV,人类免疫缺陷病毒。

知识点

供者的禁忌证

1. 脏器功能异常或并存病不能耐受造血干细胞动员或采集。

2. 存在某些先天性或遗传性疾病,如遗传性免疫缺陷。

3. 合并某些传染性疾病,如人类免疫缺陷病毒(HIV)等。

4. 心理、精神疾病不能耐受。

(黄晓军)

问 答 题

1. HSCT 供者禁忌证有哪些?
2. HSCT 供者选择考虑因素有哪些?

推荐阅读文献

［1］ WANG Y, LIU Q F, XU L P, et al. Haploidentical vs identical-sibling transplant for AML in remission: a multicenter, prospective study. Blood, 2015, 125 (25): 3956-3962.

［2］ WANG Y, LIU Q F, XU L P, et al. Haploidentical versus matched-sibling transplant in adults with philadelphia-negative high-risk acute lymphoblastic leukemia: a biologically phase Ⅲ randomized study. Clin Cancer Res, 2016, 22 (14): 3467-3476.

［3］ WANG Y, CHANG Y J, XU L P, et al. Who is the best donor for a related HLA haplotype-mismatched transplant ? Blood, 2014, 124 (6): 843-850.

［4］ SUN Y, BEOHOU E, LABOPIN M, et al. Unmanipulated haploidentical versus matched unrelated donor allogeneic stem cell transplantation in adult patients with acute myelogenous leukemia in first remission: a retrospective pair-matched comparative study of the Beijing approach with the EBMT database. Haematologica, 2016, 101 (8): 352-354.

［5］ HUANG X J, XU L P, LIU K Y, et al. Partially matched related donor transplantation can achieve outcomes comparable with unrelated donor transplantation for patients with hematologic malignancies. Clin Cancer Res, 2009, 15 (14): 4777-4783.

［6］ WANG Y, WANG H X, LAI Y R, et al. Haploidentical transplant for myelodysplastic syndrome: registry-based comparison with identical sibling transplant. Leukemia, 2016, 30 (10): 2055-2063.

［7］ CHANG Y J, LUZNIK L, FUCHS E J, et al. How do we choose the best donor for T-cell-replete, HLA-haploidentical transplantation ? J Hematol Oncol, 2016, 9 (1): 35.

［8］ MO X D, TANG B L, ZHANG X H, et al. Comparison of outcomes after umbilical cord blood and unmanipulated haploidentical hematopoietic stem cell transplantation in children with high-risk acute lymphoblastic leukemia. Int J Cancer, 2016, 139 (9): 2106-2115.

［9］ LV M, CHANG Y, HUANG X. Everyone has a donor: contribution of the Chinese experience to global practice of haploidentical hematopoietic stem cell transplantation. Front Med, 2019, 13 (1): 45-56.

第三节 造血干细胞移植的预处理方案

> **知识要点**
>
> 1. 预处理方案是 HSCT 不可或缺的组成部分,以确保植入并发挥抗肿瘤作用。
> 2. 预处理方案的选择需要考虑患者年龄、合并症以及疾病状态。
> 3. 针对不同的疾病和供体类型,预处理方案可以包括放疗、化疗、血清疗法、抗体及靶向治疗等。
> 4. 根据剂量强度变化,可分为清髓性、减低剂量、非清髓性等预处理方案。
> 5. 减低剂量和非清髓性预处理方案可减少移植相关的器官毒性和合并症,使老年和体弱的患者能够接受移植治疗。

预处理(conditioning)指在输注造血干细胞之前,应用细胞毒性药物和/或放射治疗及免疫抑制剂等使患者机体做好接受造血干细胞移植(HSCT)的准备,是 HSCT 能否成功的重要环节。预处理需要达到以下目的:充分抑制患者的免疫系统,防止移植物被排斥;清除体内的恶性肿瘤或病变细胞;使植入的正常造血干细胞获得充足的空间以支持其增殖和分化。从理论上讲,预处理包含两个组成部分:①靶向宿主干细胞引起骨髓造血功能抑制;②针对宿主淋巴系统以清除免疫反应细胞。"理想"的预处理方案应能够增强抗肿瘤作用而减少毒副反应,抑制移植物抗宿主病(GVHD)并保留移植物抗肿瘤作用(GVT)。

病史记录(一)

患者,男性,30岁,某年9月中旬以牙龈出血伴发热起病,查血常规示白细胞计数109.21×10⁹/L,血红蛋白浓度110g/L,血小板计数36×10⁹/L,外周血涂片见原始细胞13%。骨髓涂片形态学示原始细胞占62%,提示急性髓细胞性白血病(AML)-M4。骨髓染色体:46,xy;融合基因筛查示 MLL-$AF6$ (即 $KMT2A$-$MLLT4$)阳性(17.19%);未检测到与预后不良相关的基因突变。当年9月25日行IA(伊达比星+阿糖胞苷)化疗,复查骨髓白血病细胞为1%,疗效判定为完全缓解(CR)。11月2日行大剂量阿糖胞苷化疗,复查骨髓象示CR,流式微小残留病变(MRD)为0.068%,MLL-$AF6$融合基因定量2.16%。患者与胞姐HLA配型5/10相合。

【问题1】该患者下一步的治疗选择是什么?

思路1 预后分析。该患者外周血白细胞增高,血小板减少,涂片可见原始细胞,骨髓原始细胞为62%,AML-M4诊断成立。患者伴有高白细胞计数(>100×10⁹/L)、融合基因 MLL-$AF6$ 阳性等预后不良因素,属高危AML;年龄<60岁,目前为首次完全缓解(CR1)期,具有HSCT的指征。

思路2 进行何种类型的HSCT? 根据AML中国诊疗指南,低危AML患者可选择auto-HSCT,而高危患者应进行allo-HSCT,中危患者可根据有无HLA相合供体选择auto-HSCT或allo-HSCT。该患者为高危AML,应选择allo-HSCT。

思路3 什么时机进行HSCT? 近年来有多个临床研究提示,CR1期进行allo-HSCT的患者,长期生存率和无病生存率优于单纯化疗巩固强化治疗的患者,因此最好在CR1期进行HSCT。本例患者为预后不良组患者,应尽早行allo-HSCT。寻找供体期间可行1~2个疗程的中大剂量阿糖胞苷为基础的化疗或标准剂量化疗。

病史记录(二)

患者于当年12月2日再次行大剂量阿糖胞苷化疗,复查骨髓象示CR,流式MRD为0.021%,MLL-$AF6$融合基因定量0.79%。同时在中华骨髓库寻找到一27岁女性无血缘关系供者,其HLA配型与患者10/10相合,供体体检合格,愿意提供外周血干细胞,患者及家属同意接受allo-HSCT治疗。

【问题2】该患者下一步该如何处置?

思路1 选择预处理方案,制订HSCT的具体日程计划,包括围移植期每日的处置和给药方案;与骨髓库和非血缘供体动员采集单位协调供体采集的具体日程。通常把输注造血干细胞当日或连续输注外周血的第一日定为0,此前的预处理天数为-1~-10d,输注后第一日为+1d,依此类推。

思路2 预处理前患者应沐浴药浴,更换高压消毒过的衣物,入住层流无菌病房。给予充分的水化,预处理期间一般每日输液量2 000~3 000ml,并应用碳酸氢钠碱化,预防性应用更昔洛韦抗病毒和口服抗细菌药物,如果患者过去有真菌感染的病史,一般需要应用抗真菌药物进行二次预防。

【问题3】预处理的主要作用是什么?

思路1 抑制免疫系统,以控制或减轻移植物抗宿主反应(GVHR)和宿主抗移植物反应(HVGR),达到免疫耐受状态,防止移植物排斥和GVHD。

思路2 清除体内的恶性肿瘤或病变细胞。对于白血病等恶性疾病,预处理是杀灭肿瘤细胞的重要手段,恶性程度越高,如急性白血病,需要的预处理强度越大;同一疾病的不同治疗阶段,如难治复发的白血病,通常考虑更强的预处理;对于地中海贫血、再生障碍性贫血等非肿瘤性疾病,预处理则是清除病变造血细胞的主要方法。

思路3 为正常的造血干细胞植入提供生长空间。造血干/祖细胞需要在造血微环境即"龛"中增殖分化,龛由骨髓基质细胞、成骨细胞、内皮细胞、脂肪细胞等组成。预处理将清除患者造血"龛"中的病态造血细胞或肿瘤细胞,以供新的造血干细胞迁入和生长发育,重建造血功能。

知识点

移植物抗宿主反应和宿主抗移植物反应

移植物抗宿主反应(GVHR):指移植物中的供体免疫细胞识别和攻击宿主组织和细胞的免疫反应,主要由供体T细胞介导。供受体主要组织相容性抗原(人类为人白细胞抗原,HLA)Ⅰ类分子不相合,激活 CD8$^+$ 细胞,而 II 类分子不相合,激活 CD4$^+$ 细胞,抗原主要由宿主来源的抗原提呈细胞提供。NK 细胞也可介导 GVHR。GVHR 导致组织器官损伤,出现临床表现即称为 GVHD。

移植物抗白血病(GVL)作用或移植物抗肿瘤作用(GVT):指供体淋巴细胞识别和杀伤白血病细胞或其他肿瘤细胞的效应。GVL 作用与 GVHR 有一定相关性,是异基因移植治愈白血病等恶性血液病的重要机制之一。

宿主抗移植物反应(HVGR):是宿主的免疫细胞识别和攻击移植物的免疫反应,严重时出现移植物失功能或移植物排斥。

【问题 4】常用预处理方案及药物主要有哪些?

思路 1 常用于 allo-HSCT 的预处理方案及药物见表 13-3-1。

表 13-3-1 异基因造血干细胞移植的代表性预处理方案

方案	总剂量	日剂量	用法	实施天数 /d
清髓性预处理(MAC)方案				
环磷酰胺 / 全身照射				
环磷酰胺	120mg/kg	60mg/kg	静脉滴注 1h	-6,-5
全身照射	12~14Gy	2~2.4Gy(2 次 /d)		-3,-2,-1
白消安 / 环磷酰胺				
白消安	16mg/kg(口服)	4mg/kg	1mg/kg,口服,每 6h 一次	-7,-6,-5,-4
	或 12.8mg/kg(静脉滴注)	3.2mg/kg	0.8mg/kg,静脉滴注,每 6h 一次	
环磷酰胺	120mg/kg	60mg/kg	静脉滴注 1h	-3,-2
非清髓性预处理(NMC)方案				
全身照射 / 氟达拉滨				
全身照射	2Gy	2Gy		0
氟达拉滨	90~120mg/m²	30mg/m²	静脉滴注 30min	(-5),-4,-3,-2
减低剂量预处理(RIC)方案				
氟达拉滨 / 白消安				
氟达拉滨	150mg/m²	30mg/m²	静脉滴注 30min	
白消安	8~12mg/kg(口服)	4mg/kg	1mg/kg,口服,每 6h 一次	-9,-8,-7,-6,-5
	或 6.4~9.6mg/kg(静脉滴注)	3.2mg/kg	0.8mg/kg,静脉滴注,每 6h 一次	(-4),-3,-2

思路 2 预处理可分为含全身照射(TBI)和不含 TBI 的方案。TBI 是应用钴源或直线加速器等放射源产生的射线或其他电离辐射杀灭肿瘤细胞和骨髓造血细胞。TBI 有较强的免疫抑制与抗肿瘤作用,能够穿透中枢神经系统及睾丸等肿瘤细胞的"庇护所"。TBI 的作用取决于总剂量、剂量率和照射的次数。单次照射的剂量可由 2Gy 至 8Gy;分次照射是将总剂量 10~14Gy 分为每日两次,在 2~3d 内完成。单次照射 7~8Gy,可清除造血和免疫系统,若无造血干细胞支持,患者将死于骨髓衰竭,称为致死性照射。剂量率是决定治疗作用的另一重要因素,剂量率越大,辐射效应越大;而分次照射的辐射损伤比单次大剂量照射小。TBI 的早期毒副反应主要有脱发、恶心、呕吐、腹泻、黏膜炎、腮腺肿胀,部分患者可有发热,应注意预防。远期并发症有白内障、肺间质性病变、生长迟缓、不孕不育、甲状腺功能不全及继发肿瘤等。近年来有研究显示,单纯化疗的预处理方案的远期生存率和生存质量优于 TBI 为主的方案。

思路 3　常用于预处理的细胞毒性药物。

1. 白消安（Bu）　属烷化剂，超大剂量具有很强的骨髓抑制作用，是经典的预处理药物。口服片剂为 2mg/ 片，清髓性预处理时常用量为 1mg/kg，每 6h 一次，连用 4d，总剂量 16mg/kg。口服制剂常因呕吐等导致剂量不准，且血药浓度不够稳定。近年来，静脉制剂可获得更好的药代动力学参数，成为预处理的常规用药，常用剂量为 0.8mg/kg，每 6h 一次，4d，总剂量 12.8mg/kg。常见毒副作用有恶心、呕吐、癫痫、黏膜炎、脱发、皮肤色素沉着、肺纤维化及不育等。用药前应常规给予苯妥英钠或丙戊酸钠等预防癫痫。

2. 环磷酰胺（CTX）　属烷化剂，在体内经转氨酶作用转化为活性物质，预处理的常用剂量为 50mg/（kg·d），连用 4d，或 60mg/（kg·d），连用 2d。其代谢产物丙烯醛有膀胱毒性，出血性膀胱炎为其常见的毒副作用，应给予等量的美司钠预防，在 CTX 给药前 30min 和给药后 3、6、8h 分 4 次给予。其他的毒副作用有骨髓抑制、脱发、恶心、呕吐、心脏毒性和肺毒性。

3. 氟达拉滨（Flu）　阿糖腺苷的氟化核苷酸类似物，在体内的有效成分为 2F-ara-A，可抑制 DNA、RNA 和蛋白质合成，具有免疫抑制作用强、髓外不良反应少的优点，还可以抑制烷化剂诱导的 DNA 损伤修复，与烷化剂联用可以增强抗肿瘤效果。氟达拉滨是减低剂量和非清髓性预处理方案的常用药物，常用剂量为 25~30mg/（m²·d），连用 5d。常见副作用为骨髓抑制、免疫抑制、神经毒性和溶血等。应用该药后如需输注血制品，应去除其中的白细胞，以防止输血相关性 GVHD。

思路 4　常用的免疫抑制剂。

1. 抗胸腺细胞 / 淋巴细胞球蛋白（ATG/ALG）　由人的淋巴细胞或胸腺细胞免疫动物获得的多克隆抗血清制备而得，常用的动物有兔、马和猪。除可抗人的 T 细胞外，对 NK 细胞、B 细胞、巨噬细胞和树突状细胞也有抑制作用。主要用于预防 GVHD，也有抑制 HVGR、促进植入的作用。剂量因 ATG 来源而不同，同一制剂各移植单位所用剂量也不尽相同。常见的副作用有寒战、发热、过敏反应、血清病、低血压、呼吸困难等。

2. 环孢素 A（CsA）　钙调蛋白磷酸酶抑制剂，是含有 11 个氨基酸的环状多肽。常用静脉制剂的剂量为 2~3mg/（kg·d），分两次给予或 24h 持续静脉滴注。患者能进食后改为口服，4~6mg/（kg·d），分为两次，每 12h 一次。连用 4~6 个月，通常在 3~4 个月时逐步减量至停药。主要毒副反应有高血压、多毛症和手足震颤，严重的有肝肾功能损害和神经系统毒性。CsA 经肝细胞色素氧化酶 P450 系统代谢，酶抑制剂或诱导剂会改变 CsA 血药浓度，影响药物毒副作用及治疗效果。

【问题 5】如何选择预处理方案？

思路 1　auto-HSCT/allo-HSCT。auto-HSCT 时，造血细胞取自患者本身，对于肿瘤性疾病，预处理是清除体内肿瘤细胞的唯一途径，通常采用清髓性预处理；allo-HSCT 时存在同种异体免疫反应，预处理方案既要考虑对肿瘤细胞的清除，也要考虑免疫抑制作用。

思路 2　供体因素。是亲缘供体还是非亲缘供体？供受体 HLA 是否相合？造血干细胞来源于外周血、骨髓还是脐带血？通常 HLA 相合同胞供体 HSCT 时，GVHR 和 HVGR 相对较轻，而其他供体包括亲缘单倍型相合供体和非血缘相合或不完全相合供体，GVHR 和 HVGR 相对较强，应采用较强的免疫抑制和放化疗强度，如 TBI/CTX 或 Bu/CTX 等经典的清髓性预处理方案。外周血干细胞较骨髓和脐带血更易植入，可采用较弱的预处理方案。

思路 3　患者因素。肿瘤性疾病还是非肿瘤性疾病？非肿瘤性疾病如重型再生障碍性贫血，经预处理清除宿主免疫功能，即可保证供体造血细胞在患者体内植活；而肿瘤性疾病如急性白血病，不仅需要抑制患者的免疫系统使供体细胞植入，还需要考虑如何清除肿瘤细胞。患者的年龄、合并疾病及体能状态也是选择预处理强度的重要参考因素。年老体弱及有重要脏器合并症者，应选择较弱的预处理方案如 Flu-Bu 等非清髓性或减低剂量预处理方案。

思路 4　预处理强度越大，抑制肿瘤的作用越强，毒副作用也越大。因此，移植相关死亡率（TRM）与复发率总是相互消长，临床应用中应综合评估。

该患者为青年男性，一般状况较好，属于高危白血病，故选择经典的 Bu/CTX 清髓性预处理方案（表 13-3-1，图 13-3-1）。

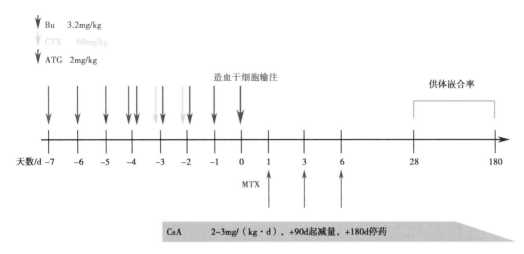

图 13-3-1　Bu-CTX+ATG 清髓性预处理的流程

Bu. 白消安;CTX. 环磷酰胺;ATG. 抗胸腺细胞球蛋白;MTX. 甲氨蝶呤;CsA. 环孢素 A。

病史记录(三)

　　患者接受 Bu/CTX+ATG 方案预处理,0d 行无关供体外周血干细胞输注,血型 O → A,共输注 MNC 6.54×10⁸/kg,CD34⁺ 细胞 3.32×10⁶/kg;预处理 +4d 进入粒细胞缺乏期,+5d 起应用 G-CSF 300g/d,皮下注射;人免疫球蛋白 10g/d,静脉滴注,共 3d。+9d 白细胞计数降至 0.01×10⁹/L,血小板计数最低降至 5×10⁹/L。+9d 输注 A 型血小板 10 单位。+14d 中性粒细胞计数 >0.5×10⁹/L,+16d 血小板计数 >20×10⁹/L,+15d 骨髓形态学示造血细胞增生活跃;染色体示 46,XX;SNP-PCR 示供体型 96.31%;MLL-AF6 融合基因阴性。+28d 骨髓 SNP-PCR 为供体型 99.23%;MLL-AF6 融合基因阴性。

知识点

预处理按是否清除患者的造血系统分类

　　清髓性预处理(MAC)方案:目的是彻底清除患者的造血系统、免疫功能和肿瘤细胞,确保供体造血和免疫细胞植活,以经典的 CTX/TBI 和 Bu/CTX 方案为代表。预处理会在 1~3 周内导致重度、持久、不可逆的骨髓造血系统抑制和全血细胞减少,如无供体造血干细胞输注,绝大多数患者将死于造血功能衰竭。这类方案移植后复发率较低,用于高危难治性白血病及年轻、一般状态好的患者。移植并发症和移植相关死亡率较高。

　　非清髓性预处理(NMC)方案(图 13-3-2):目的是抑制或清除患者的异基因免疫反应细胞,促进供体造血和免疫细胞植活。如 Flu(90~120mg/m²)-TBI(2Gy)方案、全淋巴照射(TLI,8Gy)-ATG 方案。这类方案对骨髓造血系统的抑制较轻,血细胞减少的持续时间一般短于 28d,无供体造血干细胞支持也能恢复自身造血功能。移植后常常先呈供受体造血和免疫系统混合嵌合状态,在移植后的一定时间内进行供者淋巴细胞输注(DLI),经移植物抗宿主反应抑制患者的造血和免疫系统,最终可获完全供体型嵌合。移植相关并发症的发生率和移植相关死亡率较低,用于恶性程度较低的肿瘤、年老体弱或合并症较多的患者,但原发病复发率和排斥率相对较高。

　　减低剂量预处理(RIC)方案:所有未满足上述 MAC 或 NMC 定义的预处理方案均归入此类。如 Flu(120~150mg/m²)+Bu(8~12mg/m²)或 CTX(140mg/m²)或美法仑(140mg/m²)等,这些方案有中等强度的骨髓抑制,若无造血干细胞支持,部分患者将出现持久的造血功能衰竭。

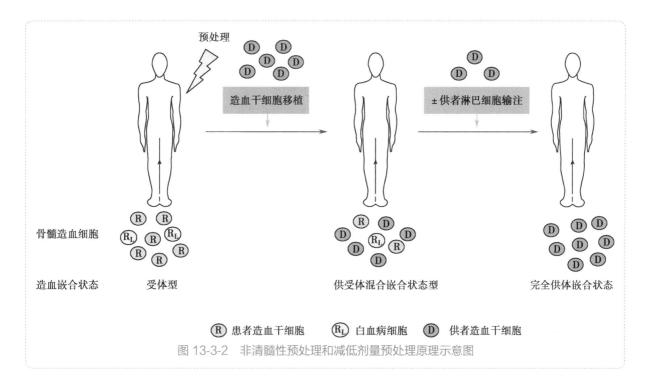

图 13-3-2　非清髓性预处理和减低剂量预处理原理示意图

图中标注：
预处理

造血干细胞移植

± 供者淋巴细胞输注

骨髓造血细胞

造血嵌合状态　　受体型　　供受体混合嵌合状态型　　完全供体嵌合状态

Ⓡ 患者造血干细胞　　Ⓡ_L 白血病细胞　　Ⓓ 供者造血干细胞

知识点

嵌 合 状 态

allo-HSCT 后,患者的造血细胞被供体来源的造血细胞取代,而体内的其他组织细胞仍为受者型,称为供体型造血嵌合状态。供体来源干细胞所占的比例,即为供体型嵌合率。一般供体型血细胞 >95%,可认为是完全嵌合,而 <5%,提示供体造血细胞被排斥。检测嵌合率的方法包括性染色体(供受体性别不同)、血型(供受体血型不同)、实时定量 PCR 检测基因组的短串联重复序列(STR-PCR,图 13-3-2)或单核苷酸多态性(SNP-PCR)等。PCR 方法更为敏感,可分选 T 细胞和髓细胞检测不同系列细胞的嵌合率。供体 T 细胞的持续完全植入,是供体造血细胞不被排斥的保证。

【问题 6】预处理和造血细胞输注后患者如何处理?

思路 1　患者在预处理后一般都会出现全血细胞减少,尤其是粒细胞缺乏和血小板减少,减少的程度和持续时间与预处理强度、造血细胞来源、输注的单个核细胞数和 CD34$^+$ 细胞数量有关。通常应用 MAC 方案的患者,移植后 +3~+7d 出现粒细胞缺乏、血小板 <20×10^9/L。粒细胞缺乏状态可给予人免疫球蛋白、G-CSF 等,必要时输注红细胞和血小板等对症支持治疗,帮助患者安全度过围移植期。

思路 2　在未输注血制品的情况下,连续 3d 血常规中性粒细胞 ≥ 0.5×10^9/L,血小板 ≥ 20×10^9/L 的第 1 日为造血功能重建的起点时间,一般为移植后 +14d 左右。

思路 3　预处理后应严密监测肝肾功能、血常规、CsA 血药浓度,监测和处理口腔黏膜炎、感染、发热、出血等常见移植早期并发症。

思路 4　ABO 血型不合 HSCT 者输注血制品时应注意血型的选择。该患者为供受体次要 ABO 血型不合 HSCT,应给予 O 型红细胞、受体型(A 型)血小板或血浆。

(杨建民)

问 答 题

1. 预处理的主要作用是什么?
2. 移植物抗宿主反应和宿主抗移植物反应的定义是什么?

3. 按照剂量强度,预处理方案可以分为哪几类?

4. allo-HSCT 的代表性预处理方案有哪些?

推荐阅读文献

[1] 王茜茜 , 姜尔烈 , 韩明哲 . 造血干细胞移植预处理方案的研究进展 . 国际输血及血液学杂志 , 2017, 40 (6): 533-538.

[2] 王健民 . 异基因造血干细胞移植预处理方案选择 . 中国实用内科杂志 , 2014, 34 (2): 106-110.

[3] 中华医学会血液学分会干细胞应用学组 . 中国异基因造血干细胞移植治疗血液系统疾病专家共识——适应证、预处理方案及供者选择 (2014 年版). 中华血液学杂志 , 2014, 35 (8): 775-780.

[4] 中华医学会血液学分会白血病淋巴瘤学组 . 成人急性髓系白血病 (非急性早幼粒细胞白血病) 中国诊疗指南 (2017 年版). 中华血液学杂志 , 2017, 38 (3): 177-182.

[5] GIRALT S, BALLEN K, RIZZO D, et al. Reduced intensity conditioning regimen workshop defining the dose spectrum: report of a workshop convened by the Center for International Blood and Marrow Transplant Research. Biol Blood Marrow Transplant, 2009, 15 (3): 367-369.

[6] COPELAN E A, HAMILTON B K, AVALOS B, et al. Better leukemia-free and overall survival in AML in first remission following cyclophosphamide in combination with busulfan compared to TBI. Blood, 2013, 122 (24): 3863-3870.

[7] BORNHÄUSER M, KIENAST J, TRENSCHEL R, et al. Reduced-intensity conditioning versus standard conditioning before allogeneic haemopoietic cell transplantation in patients with acute myeloid leukaemia in first complete remission: a prospective, open-label randomised phase 3 trial. Lancet Oncol, 2012, 13 (10): 1035-1044.

[8] XU L, CHEN H, CHEN J, et al. The consensus on indications, conditioning regimen, and donor selection of allogeneic hematopoietic cell transplantation for hematological diseases in China-recommendations from the Chinese Society of Hematology. J Hematol Oncol, 2018, 11 (1): 33-49.

第四节　造血干细胞移植的并发症诊疗

知识要点

1. allo-HSCT 中由于预处理损伤、机体造血和免疫状态改变,容易造成 GVHD、感染等并发症。

2. 移植并发症处理极其复杂,需兼顾患者状态、移植时间、治疗技术等多种因素。

异基因造血干细胞移植(allo-HSCT)是根治血液系统恶性肿瘤的有效手段,在根治肿瘤的过程中,由于预处理的损伤及机体造血、免疫状态的改变,常常伴随着一些合并症的发生,如感染、GVHD 等。国际骨髓移植登记组(CIBMTR)统计 HSCT 后死亡原因,结果显示 49% 为原发病复发导致,而有 17% 和 12% 分别为 GVHD、感染等合并症导致。

合并症的发生与处理是影响 HSCT 疗效的重要因素。随着 HSCT 技术的进步,合并症的诊断、处理有了长足的进步,如 GVHD 新的治疗手段、新的抗感染药物(如抗真菌药物)、复发防治体系的进步,这些均为移植后合并症处理提供了更多的选择。

首次门诊记录

患者,男性,20 岁,B 细胞性 ALL 行父供子 HLA3/6 相合 allo-HSCT 术后 30d,因 4d 前出现双手掌、躯干部位、颜面部、双上肢密集分布红色斑丘疹(图 13-4-1),无瘙痒、发热、腹泻。考虑为急性 GVHD(aGVHD),予甲泼尼龙 1mg/(kg·d)(总量 60mg)治疗,今皮疹无明显改善,并出现腹泻水样便,24h 大便量 800ml(6 次),为进一步治疗就诊。

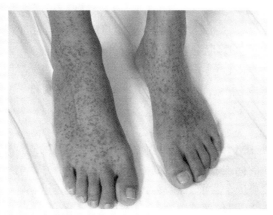

图 13-4-1 足部红色斑丘疹

【问题 1】如何诊断及处理?

思路 1 allo-HSCT 后腹泻的鉴别诊断。

腹泻是指每日大便次数增多(>3 次 /d),或粪便性状改变(稀薄或含有黏液脓血,或者还含有不消化的食物及其他病理性内容物)。allo-HSCT 后的腹泻应该引起高度重视。

按病因分类,移植后腹泻可分成感染性和非感染性。难辨梭状芽孢杆菌、巨细胞病毒、腺病毒、轮状病毒及白念珠菌的过度生长是常见的感染性病因。非感染性腹泻主要指预处理毒性及肠道 GVHD。GVHD 是移植后腹泻的最常见的原因。

按时间分类,预处理阶段及移植后早期(1~2 周内),腹泻通常由预处理黏膜损伤导致,这种原因的腹泻通常移植后 2 周内缓解。在移植的前 3 个月内,腹泻最常见的原因为肠道 aGVHD。

allo-HSCT 后腹泻的常见原因见表 13-4-1。

表 13-4-1 异基因造血干细胞移植后腹泻的常见原因

分类	原因
感染性	难辨梭状芽孢杆菌
	巨细胞病毒
	腺病毒
	轮状病毒
	星状病毒、诺如病毒等
	真菌感染
	其他原因
非感染性	预处理毒性
	急性移植物抗宿主病
	肠道吸收不良
	肠道血栓性微血管病
	药物副作用

思路 2 aGVHD 的诊断。

GVHD 是 allo-HSCT 后最常见的合并症之一,是由移植物中具有免疫活性的细胞对宿主组织进行免疫识别、攻击所导致。根据临床表现可分为急性 GVHD(aGVHD)和慢性 GVHD。aGVHD 的发生率与供者类型、GVHD 预防措施等多种因素相关。aGVHD 最常累及的靶器官为皮肤、肝脏和肠道,相应的典型表现为皮疹、胆红素升高、腹泻。allo-HSCT 后早期出现的皮疹最常见为 aGVHD,但需要与药物过敏反应进行鉴别。aGVHD 的皮疹通常为斑丘疹,严重时可以大面积融合甚至出现水疱,常常从手掌、耳后等部位开始出现,逐渐向全身其他部位延展。而表现为腹泻的肠道 GVHD 则需要与肠道的病毒感染[如巨细胞病毒(CMV)感染、难辨梭状芽孢杆菌肠炎等]进行鉴别。肝脏 GVHD 需要与病毒性肝炎、药物毒性、肝窦阻塞综合征（sinusoidal obstruction syndrome，SOS）等进行鉴别。组织活检是确诊 GVHD 的金标准，但由于临床实际中组织活检的风险性、病理结果的延时性，GVHD 的诊断通常基于典型的临床表现。

在确立 aGVHD 的诊断后，要根据不同靶器官的受累程度进行分级，然后根据各个器官的分级进行总体分度（参考改良的 Glucksberg 分级标准）。目前 aGVHD 分成 Ⅰ~Ⅳ度，Ⅲ~Ⅳ度为重度 aGVHD。GVHD 的分度与其预后有明确相关性。

思路3 GVHD 的规范治疗。

根据美国骨髓移植学会（ASBMT）指南及英国血液病诊疗标准委员会（BCSH）指南，糖皮质激素[甲泼尼龙 1~2mg/（kg·d）]是 aGVHD 的标准一线治疗药物。若一线治疗后 3d 病情仍进展或 5d 病情无改善，则考虑糖皮质激素耐药，应给予二线治疗。目前二线治疗方案包括 IL-2 受体单克隆抗体、肿瘤坏死因子拮抗剂、甲氨蝶呤（MTX）、芦可替尼（ruxolitinib）、西罗莫司（sirolimus）、霉酚酸酯（MMF）、体外光疗（ECP）等。但还没有最佳的二线治疗药物。aGVHD 的疗效评估分为单一器官反应和总体反应。单一器官的完全缓解指器官分级为 0，部分缓解（PR）是指器官分级在不需要其他额外治疗外下降至少一级；而总体反应的完全缓解指皮疹消失、胆红素正常、腹泻完全恢复，部分缓解指至少一个器官出现 PR 以上反应，而同时不伴有任一器官的进展。

该患者进行了大便常规、大便培养检查，均未见异常；随后进行了肠镜检查，病理结果：黏膜组织腺体显著减少，局灶可见凋亡小体，间质水肿，成纤维细胞增生，小血管扩张，内皮细胞肿胀。免疫组化染色：CMV 早（-），CMV 晚（-）；特殊染色：抗酸（-）。结合临床符合 GVHD。综合分析，该患者目前诊断符合 aGVHD（皮肤、肠道），皮肤累积面积约 60%，为 2 级，肠道为 1 级，总体分度为Ⅱ度。

该患者经糖皮质激素治疗 3d 后皮肤无改善，肠道进展，因此总体反应为进展，应给予二线治疗。北京大学血液病研究所采用巴利昔单抗（20mg/次，第 1 日、第 4 日、第 8 日，以后每周 1 次）作为二线治疗，aGVHD 的有效率为 86.8%。该患者在激素治疗的第 4 日给予巴利昔单抗治疗，经 5 剂治疗后患者 GVHD 达到完全缓解。

常见 GVHD 表现（PPT）

第二次门诊记录

患者目前为 allo-HSCT 后 70d，此次因低热 2d 就诊，体温最高 37.8℃，伴有咳嗽、无咳痰、胸痛、呼吸困难、咯血。全血细胞计数：白细胞计数 $4.6×10^9$/L，血红蛋白浓度 107g/L，血小板计数 $125×10^9$/L。C 反应蛋白 6.0mg/L。血沉 40mm/h。此次就诊为治疗发热。

【问题 2】如何处理？

思路1 allo-HSCT 后发热的鉴别诊断。

多数 allo-HSCT 患者都曾经历过一次或数次的发热，发热的原因、病程、预后各不相同，需要临床医生进行详细的鉴别诊断。

按照病因，发热可以分为感染性发热和非感染性发热。由于 allo-HSCT 后患者免疫功能极度低下，因此各种感染病原都有可能致病；除常见的病原外，对于某些罕见的病原如结核分枝杆菌、不典型分枝杆菌、奴卡菌等也应保持警惕。移植后不同阶段由于其免疫功能不同，常见的感染病原也不尽相同。非感染性发热常与免疫反应有关（表 13-4-2）。

表 13-4-2 异基因造血干细胞移植后不同时期发热的原因

分类	不同时期		
	植入期间	植入后（100d 内）	移植后晚期（100d 后）
免疫缺陷	皮肤、黏膜屏障损伤	细胞免疫缺陷	慢性 GVHD 相关免疫缺陷
	粒细胞缺乏	GVHD 导致肠道屏障受损	补体、免疫球蛋白缺陷
常见病原	革兰氏阴性杆菌	巨细胞病毒	含荚膜细菌
	胃肠道细菌	曲霉菌	卡氏肺囊虫
	单纯疱疹病毒	EBV	曲霉菌
	念珠菌、曲霉菌		带状疱疹病毒

注：GVHD，移植物抗宿主病；EBV，EB 病毒。

在发热的鉴别诊断过程中,应该非常积极地进行病原的寻找,除进行反复的血、尿、便、痰、胸腹水、脑脊液等标本的微生物培养外,必要时还应考虑进行组织病理活检(如 CT 引导下的肺穿刺、立体定位的颅内病灶穿刺等)明确病原。此外,一些间接的指标也有助于鉴别诊断,如 C 反应蛋白(CRP)、动态血沉(ESR)、降钙素原(PCT)、曲霉菌半乳甘露聚糖抗原检测(GM)、1,3-β-D-葡聚糖抗原检测(G)、影像学检查等。在细菌感染、合并细菌感染的混合感染、超急性 GVHD 及抗胸腺细胞球蛋白(ATG)反应中可出现 C 反应蛋白明显升高,细菌感染、真菌感染、细菌合并病毒感染、急慢性 GVHD 等并发症均可出现 C 反应蛋白轻度升高,而单纯病毒感染 C 反应蛋白不升高。

尽管如此,allo-HSCT 后的感染患者依然无法全部明确病原,在致病原明确之前,经验性治疗可以作为鉴别诊断的手段之一。必须指出的是,经验性治疗并非盲目选择,而是应该根据患者的临床特点(即疾病的严重程度和进展情况),本地区甚至本医院、本病房的病原菌流行病学特点,药物的性价比及安全性、有效性来决定初始经验治疗;同时应该在经验性治疗的过程中始终追求明确诊断以期达到目标治疗,并在经验性治疗的过程中不断对经验性治疗的疗效进行评估,及时进行调整。

思路 2 allo-HSCT 后肺炎的诊治思路。

allo-HSCT 后肺炎十分常见(30%~60%),占移植相关死亡的一半左右。

根据病原可分为感染性和非感染性,前者常见的原因为细菌、真菌或病毒,后者常由特发性肺炎综合征、药物毒性等引起。

根据影像学特点可以分为局灶性和弥漫性,局灶性病变通常为感染性所导致,应积极寻找病原,并同时给予经验性治疗。弥漫性病变有时难以区分感染性和非感染性,病毒感染和特发性肺炎综合征在临床表现上没有特异性,支气管镜肺泡灌洗有助于鉴别诊断。

对于本例患者,首先考虑为感染性发热,给予头孢哌酮/舒巴坦钠进行经验治疗的同时,进行了 G 试验、GM 试验、血 CMV/EBV/ADV 检测、胸部高分辨率 CT 等检查。结果回报血浆 CMV-DNA 拷贝数为 4×10^4/ml,其他检查未见异常,胸部高分辨率 CT 未显示明显病变,考虑可能为 CMV 感染导致低热。

给予更昔洛韦 10mg/(kg·d)静脉治疗 7d 后,患者体温未改善,并出现干咳、呼吸困难,血浆 CMV-DNA 拷贝数为 5×10^5/ml,血气分析提示动脉氧分压为 58mmHg,胸片提示双肺多发间质改变(图 13-4-2),诊断 CMV-肺炎,给予更昔洛韦联合人丙种免疫球蛋白治疗,2 周后咳嗽缓解、动脉氧分压恢复正常(图 13-4-3)。

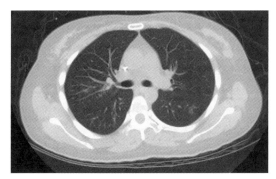

图 13-4-2 双肺多发间质性改变

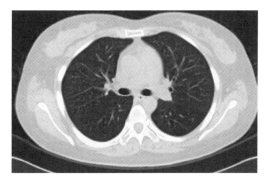

图 13-4-3 治疗后复查 CT,有改善

知识点

巨细胞病毒感染的防治

巨细胞病毒(cytomegalovirus,CMV)属疱疹病毒科 DNA 病毒,分布广泛。它是一种在人群中广泛存在的病毒,绝大部分中国人群在年幼时即发生潜伏感染,CMV 潜伏在人体,一旦机体免疫系统下降,它们便开始激活、复制甚至造成器官损害。HSCT 患者由于细胞免疫功能低下,CMV 特异性细胞毒 T 细胞和辅助 T 细胞反应缺乏,不能清除感染和产生免疫保护,易发生 CMV 活动性感染。CMV 是 allo-HSCT 后最常见的病毒之一。CMV 感染分为 CMV 激活和 CMV 病。

预防措施有两种策略:普遍预防(general prophylaxis)和抢先治疗(pre-emptive treatment)。前者指

对所有 allo-HSCT 患者进行药物预防,与不采取预防措施相比,可减少 CMV 感染的发生率,但抗 CMV 药物具有骨髓毒性,可能造成血细胞减少。抢先治疗是指对发生 CMV 血症的患者在其发生 CMV 病之前进行抗病毒治疗。

CMV 病指从受损器官 / 组织中可以培养出 CMV 或检出 CMV 特异抗原。CMV 最常累及的器官为肺、胃肠道、肝脏、视网膜、中枢神经系统等。抗 CMV 的药物主要是更昔洛韦和膦甲酸钠。还可以采集供者细胞培养针对 CMV 的特异性细胞毒 T 细胞(CMV-CTL)进行细胞免疫治疗。

第三次门诊记录

患者于 HSCT 后 1 年门诊复查,行全血细胞计数:白细胞计数 20×10^9/L,血红蛋白浓度 80g/L,血小板计数 43×10^9/L。骨髓检查:原淋巴细胞百分比 60%。初步诊断为 allo-HSCT 后血液学复发,此次为进一步治疗就诊。

【问题 3】如何进一步治疗?
思路 HSCT 后复发的处理。

HSCT 后复发是指骨髓或外周血中异常原始细胞 >5%,或者任一髓外部位的复发。急性白血病 HSCT 后复发率为 10%~60%,与移植前疾病状态、HLA 相合程度、移植预处理等因素有关,根据复发部位,可以分成分子水平复发、血液学复发、单纯髓外复发、血液学复发伴髓外复发。

HSCT 后一旦复发,总体疗效较差,复发后 1 年总体生存率为 20%~30%。目前针对移植后复发常用的手段包括化疗、供者淋巴细胞输注(DLI)、二次 allo-HSCT,以及嵌合抗原受体 T 细胞(chimeric antigen receptor T-Cell,CAR-T)治疗等。

HSCT 后复发者接受化疗的缓解率很低,有数据显示仅 12.5%,且缓解维持时间短,最终 100% 再次复发,1 年无病生存率为 0。早期复发(<6 个月)者缓解率更低、化疗相关死亡率高。

采用化疗联合改良的供者淋巴细胞输注体系(G-CSF 动员的供者外周血干细胞输注 + 短程的 GVHD 预防)治疗急性白血病 allo-HSCT 复发,完全缓解率达 64%,1 年无病生存率 36%,显著高于单纯化疗患者。前瞻研究采用根据微小残留病变(MRD)检测指导的复发后多次回输,再次复发率可降至 22%,1 年无病生存率 78%。

理论上,二次移植是 HSCT 后复发最强的治疗手段,然而,由于诸多方面的原因,目前二次移植的疗效并不一致:①取决于患者身体状况、供者情况、疾病状态,仅 2%~20% 患者能具有二次移植的机会;②目前二次移植没有标准方案。回顾性数据显示,对 20 例患者进行二次移植的总体生存率仅为 30.9%。

CAR-T 是利用基因嵌合技术使 T 细胞表达识别肿瘤抗原的受体,从而实现"靶向治疗"的一种新型免疫治疗方法,如针对 CD19 抗原表位的 CAR-T 在难治、复发 B 细胞性 ALL 中可取得 80%~90% 的缓解率。allo-HSCT 后供者来源的 Car-T 可用于复发治疗或针对 MRD 的"抢先治疗"。

本例患者经再次的诱导化疗,未达缓解。供者由于身体状况无法再次提供干细胞和 CAR-T,患者继续接受化疗,仍未能达到缓解,最终死亡。

知识点

异基因造血干细胞移植后复发的高危因素

allo-HSCT 后复发与多种因素有关。

①疾病诊断:移植后 ALL 患者复发率最高,AML 次之,CML 最低。②移植前疾病状态:移植前处于复发 / 难治状态,移植后复发率高于移植前处于缓解状态。移植前处于急性白血病首次完全缓解(CR1)期和 CML 慢性期的异基因移植后复发率为 10%~30%,对于难治性或晚期白血病则高达 50%~80%。③供者来源:自体移植后复发率较异体移植高,同基因移植后复发率较异基因移植高,非血缘关系移植或配型不合的亲属移植较配型相合的同胞移植复发率可能降低。④移植方式和预处理方案的选择:一般来讲,清髓性移植后复发率较非清髓性移植低,非体外去除 T 细胞或选择性去除 T 细胞移植后复发率较去 T 移植低。⑤GVHD 的发生:移植后 GVHD 的发生尤其是慢性 GVHD 的发生有助于降低移植后复发率。

知识点

供者淋巴细胞输注

供者淋巴细胞输注（donor lymphocyte infusion，DLI）为一种过继性细胞免疫疗法，将正常供者来源的外周血淋巴细胞输注患者体内以诱导移植物抗白血病（GVL）作用，继而彻底清除患者体内残留的白血病细胞，用以治疗复发。是治疗移植后白血病复发的有效手段之一。

传统 DLI 容易发生 DLI 相关全血细胞减少及 DLI 后 GVHD，治疗相关死亡率高，很大程度上削减了 DLI 对生存率的改善。为了减少 DLI 相关毒性，北京大学血液病研究所采用 G-CSF 动员后的外周血干细胞采集物输注（GPBSCI）结合短程免疫抑制剂的应用，几乎完全避免了输注相关全血细胞减少，同时显著降低了 GVHD 发生率而并未影响 GVL 效应。

问 答 题

1. allo-HSCT 后不同时期发热的鉴别诊断。
2. allo-HSCT 后腹泻的鉴别诊断。

推荐阅读文献

［1］WANG Y, CHEN H, CHEN J, et al. The consensus on the monitoring, treatment, and prevention of leukemia relapse after allogeneic hematopoietic stem cell transplantation in China. Cancer Lett, 2018, 438: 63-75.

［2］YAN C H, WANG Y, WANG J Z, et al. Minimal residual disease-and graft-vs.-host disease-guided multiple consolidation chemotherapy and donor lymphocyte infusion prevent second acute leukemia relapse after allotransplant. J Hematol Oncol, 2016, 9 (1): 87.

［3］CHEN Y, CHENG Y, SUO P, et al. Donor-derived CD19-targeted T cell infusion induces minimal residual disease-negative remission in relapsed B-cell acute lymphoblastic leukaemia with no response to donor lymphocyte infusions after haploidentical haematopoietic stem cell transplantation. Br J Haematol, 2017, 179 (4): 598-605.

［4］MO X D, ZHANG X H, XU L P, et al. Late-onset severe pneumonia after allogeneic hematopoietic stem cell transplantation: prognostic factors and treatments. Transpl Infect Dis, 2016, 18 (4): 492-503.

［5］LIU J, KONG J, CHANG Y J, et al. Patients with refractory cytomegalovirus (CMV) infection following allogeneic haematopoietic stem cell transplantation are at high risk for CMV disease and non-relapse mortality. Clin Microbiol Infect, 2015, 21 (12): 1121 e1129-1115.

［6］PEI X Y, ZHAO X Y, CHANG Y J, et al. Cytomegalovirus-specific T-Cell transfer for refractory cytomegalovirus infection after haploidentical stem cell transplantation: the quantitative and qualitative immune recovery for cytomegalovirus. J Infect Dis, 2017, 216 (8): 945-956.

［7］PORTER D L, ALYEA E P, ANTIN J H, et al. NCI first international workshop on the biology, prevention, and treatment of relapse after allogeneic hematopoietic stem cell transplantation: report from the committee on treatment of relapse after allogeneic hematopoietic stem cell transplantation. Biol Blood Marrow Transplant, 2010, 16 (11): 1467-1503.

［8］WOLFF D, SCHLEUNING M, VON HARSDORF S, et al. Consensus conference on clinical practice in chronic GVHD: second-line treatment of chronic graft-versus-host disease. Biol Blood Marrow Transplant, 2011, 17 (1): 1-17.

［9］DIGNAN F L, AMROLIA P, CLARK A, et al. Diagnosis and management of chronic graft-versus-host disease. Br J Haematol, 2012, 158 (1): 46-61.

［10］DIGNAN F L, CLARK A, AMROLIA P, et al. Diagnosis and management of acute graft-versus-host disease. Br J Haematol, 2012, 158 (1): 30-45.

（黄晓军）

第十四章 输血及输血不良反应

输血作为一种特殊的治疗手段,主要目的是补充患者血液中缺乏的某些成分,在血液病的救治中占据重要地位。临床医生必须掌握临床输血知识和血液安全的法律法规,严格掌握输血指征,科学合理地进行输血治疗,节约血液资源,保障输血安全,最大限度地减少输血引起的不良反应。

病史记录(一)

患者,女性,47 岁,因"头昏乏力 1 月、活动后心悸 1 周"入院,病程中无发热、呕血、黑便等。查血常规:白细胞计数 $18.5 \times 10^9/L$,血红蛋白浓度 52g/L,血小板计数 $35 \times 10^9/L$,血细胞比容 14.1%。骨髓穿刺示 AML-M4。体格检查:血压 125/80mmHg,贫血貌,皮肤黏膜未见出血点,右颈部淋巴结可及,约 $2cm \times 1.5cm$ 大小,质中、无触痛,胸骨压痛(+),两肺呼吸音清,心率 115 次/min,律齐,各瓣膜区未闻及病理性杂音,肝脾肋下未及。既往体健,否认传染病史、慢性病史及输血史。

【问题 1】该患者是否需要输血?

思路 1 输血是一柄"双刃剑",可能会引起输血不良反应和疾病传播,避免不必要的血液输注是保证输血安全的一项重要措施,因此输血前应认真评估,严格掌握输血指征。

思路 2 该患者为中年女性,诊断急性髓细胞性白血病(AML),主要因骨髓正常造血功能受抑出现贫血,起病急、进展快,除头昏、乏力、皮肤黏膜苍白等表现,还出现活动后心悸等心血管系统症状,血红蛋白 <60g/L,血细胞比容 <20%,属重度贫血,有输血指征。

思路 3 尽管患者血小板 $<50 \times 10^9/L$,但无皮肤黏膜及脏器出血表现,可暂不输注血小板。

【问题 2】该患者需要输全血吗?

思路 1 白血病患者血容量一般正常,不宜采用新鲜全血。临床上为了纠正贫血而输血时,一般输注红细胞。

思路 2 成分输血是指用分离技术将全血的各种成分进行分离,分别制备成高纯度的血液成分(如血细胞、血浆、血浆蛋白等),按不同的需要输注相应的血液成分,既节约血液资源,又可避免因输入不必要成分而引起的不良反应。

思路 3 全血可用于内科急性出血引起的血红蛋白和血容量的迅速下降并伴有缺氧症状。全血输注的缺点主要有:①全血中含有白细胞和血小板,可使受血者产生抗体,再次输血时,可能发生输血反应;②全血中的白细胞是血源性病毒传播的媒介物;③对血容量正常的患者,特别是老年人和儿童,输全血可引起循环超负荷。

【问题 3】患者应该输注哪种类型的红细胞制剂?

思路 1 红细胞制品包括悬浮红细胞、少白细胞的红细胞、洗涤红细胞及冰冻红细胞等,以满足不同的临床需求。其中悬浮红细胞是最常用的红细胞制剂,可用于红细胞破坏过多、丢失或生成障碍引起的贫血并伴缺氧症状。慢性贫血患者血红蛋白 <60g/L 或血细胞比容 <20% 时可考虑输注。

思路 2 该患者既往无输血史,无自身免疫性溶血性贫血、阵发性睡眠性血红蛋白尿(PNH)等病史,可输注红细胞悬液,无须输注洗涤红细胞等特殊类型的红细胞制剂。

思路 3 若白血病患者拟行异基因造血干细胞移植,为减少移植排斥,移植前尽量避免不必要的输血,尤其是不输家族成员和/或干细胞供者的血液。对于需要反复输血的患者,应选择少白细胞的成分血液制剂,预防白细胞引起的免疫反应,并注意控制铁负荷。

知识点

常用红细胞制剂及其适应证

悬浮红细胞:由全血离心后移除 90% 以上血浆,再用代血浆或晶体盐保存液代替移出的血浆而制成,具有补充红细胞和扩充血容量的双重功能,保存期可达 35d,可用于急性失血、慢性贫血患者。

洗涤红细胞:是将新鲜浓缩红细胞用生理盐水洗涤 3 次以上,去除了大部分血浆、白细胞和血小板,可避免引起同种异型白细胞抗体,并避免输入血浆中的某些成分(如补体、凝集素、蛋白质等),保存期不超过 24h,适用于对血浆蛋白过敏者、自身免疫性溶血性贫血、PNH 及高钾血症患者。

少白细胞的红细胞:采用不同速度离心法或特制的白细胞过滤器,按照不同需要去除白细胞,制成少白细胞的红细胞,可减少 HLA 的同种免疫反应,预防输血反应并减少输血相关亲白细胞病毒的传播,适用于反复发热的非溶血性发热反应患者、器官移植患者及需要长期反复输血者。

【问题 4】在决定是否为患者输血时,除了血红蛋白水平,还需考虑哪些因素?

思路 医生决定是否输血必须结合患者病情和实验室检查,进行全面评估,方能做到合理用血。有时仅凭血红蛋白水平确定是否需要输红细胞是不够的,还要考虑血红蛋白的下降速度、患者年龄及心肺功能状况(表 14-0-1)。在急性失血时,还应结合血压、脉搏、失血量等指标判断出血程度并决定是否输血。

表 14-0-1 决定输血的因素

评估项目	评估内容
失血	外出血
	内出血(非创伤性):胃溃疡、胃底静脉曲张、异位妊娠、产前出血等
	内出血(创伤性):胸腔、脾、盆腔、股骨等损伤出血
溶血	疟疾、败血症、弥散性血管内凝血等
心肺情况和组织供氧	血压、心率、呼吸频率、体温、尿量、知觉水平,有无呼吸困难、心力衰竭、心绞痛等
贫血的评估	临床:眼睑、手掌、甲床的颜色
	实验室:血红蛋白或血细胞比容
对贫血的耐受力	年龄
	其他疾病:子痫前期、肾衰竭、心肺疾病、急性感染、糖尿病等
预期需要输血	是否预期行外科手术或麻醉
	出血是否继续、停止或再发生
	溶血是否仍在继续

【问题 5】患者在输血前应做哪些相关检查?

思路 1 输注血制品存在传播疾病的风险,采血前应严格筛选供血者,询问病史并体格检查。供血者的相关检查一般包括乙肝标志物(乙肝六项)、丙型肝炎抗体、人类免疫缺陷病毒抗体、梅毒抗体及血常规、肝功能等。

思路 2 除了对血液制品进行检测以确保血制品安全之外,对受血者也需要在输血前进行上述指标的检测,以便了解患者感染情况,对阳性者进行相应治疗,并防范输血引起的医疗纠纷。

知识点

输注血液制品可能传播的疾病

病毒性肝炎:乙、丙、丁型肝炎均可通过输血传播,其中丙型肝炎占重要地位。

巨细胞病毒和 EB 病毒:引起发热、肝脾大,血中出现异形淋巴细胞等。

人类免疫缺陷病毒(HIV):输血传播艾滋病的可能性日益受到重视。

疟疾:一般在输血后 1~2 周发生,尤其在疟疾多发区,输血后 2 个月有不明原因发热,应警惕疟疾的可能性。

【问题 6】如何进行血型鉴定和交叉配血?

思路 1 目前血型检测最主要的还是 ABO 血型和 Rh 血型。

(1)ABO 血型(图 14-0-1):用抗 -A 和抗 -B 检测红细胞的抗原,称为正定型;用 A 型红细胞和 B 型红细胞检测血清中抗体,称为反定型。ABO 血型由红细胞抗原和血浆(血清)中抗体所决定,其正反定型相符(表 14-0-2)。实验室目前最常用的血型鉴定方法是血凝实验和微柱凝胶试验。ABO 血型的基因检测可用于正反定型不符的疑难血型鉴定。

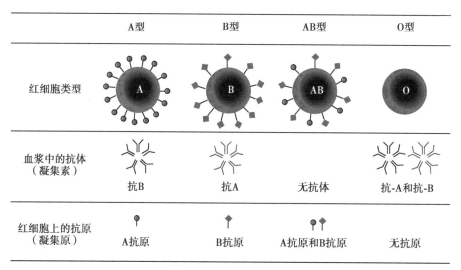

图 14-0-1 ABO 血型

表 14-0-2 ABO 血型正反定型试验

正定型(检测抗原) 红细胞标本 + 抗体试剂		反定型(检测抗体) 血清标本 + 红细胞试剂		血型
抗 -A	抗 -B	A 细胞	B 细胞	
O	O	+	+	O
+	+	O	O	AB
+	O	O	+	A
O	+	+	O	B

(2)Rh 血型 D 抗原检测:首先用抗 D 血清或抗 D 单抗多抗混合抗体盐水法,一般能检测出常规的 D 抗原,抗人球蛋白试验可以检出一部分 D 抗原弱表现型,但某些 D 抗原弱表现型需要用吸收消散试验进行排除。

知识点

ABO 血型和 Rh 血型

ABO 血型系统中有两种抗原,分别称为 A 抗原和 B 抗原,均存在于红细胞膜的外表面,在血浆中存在两种相应的抗体即抗 -A 抗体和抗 -B 抗体。根据红细胞上所含抗原种类将人类血型分为 A、B、AB、O 四种(图 14-0-1)。

Rh 血型系统包含很多抗原,其中 D 抗原的抗原性最强。红细胞膜上存在 D 抗原者,称为 Rh 阳性;无 D 抗原者称为 Rh 阴性。Rh 血型系统的特点是人类血清中不存在与 Rh 抗原起反应的天然抗体。Rh 阴性的受血者第一次接受 Rh 阳性的血液,不会发生凝集反应。但输入 Rh 阳性血液后,可使 Rh 阴性受血者产生 Rh 抗体,以后再输入 Rh 阳性血液时会发生凝集反应。

思路 2 交叉配血试验(图 14-0-2)。是检测患者与献血员血液间是否有相对应的抗原、抗体存在的试验,目的是检测血液的不配合及发现有临床意义的不规则抗体。交叉配血试验包括主侧交叉配血(供者红细胞 + 受者血清)和次侧交叉配血(受者红细胞 + 供者血清)。输血前受血者必须与献血者进行交叉配血,用于交叉配血的受血者血液标本应该是抽取后不超过 3d 的,不能用陈旧血液进行交叉配血。

思路 3 白血病患者由于疾病原因可能出现 ABO 血型抗原减弱,或者病理细胞分泌的血型物质吸附于红细胞表面,与血型抗原发生交叉反应而干扰血型鉴定,因此临床进行 ABO 血型鉴定时务必正反定型,以防止错误定型、错误输血的后果。

思路 4 血制品的领取和核查。①科室医护人员到输血科领血时,与输血科人员共同查对临床输血申请单、交叉配血报告单、血袋标签(图 14-0-3,标签内容包括:供血机构名称及许可证号、供血者姓名 / 条形码编号、血型、血液品种、容量、采血日期及时间、有效期及时间、血袋编号 / 条形码、储存条件等)和血液外观,双方核对无误后签字发血;②血制品到科室后,由两名医护人员再次逐项核对该血制品是否符合临床输血申请单要求;③输血时,由两名医护人员带病历共同到患者床旁,核实受血者信息并执行输血医嘱。

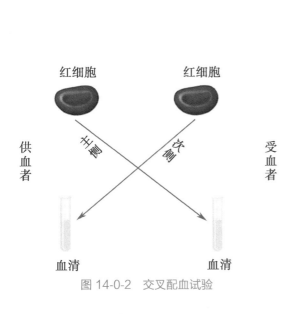

图 14-0-2 交叉配血试验

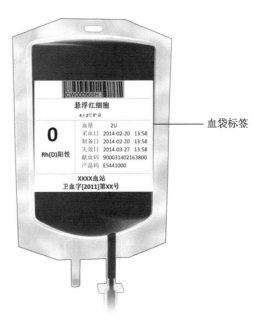

图 14-0-3 血袋标签

病史记录(二)

患者输入 O 型(Rh 阳性)红细胞悬液 400ml,输血过程中呼吸、血压平稳,无发热、皮肤瘙痒、尿色改变等表现。输血后 24h 查血常规示血红蛋白浓度 65g/L,血细胞比容 21%,头昏、乏力症状改善,无胸闷、心悸等,复测心率 95 次 /min。

【问题 7】输血过程中有哪些注意事项？

思路 1　输血过程应严格遵守无菌技术原则和输血技术规范，还需要注意以下几点：①输血前后及输入两袋血液之间用生理盐水冲洗输血管道；②血液内不可随意加入其他药品，以免血液变质，如需稀释只能用生理盐水；③输血过程中应先慢后快，再根据病情和年龄调整输注速度；④对于心脏代偿功能较差的患者，红细胞输注速度不宜过快，以 2~4h 输注 1 单位红细胞为宜，可适当给予利尿剂。

思路 2　输血过程中应密切观察受血者反应，包括神志、体温、呼吸、脉搏、血压、尿液颜色及病情变化。如出现异常情况时，要减慢或停止输血，用生理盐水维持静脉通道，及时检查、治疗和抢救，并查找出现输血反应的原因。

【问题 8】输血后如何进行临床输血有效性评价？

思路 1　临床输血有效性评价是指医师在每次实施输血（<24h 多次输血，按 1 次计算）后 24~48h 须对患者临床输血有效性作出评价，通过实验室指标改善、临床症状与体征改善情况。例如，该患者可评价为红细胞输注有效：①实验室指标方面，两次输注红细胞后复查血常规，血红蛋白较输血前升高；②临床缺氧症状与体征改善。

思路 2　在排除失血、溶血等原因后，若血红蛋白浓度未达到预期值，则判定为红细胞输注疗效不佳。粗略计算：一般体重为 50kg 的患者输注悬浮红细胞 200ml（4ml/kg）大约可使血红蛋白浓度升高 10g/L。

病史记录（三）

患者接受 IA（伊达比星＋阿糖胞苷）方案化疗，化疗后出现齿龈出血及鼻出血，体格检查：口腔内可见血疱，双下肢皮肤散在出血点。复查血常规：白细胞计数 0.2×10^9/L，血红蛋白浓度 70g/L，血小板计数 3×10^9/L。

【问题 9】该患者是否有血小板输注指征？输注剂量是多少？

思路 1　一般根据血小板计数和临床出血症状决定是否输注血小板：血小板计数 >50×10^9/L 一般不需输注；血小板数在 $(10~50) \times 10^9$/L 之间根据临床出血情况决定，可考虑输注；血小板计数 <10×10^9/L 应立即输血小板防止出血。该患者血小板计数 <5×10^9/L，有皮肤黏膜出血等表现，为防止严重出血，尤其是重要脏器出血，应该输血小板。

思路 2　血小板的制备方法有两种。①机采法：利用血细胞分离机从单一供血者一次采集足量的血小板，是目前临床使用的主要血小板制品，机采血小板每袋（一个治疗剂量）的血小板含量应 ≥ 2.5×10^{11}，成人一般每次输注 1 袋。②手工法：由全血手工分离浓缩获得，1 单位（由 200ml 全血制成）浓缩血小板约含 2×10^{10} 个血小板，一般按 2 单位 /10kg 输注。

思路 3　血小板的输注剂量取决于患者的血小板计数、预期达到的血小板数及临床情况。粗略计算：一般体重为 50kg 的患者输注一个治疗剂量的机采血小板，可使血小板计数升高 $(20~40) \times 10^9$/L。该患者目前血小板计数 3×10^9/L，无严重出血及弥散性血管内凝血等表现，可输注一个治疗剂量的机采血小板，然后再复查血小板，观察出血相关的临床症状及体征，以评估输血小板的疗效。

知识点

其他常用血液成分的输注指征

新鲜冰冻血浆（FFP）：含有全部凝血因子，-20℃ 以下可保存 1 年，用于各种原因（先天性、后天获得性、输入大量陈旧库血等）引起的多种凝血因子如 F Ⅱ、F Ⅴ、F Ⅶ、F Ⅸ、F Ⅹ、F Ⅺ 或抗凝血酶 - Ⅲ 缺乏并伴有出血表现时输注。

新鲜液体血浆（FLP）：含有新鲜血液中全部凝血因子，保存期仅 24h，用于补充多种凝血因子（特别是 F Ⅷ）缺陷及严重肝病患者。

普通冰冻血浆（FP）：FFP 保存 1 年后即为 FP，-20℃ 以下可保存 4 年，主要用于补充稳定的凝血因子和血浆蛋白。

冷沉淀：主要用于儿童及成人轻型血友病 A、血管性血友病、纤维蛋白原缺乏症患者。严重血友病 A 需加用 F Ⅷ 浓缩剂。

机器单采浓缩白细胞悬液：主要用于中性粒细胞缺乏（中性粒细胞 <0.5×10^9/L）并发细菌感染且抗生素治疗难以控制者，充分权衡利弊后输注。

病史记录(四)

患者输注一个治疗剂量的 O 型机采血小板,在输注血小板20min 后出现畏寒、发热,体温 39℃,伴恶心、无皮肤瘙痒、呼吸困难,无腰痛及尿色改变等。体格检查:神志清楚,测血压 125/80mmHg,心率 96 次 /min。

【问题 10】该患者出现发热的原因可能有哪些?

思路 1 非溶血性发热反应。患者在输血后 20min 出现发热,无血压下降,既往有多次输血史,首先考虑非溶血性发热反应。非溶血性发热反应属于血液成分引起的免疫反应,过去多认为系致热原引起,目前观点认为发热主要原因是多次输入 HLA 不相合的白细胞、血小板,或者由于妊娠,使体内产生抗白细胞或血小板抗体引起的免疫反应所致。约占全部输血反应的 50%,一般发生于输血 15min 至 2h,突然发热、畏寒、寒颤,体温 38~41℃,部分患者可伴头痛、恶心、呕吐,血压多无变化。

思路 2 细菌污染反应。大多由采血或保存血液过程受污染,或供血者系菌血症患者所致。临床表现与输入细菌的种类、毒性、输入量和受血者的抵抗力有关。轻者以发热为主,易被误认为发热反应;重者于输血时或输血数分钟后发生寒颤、高热、烦躁、呼吸困难,有的患者有腹痛、腹泻、恶心、呕吐,甚至发生休克、急性肾衰竭及弥散性血管内凝血。怀疑细菌污染反应时应立即抽取患者血标本进行细菌培养及药敏试验,并将输血器械、剩余血液与输血时所用补液均行涂片染色检查、细菌培养及药敏试验。

思路 3 原发病引起的发热。患者为白血病化疗后骨髓抑制期,粒细胞缺乏期易并发感染,患者可能仅表现为发热,而其他感染相关症状并不明显,应积极寻找病原学依据,必要时应用抗生素。

思路 4 轻症溶血性输血反应。溶血反应是指输入的红细胞(少数为受血者的红细胞)在受血者体内发生异常破坏而引起的反应,症状轻重因输入血量、抗体效价及溶血程度而异。轻症者有时难与发热反应鉴别,除发热外仅有短暂血红蛋白尿,或显示输血疗效不佳。

【问题 11】针对该患者应该采取哪些诊治措施?

思路

(1)减慢输血速度,反应严重时应中止输血。反应较重者将剩余血送输血科和检验科进行检验,复查血型、交叉配型和病原学检查。

(2)适当使用解热镇痛药,必要时可静脉用糖皮质激素(如地塞米松)。

(3)密切观察病情变化,监测体温、血压、脉搏。

(4)如发热时间较长,应抽血送培养,以排除污染性输血反应的发热,并适当应用抗生素。

(5)应用白细胞过滤器去除白细胞,可减少发热反应。如已明确患者体内有 HLA 抗体,可通过 HLA 配型来筛选献血者。

【问题 12】除发热外,还有哪些常见的输血不良反应?

思路 输血不良反应是指在输注血液制品的过程中或输注后,受血者发生了与输血相关的新的异常表现或疾病。输血不良反应发生率可达 1%~10%。输血反应可分为急性与慢性两种,在输血当时和输血 24h 内发生的为急性输血反应(即发型),在输血后几天甚至几个月发生者为慢性输血反应(迟发型)(表 14-0-3)。

表 14-0-3 输血不良反应的分类

分类		不良反应
急性输血反应(即发型)	免疫性	溶血反应、非溶血性发热反应、过敏反应、输血相关性肺损伤等
	非免疫性	细菌污染与感染性休克、循环超负荷与充血性心力衰竭、空气栓塞、输入大量库存血导致的枸橼酸盐中毒等
慢性输血反应(迟发型)	传播性	输血传播性肝炎、获得性免疫缺陷综合征、梅毒、疟疾等
	非传播性	迟发性溶血反应、输血后紫癜、输血相关移植物抗宿主病(TA-GVHD)、输血后铁超负荷等

病史记录(五)

患者经 IA 方案诱导化疗缓解,行大剂量阿糖胞苷方案巩固治疗 3 疗程后,行异基因造血干细胞移植,供体为其胞弟(HLA 配型 10 个位点全相合,血型 B 型、Rh 阳性)。输注供体外周血干细胞前静脉推注地塞米松

5mg,输注过程中监测血压、呼吸、心率、体温均无异常。输注结束后 1h 患者解酱油色尿 1 次,无发热、寒战、心悸、胸闷、腰背疼痛等,测血压正常,查尿常规示血红蛋白、尿胆原阳性,予以呋塞米利尿、碳酸氢钠碱化尿液及补液等治疗,其后尿色均正常。输注 24h 和 48h 后复查尿常规示血红蛋白及尿胆原阴性,抽血查血红蛋白无明显下降,胆红素无增高,肾功能正常,乳酸脱氢酶轻度增高(325IU/L)。

【问题 13】该患者是否发生了溶血反应?

思路 1 溶血反应是由于供受者血型抗原抗体不合引起的,包括 ABO 血型不合、Rh 血型不合等。溶血反应的严重程度取决于输入不相容红细胞的量、抗原及抗体特性、血浆中抗体效价和激活补体的能力等。溶血反应按其发病缓急,分为急性溶血性输血反应(急性溶血反应)和迟发性溶血反应(慢性溶血反应)。ABO 血型不合主要导致急性溶血,即使输注 5~10ml 异型血也可能引起严重溶血。Rh 血型不合(Rh 阴性患者接受 Rh 阳性血)可导致急性溶血反应或慢性溶血反应。

思路 2 临床特点。

(1)急性溶血反应常发生于输血 24h 内,多在输血后立即发生。表现为发热、寒战、心率增快、呼吸困难、头痛、烦躁焦虑、腰背疼痛、血红蛋白尿,严重者出现休克、肾衰竭和弥散性血管内凝血等。

(2)慢性溶血反应通常于输血后 2~21d 内发生,多半在输血后 3~7d 出现,溶血主要发生在血管外,也可有血管内溶血。主要表现为发热、血红蛋白下降、血胆红素升高(以游离胆红素增高为主),少数可出现血红蛋白尿、寒战、腰痛、急性肾衰竭等。

思路 3 干细胞表面不表达 ABO 血型,ABO 血型不合并不影响造血干细胞的植活。但是 ABO 血型不合移植在输干细胞采集物和血液制品时,由于含有不同血型的红细胞或凝集素,有发生溶血反应的可能。外周血来源的干细胞由血细胞分离机采集获得(图 14-0-4),采集物中红细胞残存量较少,引起急性溶血反应的概率相对较低。而直接抽取骨髓获得的干细胞采集物中红细胞含量相对较高,需要通过羟乙基淀粉、甲基纤维素等方法去除红细胞,以降低溶血的发生率。

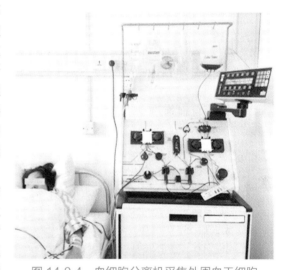

思路 4 该患者进行了 HLA 相合的同胞供体移植,输注了 ABO 血型不合的供体外周血干细胞采集物,尽管由血细胞分离机采集的干细胞中红细胞残存量较少,但是患者还是出现了酱油色尿,尿常规示血红蛋白、尿胆原阳性,但抽血查血红蛋白无明显下降,胆红素无增高,因此考虑为程度较轻的急性血管内溶血。

图 14-0-4 血细胞分离机采集外周血干细胞

思路 5 输注血型不合干细胞采集物前,应常规水化和碱化尿液,预防溶血反应所致的肾损伤。

【问题 14】如发生急性溶血性输血反应时应该进行哪些实验室检查?

思路

(1)核对信息:核对患者及供血者各种记录,特别注意血型、配血试验单及血袋号码等有无差错。

(2)留取标本:将输血器械及剩余血液、新鲜的尿样及从另一只手臂采集的血标本(1 份抗凝,1 份不抗凝)送输血科和检验科。

(3)重复 ABO 血型鉴定和交叉配血试验:对患者输血前后的血标本、献血者留样血标本与血袋残余血进行血型鉴定与交叉匹配试验。

(4)测定游离血红蛋白含量:立即采集患者抗凝血标本分离血浆,观察血浆颜色,并行游离血红蛋白含量测定。

(5)Coombs 试验:取输血后患者血标本中红细胞进行直接抗人球蛋白试验,倘若阳性表明有血型不合输血的可能性。

(6)尿血红蛋白测定:观察输血后每次尿标本,行尿血红蛋白测定,血红蛋白尿可仅见于输血后第 1 次尿液。

(7)其他:检测患者血清间接胆红素、血浆结合珠蛋白、尿含铁血黄素;血常规、网织红细胞;监测肾功能;血气分析;如怀疑弥散性血管内凝血可能,应查 PT、APTT、纤维蛋白原等凝血指标;血袋剩余血送直接涂片染色细菌检查及细菌培养,以排除细菌污染可能。

【问题 15】如发生急性溶血性输血反应该如何救治?

思路

(1)立即停止输血:更换全部输血器,保持静脉通路通畅,保持呼吸道通畅,严密观察血压、脉搏、呼吸与尿量等。

(2)预防急性肾衰竭:①碱化尿液,静脉滴注 5% 碳酸氢钠溶液,每次 125~250ml,直至尿 pH 值达 8~9;②尽快补充血容量,根据尿量与尿色快速补液(如输注生理盐水、平衡液等),注意维持水电解质平衡;③在保持血容量及血压稳定前提下可使用利尿剂(如呋塞米),维持尿量 100ml/h。倘若经上述处理仍然少尿或无尿者,可行血液透析等。

(3)抑制体内抗原抗体反应:使用大剂量肾上腺皮质激素,可选用甲泼尼龙或地塞米松。

(4)抗休克:保持血容量和血压稳定,可选用去甲肾上腺素或多巴胺升压。

(5)预防及纠正弥散性血管内凝血:监测凝血状态,适时使用肝素或低分子量肝素。

(6)当溶血原因还未查明时,不应再冒险输血;如原因查明,可根据患者血红蛋白情况,给予输注悬浮红细胞。倘若 ABO 溶血,应选用 O 型洗涤红细胞或悬浮红细胞输注;输注血浆制剂,应给予输注 AB 型血浆、AB 型冷沉淀。倘若 RhD 溶血,可选用 Rh 阴性 ABO 血型与患者同型悬浮红细胞输注。

(7)严重病例应尽早进行血浆置换治疗。

病史记录(六)

患者行异基因造血干细胞移植后 +5d 进入粒细胞缺乏期,应用 G-CSF 皮下注射,+9d 血小板最低降至 5×10^9/L,输注过滤机采血小板 10 单位,输注 10min 后患者诉皮肤瘙痒,无发热、寒战及呼吸困难等。体格检查:血压 120/70mmHg,颈面部及胸背部散在荨麻疹,两肺呼吸音清,未闻及哮鸣音,心率 90 次/min,律齐。予以地塞米松 5mg 静脉推注后皮疹逐渐消退。

【问题 16】患者出现皮疹的原因可能有哪些?

思路 1 过敏反应。该患者在输血小板 10min 后出现皮肤瘙痒伴皮疹,无发热、寒战、腰痛、呼吸困难等,首先考虑为过敏反应。过敏反应是较常见的输血反应,发生率为 1%~3%,多见于过敏体质的受血者,对供血者血浆含有的变性蛋白或致敏物质等过敏,少数缺乏 IgA 患者多次输血后产生抗 IgA 抗体,可引起过敏反应。症状轻者仅有皮肤红斑、荨麻疹、发热、关节痛,数小时消退;重者可有血管神经性水肿、喉头水肿、支气管哮喘、呼吸困难,甚至过敏性休克。

思路 2 输血相关移植物抗宿主病(TA-GVHD)。是指免疫缺陷或免疫受抑患者不能清除输入血液中的具有免疫活性的淋巴细胞,使其在体内植活增殖,对患者的组织器官进行免疫攻击和破坏而引起的一种输血并发症。多发生于输注后 1~2 周,临床表现较为复杂,主要受损的靶器官是皮肤、肠道、肝脏和骨髓细胞,可表现为皮疹、腹痛、腹泻、肝大、肝功能异常、全血细胞减少等。TA-GVHD 用糖皮质激素或免疫抑制剂治疗疗效不佳,死亡率高达 90% 左右,是最为严重的输血并发症之一,因此应注重预防。预防措施:尽量避免输注亲属血;对于免疫功能缺陷患者,尤其是在造血干细胞移植过程中,输血前血液制品经 γ 射线辐照,或用物理方法(如白细胞滤器)去除白细胞。

【问题 17】过敏反应该如何防治?

思路 1 过敏反应的预防:①有过敏史的受血者,在输血前 30min 口服或肌内注射异丙嗪 12.5~25mg,也可用糖皮质激素。②不采用有过敏病史的供血者。③体内有 IgA 抗体的受血者,可输洗涤红细胞。

思路 2 发生过敏反应的处理:①轻度过敏反应时应减慢输血速度,酌情选用抗组胺药(苯海拉明、异丙嗪)或糖皮质激素(氢化可的松或地塞米松)。②重度过敏反应立即停止输血,保持静脉通道通畅;有支气管痉挛者应皮下注射 0.1% 肾上腺素 0.5~1.0ml,严重者可静脉注射氢化可的松或地塞米松;喉头水肿应立即行气管插管或气管切开,以免窒息;有过敏性休克者予抗休克治疗。

知识点:

大量输血的并发症

大量输血是指 24h 内输库存血量相当于患者的总血容量。常见的不良反应有下列几种:

1. 循环超负荷　短时间内输入大量血液使血容量急剧增加,加重心脏负担,可发生充血性心力衰竭和肺水肿,尤其是血红蛋白含量在 60g/L 以下的慢性贫血患者、年老体弱及心脏病患者。

2. 凝血异常　由于库存血中血小板破坏、凝血因子减少和纤溶酶激活等因素影响凝血功能,表现为皮肤紫癜、鼻出血、血尿、外科手术野渗血等。因大量输血引起凝血异常者,可适当输注新鲜冰冻血浆和血小板等。

3. 枸橼酸中毒　大量输入枸橼酸盐保存的血液有可能发生枸橼酸盐中毒,使血清游离钙下降,表现为手足搐搦、血压下降、心律失常,甚至出现心室颤动甚至停搏。预防措施是每 1 000ml 血应静脉推注 10% 葡萄糖酸钙 10ml。

4. 高钾血症　长期库存血细胞内的钾离子释放至血浆,且血浆钾离子浓度随保存时间延长而逐渐上升。高血钾可引起致命性的心律失常,应按高血钾处理原则予以积极救治。对大量输血患者,尤其是肾功能欠佳、尿量偏低者,更应警惕,需要大量输血时应选用比较新鲜血,必要时可输注洗涤红细胞。

病史记录(七)

患者在移植术后 +12d 中性粒细胞计数 >0.5×10^9/L,+14d 血小板 >20×10^9/L,+15d 骨髓形态学示造血细胞增生活跃,单核苷酸多态性(SNP)-PCR 检测嵌合率示供体型 93.28%。移植术后 +60d 血型鉴定示血型转为供者型(B 型)。移植后 +180d 复查血常规及骨髓穿刺结果正常,SNP-PCR 示供体型 99.86%。

【问题 18】异基因造血干细胞移植后的患者输血有哪些特殊性?

思路 1　移植预处理会造成骨髓抑制、全血细胞减少,因此移植过程中输注有效血液成分是不可缺少的支持治疗。输血会增加急性 GVHD 的风险,移植术后患者存在免疫抑制,输血还可能诱发 TA-GVHD,因此应对血液制品进行白细胞过滤或辐照。

思路 2　对于 ABO 血型不合的异基因造血干细胞移植患者,输血应根据血型相合和相容的输血原则,在移植的不同阶段选择合适的血液成分,以避免溶血性输血反应和无效输血的发生。

思路 3　移植患者输注血小板时,通常采用机采血小板,一般不输注手工分离的血小板。患者反复输血小板增加了产生 HLA 抗体和血小板特异性抗体的概率,可能导致血小板输注无效。目前临床多使用白细胞过滤器去除血小板中的白细胞,降低 HLA 抗体引发的同种免疫。如检测出 HLA 抗体,应当输注 HLA 相合的血小板。

(杨建民)

问　答　题

1. 试述常见红细胞血型系统及鉴定方法。
2. 常用血液成分的输注指征有哪些?
3. 试述常见输血不良反应的分类及救治。
4. 大量输血的并发症有哪些?
5. 发生急性溶血性输血反应时应该如何处理?

推荐阅读文献

［1］贺志安 . 输血医学概论 . 北京 : 科学出版社 , 2018.

［2］临床输血规范流程协作组 . 溶血性输血反应与细菌性输血反应处置流程 . 中国输血杂志 , 2012, 25 (9): 824-825.

［3］CARSON J L, GROSSMAN B J, KLEINMAN S, et al. Red blood cell transfusion: a clinical practice guideline from the AABB*. Ann Inter Med, 2012, 157 (1): 49-58.

［4］SZCZEPIORKOWSKI Z M, DUNBAR N M. Transfusion guidelines: when to transfuse. Hematology, 2013(1): 638-644.

第十五章 临床技能

第一节 骨髓穿刺术和活检术

> **知识要点**
>
> 骨髓穿刺术和活检术的适应证、禁忌证、操作步骤及注意事项。

一、骨髓穿刺术

(一)适应证

1. 各种血液病、遗传代谢性疾病及细菌、寄生虫等病原体感染的诊断和鉴别诊断,如不明原因的红细胞、白细胞、血小板增多或减少及形态学异常,长期发热和肝、脾、淋巴结肿大原因待查等。

2. 病情评估和治疗效果评价,如了解淋巴瘤患者有无骨髓侵犯,急性白血病患者治疗后需定期行骨髓穿刺检查,判断是否缓解或复发等。

3. 采集骨髓捐献者的骨髓。

4. 了解其他实体瘤有无骨髓转移。

(二)禁忌证

无绝对禁忌证,相对禁忌证有:

1. 穿刺部位感染。

2. 伴自发出血倾向的重度凝血因子异常(血友病等)。

3. 晚期妊娠的妇女慎做骨髓穿刺。

4. 小儿或有精神疾病等不能合作者不宜做胸骨穿刺。

(三)术前准备

1. 查阅病历及相关辅助检查资料,全面了解患者的病情,判断患者有无需要特别注意的异常或生理情况,如血小板减少、凝血障碍、妊娠期、精神或心理异常等,提前做好应对措施。

2. 向患者本人和/或法定代理人说明穿刺的目的、大致操作过程和可能不良反应,做好解释沟通,获得知情同意并在知情同意书上签字。

3. 器材　无菌骨髓穿刺包、消毒用品、2% 利多卡因、无菌棉签、5ml 及 20ml 注射器、纱布及胶布等。有特殊检查项目者应与实验室联系,明确收集标本的正确方法,备好相应的试管、培养瓶等,并由专职人员或骨髓移植专业人员负责骨髓标本的转运和处理。

4. 术者和助手一名洗手,戴好口罩、帽子。

(四)操作步骤和方法

1. 核对患者姓名,选择穿刺部位。

①髂前上棘:常取髂前上棘后上方 1~2cm 处作为穿刺点,此处骨面较平坦,容易固定,操作方便安全。②髂后上棘:位于骶椎两侧、臀部上方骨质突出部位,最安全,也是最常用的穿刺部位。③胸骨柄:此处骨髓含量丰富,当上述部位穿刺失败时,可做胸骨柄穿刺,穿刺点宜取胸骨中线相当于第 2 肋间处。但此处骨质较薄,其后有心房及大血管,严防穿透发生危险,较少选用。④腰椎棘突:腰椎棘突突出处,极少选用。

2. 体位　髂后上棘穿刺时取俯卧位或侧卧位。胸骨及髂前上棘穿刺时取仰卧位。腰椎棘突穿刺时取坐位或侧卧位。

3. 消毒　自内向外常规消毒皮肤,范围直径约 15cm。打开骨髓穿刺包,戴无菌手套,检查物品是否齐全,取无菌干燥注射器接穿刺针座,试抽吸,确认连接处无漏气。铺消毒洞巾。

4. 麻醉　麻醉前术者与助手共同核对麻醉药品一次。先用 2% 利多卡因皮下注射,形成一皮丘,然后逐层对皮下和深层组织浸润麻醉直至骨膜,在此位置用针头反复穿刺周围骨膜,使麻药浸润范围直径约为 2cm,然后拔针,用纱布轻压片刻。对特别敏感的患者,术前可给予抗焦虑药或镇静药。

5. 穿刺　调整穿刺针长度(髂骨穿刺约 1.5cm,肥胖者可适当放长,胸骨柄穿刺约 1.0cm),以左手拇、示指固定穿刺部位皮肤,右手持骨穿针于垂直骨面刺入(若为胸骨柄穿刺,穿刺针与骨面成 30~40° 角斜行刺入),当骨穿针接触到骨质后则左右旋转,缓缓钻刺骨质,感到阻力消失,穿刺针已固定在骨内时,表示已进入骨髓腔。

6. 采集标本　拔出骨穿针芯,接上 20ml 干燥注射器(注射器内预留 2~3ml 空气),用适当力度缓慢抽吸,可见少量红色骨髓液进入注射器内,骨髓液抽吸量以 0.1~0.2ml 为宜,取下注射器,插回针芯,将骨髓液推于玻片上,由助手迅速制作涂片 5~6 张(方法同外周血涂片),送细胞学检查。如需做免疫分型、细胞遗传学、骨髓培养等特殊检查,再接上注射器,反复多次抽吸骨髓液各 2~3ml,注入预先备好的试管或培养瓶内送检。

7. 如未能抽得骨髓液,可能是针腔被皮肤、皮下组织或骨片填塞,也可能是进针太深或太浅,针尖未在髓腔内,此时应重新插上针芯,稍加旋转,或再钻入,或再退出少许,拔出针芯,如见针芯上带有血迹,再行抽吸有望获得骨髓液。

8. 抽吸完毕,插入针芯,轻微转动拔出穿刺针,立即覆盖消毒纱布,稍加按压几分钟,用胶布加压固定,对有凝血功能障碍或血小板减少,尤其有出血倾向的患者,需延长加压止血时间 10~25min。

9. 嘱咐患者保持穿刺处清洁、干燥 2~3d。

10. 清洁穿刺场所,整理物品,放至指定地点。送检标本,并书写穿刺记录。

骨髓穿刺术(视频)

(五)注意事项

1. 术前应常规行凝血时间、血小板等检查,熟悉患者病情,严格掌握适应证和禁忌证。

2. 严格执行无菌操作,防止发生骨髓炎。

3. 穿刺针进入骨质后避免摆动过大,以免折断。胸骨柄穿刺不可垂直进针,不可用力过猛,以防穿透内侧骨板。

4. 注射器与穿刺针必须干燥,以免发生溶血。

5. 抽取骨髓做细胞形态学检查时,抽吸量不宜过多,防止骨髓液稀释,涂片要迅速,用力均匀,以免凝固。玻片干净,不能用手指触摸表面,同时需做外周血涂片,作为对照。

6. 穿刺时应注意观察患者反应,如发现患者面色紧张、大汗淋漓、脉搏快等,应立即停止操作,并做相应处理。抽吸骨髓时患者会有特有的酸胀感。

7. 术后嘱咐患者适当限制肢体活动,静卧休息。密切观察穿刺部位有无红、肿、热、痛或出血倾向,并注意有无发热、下肢麻木等其他可能并发症的出现。

二、骨髓活检术

(一)适应证

1. 临床考虑为血液肿瘤的患者。

2. 单纯骨髓涂片检查难以明确诊断或抽不出骨髓(干抽)时。

(二)禁忌证、术前准备和注意事项

无菌骨髓活检针,10% 甲醛固定液小瓶。其他同骨髓穿刺术。

(三)操作步骤和方法

1. 穿刺部位一般取髂后或髂前上棘。

2. 体位、消毒、麻醉同骨髓穿刺术。

3. 术者先将活检针的针芯插入针套内,左手固定皮肤右手执活检针于骨面垂直旋转进针,穿刺针达骨皮质部能固定不倒即可,拔出针芯,接上接柱,再插入针芯,按顺时针方向一边旋转一边缓慢进针 1cm 左右,向后拔针数毫米,稍微改变方向后再次进针,顺时针转动针管使骨髓组织扭断,再以顺时针方向旋转拔出活检针,退出针管,用针芯轻轻从尾端推出组织块,放入固定液中送检。

三、骨髓涂片阅片

骨髓涂片阅片
(PPT)

四、流式细胞术

流式细胞术就是应用流式细胞仪对处在快速流动状态中的细胞或生物颗粒进行迅速、多参数检测、分析和分选的技术。检测前一般采用免疫荧光抗体技术对细胞膜表面或胞质内的抗原进行标记,提高对细胞识别的精准度。目前流式细胞术免疫分型已广泛用于血液肿瘤的诊断和鉴别诊断,成为白血病、淋巴瘤诊断和疗效评估必不可少的检测项目。对免疫相关血液病如再生障碍性贫血、阵发性睡眠性血红蛋白尿等的诊断也有重要价值。

（翟志敏）

第二节　腰椎穿刺术和鞘内注射

> **知识要点**
>
> 腰椎穿刺术和鞘内注射的适应证、禁忌证、操作步骤及注意事项。

一、腰椎穿刺术

(一) 适应证

1. 诊断目的　脑脊液分析,用于中枢神经系统白血病、淋巴瘤,中枢神经系统炎症性疾病如脑炎、脑膜炎,脑血管意外如脑出血、脑梗死、蛛网膜下腔出血等的诊断与鉴别诊断。

2. 测定脑脊液压力和了解蛛网膜下腔是否阻塞。

3. 注射各种药物,如化疗药物、抗生素、激素等。椎管内注射造影剂进行脊髓造影,腰椎麻醉。

(二) 禁忌证

1. 颅内压明显增高(如视神经乳头水肿、颅内占位尤其是后颅窝占位病变)。

2. 穿刺位置附近的感染,处于休克、衰竭或濒危患者。

3. 有凝血功能障碍(血友病等)或严重血小板减少症伴有潜在出血可能。

4. 高位颈椎肿瘤。

5. 其他如躁动不安、精神疾病等各种不能配合操作的患者。

(三) 术前准备

1. 核对患者姓名,复习患者相关资料,如头部 CT 或 MRI、出凝血检查结果等。

2. 向患者本人和 / 或法定代理人充分解释操作目的,相对安全性及少数可能出现的并发症等,获得知情同意后签字。

3. 器材　腰椎穿刺包,清洁试管 3~5 支,需做培养者准备培养瓶。治疗盘、无菌棉签和纱布、消毒剂、麻醉药、注射器、胶布等。

4. 术者、助手洗手,戴好帽子、口罩。

(四) 操作步骤和方法

1. 体位　患者侧卧于硬板床上,紧靠床缘,背部与床面垂直,头向胸前屈曲,两手抱膝紧贴腹部,使躯干呈弓形;或由助手在术者对面用一手抱住患者头部,另一手挽住双下肢腘窝处并用力抱紧,使脊柱尽量后凸以增宽椎间隙,便于进针。

2. 穿刺部位选择　一般取 3~4 腰椎间隙为首选穿刺点,两侧髂嵴连线和脊柱正中线相交处为第 3~4 腰椎间隙。也可上移或下移一个椎体,即第 2~3 或第 4~5 腰椎间隙为穿刺点。

3. 自中线向两侧常规消毒皮肤直径约 15cm,打开腰椎穿刺包,戴无菌手套,铺无菌洞巾,检查器械,如用针芯检查穿刺针是否存在缺陷等。2% 利多卡因常规局部浸润麻醉至韧带。

4. 术者用左手固定穿刺点皮肤,右手持穿刺针沿棘间隙与脊背平面呈垂直方向缓慢刺入,针头略向头端倾斜,成人进针深度为 4~6cm,儿童则为 2~4cm。穿刺针刺入腰椎间隙进入椎管时,依次穿过以下结构:皮肤、棘上韧带、棘间韧带、黄韧带、硬膜外腔、硬脊膜、硬膜下间隙、蛛网膜下腔,中途如触及骨质,可将针头稍稍退出,然后稍偏向头方再进针,当穿过黄韧带和硬脊膜时,可感到阻力消失有落空感。此时可将针芯缓慢抽出(以防脑脊液迅速流出,造成脑疝),即可见脑脊液流出。

5. 立即连接测压计,测量脑脊液压力,移去测压计,连续收集各 2~4ml 的脑脊液,做好标记,按检测目的分别行生化、常规、细菌培养等检查。侧位时正常脑脊液开放压为 0.69~1.764kPa(70~180mmH$_2$O)或 40~50 滴 /min。初压超过 2.94kPa(300mmH$_2$O)时则不宜放液,仅留测压管内脑脊液。

6. 将针芯插入后拔出穿刺针,穿刺点稍加压止血,消毒后覆盖无菌纱布,胶布固定。

7. 术后患者去枕平卧 4~6h,穿刺处保持干燥 3d。

8. 检查器械,放置指定地点。填写检验申请单,送检。书写穿刺记录。

(五) 注意事项

1. 严格掌握禁忌证,凡疑有颅内压升高患者,或处于休克、衰竭及局部皮肤有炎症、出血倾向等病变者均禁忌穿刺。

2. 进针时必须把针芯放好,这一点非常重要,穿刺针前端的斜面尽可能平行于身体的纵轴,避免切断硬膜纤维,有助于降低 "脊髓性头痛" 的发生。

3. 穿刺时患者如出现呼吸、脉搏、面色异常等症状,或者突然主诉感觉异常(麻木或下肢闪电样疼痛),应立即停止操作,并做相应处理。

4. 腰椎穿刺术可能会出现以下并发症,需严加注意和预防。

(1)低颅压综合征:最常见的并发症(约为 20%),多在术后 24h 以内出现头痛,患者平卧时消失,坐起后加重,疼痛的特征是枕后搏动性疼痛,严重者伴有恶心呕吐或眩晕、昏厥,少数可能出现意识障碍、精神症状、脑膜刺激征等,可持续一至数日。其原因可能是脑脊液骤降和穿刺部位持续渗漏,故应尽可能使用细针穿刺,术后去枕平卧(最好俯卧)6h 以上,增加液体摄入。

(2)脑疝形成:很少发生,通常见于颅内压增高患者,可在穿刺当时或术后发生,需高度重视。

(3)脊神经根痛、颅内感染和蛛网膜下腔出血等,虽极为少见,仍需注意。

二、鞘内注射术

(一) 适应证

1. 中枢神经系统血液肿瘤,如急性白血病患者中枢神经系统白血病的防治。

2. 颅内感染注射抗生素。

(二) 禁忌证

同腰椎穿刺术。

(三) 术前准备

药物准备,防治中枢神经系统白血病时一般为甲氨蝶呤(MTX)10mg 和 / 或阿糖胞苷(Ara-C)50mg 用注射用水 3ml 稀释,地塞米松(DEX)5mg。其他与腰椎穿刺术相同。

(四) 操作步骤和方法

1. 体位、穿刺部位选择、消毒、麻醉,以及进针方法、测压等均与腰椎穿刺术相同。

2. 移去测压管,如有检查需要,先收取或放出适量脑脊液标本,然后再等量转换性注入药液,如防治中枢神经系统白血病时,分别依次缓慢注射 DEX 及化疗药物,全部推注时间应不少于 10min。

3. 注毕插入针芯,拔出穿刺针,常规消毒、覆盖穿刺点。嘱患者平卧 4~6h。

(五) 注意事项

向椎管内注射药物时,必须反复回抽脑脊液以不断稀释药物浓度,减少对局部神经组织的化学性刺激。其他同腰椎穿刺术。

(翟志敏)

问 答 题

1. 骨髓穿刺术、活检术和腰椎穿刺术及鞘内注射的操作步骤是什么？
2. 骨髓穿刺术、活检术和腰椎穿刺术及鞘内注射的注意事项有哪些？

推荐阅读文献

［1］万学红,卢学峰.诊断学.8版.北京:人民卫生出版社,2013: 597-600.
［2］葛均波,徐永健,王辰.内科学.9版.北京:人民卫生出版社,2018: 532-599.

缩略词表

英文缩写	中文全称	英文全称
AA	再生障碍性贫血	aplastic anemia
Acla	阿柔比星	aclacinomycin
AIHA	自身免疫性溶血性贫血	autoimmune hematolytic anemia
ALG	抗淋巴细胞球蛋白	antilymphocyte globulin
ALL	急性淋巴细胞白血病	acute lymphoblastic leukemia
allo-HSCT	异基因造血干细胞移植	allogeneic hematopoietic stem cell transplantation
ALT	丙氨酸转氨酶	alanine aminotransferase
AML	急性髓细胞性白血病	acute myelogenous leukemia
ANC	中性粒细胞绝对值	absolute neutrophil count
APL	急性早幼粒细胞白血病	acute promyelocytic leukemia
APTT	活化部分凝血活酶时间	activated partial thromboplastin time
Ara-C	阿糖胞苷	cytosine arabinoside
AST	天冬氨酸转氨酶	aspartate aminotransferase
ATG	抗胸腺细胞球蛋白	antithymocyte globulin
ATRA	全反式维 A 酸	all-trans-retinoicacid
auto-HSCT	自体造血干细胞移植	autologous hematopoietic stem cell transplantation
CAR-T	嵌合抗原受体 T 细胞	chimeric antigen receptor T-Cell
CEL	慢性嗜酸性粒细胞白血病	chronic eosinophilic leukemia
CLL	慢性淋巴细胞白血病	chronic lymphocytic leukemia
CML	慢性髓细胞性白血病	chronic myelogenous leukemia
CNSL	中枢神经系统白血病	central nervous system leukemia
CR	完全缓解	complete remission
Cru	不确定的完全缓解	complete remission unconfirmed
CsA	环孢素 A	cyclosporin A
CTX	环磷酰胺	cyclophosphamide
DEX	地塞米松	dexamethasone
DIC	弥散性血管内凝血	disseminated inravascular coagulation
DLBCL	弥漫大 B 细胞淋巴瘤	diffuse large B cell lymphoma
DNR	柔红霉素	daunorubicin
DVT	深静脉血栓形成	deep venous thrombosis
ECOG	美国东部肿瘤协作组	Eastern Cooperative Oncology Group

英文缩写	中文全称	英文全称
ELN	欧洲白血病网	European Leukemia Net
EPO	促红细胞生成素	erythropoietin
ET	原发性血小板增多症	essential thrombocythemia
FCM	流式细胞术	flow cytometry
FISH	荧光原位杂交	fluorescence in situ hybridization
FL	滤泡性淋巴瘤	follicular lymphoma
G-CSF	粒细胞集落刺激因子	granulocyte colony stimulating factor
GM-CSF	粒细胞-巨噬细胞集落刺激因子	granulocyte-macrophage colony stimulating factor
GVHD	移植物抗宿主病	graft versus host disease
HA	溶血性贫血	hemolytic anemia
Hb	血红蛋白	hemoglobin
HCL	毛细胞白血病	hairy cell leukemia
HES	特发性高嗜酸性粒细胞增多综合征	idiopathic hypereosinophilic syndrome
HL	霍奇金淋巴瘤	Hodgkin lymphoma
HLA	人白细胞抗原	human leukocyte antigen
HPS	噬血细胞综合征	hemophagocytic syndrome
HSC	造血干细胞	hematopoietic stem cell
HSCT	造血干细胞移植	hematopoietic stem cell transplantation
IDA	去甲氧柔红霉素	idarubicin
IL	白介素	interleukin
INR	国际标准化比值	international normalized ratio
ITP	特发性血小板减少性紫癜	idiopathic thrombocytopenic purpura
ITP	原发免疫性血小板减少症	immune thrombocytopenia
LDH	乳酸脱氢酶	lactate dehydrogenase
LPL	淋巴浆细胞样淋巴瘤	lymphoplasmacytic lymphoma
MALT	黏膜相关淋巴组织	mucosa-associated lymphoid tissue
MCH	平均血红蛋白含量	mean corpuscular hemoglobin
MCHC	平均血红蛋白浓度	mean corpuscular hemoglobin concentration
MCL	套细胞淋巴瘤	mantle cell lymphoma
MCV	平均红细胞体积	mean corpuscular volume
MDS	骨髓增生异常综合征	myelodysplastic syndrome
MM	多发性骨髓瘤	multiple myeloma
MPN	骨髓增殖性肿瘤	myeloproliferative neoplasm
MR	轻微缓解	minimal response
MRD	微小残留病变	minimal residual disease
MTX	甲氨蝶呤	methotrexate
MZL	边缘区淋巴瘤	marginal zone lymphoma

英文缩写	中文全称	英文全称
NCCN	美国国立综合癌症网络	National Comprehensive Cancer Network
NHL	非霍奇金淋巴瘤	non-Hodgkin's lymphoma
PCR	聚合酶链反应	polymerase chain reaction
PD	疾病进展	progressive disease
PE	肺栓塞	pulmonary embolism
PLT	血小板	platelet
PNH	阵发性睡眠性血红蛋白尿	paroxysmal nocturnal hemoglobinuria
PR	部分缓解	partial remission
PRCA	纯红细胞再生障碍贫血	pure red cell anemia
PT	凝血酶原时间	prothrombin time
PTCL	外周 T 细胞淋巴瘤	peripheral T-cell lymphoma
PTCL-NOS	外周 T 细胞淋巴瘤非特指型	peripheral T cell lymphoma, not otherwise specified
RARA	维 A 酸受体 A	retinoic acid receptor alpha
RBC	红细胞	red blood cell
Ret	网织红细胞	reticulocyte
RIC	减低剂量预处理方案	reduced intensity conditioning
sCR	严格意义的完全缓解	stringent complete response
SD	疾病稳定	stable disease
SLL	小淋巴细胞淋巴瘤	small lymphocytic lymphoma
T_3	3,5,3'- 三碘甲腺原氨酸	3,5,3'triiodothyronine
T_4	甲状腺素	thyroxine
TKI	酪氨酸激酶抑制剂	tyrosine kinase inhibitor
TM	血栓调节蛋白	thrombomodulin
TMA	血栓性微血管病	thrombotic microangiopathy
TPO	血小板生成素	thrombopoietin
TT	凝血酶时间	thrombin time
TTP	血栓性血小板减少性紫癜	thrombotic thrombocytopenic purpura
u-PA	尿激酶型纤溶酶原激活物	urokinase-type plasminogen activator
UK	尿激酶	urokinase
VGPR	非常好的部分缓解	verygood partialre sponse
VTE	静脉血栓栓塞	venous thromboembolism
vWD	血管性血友病	von Willebrand disease
vWF	血管性血友病因子	von Willebrand factor
WBC	白细胞	white blood cell
WM	华氏巨球蛋白血症	Waldenström macroglobulinemia

中英文名词对照索引